国家出版基金项目
NATIONAL PUBLICATION FOUNDATION

“十三五”国家重点出版物出版规划项目
矿山医学系列丛书

矿山尘肺基础医学

BASIC MEDICINE OF MINE PNEUMOCONIOSIS

国家出版基金项目
NATIONAL PUBLICATION FOUNDATION

“十三五”国家重点出版物出版规划项目
矿山医学系列丛书

矿山尘肺基础医学

BASIC MEDICINE OF MINE PNEUMOCONIOSIS

丛书主编　袁聚祥
分册主编　高俊玲　王海涛
分册副主编　江小华　曲银娥　田艳霞
分册编委　（按姓名汉语拼音排序）
阚　泉（华北理工大学基础医学院）
李　冉（华北理工大学基础医学院）
吕翠平（华北理工大学基础医学院）
魏静波（华北理工大学基础医学院）
徐爱军（华北理工大学基础医学院）
颜京霞（华北理工大学基础医学院）
赵　曼（华北理工大学基础医学院）
赵毓芳（华北理工大学基础医学院）
甄永占（华北理工大学基础医学院）

北京大学医学出版社

KUANGSHAN CHENFEI JICHU YIXUE

图书在版编目（CIP）数据

矿山尘肺基础医学 / 高俊玲，王海涛主编．—北京：北京大学医学出版社，2021. 11

（矿山医学系列丛书 / 袁聚祥主编）

ISBN 978-7-5659-2477-4

Ⅰ．①矿…　Ⅱ．①高…②王…　Ⅲ．①尘肺-防治-研究　Ⅳ．① R598.2

中国版本图书馆 CIP 数据核字（2021）第 157484 号

矿山尘肺基础医学

主　　编：高俊玲　王海涛
出版发行：北京大学医学出版社
地　　址：（100191）北京市海淀区学院路38号　北京大学医学部院内
电　　话：发行部 010-82802230；图书邮购 010-82802495
网　　址：http://www.pumpress.com.cn
E-mail：booksale@bjmu.edu.cn
印　　刷：北京金康利印刷有限公司
经　　销：新华书店
策划编辑：许　立　陈　奋
责任编辑：袁朝阳　**责任校对**：靳新强　**责任印制**：李　啸
开　　本：889 mm × 1194 mm　1/16　**印张**：15.75　**字数**：446 千字
版　　次：2021年11月第1版　2021年11月第1次印刷
书　　号：ISBN 978-7-5659-2477-4
定　　价：155.00 元

矿山医学系列丛书
编审委员会

丛书主编简介

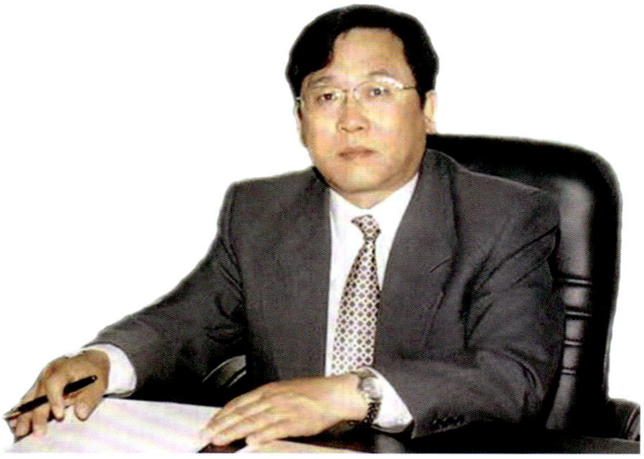

袁聚祥，曾任华北煤炭医学院院长，华北理工大学校长、党委副书记。现任华北理工大学公共卫生学院教授，华北理工大学和中国医科大学博士生导师。享受国务院政府特殊津贴专家，原煤炭部部级专业技术拔尖人才，河北省省管优秀专家，匈牙利佩奇大学名誉教授。任中华预防医学会煤炭系统分会主任委员，中国煤炭教育协会副理事长，河北省健康管理学会副主任委员。

长期从事公共卫生与预防医学领域科学研究、人才培养和社会服务工作。已培养硕士研究生 156 名，博士研究生 12 名。发表论文 170 篇，其中被 SCI 收录 36 篇。主编国家规划教材 3 部，出版专著 5 部，承担国家级项目、行业项目和地方项目 20 余项，获得各级科技进步奖 10 余项。

主要研究方向为职业流行病学，包括对煤矿工人健康危害严重的职业病和工作有关疾病的防治工作。首次提出了尘肺流行病学的概念，创建了尘肺流行病学学科，培养了第一批尘肺流行病学专业硕士研究生。在此基础上，针对行业和地方的需要，对钢铁、煤炭和石油行业的职业病和工作有关疾病进行了职业流行病学研究，出版了我国第一部煤矿职业流行病学专著，为我国煤炭等行业制定职业病防治策略，预防职业病的发生，延缓职业病患者的病情，保护工人健康提供了可靠的科学依据和一手资料。

分册主编简介

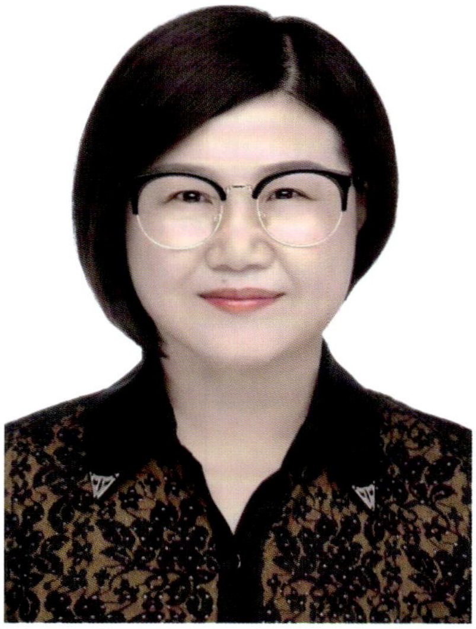

高俊玲，华北理工大学组织学与胚胎学教授，医学博士，硕士生导师。基础医学院院长，河北省慢性病重点实验室主任。河北省教学名师，河北省有突出贡献的中青年专家。教育部本科教学评估专家，河北省、山东省、浙江省、贵州省等科技项目评审专家。中国解剖学会理事，河北省解剖学会副理事长，河北省神经科学学会副理事长。《中国煤炭工业医学杂志》《解剖学报》《解剖学杂志》编委，主持完成国家、省部级科研课题 16 项，发表学术论文 100 余篇（SCI 收录 36 篇），作为第一完成人获得河北省科技进步二、三等奖 6 项。专著 2 部。主编教材 6 部，作为第一完成人获得河北省教学成果一、二等奖 4 项。从事矽肺纤维化研究 30 多年，培养研究生 56 名，在矽肺纤维化的发病机制、抗纤维化靶点、micRNA 与矽肺纤维化、干细胞与矽肺纤维化、外泌体与矽肺纤维化等领域发表学术论文 60 多篇。

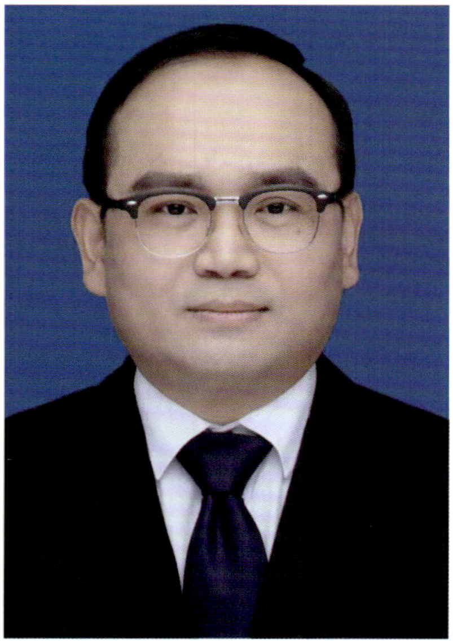

王海涛，医学博士，教授，河北省“三三三人才工程”人才，河北省医学教育优秀教师，河北省神经科学学会理事，河北省研究生教育指导委员会委员。1997 年毕业于原华北煤炭医学院预防医学系，获学士学位，同年留校任教。2010 年获得中国医科大学人体解剖与组织胚胎学专业博士学位。历任华北理工大学基础医学院教学办主任、副院长，现任华北理工大学心理与精神卫生学院院长。近年来主持和参与河北省科技厅课题、河北省自然科学基金课题和其他省部级课题 5 项，发表论文 30 余篇，获省级科技进步二等奖 1 项，省部级教学成果二等奖 2 项。

丛书序

从中华人民共和国成立后组建的中国煤炭工业部，到现在的国家矿山安全监察局，都充分体现了党中央国务院一直以来对矿山安全生产、矿工职业病防治和矿山创伤救治的高度重视。1963 年在原有的开滦高级护士学校、阜新卫生学校、唐山卫生学校基础上合并成立了本科类的唐山煤矿医学院，并于 1984 年更名为华北煤炭医学院，这是专门服务于煤炭行业的高等医学院校。随着国家体制改革的进行——中国煤炭工业部的撤销以及原国家安全生产监督管理总局的建立，华北煤炭医学院也实行了省部共建，以地方管理为主的模式，隶属河北省。2010 年 5 月，经教育部批准，华北煤炭医学院与河北理工大学合并组建了河北联合大学，并于 2015 年 2 月更名为华北理工大学。不管体制如何变化，我们始终担负着矿工职业病防治和矿山创伤救治的培训和科研任务。为此，原国家安全生产监督管理总局与河北省人民政府专门签署了省部共建协议书，明确了省部共建人才培养、科学研究、智力支撑和服务行业的协议内容。

50 多年来，华北理工大学在矿工职业病防治和矿山创伤救治教学、科研方面取得了世界领先且具有中国特色的成绩，为煤矿的安全生产做出了巨大的贡献，曾经出版过《煤矿创伤学》《实用矿山医疗救护》《瓦斯爆炸伤害学》《脑外伤新概念》《煤工尘肺病理图谱》《煤矿职业危害预防控制指南》等专著，都是针对我国作为煤炭生产和消费大国、矿山安全和健康形势严峻的特点而编著的。

为了适应我国职业卫生与安全工作的需要，提高我国职业卫生与安全水平，创造生产安全、对矿工健康有利的环境，创建我国职业卫生与安全的医学防治体系，普及科学知识，在北京大学医学出版社领导的支持下，华北理工大学组织多个专业的医学专家和学者编写了这套“矿山医学系列丛书”，并成功申请到国家出版基金的资助。

本丛书共分 3 卷 14 册：第一卷为“矿山基础医学”，包括《矿山创伤基础医学》《矿山尘肺基础医学》《矿山职业病基础医学》和《煤工尘肺病理学》；第二卷为“矿山临床医学”，包括《矿山创伤应急救援与医疗技术》《实用矿山创伤医疗救治》《实用瓦斯爆炸伤害救治》《矿山创伤心理救援》《矿山救援与自救互救》；第三卷为“矿山公共卫生学”，包括《矿山职业流行病学》《矿山化学中毒》《矿山企业健康教育与健康促进》《矿山职业病危害预防与控制》《矿工营养健康指南》。

为了编写好本套丛书，我们专门成立了丛书编审委员会，在统一风格的基础上，各司其职，创新性地完成编写任务。另外，我们还邀请原国家安全生产监督管理总局副局长杨元元、原中国煤炭工业协会副会长赵岸青等担任顾问；邀请程爱国、李世波教授等知名专家审稿，以保证丛书质量，在此一并表示衷心感谢！

此套丛书系国内首创，虽然已针对丛书的理论体系、章节内容、涵盖范围进行了多次讨论，广泛征求各位专家的意见，但由于作者的水平有限，仍感不能完全充分满足国家职业卫生与安全形势发展的需要，有不当之处，敬请斧正！

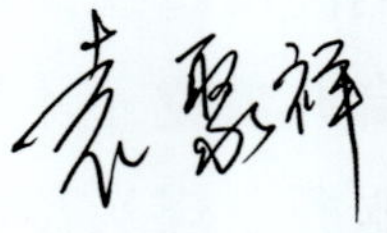

2020 年 10 月于唐山

前　言

尘肺病（pneumoconiosis）是由于在职业活动中长期吸入生产性粉尘并在肺内潴留而引起的以肺组织弥漫性纤维化为主的全身性疾病。尘肺病的主要症状是呼吸短促、发热、疲倦、无食欲、胸痛、干咳、呼吸功能衰退等。尘肺病容易引发的并发症有肺癌、支气管炎 / 慢性阻塞性肺疾病、肺结核、硬皮病、肾病等。目前尘肺病仍是我国最严重的职业病，2016—2019 年报告职业性尘肺新病例 112 140 例，占职业性新病例报告总数（130 650）的 85.83%。矿山工人所接触的粉尘主要是结晶硅粉尘，所患职业病主要是煤工尘肺，包括硅肺、煤硅肺和煤肺。目前我国尘肺病呈现几个特征，新发病例逐年上升，发病工龄缩短，中小型企业尘肺病发病形势严峻，群发性尘肺病时有发生。因此，尘肺病目前已经成为我国重大的职业卫生安全问题。尘肺病的病因明确，然而，其发病机制在近一个世纪以来国内外进行了广泛深入研究，提出多种学说，这些学说在发病过程的某个阶段或某个局部解释了二氧化硅引起肺纤维化的机制，但迄今为止，没有一种方法可以圆满解释尘肺的全部机制，对尘肺病发病机制、纤维化的预防与治疗的深入研究仍具有重要的理论价值和现实意义。

2018 年 8 月，习总书记就尘肺病防治工作做出重要指示，职业病防治工作已经摆上了党中央的重要议事日程，事关扶贫攻坚、健康中国、全民健康等战略的实施。华北理工大学医学部曾是原煤炭部直属唯一一所医学本科院校（华北煤炭医学院），自 1963 年开始招收本科生以来，学校始终秉承“为煤炭行业服务，为矿工造福”的办学宗旨，针对煤炭行业发展及人民生命安全问题，积极开展科学研究，在煤工尘肺发病机制研究、尘肺抗纤维化防治、大容量肺灌洗治疗煤工尘肺等基础研究方面取得丰硕成果，出版了我国第一部《煤矿尘肺病理组织学图谱》（李洪珍，李铁生主编．北京：能源出版社，1988），参与了《尘肺病理诊断标准》（GB8783—88）的制订，建立起国内第一家煤工尘肺病理标本库。随着学科以及相关学科科学研究的不断深入，随着研究技术手段的日新月异，我们煤工尘肺基础研究团队一直围绕本行业相关疾病进行深入研究，发表了上百篇学术论文，获得多项省部级科技奖励，积累了大量学术资料，为煤工尘肺的发病机制、纤维化的预防与治疗做出了积极贡献。本书在原来系列成果的基础上，汇集了近年来关于尘肺基础研究成果，主要从尘肺解剖和生理基础、细胞外基质、粉尘及致病性、发病机制，并发感染与免疫、实验模型等方面，进行了详细的阐述。希望成为本领域广大科研工作者及相关专业研究生的参考书。

由于水平有限，不足之处在所难免，欢迎广大读者提出宝贵意见，以便再次修订时更正、补充。亦希望广大同行分享更多的研究成果，共同为我国尘肺病的防治事业做出更大贡献。

主编

2021 年 10 月

目 录

第一章

呼吸系统应用解剖和生理

第一节　呼吸系统

机体与外界环境之间的气体交换过程，称为呼吸。通过呼吸，机体呼出二氧化碳，吸进新鲜氧气，完成气体的吐故纳新。呼吸系统（respiratory system）由气体通行的呼吸道和气体交换的肺所组成。呼吸道由鼻、咽、喉、气管、支气管和肺内的各级支气管分支所组成（图 1-1）。从鼻到喉这一段称上呼吸道；气管、支气管及肺内的各级支气管的分支这一段为下呼吸道。其中，鼻是气体出入的门户，又是感受嗅觉的感受器官；咽不仅是气体的通道，还是食物的通道；喉兼有发音的功能。

一、鼻

鼻是呼吸系统的起始部，又是嗅觉器官。鼻由外鼻、鼻腔和鼻窦三部分构成。

（一）外鼻

外鼻位于面部中央，由骨和软骨构成支架，其上附有结缔组织和肌肉。鼻表面皮肤厚，皮下组织少，皮脂腺和汗腺发达。外鼻呈三棱锥体状，前棱最高部为鼻根，向下依次为鼻梁及鼻尖，鼻梁两侧为鼻背，鼻尖两侧为鼻翼。该三棱锥体的底部即鼻底，鼻底上有前鼻孔，两前鼻孔间是鼻小柱。外鼻的静脉主要经内眦静脉和面静脉汇入颈内静脉，内眦静脉又可经眼上、下静脉与海绵窦相连通。外鼻的运动神经为面神经，感觉神经主要是三叉神经第一支（眼神经）和第二支（上颌神经）的一些分支。

（二）鼻腔

鼻腔被鼻中隔分成左右两侧，每侧鼻腔又分为鼻前庭和固有鼻腔。鼻腔表面为黏膜，富含血管丛，可对吸入的冷空气湿润加温。

1．鼻腔结构

（1）鼻前庭：位于鼻腔前部，由皮肤覆盖。前部为有毛区，后部为无毛区。有毛区表面覆有角化的复层扁平上皮，长有粗大的鼻毛，并富含皮脂腺和汗腺。鼻毛无竖毛肌，可阻挡吸入鼻腔的空气中的尘粒，为过滤空气的第一道防线。无毛区上皮为非角化复层扁平上皮，在近呼吸部的固有层

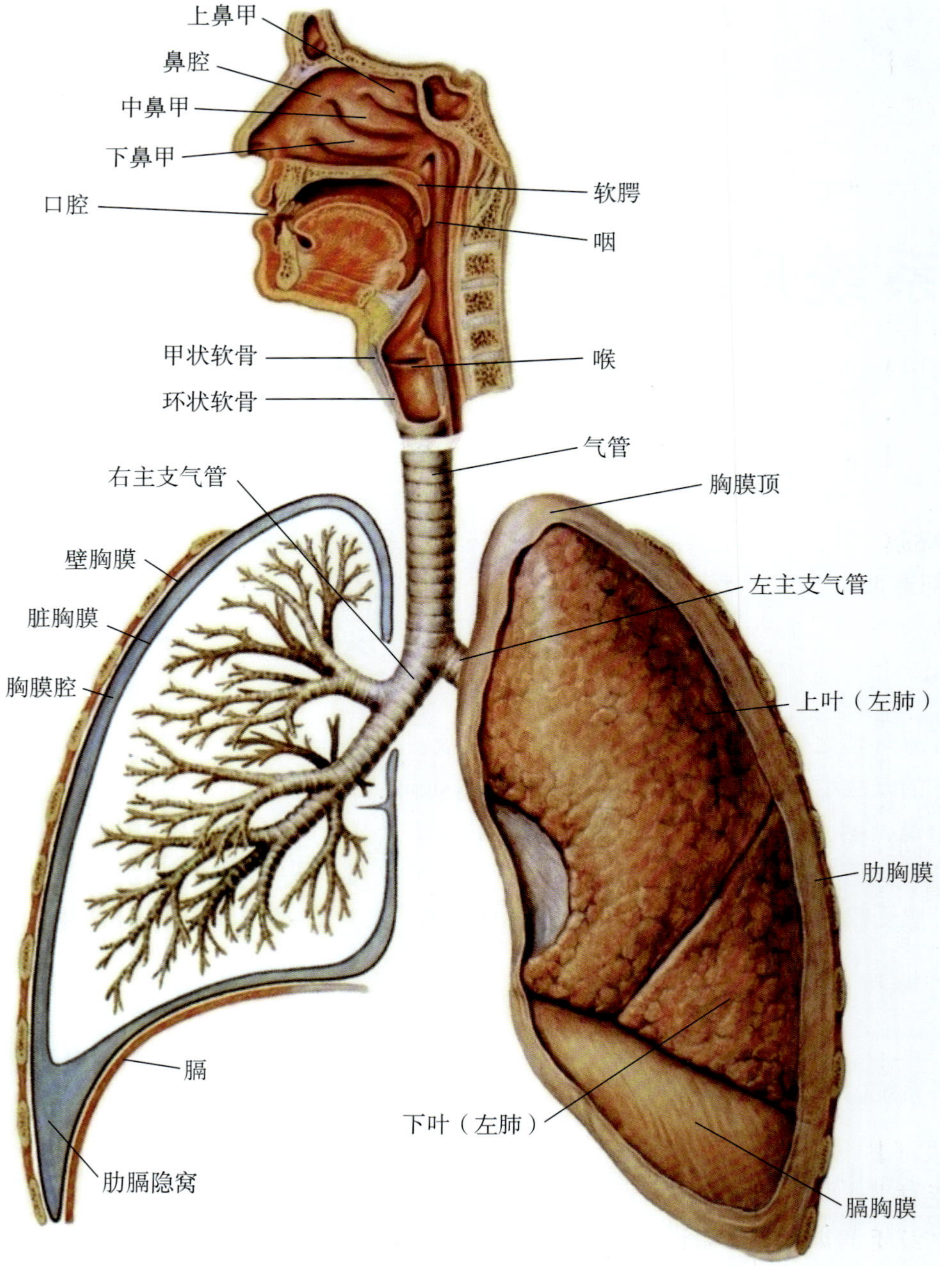

图 1-1 呼吸系统结构图

内有少量混合腺体及弥散淋巴组织。鼻前庭部缺乏皮下组织，皮肤深层与软骨膜紧密贴合，组织致密，如发生疖肿，疼痛剧烈。

（2）固有鼻腔：简称鼻腔，前界为鼻内孔，后界为后鼻孔。鼻前庭皮肤与固有鼻腔黏膜移行处称鼻阈。鼻腔分为内、外侧和顶、底四壁。①内侧壁：即鼻中隔，主要由鼻中隔软骨和筛骨正中板构成。鼻中隔前下部的黏膜内动脉血管丰富，密集成网，此处称为利特尔区，又称易出血区，是鼻出血的好发部位。②外侧壁：主要由筛骨及上颌骨的内侧壁组成。从下向上有三个呈阶梯状排列的长条骨片，依次称为下、中、上鼻甲。各鼻甲的外下方均有一裂隙样空间，对应地依次称为下、中、上鼻道。下鼻甲是位置最靠前、最大的鼻甲，其前端接近鼻阈，后端距咽鼓管咽口 1 ～ 1.5 cm。下鼻道前上方有鼻泪管的开口。下鼻道外侧壁前端近下鼻甲附着处骨质最薄，是上颌窦最佳穿刺部位。中鼻甲属筛骨的一部分，为筛窦内侧壁的标志，附着于筛窦顶壁和筛骨水平板的连接处。中鼻道有两个隆起，前下者呈弧形峪状隆起，称钩突，其后上者称筛泡，属筛窦结构，内含 1 ～ 4 个气房。两个突起之间有一半月形裂隙，称半月裂孔，此孔向前下扩大和外上扩大呈漏斗状，称筛漏斗，额窦、前组筛窦及上颌窦均开口于此。上鼻甲是三个鼻甲中最小的一个，亦属筛骨结构，位于鼻腔外侧壁上后部位，前鼻镜检查一般窥不到上鼻甲。上鼻甲后端的后上方有蝶筛隐窝，是蝶窦开后所在。后组筛窦则开口于上鼻道。③顶壁：呈穹隆状。前段倾斜上升，为鼻骨和额骨鼻突构成；后端倾斜向下，即蝶窦前壁；中段水平，即为分隔颅前窝的筛骨水平板，属颅前窝底的一部分，板上多孔（筛孔）故又名筛板，嗅部黏膜的嗅丝经此抵达颅内，筛板薄而脆，易损伤导致脑脊液鼻漏或鼻源性颅内并发症。④底壁：即硬腭的鼻腔面，与口腔相隔。前 3/4 由上颌骨腭突构成，后 1/4 由腭骨水平部构成。

2．鼻腔黏膜　根据组织学结构和生理功能的不同，鼻腔黏膜分为嗅部和呼吸部两部分。

（1）嗅部黏膜：嗅部黏膜呈棕黄色，分布于上鼻甲及部分中鼻甲内侧面和对应的鼻中隔部分，由嗅上皮和固有层组成。嗅上皮为假复层柱状上皮，含有嗅细胞、支持细胞和基细胞。嗅细胞（olfactory cell）位于支持细胞之间，为特化的双极神经元，其胞体呈梭形，树突细长，伸到上皮表面的黏液层，末端膨大呈球状，称为嗅泡。从嗅泡发出数十根纤毛，称为嗅毛（olfactory cilia），嗅毛浸于上皮表面的黏液层中，可接受有气味物质的刺激。从嗅细胞基部发出细长的轴突，轴突无髓鞘，亦无分支，穿过基膜，集结成束，由施万细胞包裹形成嗅丝即嗅神经（olfactory nerve）。嗅毛通过受体接受不同化学物质的刺激，产生神经冲动，穿过筛板达嗅球，产生嗅觉。支持细胞呈高柱状，细胞游离面有许多微绒毛。支持细胞有支持、保护、分隔嗅细胞以及物质转运和吞噬等作用。基细胞体积小，锥体形，位于上皮基底部，具有干细胞的功能，可分裂分化为支持细胞和嗅细胞。嗅上皮的深层为固有层，内含较多血管、淋巴管和神经，并有许多分支管状的浆液性腺体，即嗅腺，又称 Bowman's gland。嗅腺腺泡的分泌物经导管排出，至上皮表面，溶解有气味的物质，刺激嗅毛，引起嗅觉。浆液的不断分泌，还可不断清洗上皮表面，使嗅细胞对化学物质的刺激保持高度的敏锐性。

（2）呼吸部黏膜：除嗅部外，鼻腔各处均由呼吸部黏膜覆盖。呼吸部黏膜上皮为复层柱状上皮或假复层纤毛柱状上皮，由柱状细胞、杯状细胞和基细胞构成。柱状细胞呈高柱状，分为有纤毛和无纤毛两种。纤毛的运动主要是由前向后朝鼻咽部。柱状细胞表面尚有微绒毛，微绒毛的表面覆有带负电荷的细胞衣，与物质的识别和转运有关。基细胞体积小，较矮，位于其他细胞的基底部，是一种干细胞，有较强的增殖和分化能力。固有层为疏松结缔组织，含有较多的血管、神经和腺体。固有层内丰富的浆液腺、黏液腺和上皮内的杯状细胞，可产生大量分泌物，使黏膜表面覆有一层黏液毯（mucous blanket），吸附吸入空气中的颗粒物质，随纤毛运动由前向后不断移动。鼻黏膜血供丰富，毛细血管发达，中下鼻甲内丰富的静脉丛构成海绵组织，舒缩性大，可迅速改变鼻黏膜的充血状态，是调节空气温度和湿度的主要部分。

3．鼻腔血管　鼻腔上 1/3 部分是由颈内动脉的分支眼动脉供应，下 2/3 则由颈外动脉的上颌动脉供应。

（1）眼动脉：自视神经管入眶后分出筛前动脉和筛后动脉。二者分别穿过筛前孔和筛后孔进入筛窦，紧贴筛顶横向穿行于骨脊形成的凹沟和骨管中，离开筛窦，进入颅前窝，沿筛板前行，穿过鸡冠旁小缝进入鼻腔。

（2）上颌动脉：在翼腭窝内相继分出蝶腭动脉、眶下动脉和腭大动脉供应鼻腔，其中蝶腭动脉是鼻腔血供的主要动脉。

（3）静脉回流：鼻腔前部、后部和下部的静脉分别汇入颈内、外静脉，而鼻腔上部静脉则经眼静脉汇入海绵窦，亦可经筛静脉汇入颅内的静脉和硬脑膜窦。

4．鼻腔淋巴 鼻腔前 1/3 的淋巴管与外鼻淋巴管相连，汇入耳前淋巴结、腮腺淋巴结和下颌下淋巴结。鼻腔后 2/3 的淋巴汇入咽后淋巴管和颈深淋巴结上群。

5．鼻腔的神经 包括嗅神经、感觉神经和自主神经。

（1）嗅神经分布于嗅部黏膜。嗅细胞中枢突汇集成嗅丝穿经筛板上的筛孔抵达嗅球。

（2）感觉神经来自三叉神经第一支（眼神经）和第二支（上颌神经）的分支。

眼神经：由其分支鼻睫神经分出筛前神经和筛后神经，与同名动脉伴行，进入鼻腔分布于鼻中隔和鼻腔外侧壁上部的一小部分和前部。

上颌神经：穿过或绕过蝶腭神经节后分出蝶腭神经，穿过蝶腭口进入鼻腔，分为鼻后上外侧支和鼻后上内侧支，主要分布于鼻腔外侧壁后部、鼻腔顶和鼻中隔。

（3）自主神经：鼻黏膜血管的舒缩及腺体分泌均受自主神经控制。

鼻黏膜具有防御能力，分泌物含有溶菌酶、干扰素、IgE、IgG 及分泌性 IgA。鼻黏膜还具有吸收功能，其解剖学基础为上皮细胞表面丰富的微绒毛、固有层内丰富的毛细血管网等结构。

6．鼻腔的生理功能 鼻腔功能主要有呼吸、嗅觉、共鸣及反射等。

（1）呼吸功能：鼻腔为呼吸空气的通道，有调节吸入空气的温度、湿度、滤过和清洁作用，保护下呼吸道黏膜，适应生理要求，有利于肺泡内氧气和二氧化碳的交换。

①通道作用：由于鼻腔解剖结构的特殊，吸气时气流呈抛物线经中鼻甲内侧的鼻腔顶，再折向下方经后鼻孔入咽腔。呼气时部分气流则以抛物线经前鼻孔呼出，部分则由于后鼻孔大，前鼻孔小，致全部气流不能同时呼出，而在鼻腔内形成旋涡气流渐次呼出，以使气流在鼻腔增加了与鼻窦黏膜接触的机会。②加温作用：鼻腔黏膜的面积较大，且有丰富的海绵状血管组织，具有灵敏的舒缩能力，每日可放出热能约 70 cal，使吸入的冷空气迅速变暖，调节至 30 ～ 33℃，再经咽、喉调节至与正常体温相近后入肺。③加湿作用：鼻黏膜富于腺体，需要时一昼夜可分泌水分约 1000 ml，用以提高空气的湿度，防止呼吸道黏膜干燥，使黏膜的纤毛运动得以维持正常的功能。④滤过清洁作用：鼻前庭的鼻毛对粉尘有阻挡滤过作用。较细微的尘埃和细菌进入鼻腔后，被黏膜表面的黏液毯粘住，黏液中有可溶解细菌的溶菌酶，再经纤毛运动向后送达鼻咽腔，经口腔吐出或咽下。因此，保护纤毛运动对维持鼻腔正常生理功能甚为重要。

（2）嗅觉功能：含气味的气体分子随吸入气流到达鼻腔嗅沟处，与嗅黏膜接触，溶解于嗅腺的分泌物中，刺激嗅细胞产生神经冲动，经嗅神经到达嗅球、嗅束，再到达延髓和大脑中枢产生嗅觉。

（3）共鸣：鼻腔是重要的共鸣器官，发音在喉，共鸣在鼻，以使声音洪亮而清晰。若鼻腔因炎症肿胀而闭塞时，发音则呈“闭塞性鼻音”（rhinolalia clausa）。若腭裂或软腭瘫痪时，发音时鼻咽部不能关闭，则呈“开放性鼻音”（rhinolalia aperta）。

（4）反射功能：鼻腔内神经丰富，常出现一些反射现象。如喷嚏，系三叉神经或嗅神经受刺激后而引起先有深吸气，继之强呼气的一阵气流从鼻咽部经鼻腔喷出的动作，可将鼻腔内刺激物清除，为保护性反射。

（三）鼻窦

鼻窦是围绕鼻腔、位于某些颅骨内的含气空腔。一般左右成对，共 4 对。依其所在颅骨命名，分别为上颌窦、筛窦、额窦和蝶窦。

鼻窦对增加吸入鼻腔空气的温度及湿度、增强声音共鸣作用，以及减轻头颅重量等方面都起着一定的作用。

二、气管和支气管

气管上端于第 6 颈椎体下缘处与喉相连，向下至胸骨角平面分为左、右支气管止。成人气管全长 10 ~ 13 cm，含 15 ~ 20 个“C”形软骨环。根据行程，气管可分为颈、胸两段。颈段较浅表，在胸骨颈静脉切迹上方可以摸到。气管先分左右两支主支气管，再分成树枝状较小的支气管、细支气管等。右主支气管较短而粗，长约 2.5 cm，直径 1.4 ~ 2.3 cm，与气管纵轴的延长线成 20° ~ 30° 角；右侧支气管约在第 5 胸椎下缘进入肺门，分为三支进入各相应的肺叶，即上叶、中叶和下叶支气管。左主支气管较细而长，长约 5 cm，直径 1.0 ~ 1.5 cm，与气管纵轴成 40° ~ 45° 角，左侧支气管约在第 6 胸椎处进入肺门，分为上、下叶支气管。左主支气管与右主支气管相比较，前者较细长，走向倾斜；后者较粗短，走向较前者略直，所以经管堕入的异物多进入右侧。

（一）气管和支气管结构

气管和支气管的结构相似，管壁均分为黏膜、黏膜下层和外膜三层。

1．黏膜层　包括上皮和固有层。

（1）上皮：为假复层纤毛柱状上皮，由纤毛细胞、杯状细胞、基细胞、刷细胞和弥散的神经内分泌细胞等组成（图 1-2）。①纤毛细胞数量最多，呈柱状，游离面伸出约 200 根长约 5 μm 的纤毛，核卵圆形，位于细胞中部。纤毛向咽侧快速定向摆动，将黏液及其附着的尘粒、细菌等异物推向咽部被咳出，故纤毛细胞有净化吸入空气的作用。②杯状细胞较多，细胞顶部膨大，膨大的顶部胞质内含大量黏原颗粒，可分泌大分子的黏蛋白，它与管壁内腺体的分泌物在上皮表面共同构成一道黏液性屏障，黏附吸入空气中的尘粒等异物，溶解吸入的 SO_2、CO 等有害气体，随黏液咳出。③基细胞呈锥形，位于上皮深部，是一种未分化细胞，有增殖和分化能力，可分化形成上述两种细胞。④刷

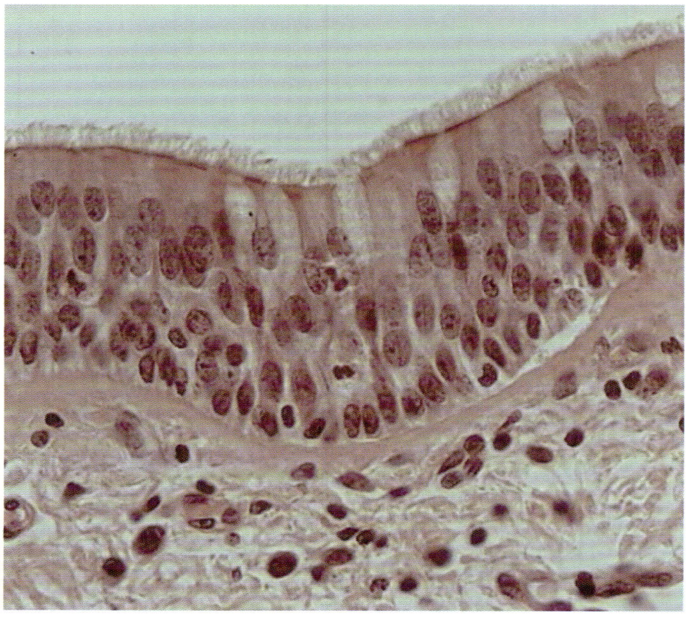

图 1-2　气管的假复层纤毛柱状上皮（HE 染色，400 倍）

细胞呈柱状，游离面有许多排列整齐的微绒毛，形如刷状。刷细胞的功能尚不清楚，可能有一定吸收作用。细胞顶部可见基粒，因此有观点认为它可能是一种尚未成熟的纤毛细胞。有的刷细胞基部可见与传入纤维构成的突触，故亦可能有感受刺激的功能。⑤弥散的神经内分泌细胞呈锥体形，散在于上皮深部，细胞内含多种胺类或肽类物质，如5-羟色胺、蛙皮素、降钙素、脑啡肽等，分泌物可能通过旁分泌作用，或经血液循环，参与调节呼吸道血管平滑肌的收缩和腺体的分泌。弥散的神经内分泌细胞除分布于气管和支气管外，亦存在于其以下分支的导气部管壁上皮内。

（2）固有层：为结缔组织，含较多弹性纤维，使管壁具有一定弹性。常见淋巴组织，具有免疫防御功能。浆细胞分泌的IgA与上皮细胞产生的分泌片结合形成分泌性IgA，释放入管腔内，抑制细菌繁殖和病毒复制，减弱内毒素的有害作用。

2．黏膜下层 为疏松结缔组织，与固有层和外膜无明显分界。黏膜下层含有血管、淋巴管和神经及较多混合性腺。

3．外膜 为疏松结缔组织，较厚，主要由16～20个“C”形透明软骨环构成管壁支架，软骨环之间以弹性纤维组成的膜状韧带连接，使气管保持通畅并有一定弹性。软骨环的缺口朝向气管后壁，缺口处以弹性纤维组成的韧带和平滑肌束连接。咳嗽反射时平滑肌收缩，使气管腔缩小，有助于清除痰液。

（二）气管及支气管生理

1．通气及呼吸调节功能 气管、支气管是吸入氧气、呼出二氧化碳和进行气体交换的主要通道，也具有调节呼吸的功能。吸气时，肺和支气管扩张，气体通过气管、支气管进入肺内；当气量达到一定容积时，引起气管、支气管管壁平滑肌中感受器的兴奋，冲动由迷走神经传至呼吸中枢，抑制吸气中枢，吸气转为呼气。呼气时，肺及支气管回缩，对气管、支气管感受器的刺激减弱，解除对吸气中枢的抑制，于是吸气中枢又再次处于兴奋状态，开始下一个呼吸周期。呼吸过程中，吸气时由于气管、支气管管腔增宽，胸廓扩张、膈肌下降，呼吸道内压力低于外界压力，有利于气体的吸入。呼气时则相反，呼吸道内压力高于外界，有利于气体的排出。正常时气管、支气管管腔通畅，气道阻力小，气体交换充分，动脉血氧分压为10.7～13.3 kPa（80～100 mmHg），二氧化碳分压为4.6～6.0 kPa（35～45 mmHg），血氧饱和度为95%以上。气管、支气管病变如炎症时，由于黏膜肿胀，分泌物增多，气管、支气管管腔变窄，气道阻力增加，妨碍气体交换，则氧分压下降，二氧化碳分压升高，血氧饱和度随之降低。

2．清洁功能 气管、支气管黏膜上皮纤毛细胞顶部有粗大的纤毛，与杯状细胞及黏膜下层腺体分泌物在黏膜表面形成黏液纤毛传输系统。随着空气吸入的尘埃、细菌及其他微粒沉积在黏液层上，通过纤毛的节律性摆动，黏液层由下而上呈波浪式运动，推向喉部而被咳出。据测定，纤毛每分钟摆动1000～1500次，每次摆动推动黏液层约16 μm，传输速度可达每分钟1～3 cm。纤毛摆动频率受到温度、湿度、酸碱度等多方面影响，尤其对温度的变化相当敏感。低温降低CBF，而高温则提高CBF。纤毛运动依赖于黏膜表面的黏液层，气道每天分泌100～200 ml黏液，以维持纤毛正常运动。感染或吸入有害气体影响黏液分泌或损害纤毛运动时，均可影响呼吸道的清洁功能。另外，吸入气体除主要在鼻及咽部加温加湿外，气管、支气管亦有对其继续加温、加湿的作用，使气体进入肺泡时湿度可达84%左右，温度与体温相当；如外界室温高于体温，则呼吸道血流对吸入气体有冷却作用，使之降至体温水平。

3．免疫功能 包括非特异性免疫和特异性免疫。非特异性免疫除黏液纤毛传输系统的清洁功能、黏膜内的巨噬细胞吞噬和消化入侵的微生物外，还有一些非特异性可溶性因子，包括溶菌酶、补体、转铁蛋白、α1-抗胰蛋白酶等。溶菌酶可溶解杀死细菌；补体被抗原抗体复合物激活后，有溶菌、杀菌、灭活病毒作用；转铁蛋白有较强的抑菌作用；α1- 抗胰蛋白酶能抑制多种酶的活性，从而对抗和减轻炎症时这些酶对组织的破坏。特异性免疫包括体液免疫和细胞免疫。呼吸道含有各种参与体液免疫的球蛋白，包括 IgA、IgG、IgM、IgE，其中 IgA 最多，主要是分泌性 IgA。呼吸道的细胞免疫主要是产生各种淋巴因子，如巨噬细胞移动抑制因子、巨噬细胞活化因子、淋巴毒素、转移因子、趋化因子等。

4. 防御性咳嗽和屏气反射　气管、支气管黏膜下富含感觉神经末梢，主要来自迷走神经。机械性或化学性刺激沿此神经传入延髓，再经传出神经支配声门和呼吸肌，引起咳嗽反射。先是深吸气，接着声门紧闭，呼吸肌强烈收缩，肺内压和胸膜腔内压快速上升，然后声门突然打开，由于气压差极大，呼吸道内空气以高速冲出，并排出呼吸道内分泌物或异物。咳嗽反射有保持呼吸道清洁与畅通的作用。小儿咳嗽能力较弱，排出呼吸道内分泌物能力差，感染时，分泌物增多，易潴留在下呼吸道。此外，当突然吸入冷空气及刺激性化学气体时，可反射性引起屏气反射，表现为呼吸暂停、声门关闭和支气管平滑肌收缩，使有害气体不易进入，保持下呼吸道不受伤害。

三、肺

肺上端钝圆叫肺尖，向上经胸廓上口突入颈根部，底位于膈的上面，朝向肋和肋间隙的面叫肋面，朝向纵隔的面为内侧面，该面中央为肺门和肺根。肺根由支气管，肺动、静脉，支气管动、静脉，神经，淋巴管及结缔组织等组成。肺根诸结构被胸膜所包绕，形成进出肺脏的大型支气管血管束，称为肺门。临床上将此处称为第一肺门，各肺叶支气管动静脉出入肺叶之处称为第二肺门。左、右两肺根结构的位置关系由前向后左右相同，即前方是上肺静脉，中间是肺动脉，后方是支气管。由上而下，左右有所不同，即左肺门最上方为肺动脉，中间为支气管，下方是下肺静脉。而右肺最上方是上叶支气管，其次是肺动脉、中间支气管，下方是上肺静脉。左、右下肺静脉位置最低。此静脉包绕在肺下韧带内，并与肺门其他结构有一定距离。

肺是以支气管反复分支形成的支气管树为基础构成的。支气管在肺内反复分支约 24 级。左、右主支气管在肺门分支成第二级支气管即叶支气管，第二级支气管及其分支所辖的范围构成一个肺叶，每支第二级支气管又分支为第三级支气管即段支气管，每支第三级支气管及其分支所辖的范围构成一个肺段，段支气管分为亚段支气管，以下依次分支为小支气管、细支气管和终末细支气管。其中，小支气管为第 5 ～ 10 级支气管，细支气管为第 11 ～ 13 级，终末细支气管为第 14 ～ 16 级支气管。从叶支气管到终末细支气管为肺的导气部，从终末细支气管开始，继续反复分支，依次为呼吸性细支气管、肺泡管、肺泡囊和肺泡，为肺的呼吸部。每一个细支气管与其附属结构共同构成一个肺小叶。支气管及其各级分支构成肺的实质，肺实质之间由结缔组织填充，血管、淋巴管、神经等随支气管的分支分布在结缔组织内，构成肺间质。

（一）肺导气部

肺导气部随分支而管径渐小，管壁渐薄，管壁结构也逐渐变化。

1. 叶支气管至小支气管　管壁结构与支气管相似，管径渐细，管壁渐薄，至小支气管的内径为 2 ～ 3 mm。管壁三层分界渐不明显，其结构的主要变化是：①上皮均为假复层纤毛柱状上皮，也含有前述几种细胞，但上皮变薄，杯状细胞减少；②腺体逐渐减少；③软骨呈不规则片状，并逐渐减少；④平滑肌相对增多，从分散排列逐渐形成环形肌束环绕管壁。

2. 细支气管和终末细支气管　细支气管（bronchiole）内径约 1 mm，上皮由假复层纤毛柱状上皮渐变为单层纤毛柱状上皮，也含有前述各种细胞，但杯状细胞减少甚至消失。腺体和软骨片也很少或消失，环行平滑肌则更明显，黏膜常形成皱襞。细支气管分支形成终末细支气管（terminal bronchiole），内径约 0.5 mm，上皮为单层柱状，管壁无杯状细胞、腺和软骨；环行平滑肌形成完整的环行肌层，黏膜皱襞明显。终末细支气管上皮内除少量纤毛细胞外，大部分细胞为无纤毛的柱状分泌细胞（称 Clara 细胞），细胞顶部呈圆顶状凸向管腔，顶部胞质内含分泌颗粒。一般认为分泌细胞可分泌含蛋白水解酶，以分解管腔内的黏液，利于排出；细胞内还含有较多的氧化酶系，可对吸收的毒物或某些药物进行生物转化，减轻其毒性或便于排出。细支气管和终末细支气管的环行平滑肌，在自主神经的支配下收缩或舒张，以调节进出肺泡的气流量。正常情况下，吸气时平滑肌松弛，管腔扩大；呼气末时，平滑肌收缩，管腔缩小。在支气管哮喘等病理情况下，平滑肌发生痉挛性收缩，以致呼吸困难。

在叶支气管至细支气管的上皮内，常见成群分布的神经内分泌细胞，5 ~ 10 个细胞平行排列为卵圆形小体，尤多见于管道的分支处，称神经上皮小体（neuroepithelial body，NEB），小体位于基膜上，顶端隆起突入管腔，或被其他上皮细胞覆盖。神经上皮小体的细胞分泌 5- 羟色胺、蛙皮素、生长抑素等多种胺类或肽类物质，调节血管平滑肌舒缩、肺的通气、腺体分泌和邻近上皮细胞的分泌与代谢活动。

（二）肺呼吸部

1．呼吸性细支气管 呼吸性细支气管（respiratory bronchiole）是终末细支气管的分支，每个终末细支气管分出 2 支或 2 支以上呼吸性细支气管。它是肺导气部和呼吸部的第一级管道，管壁结构与终末细支气管相似，但管壁不完整，有散在的肺泡开口。呼吸性细支气管管壁具有两种类型：支气管型上皮和肺泡型上皮。支气管型上皮为单层立方，也有纤毛细胞和分泌细胞；上皮下结缔组织内有少量环行平滑肌。在管壁肺泡的开口处，单层立方上皮移行为肺泡的单层扁平上皮。从呼吸性细支气管开始具有气体交换功能。

2．肺泡管 肺泡管（alveolar duct）是呼吸性细支气管的分支，每个呼吸性细支气管分支形成 2 ~ 3 个或更多个肺泡管。它由许多肺泡组成，其自身的管壁结构很少，仅存在于相邻肺泡开口之间，此处常膨大并突入管腔，表面为单层立方或扁平上皮，上皮下为薄层结缔组织和少量平滑肌，结缔组织中含有弹性纤维和网状纤维，平滑肌纤维环行围绕在肺泡开口处，在切片中可见相邻肺泡之间的隔（肺泡隔）末端呈结节状膨大（图 1-3）。

3．肺泡囊 肺泡囊（alveolar sac）与肺泡管相接续续，每个肺泡管分支形成 2 ~ 3 个肺泡囊。结构与肺泡管相似，也由多个肺泡围成，是许多肺泡共同开口而成的囊腔。肺泡囊的相邻肺泡之间为薄层结缔组织（肺泡隔），在肺泡开口处无环行平滑肌，在切片中肺泡隔末端无结节状膨大。

4．肺泡 肺泡（pulmonary alveoli）是呼吸部的终末部分，是构成肺的主要结构。肺泡为半球形薄壁小囊泡，直径为 200 ~ 250 μm，开口于呼吸细支气管、肺泡管或肺泡囊，是肺进行气体交换的场所。成人每侧肺有 3 亿 ~ 4 亿个肺泡，总面积 70 ~ 80 m^2。相邻肺泡紧密相贴，以薄层结缔组织相间隔，称为肺泡隔。肺泡壁表面覆以单层肺泡上皮，有基膜。肺泡表面有两种上皮细胞（图 1-4）。

（1）Ⅰ型肺泡上皮细胞（type Ⅰ alveolar cell）：细胞扁平，表面较光滑，含核部分略厚，其他部分很薄，厚约 0.2 μm，光镜下难辨认，电镜下清晰。Ⅰ型肺泡上皮细胞数量较Ⅱ型肺泡上皮细胞少，但宽大而扁薄，覆盖肺泡表面的绝大部分，参与构成气血屏障。相邻Ⅰ型肺泡上皮细胞之间或Ⅰ型与Ⅱ型肺泡上皮细胞之间有紧密连接。胞质内细胞器甚少，但吞饮小泡甚多，细胞以吞饮方式吞入来自空气的微小尘粒和上皮表面的表面活性物质，转运至间质内，经淋巴转运和清除。Ⅰ型肺泡上皮细胞无增殖能力，损伤后由Ⅱ型肺泡上皮细胞增殖分化补充。

（2）Ⅱ型肺泡上皮细胞（type Ⅱ alveolar cell）：细胞较小，圆形或立方形，散在嵌于Ⅰ型肺泡

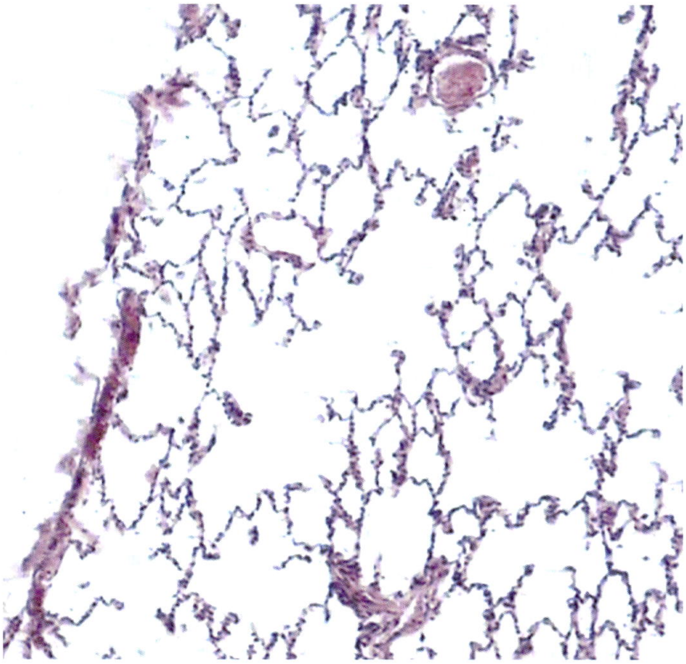

图 1-3　肺组织切片（HE 染色，200 倍）

上皮细胞之间，细胞数量较Ⅰ型肺泡上皮细胞多，但仅覆盖肺泡表面的一小部分。Ⅱ型肺泡上皮细胞是一种分泌细胞，光镜观察下，核圆形，胞质着色浅，呈泡沫状，细胞略凸向肺泡腔。电镜下观察，细胞表面有短小微绒毛，胞质内除富含线粒体、粗面内质网、高尔基复合体和溶酶体外，还有许多分泌颗粒。颗粒大小不一，直径 0.1 ～ 1 μm，电子密度高，内含同心圆或平行排列的板层结构，称嗜锇性板层小体（osmiophilic multilamellar body）。免疫细胞化学和放射自显影证明，分泌颗粒内含磷脂、蛋白质和糖胺多糖等成分，由内质网合成的蛋白质在高尔基复合体内糖化，继而被组装在分泌颗粒内并与脂质结合。细胞以胞吐方式将颗粒内容物排出，分泌物中的磷脂（主要是二棕榈酰卵磷脂）等成分在肺泡上皮表面铺展成一层薄膜，称表面活性物质（surfactant）。该物质铺展于肺泡上皮表面，与气体之间形成界面，有降低肺泡表面张力的作用，使肺泡回缩力降低，减少吸气阻力，使吸气大为省力。吸气末时肺泡扩大，表面活性物质分布稀薄，肺泡表面张力增大，回缩力增强，防止肺泡过于膨大；呼气末时肺泡缩小，表面活性物质相对浓厚，表面张力减小，肺泡回缩力减小，避免肺泡萎缩。故表面活性物质对稳定肺泡直径起重要作用。表面活性物质由Ⅱ型肺泡上皮细胞不断产生，经Ⅰ型肺泡上皮细胞吞饮转运或经呼吸道排出，保持不断更新。Ⅱ型肺泡上皮细胞还有分裂增殖并转化为Ⅰ型肺泡上皮细胞的功能。

（3）肺泡隔（alveolar septum）：肺泡隔属肺的间质，为相邻肺泡之间的薄层结缔组织。肺泡隔内含密集的毛细血管网，毛细血管为连续型，内皮薄，无孔，胞质内含较多吞饮小泡。隔的厚薄不一，含有较丰富弹性纤维和少量胶原纤维和网状纤维，并有成纤维细胞、巨噬细胞、浆细胞和肥大细胞等，以及淋巴管和神经纤维。肺泡隔内丰富的弹性纤维有助于保持肺泡的弹性，老年人弹性纤维退行性变，或炎症等破坏弹性纤维，使肺泡弹性减弱、回缩较差，肺泡渐扩大，导致肺气肿，肺换气功能减低。隔内的毛细血管大多紧贴肺泡上皮，上皮基膜与内皮基膜相互融合；有的部位的肺泡上皮与毛细管内有少量结缔组织。肺泡隔内有肺巨噬细胞，来自于血液单核细胞。吞噬了较多尘粒的被称为尘细胞，而心衰细胞则是心力衰竭患者肺内出现的吞噬了血红蛋白分解的含铁血黄素的巨噬细胞。

（4）肺泡孔（alveolar pore）：为相邻肺泡之间相通的小孔，直径 10 ~ 15 μm，一个肺泡可有一个或数个肺泡孔，在肺泡扩张时完全张开，呈卵圆形或圆形。肺泡孔可均衡肺泡内气体的含量，在某个终末细支气管或呼吸细支气管阻塞时，肺泡孔起侧支通气作用，防止肺泡萎缩。但在肺感染时，病菌也可通过肺泡孔扩散，使炎症蔓延。

（5）气血屏障（blood-air barrier）：肺泡内气体与血液内气体分子交换所通过的结构称气血屏障，又称为呼吸膜。呼吸膜面积较大，平均约 70 m^2，安静状态下只动用其中 40 m^2 用于呼吸时的气体交换。它由以下结构组成：肺泡表面液体层、Ⅰ型肺泡细胞与基膜、薄层结缔组织、毛细血管基膜与内皮。有的部位的肺泡上皮与血管内皮之间无结缔组织，两层基膜直接相贴而融合。气血屏障很薄，平均厚度约 0.5 μm，有很高的通透性，故气体交换十分迅速。间质性肺炎时，肺泡隔结缔组织水肿，炎症细胞浸润，以致肺气体交换功能障碍。

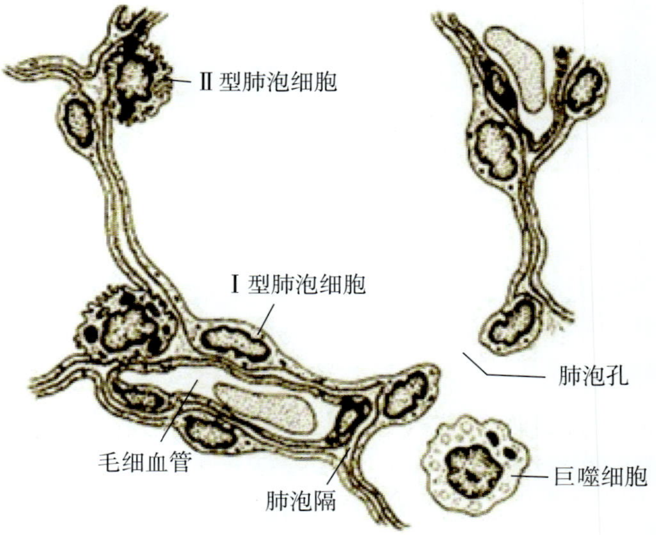

图 1-4　肺泡上皮细胞模式图

四、胸膜

胸膜（pleura）是衬贴在胸壁内面、膈上面和肺表面的一层浆膜，可分为脏胸膜与壁胸膜两部分。覆盖于肺表面的称为脏胸膜（visceral pleura），不仅贴附于肺表面，而且伸入肺叶间裂内。壁胸膜（parietal pleura）附于胸壁内面、膈上面和纵隔表面。脏胸膜与壁胸膜在肺根处相互移行，两层胸膜重叠形成的三角形皱襞称肺韧带（pulmonary ligament）。脏胸膜与壁胸膜之间为胸膜腔（pleural cavity），是一个封闭、狭窄、呈负压的潜在腔隙，间隙内仅有少量浆液，可减少摩擦（图 1-5）。左右二浆膜囊独立，互不相通。

壁胸膜按其所覆盖的部位分为四部分：胸膜顶、肋胸膜、膈胸膜和纵隔胸膜。

1．胸膜顶　突出于胸廓上口，高出锁骨内侧段上方 2 ~ 3 cm，包被在肺尖的上方。

2．肋胸膜　覆于胸廓的内面，贴肋和肋间肌。

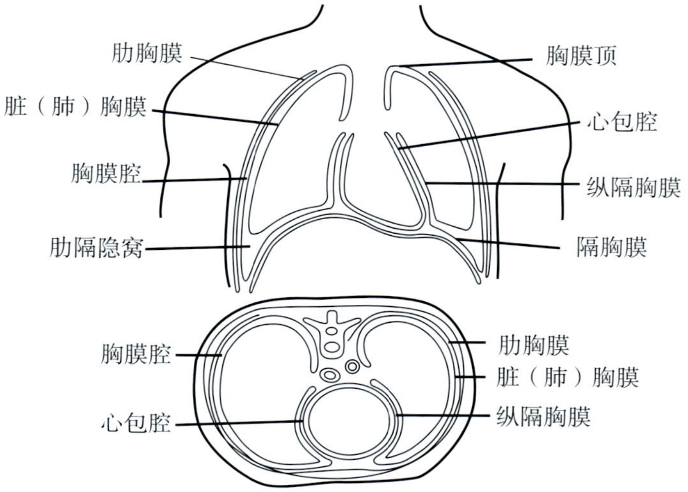

图 1-5　胸膜和胸膜腔示意图

3．膈胸膜　覆盖于膈上面，与膈肌紧密相贴。

4．纵隔胸膜　被覆于纵隔的两侧。

胸膜腔的最低部位是肋膈隐窝（肋膈窦）。肋膈隐窝（肋膈窦）是在肋胸膜与膈胸膜转折处形成的较大间隙，左右各一，胸膜炎症的渗出液常积聚于此，所以该处为临床胸膜腔穿刺或引流的部位。

五、呼吸系统血液循环

呼吸系统具有两套血液循环，一套是循环于心和肺之间的肺动脉和肺静脉，属肺的功能性血管。肺动脉从右心室发出伴支气管入肺，随支气管反复分支，最后形成毛细血管网包绕在肺泡周围，之后逐渐汇集成肺静脉，流回左心房。另一套是营养性血管，称支气管动、静脉，发自胸主动脉，攀附于支气管壁，随支气管分支而分布，营养肺内支气管的壁、肺血管壁和脏胸膜。

第二节　肺的细胞生物学

一、肺泡上皮细胞

肺泡表面被覆一层完整的单层扁平上皮，上皮细胞由Ⅰ型和Ⅱ型两种肺泡上皮细胞构成。

（一）细胞结构

1．Ⅰ型肺泡上皮细胞　Ⅰ型肺泡上皮细胞（type Ⅰ alveolar cell）数量少，形态扁平而体积大，覆盖肺泡的大部分表面。细胞含核部分较厚并向肺泡腔内突出，无核部分胞质菲薄，厚约 0.2 μm，是进行气体交换的部位。电镜下，Ⅰ型肺泡上皮细胞核小而致密，细胞器少，胞质内有较多的吞饮小泡，小泡内含有表面活性物质和微小的尘粒，细胞可将这些物质转运到肺泡外的间质内，以便清除。

2．Ⅱ型肺泡上皮细胞　Ⅱ型肺泡上皮细胞（type Ⅱ alveolar cell）散在分布于Ⅰ型肺泡上皮细胞之间，数量较Ⅰ型肺泡上皮细胞多，但体积小，覆盖面积远小于Ⅰ型肺泡上皮细胞。细胞立方形或圆形，顶端突入肺泡腔。细胞核圆形，胞质染色浅淡、呈泡沫状。电镜下，细胞游离面有短微绒毛，细胞表面有 MPA 凝集素，对 α- 半乳糖残基有特异性反应。相邻细胞以紧密连接或中间连接相连，胞质内富含线粒体和溶酶体，有较发达的粗面内质网和高尔基复合体。核上方有较多的高电子密度分泌颗粒，大小不等，直径 0.1 ～ 1.0 μm。颗粒内含平行排列的板层状结构，称为嗜锇性板层小体（osmilphilic multilamellar body）。小体内的主要成分为磷脂，以二棕榈酰卵磷脂为主，此外还有黏多糖及蛋白质等。

（二）细胞功能

Ⅰ型肺泡上皮细胞扁平而薄，为气体和物质交换提供了充分的面积。该细胞是高度分化的细胞，无分裂增殖和自我修复的能力。Ⅱ型肺泡上皮细胞能合成分泌表面活性物质（surfactant），在肺泡表面形成一层黏液层，有降低肺泡表面张力、稳定肺泡大小的作用。呼气时肺泡缩小，表面活性物质密度增加，表面张力降低，防止肺泡过度塌陷；吸气时肺泡扩张，表面活性物质密度减小，肺泡回缩力加大，可防止肺泡过度膨胀。表面活性物质的缺乏或变性均可引起肺不张，过度通气可造成表面活性物质缺乏；吸入毒气可直接破坏表面活性物质。另外，Ⅱ型肺泡上皮细胞具有修复受损伤上皮的作用，不但能分裂、增殖形成新的Ⅱ型肺泡上皮细胞，同时能分化为Ⅰ型肺泡上皮细胞。除此之外，Ⅱ型肺泡上皮细胞还具有肺水转运功能和强大的免疫功能。

（三）细胞更新和转化

肺泡上皮仅有两种类型的上皮细胞，即Ⅰ型肺泡上皮细胞和Ⅱ型肺泡上皮细胞。多数学者认为，Ⅱ型肺泡上皮细胞是这两种类型肺泡上皮的祖细胞。在正常的细胞更新及损伤修复过程中，它既可以分化为Ⅰ型肺泡上皮细胞，也可以通过有丝分裂产生子代Ⅱ型肺泡上皮细胞以维持自身的细胞群。

在肺纤维化研究过程中，有学者提出“上皮 - 间质转化”（epithelial-mesenchymal transition，EMT）这一观点[1]。上皮 - 间质转化是指上皮细胞失去其特有的表型，获得新的表型，转化为间质细胞的过程。其特点是上皮细胞发生了形态和表型改变，产生胶原或侵袭能力增强，导致器官的纤维化和肿瘤的转移。该观点认为，在肺纤维化过程中，部分成纤维细胞灶的细胞可能由肺泡上皮细胞转化而来，认为肺泡上皮细胞向间质细胞转化是纤维化过程中局部成纤维细胞的重要来源之一。研究发现，转化生长因子 TGF-β1 对肺泡上皮细胞生长和转化具有重要作用[2]。在 TGF-β1 的刺激下，肺泡上皮细胞变长，与周围细胞连接松散，呈现成纤维细胞样形态。在结构上可以见到细胞肌动蛋白发生重组，应力纤维变长并与细胞长轴平行，且肌成纤维细胞表面标记物 α- 平滑肌肌动蛋白（a-SMA）表达明显增加，转化的肺泡上皮细胞合成内源性 TGF-β1 和Ⅰ型胶原的能力明显增强。有研究表明[3]，在 TGF-β1 的刺激下，肺泡上皮细胞中肌成纤维细胞标志物，如 α-SMA、Ⅰ型胶原、波形蛋白、结蛋白的表达明显增加，同时呈现肌成纤维细胞形态，而上皮细胞标志物角蛋白、紧密连接 -1、水通道 -5 表达明显下降。提示，在纤维化形成过程中，局部产生的 TGF-β1 可以诱导肺泡上皮细胞向成纤维细胞转化，从而合成大量的胶原等结缔组织。

二、肺巨噬细胞

巨噬细胞广泛分布在肺泡及肺间质内，在细支气管以下的管道周围和肺泡隔内较多。

（一）巨噬细胞来源

1．单核细胞 肺内巨噬细胞大部分由周围血液单核细胞分化而来。来源于骨髓的周围血单核细胞，无论在生理稳态还是在炎症状态下，均可向肺泡内移行。经全身放射治疗的大鼠或患者，骨髓移植后可在肺泡发现供者巨噬细胞；除此之外，有学者也观察到毛细血管内的单核细胞确实可通过间质进入肺泡。

2．自身增殖　除单核细胞来源外，巨噬细胞也可在局部增殖。然而，在正常和炎症状态下，这种局部增殖的巨噬细胞所占比重仍然较小，但在骨髓造血功能低下时，巨噬细胞的局部增殖对其数量的维持有重要意义。

（二）巨噬细胞种类

肺内巨噬细胞根据所在部位的不同可分为不同的亚群，包括肺泡巨噬细胞、间质巨噬细胞、胸膜巨噬细胞、血管壁巨噬细胞、支气管壁巨噬细胞及树突状细胞。由于巨噬细胞在肺内所处位置不同，其作用不尽完全一致。

1．肺泡巨噬细胞　肺泡腔内的巨噬细胞称为肺泡巨噬细胞（alveolar macrophage，AM），是肺内最具特征性和研究最为明了的巨噬细胞。AM 是肺泡腔内的常驻吞噬细胞，位于肺泡上皮表面的一层衬液中，是体内唯一直接与空气接触的细胞群，组成肺组织的第一道防线。其形态变化较大，正常肺组织中 AM 与其他组织的成熟巨噬细胞类似。在急性炎症期可见单核细胞样 AM 增加，其直径约 12 μm，含大量过氧化酶。而在慢性肺疾患时则有较大的、成熟的 AM，此时细胞体积增大，直径达 14 ～ 40 μm。光镜下，AM 核圆形，较小，胞质嗜酸性，胞质内可见吞噬颗粒（图 1-6）。电镜下，AM 胞浆膜不规则，胞浆内含大量线粒体和包涵体，核呈多叶状（图 1-7，图 1-8）。大小、形态不同的 AM，其膜受体表达、介质释放等都有所不同。另外，由于刺激物的不同，所反映的 AM 也各有所异。

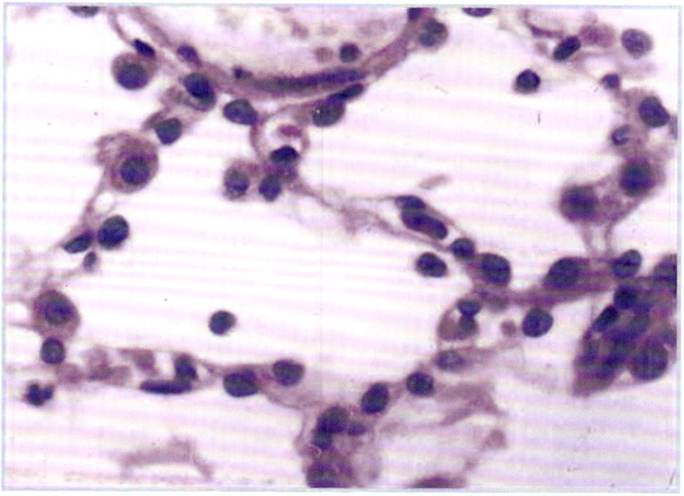

图 1-6　肺泡巨噬细胞光镜图

2．间质巨噬细胞　间质内的巨噬细胞称为间质巨噬细胞（interstitial macrophage，IM）。IM 位于肺间质内，由于位置特殊，与其他间质细胞及细胞外基质密切接触，可能具有更大的调节功能，并组成肺脏防御的第二道屏障。与 AM 比较，IM 在形态及功能上更具有独特性。细胞体积较小，直径约 6.6 μm，细胞膜皱褶多，细胞核有切迹或呈不规则状，核浆比大，非特异性脂酶染色可呈阳性、弱阳性或阴性。电镜下可见丝状伪足，胞浆膜呈褶边样，胞膜不伸展，经培养 24 h 后仍不伸展为其特征[4]。

与 AM 类似，IM 也具有吞噬和分泌各种生物活性物质的功能。就吞噬功能而言，Fc 受体依赖性吞噬功能两者基本相似，或 AM 大于 IM；而 Fc 受体非依赖性吞噬功能则 AM 明显高于 IM。AM 产生抗病原微生物活性介质的能力较强，如肿瘤坏死因子（TNF）、干扰素、氧自由基和 NO 等，这些

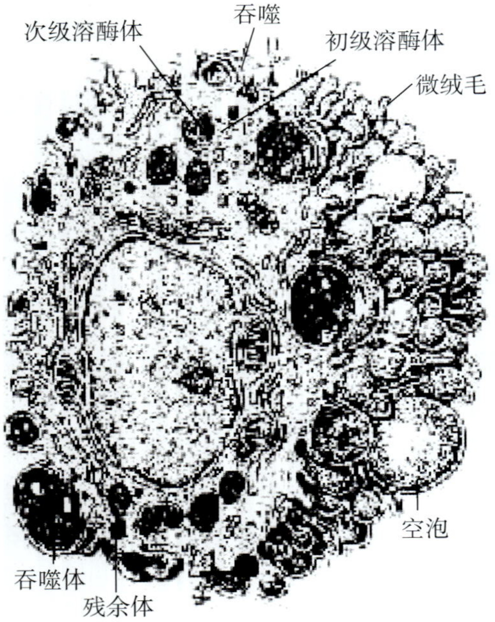

图 1-7 巨噬细胞电镜模式图

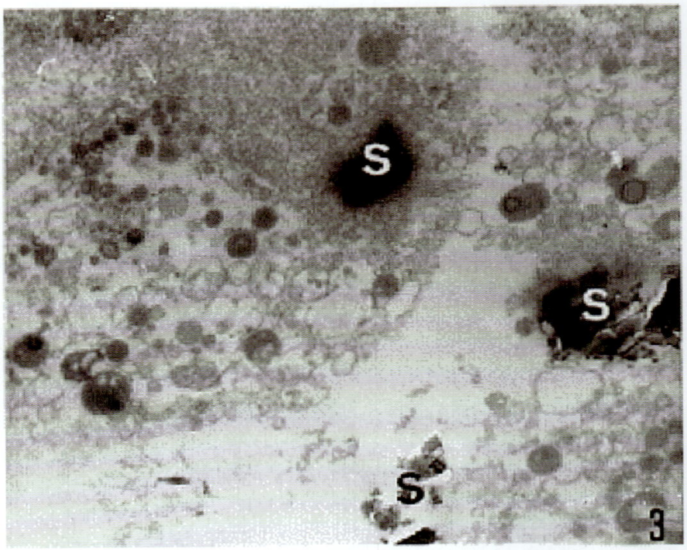

图 1-8 肺泡巨噬细胞电镜图（S 示矽尘颗粒，5000 倍）

活性物质与 AM 的吞噬功能相辅相成，有效地杀灭侵入机体的病原体，在同样条件下，IM 产生上述介质的能力远低于 AM。但是 IM 具有较强的分泌白细胞介素（IL-1、IL- 6）的能力，并表现出较高的 MHC Ⅰ类抗原表达及较强的辅助功能。因此有学者认为，位于肺泡腔内的 AM 具备较强的杀伤功能，而位于间质内的 IM，则以免疫调节功能为主。

（三）巨噬细胞功能

肺巨噬细胞的吞噬、免疫和分泌作用都十分活跃，有重要防御功能。吸入空气中的尘粒、细菌等异物进入肺泡和肺间质，多被巨噬细胞吞噬清除，故细胞胞质内常见尘粒、次级溶酶体及吞噬体等。胞质内含大量尘粒的肺巨噬细胞，又称尘细胞（dust cell）。肺巨噬细胞还可吞噬衰老的红细胞，在心力衰竭患者出现肺淤血时，大量红细胞从毛细血管溢出，被巨噬细胞吞噬，胞质内含许多血红蛋白的分解产物含铁血黄素颗粒，此种肺巨噬细胞又称心力衰竭细胞（heart failure cell）。吞噬异物的巨噬细胞，有的从肺泡腔经呼吸道黏液流动和纤毛运动而被咳出，有的进入肺淋巴管随淋巴进入肺淋巴结内。

与其他细胞一样，肺巨噬细胞也具有大量的膜表面受体。目前对这些受体的研究大部分集中于肺泡巨噬细胞。肺巨噬细胞中膜表面受体大致可分为 3 类：①与调理作用有关的受体：包括 Fc 受体、补体受体和植物血凝素受体。这类受体能增强巨噬细胞的吞噬功能。②激活性细胞因子受体：最主要的激活因子为 γ- 干扰素（IFN-γ），它可以通过其膜受体与巨噬细胞结合而发挥作用。而巨噬细胞分泌的细胞因子，如 IL-1、TNF，可以自分泌形式进一步使巨噬细胞自身激活。③失活性细胞因子受体：类细胞因子中缺乏特征性的受体 - 配体结合。目前所了解的最重要的失活因子为 IL-10 和 TGF-β（转化生长因子）。巨噬细胞在一定条件下自身也可产生 IL-10 和 TGF-β。目前尚不清楚体内的巨噬细胞能否或在多大程度上通过自分泌机制导致自身失活。

在间质性肺疾病患者的肺组织中，存在大量活化的巨噬细胞，从结节病患者获取的巨噬细胞经体外培养可自发产生高水平的 IL-1 和 TNF-α。这组细胞因子可上调 GM-CSF 和 CSF-1 的产生，并在肺泡灌洗液中有所升高。CSF 类细胞因子的产生，无疑会促进肺泡巨噬细胞、间质巨噬细胞的增殖，分化活性也升高，细胞表面标记的表达增加，作为细胞吞噬活性之一的超氧阴离子的产生也增加。这些都表明它们已在原位活化。而在特发性肺纤维化，其巨噬细胞超氧阴离子产生增加，并可产生高水平的促进成纤维细胞生长的细胞因子，如血小板源生长因子（PDGF）、TNF 等。巨噬细胞可产生高水平的 IL-8，IL-8 吸引中性粒细胞在肺内聚集。

肺巨噬细胞异常合成分泌多种炎症因子和促成纤维细胞增殖、合成和分泌胶原的因子。这些细胞因子影响着肺内炎症和纤维化过程。无论在特发性肺纤维化还是结节病，原位活化的巨噬细胞产生一系列介质并导致肺纤维化。根据细胞因子的信息传递理论，细胞因子只是在局部发挥作用。虽然肺泡巨噬细胞可分泌大量生物活性物质，但有证据表明，肺泡巨噬细胞分泌的 PDGF 和 α_2 巨球蛋白并不能由肺泡腔通过完整的肺泡上皮进入间质。间质巨噬细胞位于肺间质内，其产生的生物活性物质可直接作用于其他间质细胞及细胞外基质而影响肺间质的代谢。因此，间质巨噬细胞的活化及其产生的生物学行为，对肺纤维化的形成更有意义。

三、肺成纤维细胞

（一）结构

生理条件下，成纤维细胞（fibroblast，FB）是肺间质的主要细胞成分，其形态多样，大多呈梭形、多角形和扁平星形等，有突起。成纤维细胞胞体较大，胞核较大，呈扁椭圆形，染色质疏松色浅，核仁清晰。胞质丰富，弱嗜碱性。其形态可依细胞的功能变化及其附着处的物理性状不同而发生改变。电镜下，其胞质可见丰富的粗面内质网、游离核糖体和发达的高尔基复合体，提示它具有合成和分泌蛋白质和胶原纤维、弹性纤维、网状纤维及基质的功能。成纤维细胞功能不活跃时，胞体变小，呈长梭形，粗面内质网和高尔基复合体均不发达，称为纤维细胞（fibrocyte）。在特殊情况下，纤维细胞可以重新转变为成纤维细胞状态而发挥相关作用。

（二）功能

生理条件下，成纤维细胞的主要功能包括：构造和维持肺的正常形态，合成和释放 ECM，为肺组织和细胞的高效交换气体提供物质基础，构成肺组织的主要支架，维持肺上皮和内皮细胞正常生理作用，以及组织损伤后及时大量聚集修复损伤组织。病理条件下，成纤维细胞主要是通过自身的异常增殖与转型以及大量分泌细胞外基质两个方面参与肺纤维化进程。

肺成纤维细胞在大量细胞因子的刺激作用下，不断地增殖和转型为肌成纤维细胞。转化生长因子 β（TGF-β）是目前认为的致纤维化作用最强的细胞因子之一，它们通过与相应的受体结合，刺激成纤维细胞增殖并诱导其向肌成纤维细胞转化。肌成纤维细胞是一种特殊阶段的成纤维细胞，能够大量分泌细胞外基质。随着成纤维细胞数目的不断增加，肺部的成纤维灶逐渐形成，并且逐渐取代正常的肺细胞组织，引起肺部结构的异常重塑，进而触发肺纤维化。成纤维细胞的增殖转型是成纤维细胞灶的主要来源，这一过程即成纤维细胞参与肺纤维化的重要方面之一。

肺成纤维细胞可大量分泌细胞外基质，触发肺纤维化。在肺纤维化过程中，介导细胞外基质的大量沉积是纤维化过程中关键事件，是纤维化进展的重要原因。控制细胞外基质代谢系统的平衡被破坏，其重要原因之一在于多种细胞因子刺激成纤维细胞转型为肌成纤维细胞，进而大量分泌胶原蛋白，导致大量的细胞外基质异常聚集。国内外研究表明，众多细胞因子在促进成纤维细胞大量合成释放细胞外基质的过程中起着重要的调节作用。

四、肺细胞相互作用

目前对肺泡上皮细胞与其他肺脏细胞之间相互作用研究较多是肺泡上皮细胞与成纤维细胞之间的相互作用。

肺泡上皮细胞可以向成纤维细胞转化，异常的上皮细胞与成纤维细胞的相互作用阻止正常肺泡上皮细胞的修复，促进成纤维细胞增殖，导致 PF 的发生和进展。肺泡上皮细胞修复的不足反过来进一步扰乱肺泡上皮细胞与成纤维细胞间正常的相互作用。肺泡上皮细胞与成纤维细胞之间的相互作用受到各自的功能状态、自分泌和旁分泌因子的影响。正常的肺泡上皮细胞分泌的脂质和前列腺素（PGE_2）抑制成纤维细胞的增殖和胶原合成。损伤后再生的Ⅱ型肺泡上皮细胞能产生 PDGF、TGF-β1 和 IGF-1，刺激成纤维细胞的增殖和激活。同样，肺泡上皮细胞也受到肺成纤维细胞的影响。正常成纤维细胞分泌的 KGF、HGF 和表皮细胞生长因子（EGF）调节着Ⅱ型肺泡上皮细胞的移行、增殖和表型改变。但肺泡上皮细胞和成纤维细胞的直接接触培养却抑制肺泡上皮细胞的增殖。另外，IPF 患者肺组织中分离出来的成纤维细胞能诱导肺泡上皮细胞的凋亡和坏死，并与其释放血管紧张素Ⅱ和 H_2O_2 有关。因此，有学者提出肺纤维化是一种肺泡上皮细胞与成纤维细胞相互作用失调性疾病。值得注意的是，关于肺泡上皮细胞和成纤维细胞的相互作用，目前多数都是体外培养实验研究。至于肺纤维化的整体模型中，肺泡上皮细胞和成纤维细胞是怎样发生相互作用的，还有待于进一步的研究。

肺泡上皮细胞分泌的表面活性物质磷脂和表面蛋白对免疫细胞也起着重要的调节作用，如表面活性蛋白 A（SP-A）能增强巨噬细胞参与炎症反应的能力，刺激其产生多种炎症介质及细胞因子，而这些炎症介质及细胞因子反过来又会造成肺泡上皮细胞的损伤，启动 PF 的发生和发展。肺纤维增生灶内肺泡上皮细胞、成纤维细胞、巨噬细胞以及肥大细胞彼此之间紧密接触，共同构成复杂的肺细胞网络系统，相互影响，相互调节。

五、细胞因子

细胞因子是免疫原、丝裂原或其他刺激剂诱导多种细胞产生的低分子量可溶性蛋白质，具有调节固有免疫和适应性免疫 、血细胞生成、细胞生长以及损伤组织修复等多种功能。细胞因子可被分为白细胞介素、干扰素、肿瘤坏死因子超家族、集落刺激因子、趋化因子、生长因子等。众多细胞因子在体内通过旁分泌、自分泌或内分泌等方式发挥作用，具有多效性、重叠性、拮抗性、协同性等多种生理特性，形成了十分复杂的细胞因子调节网络，参与人体多种重要的生理功能。细胞因子主要有以下种类。

（一）转化生长因子 β

转化生长因子 β（transforming growth factors-β，TGF-β）是由两个结构相同或相近的、分子量 12.5 kDa 亚单位借二硫键连接的双体。在哺乳动物至少发现有 TGF-β1、TGF-β2、TGF-β3、TGF-β1β2 四个亚型。TGF-β 基因于 1985 年克隆成功。人 TGF-βcDNA 序列研究表明，单体的 TGF-β 112 氨基酸残基是由含 400 氨基酸残基的前体份子（per-pro-TGF-β）从羧基端裂解而来。pre-pro-TGF-βN 端含有一个信号肽，在分泌前被裂解掉，成为非活性状态的多肽链前体（pro-TGF-β），通过改变离子强度、酸化或蛋白酶水解切除 N 端部分氨基酸残基，所剩余的羧基端部分形成有活性的 TGF-β。TGF-β1 与 TGF-β2 有 71% 氨基酸同源性，TGF-β1 与 TGF-β3 有 77% 同源性，TGF-β2 与 TGF-β3 有 80% 同源性。TGF-β 与 TGF-β 超家族其他成员有 30% ～ 40% 同源性。

（二）结缔组织生长因子

结缔组织生长因子（connective tissue growth factor，CTGF）是一种由 349 个氨基酸组成、分子量为 34 ～ 38 kD 的富含半胱氨酸的分泌肽，1991 年被发现。其家族成员在氨基酸序列上有着高度的同源性，其蛋白质结构中包括：N 末端的胰岛素样生长因子结合区、血管性假血友病因子 C 型重复区、血小板反应蛋白 1 型重复区以及富含半胱氨酸的 C 末端结合区四个主要结构区域。人类 *CTGF* 基因位于 6q23.1，是一种早期快速反应基因，CTGF 属一类新的富含半胱氨酸生长因子家族，目前该家族共有 *CTGF/fisp-12*、*cef10/Cyr61* 和 *Nov* 三个成员。最初研究发现，CTGF 对成纤维细胞具有趋化及促有丝分裂作用，随后发现按不同的细胞类型，CTGF 还具有促细胞增殖、迁移及分化等作用。研究进一步发现，CTGF 与包括血管、皮肤、心脏、肾、胰腺、肺及肝等在内的许多组织器官纤维化发生发展密切相关。CTGF 因具有明显的丝裂原性和趋化性，能诱导成纤维细胞增殖和分泌 ECM 而越来越受到关注。

（三）干扰素

干扰素（interferon，IFN）是一种广谱抗病毒剂，是一种由单核细胞和淋巴细胞产生的具有多种功能的活性蛋白质（主要是糖蛋白）的细胞因子。IFN 类型分为三类：α-（白细胞）型、β-（成纤维细胞）型和 γ-（淋巴细胞）型。IFN 主要是通过细胞表面受体作用使细胞产生抗病毒蛋白，从而抑制病毒的复制，同时还可增强自然杀伤细胞（NK 细胞）、巨噬细胞和 T 淋巴细胞的活力，从而起到免疫调节作用，并增强抗病毒能力，还具有明显的抗细胞增殖作用。

（四）成纤维细胞生长因子

成纤维细胞生长因子（fibroblast growth factor，FGF）是 20 世纪 30 年代在大脑和垂体的组织提取物中发现的一种能促进成纤维细胞生长的活性物质，20 世纪 70 年代被分离提纯。以后在多种器官都发现该物质的存在。FGF 有几种异构体，在动脉硬化灶中起作用的主要是 bFGF（basic fibroblast growth factor），bFGF 可以由内皮细胞、平滑肌细胞、巨噬细胞分泌。它的作用是促进内皮细胞的游走和平滑肌细胞的增殖，不能使平滑肌细胞游走，能够促进新血管形成，修复损害的内皮细胞。FGF 被认为是病灶形成促进因子，但从修复角度看它也有有利的一面。

（五）白细胞介素

白细胞介素（interleukin，IL）是由多种细胞产生并作用于多种细胞的一类细胞因子。最初仅指由白细胞产生又在白细胞间起调节作用的细胞因子。目前发现了 35 种白细胞介素，分别命名为 IL-1 ～ IL-35。主要的有以下几种。

1．IL-l 又称淋巴细胞刺激因子，主要由活化的单核 - 巨噬细胞产生，此外几乎所有的有核细胞，如 B 细胞、NK 细胞、体外培养的 T 细胞、角质细胞、树突状细胞、星形细胞、成纤维细胞、中性粒细胞、内皮细胞以及平滑肌细胞均可产生 IL-1。IL-1 有 IL-1α 和 IL-1β 两种存在形式，主要生物学功能有两点：①免疫调节作用，该功能主要为局部低浓度时产生，同时协同刺激抗原呈递细胞和 T 细胞活化，促进 B 细胞增殖和分泌抗体；②内分泌效应，为 IL-1 大量产生时具有，能诱导蛋白合成。

2．IL-2 又称 T 细胞生长因子，主要由 T 细胞产生，以自分泌和旁分泌方式发挥效应，主要生物学功能有：活化 T 细胞，促进细胞因子产生；刺激 NK 细胞增殖，增强 NK 杀伤活性及产生细胞因子，诱导 LAK 细胞产生；促进 B 细胞增殖和分泌抗体；激活巨噬细胞。

3．IL-4 主要由 Th2 细胞、肥大细胞及嗜碱性粒细胞产生。主要功能包括：促进 B 细胞增殖、分化；诱导 IgG1 和 IgE 产生；促进 Th0 细胞向 Th2 细胞分化；抑制 Th1 细胞活化及分泌细胞因子；协同 IL-3 刺激肥大细胞增殖等。

4．IL-6 主要由单核巨噬细胞、Th2 细胞、血管内皮细胞、成纤维细胞产生。主要功能有：刺激活化 B 细胞增殖，分泌抗体；刺激 T 细胞增殖及 CTL 活化；刺激肝细胞合成急性期蛋白，参与炎症反应；促进血细胞发育。

5．IL-8 主要由单核 - 巨噬细胞产生。其他如成纤维细胞、上皮细胞、内皮细胞、肝细胞等亦可在适宜的刺激条件下产生 IL-8。IL-8 的氨基酸顺序与许多炎症因子有较高的同源性，属于同一个家族。IL-8 家族（亦称 pf4 家族）至少有 12 个成员。IL-8 可以分成 α 和 β 亚群，α 亚群的基因位于第 4 号染色体上，β 亚群的基因位于第 17 号染色体上。IL-8 的受体也有两型：一种只能与 IL-8 结合，而另一种还能结合其他的趋化因子；中性粒细胞和嗜碱性粒细胞表面均表达丰富的 IL-8 受体。IL-8 的主要生物学活性是吸引和激活中性粒细胞，曾被命名为中性粒细胞激活肽（NAF）、粒细胞趋化肽（GCP）、中性粒细胞激活因子（NAF）等。中性粒细胞与 IL-8 接触后发生形态变化，定向游走到反应部位并释放一系列活性产物；这些作用可导致机体局部的炎症反应，达到杀菌和细胞损伤的目的。此外，IL-8 对嗜酸性粒细胞、嗜碱性粒细胞和淋巴细胞也有一定作用。

6．IL-10 主要由 Th2 细胞产生，也可由单核细胞、角质细胞及活化的 B 细胞产生。IL-10 能够抑制活化的 T 细胞产生细胞因子，特别是抑制 Th1 细胞产生 IL-2、IFN-γ 和 LT 等细胞因子，从而抑制细胞免疫应答。IL-10 可降低单核 - 巨噬细胞表面 MHC Ⅱ类分子的表达水平，损害了 APC 的抗原呈递能力，实际上这可能是其抑制细胞介导免疫的原因。此外，IL-10 还能抑制 NK 细胞活性，干扰 NK 细胞和巨噬细胞产生细胞因子。

7．IL-12 主要由 B 细胞和巨噬细胞产生。IL-12 可刺激活化型 T 细胞增殖，促进 Th0 细胞细胞向 Th1 细胞分化；诱导 ctl 和 NK 细胞的细胞毒活性并促进其分泌 IFN-γ、TNF-α、GM-CSF 等细胞因子；促进 NK 细胞和 IL-2rα、TNF 受体及 CD56 分子的表达，增强对肿瘤细胞的 ADCC 效应。由于 IL-12 在抗肿瘤免疫及抗感染免疫中的重要作用，人们对其临床应用寄予厚望；特别是 IL-12 可协同 IL-2 促进 ctl 和 LAK 细胞的产生表明，IL-12 与 IL-2 联用可望构成一种更有效的肿瘤免疫治疗方法。

8．IL-13 由 Th2 细胞产生。IL-13 分子的氨基酸顺序与 IL-4 有 20% ～ 25% 的同源性，在功能上也与 IL-4 有许多相似之处。IL-13 可诱导单核细胞分化，增强其 MHC Ⅱ类分子的表达；抑制 lps 诱导的单核因子分泌，控制炎症反应；诱导 B 细胞增殖及合成 IgE 类抗体，增强 B 细胞表面 MHC Ⅱ类分子、CD23 及 CD72 的表达；协同 IL-2 刺激 NK 细胞产生 IFN，从而促进单核 - 巨噬细胞活化和 Th1 型细胞免疫反应。IL-13 还具有抑制 HIV-1 在巨噬细胞内复制，诱导中性粒细胞中 IL-1RA 基因表达和蛋白质合成等多种功能。

9．IL-15 是新近发现的一种因子，可由活化的单核 - 巨噬细胞、表皮细胞和成纤维细胞等多种细胞产生。IL-15 的分子结构与 IL-2 有许多相似之处，因此可以利用 IL-2 受体的 β 链和 γ 链与靶细胞结合，发挥类似 IL-2 的生物学活性。IL-15 可诱导 B 细胞增殖和分化，是唯一能部分取代 IL-2 诱导初期抗体产生的细胞因子；IL-15 能够刺激 T 细胞和 NK 细胞增殖，诱导 LAK 细胞活性，还能与 IL-12 协同刺激 NK 细胞产生 IFN-γ。

（六）肿瘤坏死因子

肿瘤坏死因子（tumor necrosis factor，TNF）主要由活化的巨噬细胞，NK 细胞及 T 淋巴细胞产生。巨噬细胞产生的为 TNF-α，T 淋巴细胞产生的为 TNF-β。TNF-α 与 TNF-β 仅有约 30% 的同源性，但它们却拥有共同的受体。TNF-α 的生物学活性占 TNF 总活性的 70% ～ 95%，因此目前常说的 TNF 多指 TNF-α。其生物学活性有：杀伤或抑制肿瘤细胞；提高中性粒细胞的吞噬能力，增加过氧化物阴离子产生，增强 ADCC 功能，刺激细胞脱颗粒和分泌髓过氧化物酶；抗感染；致热作用；促进髓样白血病细胞向巨噬细胞分化；促进细胞增殖和分化。

（七）巨噬细胞移动抑制因子

巨噬细胞移动抑制因子（macrophage migration inhibitory factor，MIF）是一种多能细胞调节蛋白，在炎症性疾病的发生发展过程中起着不容忽视的作用。与其他促炎细胞因子不同的是，MIF 以前体形式储存于包括腺垂体细胞在内的多种细胞胞质内，当受到应激刺激时迅速分泌出胞。循环 MIF 量增加，通过激活和促进 TNF-α、IL-1β、IL-2、IL-6、IL-8、IFN-γ 等炎性细胞因子表达、NO 的释放、COX-2 的诱导而直接促使炎症的发生和扩大。同时 MIF 抑制和反向调节 GC 对免疫和炎性细胞活性的抑制及对炎性细胞因子释放的抑制来达到促炎的目的。败血症休克时炎性细胞胞质内的 MIF 合成加强和聚集增加，与炎症部位炎性细胞的聚集呈现平行相关关系。在 ARDS，MIF 可能是通过中性粒细胞趋化性巨噬细胞炎性 -2 因子的上调而发挥作用 。人血管内皮细胞在脂多糖刺激后产生干细胞因子，由于干细胞因子与 MIF 之间可能潜在的相互作用而激活和募集巨噬细胞，因此在炎症局部高水平 MIF 协同升高的 SCF 共同加强炎症反应。

（八）血小板源性生长因子

血小板源生长因子（platelet-derived growth factor，PDGF）分为分子量为 31 kD 含有 7% 糖的 PDGF Ⅰ及 28 kD 含 4% 糖的 PDGF Ⅱ。两者均由两条高度同源的 A 链及 B 链组成，这使 PDGF 具有三种形式的二聚体结构，即 PDGF-AA、PDGF-BB 及 PDGF-AB。体内单核 - 巨噬细胞是主要合成 PDGF 的细胞。在生理状态下，PDGF 以 α 颗粒的形式储存于血小板中。PDGF 必须与细胞膜上的相应受体结合后才能发挥其生物学效应。PDGF 受体由两种亚单位 α 及 β 构成，二者与 PDGF 结合力相差很大，α 单位与 PDGFA 链及 B 链有较高的亲和力，而 β 亚单位仅与 B 链有高亲和力。所以 α 亚单位可与 PDGF-AA、PDGF-AB 及 PDGF-BB 结合，β 亚单位仅与 PDGF-BB 及 PDGF-AB 结合。在肝纤维化时，HSC 表面的 PDGF 受体以 β 受体为主，与 PDGF-BB 具有较强的亲和力，PDGF-BB 以及 PDGF-β 在肝纤维化过程中的作用尤为突出。

实验证明，PDGF 是一种重要的促有丝分裂因子，具有刺激特定细胞群分裂增殖的能力。肝受损时，大量分泌的 PDGF 刺激间质星形细胞增殖，转化为肌成纤维细胞，并促使星形细胞迁移，聚集于炎症受损区。而肌成纤维细胞合成大量细胞外基质沉积于肝细胞间质，促进肝纤维化发生。PDGF 能够促进肌成纤维细胞产生胶原，尤其是Ⅰ型及Ⅲ型胶原。体外培养的实验中证明，PDGF 可促使未融合猪肝肌成纤维细胞增殖，使已融合的细胞产生胶原，但对其细胞数量无影响。PDGF 还可通过上调组织金属蛋白酶抑制剂（TIMP-1）抑制胶原酶的作用，以减少细胞外基质的降解。

第三节　肺的呼吸功能

呼吸（respiration）指机体与外界环境之间的气体交换过程，是维持机体生命活动所必需的基本生理过程之一。通过呼吸，机体从外界环境摄取新陈代谢所需要的 O_2，排出代谢所产生的 CO_2。体重为 70 kg 的人，体内储存 O_2 量约为 1550 ml，仅够维持机体正常代谢 6 min 左右（在基础状态下，机体的耗氧量约为 250 ml/min）。

呼吸的全过程由三个环节组成。①外呼吸（external respiration），即肺毛细血管血液与外界环境之间的气体交换过程。外呼吸又包括肺通气和肺换气两个过程。肺通气（pulmonary ventilation）指肺与外界环境之间的气体交换过程称；肺换气（gas exchange in lungs）指肺泡与肺毛细血管血液之间的气体交换过程。②气体运输（transport of gas），即由循环血液将 O_2 从肺运输到组织以及将 CO_2 从组织运输到肺的过程，也可看成是肺与组织之间的气体交换过程。③内呼吸（internal respiration），即组织毛细血管血液与组织、细胞之间的气体交换过程，也称组织换气（gas exchange in tissues），有时将细胞内的生物氧化过程也包括在内。呼吸的三个环节相互衔接并同时进行。

一、肺通气

肺通气是整个呼吸过程的基础，实现肺通气的主要结构基础包括呼吸道、肺泡和胸廓等。呼吸道是肺通气时气体进出肺的通道，同时还具有加温、加湿、过滤和清洁吸入气体以及引起防御反射（咳嗽反射和喷嚏反射等）等保护功能；肺泡是肺换气的主要场所；胸廓的节律性呼吸运动是实现肺通气的原动力。

肺通气是气体流动进出肺的过程，取决于推动气体流动的动力和阻止气体流动的阻力，动力必须克服阻力，才能实现肺通气。

（一）肺通气的动力

气体进出肺取决于肺泡与外界环境之间的压力差。外界环境的压力，即大气压，肺泡内的压力，即肺内压（intrapulmonary pressure）。自然呼吸情况下，大气压是相对恒定的，肺泡与外界环境之间的压力差取决于肺内压。肺内压的高低取决于肺的扩张和缩小，其扩张和缩小依赖于呼吸肌的收缩和舒张引起的胸廓节律性呼吸运动。可见，肺泡与外界环境之间的压力差是肺通气的直接动力，而呼吸运动则是肺通气的原动力。

1．呼吸运动 呼吸肌的收缩和舒张引起的胸廓节律性扩大和缩小称为呼吸运动（inspiratory movement），胸廓扩大称为吸气运动（inspiratory movement），而胸廓缩小则称为呼气运动（expiratory movement）。主要吸气肌为膈肌和肋间外肌，主要呼气肌为肋间内肌和腹肌。此外，还有一些辅助吸气肌，如斜角肌、胸锁乳突肌等。

（1）呼吸运动过程：平静呼吸时，吸气运动是由主要吸气肌，即膈肌和肋间外肌的收缩而实现的，是一个主动过程。膈肌位于胸腔和腹腔之间，构成胸腔的底，静止时向上隆起，形似钟罩；收缩时，隆起的中心下移，从而增大胸腔的上下径。肋间外肌起自上一肋骨的下缘，斜向前下方走行，止于下一肋骨的上缘。由于脊椎的位置是固定的，而胸骨则可上下移动，所以当肋间外肌收缩时，肋骨和胸骨上举，同时肋骨下缘向外侧偏转，从而增大胸腔的前后径和左右径。胸腔的上下径、前后径和左右径都增大，引起胸腔扩大，肺的容积随之增大，肺内压降低。当肺内压低于大气压时，外界气体流入肺内，这一过程称为吸气（inspiration）。平静呼吸时，呼气运动并不是由呼气肌收缩引起的，而是由膈肌和肋间外肌舒张所致，是一个被动过程。膈肌和肋间外肌舒张时，肺依其自身的回缩力而回位，并牵引胸廓，使之上下径、前后径和左右径缩小，从而引起胸腔和肺的容积减小，肺内压升高。当肺内压高于大气压时，气体由肺内流出，这一过程称为呼气（expiration）。

用力吸气时，膈肌和肋间外肌加强收缩，辅助吸气肌也参与收缩，胸廓和肺的容积进一步扩大，更多的气体被吸入肺内。用力呼气时，除吸气肌舒张外，还有呼气肌参与收缩，此时呼气运动也是一个主动过程。肋间内肌的走行方向与肋间外肌相反，收缩时使肋骨和胸骨下移，肋骨还向内侧旋转，使胸腔的前后径和左右径进一步缩小，呼气运动增强，呼出更多的气体；腹肌收缩可压迫腹腔器官，推动膈肌上移，同时也牵拉下部肋骨向下向内移位，从而使胸腔容积缩小，加强呼气。

（2）呼吸运动形式：依据参与活动的呼吸肌的主次、多少和用力程度不同，呼吸运动可呈现不同的形式。①腹式呼吸（abdominal breathing）：以膈肌舒缩活动为主，可引起腹腔内器官位移，造成腹部的起伏。②胸式呼吸（thoracic breathing）：以肋间外肌舒缩活动为主，主要表现为胸部的起伏；③混合式呼吸：腹式和胸式混合。一般情况下，成年人的呼吸运动呈混合式呼吸，只有在胸部或腹部活动受限时才会出现某种单一形式的呼吸运动。在婴幼儿，肋骨倾斜度小，位置趋于水平，主要呈腹式呼吸。④平静呼吸（eupnea）：安静状态下，正常人，呼吸运动平稳而均匀，每分钟 12 ～ 18 次，吸气主动，呼气被动。⑤用力呼吸（forced breathing）或深呼吸（deep breathing）：机体运动或吸入气中 CO_2 含量增加而 O_2 含量减少或肺通气阻力增大时，呼吸运动加深加快，参与收缩的吸气肌数量更多，收缩更强，呼气肌也参与收缩，吸气和呼气均为主动，⑥呼吸困难（dyspnea）：在缺氧、CO_2 增多或肺通气阻力增大较严重时，呼吸运动显著加深，鼻翼扇动，同时还会出现胸部受压的感觉。

2．肺内压 在呼吸运动过程中，肺内压呈周期性波动。吸气时，肺容积增大，肺内压下降并低于大气压（若以大气压为 0，则肺内压为负值），外界气体被吸入肺泡；随着肺内气体的增加，肺内压也逐渐升高，至吸气末，肺内压升高到与大气压相等，气流也就停止。呼气时，肺容积减小，肺内压升高并超过大气压（若以大气压为 0，则肺内压为正值），气体由肺内呼出；随着肺内气体的减少，肺内压也逐渐降低，至呼气末，肺内压又降到与大气压相等，气流亦随之停止。在呼吸过程中，肺内压变化的程度与呼吸运动的缓急、深浅和呼吸道是否通畅等因素有关。平静呼吸时，肺内压波动较小，吸气时为 –2 ～ –1 mmHg，呼气时为 1 ～ 2 mmHg。用力呼吸或呼吸道不够通畅时，肺内压的波动幅度将显著增大，如紧闭声门并尽力做呼吸运动，吸气时肺内压可低至 –100 ～ –30 mmHg，呼气时可高达 60 ～ 140 mmHg。

肺内压的周期性交替升降是引起肺通气的直接动力。根据这一原理，在自然呼吸停止时，可用人为的方法建立肺内压与大气压之间的压力差，以维持肺通气，这就是人工呼吸（artificial respiration）。人工呼吸可分为正压法和负压法两类。施以正压引起吸气的人工呼吸为正压人工呼吸，施以负压引起吸气的人工呼吸为负压人工呼吸。简便易行的口对口人工呼吸为正压人工呼吸。节律性地举臂压背或挤压胸廓为负压人工呼吸，采用不同类型的人工呼吸机可实施正压或负压人工呼吸。自然呼吸一旦停止，必须紧急实施人工呼吸。

3．胸膜腔内压 胸膜腔是在肺和胸廓之间存在的一个潜在密闭腔隙，由紧贴于肺表面的脏胸膜和紧贴于胸廓内壁的壁胸膜所构成。胸膜腔内仅有一薄层厚约 10 μm 浆液，浆液一方面在两层胸膜之间起润滑作用，减小呼吸运动中两层胸膜互相滑动的摩擦阻力，另一方面，浆液分子之间的内聚力可使两层胸膜紧贴在一起，不易分开。因此，密闭的胸膜腔将肺和胸廓两个弹性体耦联在一起，使自身不具有主动张缩能力的肺能随胸廓容积的变化而扩大、缩小。

胸膜腔内压（intrapleural pressure）为胸膜腔内的压力。平静呼吸时，胸膜腔内压始终低于大气压，即为负压，并随呼吸运动而发生周期性波动。平静呼气末胸膜腔内压为 –5 ～ –3 mmHg，平静吸气末为 –10 ～ –5 mmHg。肺通气阻力增大时，胸膜腔内压的波动幅度显著增大，呼气时有可能高于大气压。胸膜腔内负压的形成与肺和胸廓的自然容积不同有关。在人的生长发育过程中，胸廓的发育比肺快，因此胸廓的自然容积大于肺的自然容积。因为两层胸膜紧紧贴在一起，所以从胎儿出生后第一次呼吸开始，肺即被牵引而始终处于扩张状态。由此，胸膜腔便受到两种力的作用，一是使肺泡扩张的肺内压；二是使肺泡缩小的肺回缩压，胸膜腔内压就是这两种方向相反的力的代数和，即胸膜腔内压 = 肺内压 + 肺回缩压。在吸气末或呼气末，呼吸道内气流停止，并且呼吸道与外界环境相通，因此肺内压等于大气压，此时胸膜腔内压 = 大气压 + 肺回缩压。若以大气压为 0，则胸膜腔内压 = 肺回缩压。在呼吸过程中，肺始终处于被扩张状态而总是倾向于回缩。因此，在平静呼吸时，胸膜腔内压总是保持负值，只是在吸气时肺扩张程度增大，肺回缩压增大，导致胸膜腔内负压更大；呼气时，肺扩张程度减小，肺回缩压降低，导致胸膜腔内负压减小。用力呼吸或气道阻力增加时，由于肺内压的大幅度波动，吸气时胸膜腔内压更负，而呼气时胸膜腔内压可以为正压。

在外伤或疾病等原因导致胸壁或肺破裂时，胸膜腔与大气相通，空气将立即自外界或肺泡进入负压的胸膜腔内，形成气胸（pneumothorax）。此时胸膜腔的密闭性丧失，胸膜腔内压等于大气压，肺将因其自身的内向回缩力的作用而塌陷，不再随胸廓的运动而节律性扩张和缩小。因此，胸膜腔内负压对维持肺的扩张状态具有非常重要的意义，而胸膜腔的密闭状态是形成胸膜腔内负压的前提。此外，胸膜腔负压也作用于壁薄而可扩张性大的腔静脉和胸导管等，使之扩张而有利于静脉血和淋巴的回流。因此，气胸时，不仅肺通气功能出现障碍，血液和淋巴回流也将减少。严重气胸可因肺通气功能和血液循环功能障碍而危及生命，必须紧急处理。在关闭声门并用力呼气时，也可因胸膜腔内压变为正压而减少静脉回流。

（二）肺通气的阻力

肺通气过程中所遇到的阻力为肺通气的阻力，可分为弹性阻力和非弹性阻力两类。前者包括肺的弹性阻力和胸廓的弹性阻力；后者包括气道阻力、惯性阻力和组织的黏滞阻力。平静呼吸时，弹性阻力约占肺通气总阻力的 70%，非弹性阻力约占 30%。弹性阻力在气流停止的静止状态下仍存在，属静态阻力；而气道阻力、惯性阻力和黏滞阻力只在气体流动时才有，故为动态阻力。肺通气阻力增大是临床上肺通气障碍最常见的原因。

1．弹性阻力和顺应性

（1）弹性阻力和顺应性：物体对抗外力作用所引起的变形的力称为弹性阻力（elastic resistance），其大小可用顺应性的高低来度量。顺应性（compliance）是指弹性体在外力作用下发生变形的难易程度。在空腔器官，顺应性可用单位跨壁压变化（ΔP）所引起的器官容积变化（ΔV）来表示，单位是 L/cmH_2O，即：$C=\Delta V/\Delta P$（L/cmH_2O）。顺应性（C）与弹性阻力（R）成反变关系，即顺应性越大，弹性阻力就越小，在外力的作用下容易变形；顺应性越小，则弹性阻力越大，在外力的作用下不易变形。肺和胸廓均为弹性组织，也具有弹性阻力，其弹性阻力的大小亦可用顺应性来表示。

（2）肺的弹性阻力和顺应性：肺在被扩张时产生回缩力，对抗外力所引起的肺扩张，是吸气的阻力，但也是呼气的动力。肺的弹性阻力可用肺的顺应性（compliance of lung，CL）表示：肺顺应性（CL）= 肺容积的变化（ΔV）/ 跨肺压的变化（ΔP）（L/cmH_2O）。式中跨肺压是指肺内压与胸膜腔内压之差。肺顺应性还受肺总量的影响。肺总量较大时，顺应性较大；肺总量较小时，顺应性也较小。由于不同个体间肺总量存在一定差别，所以临床上测得的肺顺应性为男性大于女性，成年人大于儿童。为了排除肺总量的影响，可测定单位肺容量的顺应性，即比顺应性（specific compliance），用以比较不同肺总量个体的肺弹性阻力。由于平静吸气是从功能余气量开始的，所以肺的比顺应性可用下式计算得到：

比顺应性（C_L）= 平静呼吸时的肺顺应性（L/cmH_2O）/ 功能余气量（L）

（3）肺弹性阻力和顺应性的影响因素：①肺的弹性阻力与肺自身的弹力纤维和胶原纤维等弹性成分有关，当肺被扩张时，这些纤维被牵拉而倾向于回缩。肺扩张越大，其牵拉作用越强，肺的回缩力和弹性阻力便越大；反之，就越小。肺的弹性阻力除来自肺组织自身的弹性回缩力外，还与存在于肺泡内表面的液体层与肺泡内气体之间的液 - 气界面所形成的表面张力有关，球形液 - 气界面的表面张力倾向于使肺泡缩小，因而它也是肺弹性阻力的来源之一。肺组织自身的弹性成分所产生的弹性阻力仅占肺总弹性阻力的 1/3 左右，而表面张力则占 2/3 左右，因此，表面张力的大小对肺的顺应性起着重要的作用。②肺表面活性物质（pulmonary surfactant，PS）主要由Ⅱ型肺泡上皮细胞产生，为复杂的脂蛋白混合物，其主要成分是二棕榈酰卵磷脂（dipalmitoyl phosphatidyl choline，DPPC）和表面活性物质结合蛋白（surfactant-associated protein，SP），前者约占 60% 以上，后者约占 10%。DPPC 分子的一端是非极性的脂肪酸，不溶于水；另一端是极性的，易溶于水。因此，DPPC 分子垂

直排列于肺泡液 - 气界面，极性端插入液体层，非极性端朝向肺泡腔，形成单分子层分布在肺泡液 - 气界面上，其密度随肺泡的张缩而改变。已证明有四种 SP，即 SP-A、SP-B、SP-C、SP-D，它们对维持 DPPC 的功能以及在 DPPC 的分泌、清除和再利用等过程中具有重要意义。肺表面活性物质的主要作用是降低肺泡液 - 气界面的表面张力，减小肺泡的回缩力，它可使肺泡液 - 气界面的表面张力系数下降，显著低于血浆的表面张力。肺表面活性物质这种作用的生理意义在于消除上述表面张力对肺通气的不利影响：①有助于维持肺泡的稳定性。因为肺表面活性物质的密度随肺泡半径的变小而增大，或随半径的增大而减小，所以在肺泡缩小（或呼气）时，表面活性物质的密度增大，降低表面张力的作用加强，肺泡表面张力减小，因而可防止肺泡萎陷；在肺泡扩大（或吸气）时，表面活性物质的密度减小，肺泡表面张力增加，因而可防止肺泡过度膨胀，这样就能保持不同大小肺泡的稳定性。②减少肺组织液生成，防止肺水肿。泡表面张力合力指向肺泡腔内，可对肺泡间质产生“抽吸”作用，使肺泡间质静水压降低，组织液生成增加，因而可能导致肺水肿。肺表面活性物质可降低肺泡表面张力，减小肺泡回缩力，减弱对肺泡间质的“抽吸”作用，从而能防止肺水肿的发生。③降低吸气阻力，减少吸气做功。

总之，在肺充血、肺组织纤维化或肺表面活性物质减少时，肺的顺应性降低，弹性阻力增加，患者表现为吸气困难；而在肺气肿时，肺弹性成分大量破坏，肺回缩力减小，顺应性增大，弹性阻力减小，患者表现为呼气困难。这些情况都会导致肺通气功能降低。

（4）胸廓的弹性阻力和顺应性：胸廓的弹性阻力来自胸廓的弹性成分。胸廓处于自然容积位置时，肺容量约为肺总量的 67%（相当于平静吸气末的肺容量），此时胸廓无变形，不表现出弹性阻力。当肺容量小于肺总量的 67%（如平静呼气或深呼气）时，胸廓被牵引向内而缩小，其弹性阻力向外，是吸气的动力，呼气的阻力；当肺容量大于肺总量的 67%。（如深吸气）时，胸廓被牵引向外而扩大，其弹性阻力向内，成为吸气的阻力，呼气的动力。所以胸廓的弹性阻力既可能是吸气或呼气的阻力，也可能是吸气或呼气的动力，应视胸廓的位置而定。这与肺的情况不同，肺的弹性阻力总是吸气的阻力。胸廓的弹性阻力可用胸廓的顺应性（compliance of chest wall，C_{chw}）表示，即：胸廓的顺应性（C_{chw}）= 胸廓容积的变化（ΔV）/ 跨胸壁压的变化（ΔP）（L/cmH_2O）。式中跨胸壁压为胸膜腔内压与胸壁外大气压之差。正常人胸廓的顺应性是 0.2 L/cmH_2O。胸廓顺应性可因肥胖、胸廓畸形、胸膜增厚和腹腔内占位性病变等而降低，但由此而引起肺通气障碍的情况较少见，所以临床意义相对较小。

（5）肺和胸廓的总弹性阻力和顺应性：因为肺和胸廓呈串联排列，所以肺和胸廓的总弹性阻力是两者弹性阻力之和。因为弹性阻力是顺应性的倒数，所以可用下式计算平静呼吸时肺和胸廓的总弹性阻力：$2/C_{L+chw}=1/C_L+1/C_{chw}=1/0.2+1/0.2$。如以顺应性来表示，则平静呼吸时肺和胸廓的总顺应性（C_{L+chw}）为 0.1 L/cmH_2O。

平静呼气时，吸气肌舒张，因为此时肺的内向回缩力大于胸廓的外向弹性回位力，所以胸廓被牵拉而缩小，产生被动呼气。在呼气过程中，随着胸廓容积的缩小，胸廓的外向弹性回位力逐渐增大，当其等于肺的内向回缩力时，呼气便终止，此时的肺容量即为功能余气量，约为肺总量的 40%。因此，肺和胸廓在平静呼气末的位置和肺容量的大小取决于肺内向回缩力和胸廓外向回位力之间的平衡状态。当肺回缩力下降时（如肺气肿），平衡位置向外移位，胸廓外扩呈桶状，胸膜腔负压减小，功能余气量增大；当肺回缩力增高时（如肺纤维化），平衡位置向内移位，胸廓容积缩小，胸膜腔负压增大，功能余气量降低。平静吸气时，在吸气肌收缩和胸廓外向弹性回位力（以前者为主）作用下，克服逐渐增大的肺的内向回缩力，引起胸廓扩大，产生主动吸气，直到吸气终止。吸气末，胸廓回到其自然容积位置，此时肺容量约为肺总量的 67%。

2．非弹性阻力 非弹性阻力（inelastic resistance）包括惯性阻力、黏滞阻力和气道阻力。

（1）惯性阻力（inertial resistance）是气流在发动、变速、换向时因气流和组织的惯性所产生的阻止肺通气的力。

（2）黏滞阻力（viscous resistance）来自呼吸时组织相对位移所发生的摩擦。平静呼吸时，呼吸频率较低、气流速度较慢，惯性阻力和黏滞阻力都很小。

（3）气道阻力（airway resistance）来自气体流经呼吸道时气体分子之间及气体分子与气道壁之间的摩擦，是非弹性阻力的主要成分，占 80% ～ 90%。气道阻力的大小可用维持单位时间内气体流量所需要的压力差来表示：气道阻力 = 大气压与肺内压之差（cmH_2O）/ 单位时间内气体流量（L/s）。健康人平静呼吸时，总气道阻力主要发生在鼻（约占总阻力的 50%）、声门（约占 25%）及气管和支气管（约占 15%）等部位，仅 10% 发生在口径小于 2 mm 的细支气管。气道阻力越小，则呼吸越省力；反之，当气道阻力增大时，呼吸较费力。

气道阻力受气流速度、气流形式和气道管径大小的影响。气流速度快，则阻力大；气流速度慢，则阻力小。气流形式有层流和湍流，层流阻力小，湍流阻力大。气流太快和气道不规则时容易发生湍流。如气管内有黏液、渗出物或肿瘤、异物等，可用排痰、清除异物、减轻黏膜肿胀等方法减少湍流，以降低气道阻力。在层流时，流体的阻力与管道半径的 4 次方成反比，可见，气道管径缩小时，气道阻力将显著增加。因此，气道管径的大小是影响气道阻力的主要因素。气道管径主要受以下四方面因素的影响：①跨壁压，指呼吸道内外的压力差。呼吸道内压力高，则跨壁压大，气道管径被动扩大，气道阻力变小；反之则气道阻力增大。②肺实质对气道壁的牵引，小气道的弹力纤维和胶原纤维与肺泡壁的纤维彼此穿插，像帐篷的拉线一样对气道壁发挥牵引作用，以保持那些没有软骨支持的细支气管的通畅。③自主神经系统的调节，呼吸道平滑肌受交感和副交感神经的双重支配，二者均有紧张性作用。副交感神经使气道平滑肌收缩，管径变小，气道阻力增加；而交感神经则使之舒张，管径变大，气道阻力降低。临床上常用拟肾上腺素能药物解除支气管痉挛，缓解呼吸困难。呼吸道平滑肌的舒缩活动还受自主神经释放的非肾上腺素非乙酰胆碱的共存递质的调节，如血管活性肠肽、神经肽 Y、速激肽等，它们或作用于接头前受体，调节递质的释放，或作用于接头后，调节气道平滑肌对递质的反应或直接改变气道平滑肌的活动状态。④化学因素的影响，儿茶酚胺可使气道平滑肌舒张；前列腺素（PG）中，PGF2α 可使之收缩，而 PGE_2 却使之舒张；过敏反应时，由肥大细胞释放的组胺和白三烯等物质可使支气管收缩；吸入气 CO_2 含量增加可刺激支气管和肺的 C 类纤维，反射性引起支气管收缩，气道阻力增加。气道上皮细胞还可合成、释放内皮素，使气道平滑肌收缩。哮喘患者内皮素的合成和释放增加，提示内皮素可能参与哮喘的病理生理过程。

在上述四种因素中，前三种均随呼吸而发生周期性变化，气道阻力因而也出现周期性改变。吸气时，因胸膜腔内负压增大而跨壁压增大，因肺的扩展而使弹性成分对小气道的牵引作用增强，以及交感神经紧张性活动增强等，都使气道口径增大，气道阻力减小；呼气时则相反，气道口径变小，气道阻力增大。这也是哮喘患者呼气比吸气更为困难的主要原因。

（三）肺通气功能的评价

肺通气过程受呼吸肌的收缩活动、肺和胸廓的弹性特征以及气道阻力等多种因素的影响。呼吸肌麻痹、肺和胸廓的弹性发生变化，以及气胸等引起肺的扩张受限，可发生限制性通气不足（restrictive hypoventilation）；而支气管平滑肌痉挛、气道内异物、气管和支气管等黏膜腺体分泌过多，以及气道外肿瘤压迫引起气道口径减小或呼吸道阻塞时，则可出现阻塞性通气不足（obstructive hypoventilation）。对患者肺通气功能的测定不仅可明确是否存在肺通气功能障碍及其障碍程度，还能鉴别肺通气功能降低的类型。肺容积和肺容量是评价肺通气功能的基础。

1. 肺容积 肺内气体的容积称为肺容积（pulmonary volume）。通常肺容积可分为潮气量、补吸气量、补呼气量和余气量，它们互不重叠，全部相加后等于肺总量。

（1）潮气量（tidal volume，TV）：为每次呼吸时吸入或呼出的气体量。正常成年人平静呼吸时的潮气量为 400 ~ 600 ml，平均约 500 ml。运动时，潮气量增大，最大可达肺活量大小。潮气量的大小决定于呼吸肌收缩的强度、胸廓和肺的机械特性以及机体的代谢水平。

（2）补吸气量（inspiratory reserve volume，IRV）：也称吸气储备量，为平静吸气末，再尽力吸气所能吸入的气体量。正常成年人的补吸气量为 1500 ~ 2000 ml。补吸气量反映吸气的储备量。

（3）补呼气量（expiratory reserve volume，ERV）：也称呼气储备量，为平静呼气末，再尽力呼气所能呼出的气体量。正常成年人的补呼气量为 900 ~ 1200 ml。补呼气量反映呼气的储备量。

（4）余气量（residual volume，RV）：为最大呼气末尚存留于肺内不能呼出的气体量。正常成年人的余气量为 1000 ~ 1500 ml。余气量的存在是由于在最大呼气末，细支气管特别是呼吸性细支气管关闭所致。胸廓向外的弹性回位力也使肺不可能回缩至其自然容积。余气量的存在可避免肺泡在低肺容积条件下的塌陷。

2. 肺容量 肺容量（pumonary capacity）为肺容积中两项或两项以上的联合气体量，包括深吸气量、功能余气量、肺活量和肺总量。

（1）深吸气量（inspiratory capacity，IC）：从平静呼气末做最大吸气时所能吸入的气体量，是潮气量与补吸气量之和，是衡量最大通气潜力的一个重要指标。胸廓、胸膜、肺组织和呼吸肌等发生病变，均可使深吸气量减少而最大通气潜力降低。

（2）功能余气量（functional residual capacity，FRC）：平静呼气末尚存留于肺内的气体量，等于余气量与补呼气量之和，正常成年人约 2500 ml。肺气肿患者的功能余气量将增加，肺实质性病变时则减小。功能余气量的生理意义是缓冲呼吸过程中肺泡气氧分压和二氧化碳分压的变化幅度。由于功能余气量的稀释作用，肺泡气和动脉血液的氧分压和二氧化碳分压就不会随呼吸而发生大幅度的波动，有利于肺换气。

（3）肺活量（vital capacity，VC）：尽力吸气后，从肺内所能呼出的最大气体量，是潮气量、补吸气量与补呼气量之和。肺活量有较大的个体差异，与身材大小、性别、年龄、体位、呼吸肌强弱等有关，正常成年男性平均约为 3500 ml，女性约为 2500 ml。肺活量可反映一次通气的最大能力，是肺功能测定的常用指标。但肺活量难以充分反映肺组织的弹性状态和气道通畅程度等变化，即不能充分反映肺通气功能的状况。

（4）用力肺活量（forced vital capacity，FVC）：一次最大吸气后，尽力尽快呼气所能呼出的最大气体量。正常时，用力肺活量略小于在没有时间限制条件下测得的肺活量；但在气道阻力增高时，用力肺活量却低于肺活量。第 1 秒内的用力肺活量称为 1 秒用力呼气量。用力肺活量和用力呼气量能更好地反映肺通气功能。

（5）肺总量（total lung capacity，TLC）：肺所能容纳的最大气体量。肺总量等于肺活量与余气量之和，其大小因性别、年龄、身材、运动锻炼情况和体位改变而异，成年男性平均约 5000 ml，女性约 3500 ml。在限制性通气不足时肺总量降低。

在临床肺功能测定中，肺活量、余气量、功能余气量、肺总量等指标通常受到重视。潮气量、深吸气量和补吸气量是辅助指标，一般不用作肺容量异常的依据。肺活量低于正常为异常；而余气量、功能余气量、肺总量低于或高于正常皆为异常。

3. 肺通气量（pulmonary ventilation） 为每分钟吸入或呼出的气体总量。肺通气量等于潮气量与呼吸频率的乘积。正常成年人平静呼吸时，呼吸频率为每分钟 12 ~ 18 次，潮气量为 500 ml，则肺通气量为 6 ~ 9 L。肺通气量随性别、年龄、身材和活动量的不同而有差异。为便于比较，应在基础条件下测定，并以每平方米体表面积的通气量为单位来计算。

最大随意通气量（maximal voluntary ventilation）：为尽力做深、快呼吸时，每分钟所能吸入或呼出的最大气体量，反映单位时间内充分发挥全部通气能力所能达到的通气量，是估计一个人能进行多大运动量的生理指标之一。测定时，一般只测量 10 s 或 15 s 的呼出或吸入气量，再换算成每分钟的最大通气量。最大通气量一般可达 150 L，25 倍于肺通气量。对平静呼吸时的每分通气量与最大通气量进行比较，可了解通气功能的储备能力，通常用通气储量百分比表示：通气储量百分比 =（最大通气量 - 每分平静通气量）/ 最大通气量 ×100%。其正常值应等于或大于 93%。肺或胸廓顺应性降低，呼吸肌收缩力量减弱或气道阻力增大等因素均可使最大随意通气量减小。

4．无效腔和肺泡通气量　每次吸入的气体，一部分将留在鼻或口与终末细支气管之间的呼吸道内，不参与肺泡与血液之间的气体交换，这部分呼吸道的容积称为解剖无效腔。解剖无效腔与体重相关，约 2.2 ml/kg。体重为 70 kg 的成年人，其解剖无效腔约 150 ml。进入肺泡的气体，也可因血流在肺内分布不均而不能都与血液进行气体交换，未能发生交换的这一部分肺泡容量称为肺泡无效腔。肺泡无效腔与解剖无效腔一起合称为生理无效腔（physiological dead space）。健康人平卧时，生理无效腔等于或接近于解剖无效腔。

由于无效腔的存在，每次吸入的新鲜空气不能都到达肺泡与血液进行气体交换。因此，为了计算真正有效的气体交换量，应以肺泡通气量为准。肺泡通气量（alveolar ventilation）是指每分钟吸入肺泡的新鲜空气量，等于潮气量和无效腔气量之差与呼吸频率的乘积。如果潮气量为 500 ml，无效腔为 150 ml，则每次吸入肺泡的新鲜空气量为 350 ml。若功能余气量为 2500 ml，则每次呼吸仅使肺泡内的气体更新 1/7 左右。若潮气量减少或功能余气量增加，均可使肺泡气体的更新率降低，不利于肺换气。此外，潮气量和呼吸频率的变化对肺通气量和肺泡通气量有不同的影响。在潮气量减半和呼吸频率加倍或潮气量加倍而呼吸频率减半时，肺通气量保持不变，但是肺泡通气量却发生明显变化。对肺换气而言，浅而快的呼吸是不利的。深而慢的呼吸虽可增加肺泡通气量，但也会增加呼吸做功。

5. 最大呼气流速 - 容积曲线　2 mm 以下的小气道管壁薄，炎症易波及其全层和周围组织；其管腔小，因分泌物或渗出物的增多而易被阻塞；且缺乏软骨的支撑，主要依赖肺组织的弹性纤维牵拉而维持其开放状态；其总横截面积大，小气道的气道阻力小，仅约占总气道阻力的 10%，因而常规肺功能检查不易发现小气道病变。由于小气道阻力受肺组织弹性和小气道病变双重影响，所以当小气道阻力增高时，只有排除肺组织弹性减退才能认为是小气道本身病变所致。

临床上，让受试者尽力吸气后，尽力尽快呼气至余气量，并同步记录呼出的气量和流速，即可绘制成最大呼气流速随肺容积变化而变化的关系曲线，即最大呼气流速 - 容积（maximum expiratory flow volume，MEFV）曲线，肺容积变化常用肺容积所占肺活量的百分比表示。MEFV 曲线的升支较陡，在肺容积较大时，呼气流速随呼气肌用力程度的增加而加大，曲线很快达到峰值。MEFV 曲线的降支下降缓慢，表示呼气过程中不同肺容积时的最大呼气流速，可用于诊断气道阻塞的情况。在小气道阻力增高时，在某一给定的肺容积，其最大呼气流速降低，且 MEFV 曲线降支下移。

6．呼吸功　呼吸功（work of breathing）为一次呼吸过程中，呼吸肌为实现肺通气所做的功。呼吸做功用于克服肺通气的阻力（包括肺和胸廓的弹性阻力和非弹性阻力），通常以一次呼吸过程中的跨壁压变化乘以肺容积变化来表示。功的单位是焦耳（J），如果跨壁压的单位用 cmH_2O，肺容积的单位用 L，则 $1\ J = 10.2\ L/cmH_2O$。

正常人平静呼吸时，每一次呼吸做功很小，仅约 0.25 J。呼吸加深，潮气量增大时，呼吸做功将增加。在病理情况下，弹性阻力或非弹性阻力增大时，呼吸功也将增大。单位时间所做的功即为功率，用瓦（W）作单位。正常人平静呼吸的频率若以每分钟 12 次（即每次呼吸历时 5 s）计，则呼吸的平均功率为：0.25 J ÷ 5 s = 0.05 W（50 mW）。

平静呼吸时，呼吸耗能仅占全身总耗能的 3% ～ 5%。剧烈运动时，呼吸耗能可升高 25 ～ 50 倍，但由于全身总耗能也增大数十倍，所以呼吸耗能仍只占总耗能的很小一部分。

二、肺换气和组织换气

（一）肺换气和组织换气的基本原理

1．气体的扩散 气体分子不停地进行无定向的运动，当不同区域存在分压差时，气体分子将从分压高处向分压低处发生净转移，这一过程称为气体的扩散（diffusion）。肺换气和组织换气就是以扩散方式进行的。根据 Fick 弥散定律，气体在通过薄层组织时，单位时间内气体扩散的容积与组织两侧的气体分压差成正比，与扩散距离（组织的厚度）成反比，与该气体的扩散系数成正比。通常将单位时间内气体扩散的容积称为气体扩散速率（diffusion rate，D）。气体扩散速率受多种因素的影响，包括气体的分压差、温度、气体扩散的面积、气体分子溶解度、气体扩散的距离和气体的分子量。

（1）气体的分压差：在混合气体中，每种气体分子运动所产生的压力称为该气体的分压。混合气的总压力等于各气体分压之和。在温度恒定时，每一气体的分压取决于它自身的浓度和气体总压力，而与其他气体无关。气体分压可按下式计算：气体分压 = 总压力 × 该气体的容积百分比。两个区域之间的分压差是气体扩散的动力，分压差越大，扩散速率越大；反之，分压差越小，则扩散速率越小。

（2）气体的分子量和溶解度：根据 Graham 定律，气体分子的相对扩散速率与气体分子量的平方根成反比。因此，质量轻的气体扩散较快。如果扩散发生于气相和液相之间，扩散速率，还与气体在溶液中的溶解度成正比。

（3）扩散面积和距离：气体扩散速率与扩散面积成正比，与扩散距离成反比。

（4）温度：气体扩散速率与温度成正比。在人体，体温相对恒定，故温度因素可忽略不计。

2．呼吸气体和人体不同部位气体的分压

（1）呼吸气和肺泡气的成分和分压：人体吸入的气体是空气。空气的主要成分为 O_2、CO_2 和 N_2，其中具有生理意义的是 O_2 和 CO_2。空气中各气体的容积百分比一般不因地域不同而异，但分压可因总大气压的变动而改变。高原大气压较低，各气体的分压也低。吸入的空气在呼吸道内被水蒸气饱和，所以呼吸道内吸入气的成分已不同于大气，各种气体成分的分压也发生相应的改变。呼出气是无效腔内的吸入气和部分肺泡气的混合气体。

（2）液体气体和组织气体的分压：液体中的气体分压也称气体的张力。不同组织中的 PO_2 和 PCO_2 不同，在同一组织，它们还受组织活动水平的影响。

（二）肺换气

1．肺换气过程 混合静脉血流经肺毛细血管时，血液 PO_2 为 40 mmHg，比肺泡气的 102 mmHg 低，O_2 就在分压差的作用下由肺泡气向血液净扩散，使血液 PO_2 逐渐上升，最后接近肺泡气的 PO_2；混合静脉血的 PCO_2 为 46 mmHg，肺泡气 PCO_2 为 40 mmHg，所以，CO_2 便向相反的方向净扩散，即从血液向肺泡扩散。O_2 和 CO_2 在血液和肺泡之间的扩散都极为迅速，不到 0.3 s 即可达到平衡。通常，血液流经肺毛细血管的时间约 0.7 s，所以当血液流经肺毛细血管全长约 1/3 时，肺换气过程已基本完成。可见，肺换气有很大的储备能力。

正常安静状态下，经过肺换气过程，肺毛细血管血液的氧含量由每 100 ml 血液 15 ml 升至 20 ml，CO_2 含量则由每 100 ml 血液 52 ml 降至 48 ml。若按心排血量为 5 L/min 算，则流经肺毛细血管的血流每分钟可自肺泡摄 O_2 250 ml，并释出 CO_2 200 ml。正常情况下，体循环动脉血 PO_2 稍低于肺静脉血，主要是因为混入了来自支气管静脉的少量去氧血。

2．影响肺换气的因素 前已述及，气体分压差、扩散面积、扩散距离、温度和扩散系数等因素均可影响气体的扩散速率。这里进一步讨论扩散距离、扩散面积以及通气 / 血流比值对肺换气的影响。

（1）呼吸膜的厚度：肺泡与血液进行气体交换须通过呼吸膜（respiratory membrane）才能进行。气体扩散速率与呼吸膜厚度成反比，呼吸膜越厚，单位时间内交换的气体量就越少。呼吸膜由 6 层结构组成：肺表面活性物质液体层、肺泡上皮细胞层、上皮基底膜、肺泡上皮和毛细血管膜之间的间隙（基质层）、毛细血管基膜和毛细血管内皮细胞层。虽然呼吸膜有 6 层结构，却很薄，总厚度平均约 0.6 μm，有的部位只有 0.2 μm，气体易于扩散通过。此外，整个肺的呼吸膜面积很大，约 70 m^2，而肺毛细血管总血量只有 60 ～ 140 ml，因而血液层很薄，非常有利于气体交换。肺毛细血管直径平均约 5 μm，红细胞需要挤过肺毛细血管，因此，红细胞膜通常能接触到毛细血管壁，O_2、CO_2 不必经过大量的血浆层就可到达红细胞或进入肺泡，扩散距离短，交换速度快。任何使呼吸膜增厚或扩散距离增加的疾病，都会降低气体扩散速率，减少扩散量，如肺纤维化、肺水肿等。特别是运动时，由于血流加速，气体在肺部的交换时间缩短，所以呼吸膜的厚度或扩散距离的改变对肺换气的影响就更显突出。

（2）呼吸膜的面积：气体扩散速率与扩散面积成正比。正常成年人的两肺约有 3 亿个肺泡，总扩散面积达 70 m^2。安静状态下，用于气体扩散的呼吸膜面积约 40 m^2，因此有相当大的储备面积。劳动或体育运动时，由于肺毛细血管开放的数量和开放程度增加，有效扩散面积也大大增加。肺不张、肺实变、肺气肿、肺叶切除或肺毛细血管关闭和阻塞等，均可使呼吸膜扩散面积减小，进而影响肺换气。

（3）通气 / 血流比值：通气 / 血流比值（ventilation/perfusion ratio）是指每分钟肺泡通气量和每分钟肺血流量之间的比值（V/Q），可作为衡量肺换气功能的指标。正常成年人安静时 V/Q 约为 0.84。这一比值的维持依赖于气体泵和血液泵的协调配合，一方面，气体泵实现肺泡通气，肺泡气体得以不断更新，提供 O_2，排出 CO_2；另一方面，血液泵向肺循环泵入相应的血液量，及时带走摄取的 O_2，带来机体产生的 CO_2。如果 V/Q 比值增大，就意味着通气过剩，血流相对不足，部分肺泡气体未能与血液气体充分交换，致使肺泡无效腔增大。反之，V/Q 比值下降，则意味着通气不足，犹如发生了功能性动 - 静脉短路。可见，无论 V/Q 增大或减小，都会妨碍肺换气，导致机体缺氧和 CO_2 潴留，尤其是缺氧。

健康成年人安静时肺总的 V/ Q 比值约为 0.84。但是，肺泡通气量和肺毛细血管血流量在肺内的分布是不均匀的，因此，各个局部的通气 / 血流比值并不相同。例如，人在直立位时，由于重力等因素的作用，从肺底部到肺尖部，肺泡通气量和肺毛细血管血流量都逐渐减少，而以流血量的减少更为显著，所以肺尖部的 V/Q 比值较大，可高达 3.3，而肺底部的比值较小，可低至 0.63。虽然正常情况下存在肺泡通气和血流的不均匀分布，但从总体上来说，由于呼吸膜面积远超过肺换气的实际需要，所以并未明显影响 O_2 的摄取和 CO_2 的排出。

3．肺扩散容量 气体在单位分压差（1 mmHg）的作用下，每分钟通过呼吸膜扩散的气体毫升数称为肺扩散容量（diffusing capacity of lung，D_L），是衡量呼吸气体通过呼吸膜的能力的一种指标。

正常成人安静时，O_2 的 D_L 平均约为 20 ml/（min · mmHg），CO_2 的 D_L 约为 O_2 的 20 倍。运动时，因为参与肺换气的呼吸膜面积和肺毛细血管血流量的增加以及通气、血流的不均匀分布得到改善，所以 D_L 增大。肺部疾病情况下，D_L 可因有效扩散面积减小或扩散距离增加而降低。

（三）组织换气

组织换气的机制和影响因素与肺换气相似，不同的是气体交换发生于液相（血液、组织液、细胞内液）介质之间，且扩散膜两侧 O_2 和 CO_2 的分压差随细胞内氧化代谢的强度和组织血流量而异。如果血流量不变，代谢增强，则组织液中的 PO_2 降低，PCO_2 升高；如果代谢率不变，血流量增大，则组织液中的 PO_2 升高，PCO_2 降低。

在组织中，由于细胞的有氧代谢，O_2 被利用，并产生 CO_2，所以 PO_2 可低至 30 mmHg 以下，而 PCO_2 可高达 50 mmHg 以上。动脉血液流经组织毛细血管时，O_2 便顺分压差从血液向组织液和细胞扩散，CO_2 则由组织液和细胞向血液扩散，动脉血因失去 O_2 和得到 CO_2 而变成静脉血。

三、气体在血液中的运输

经肺换气摄取的 O_2 通过血液循环被运输到机体各器官组织供细胞利用，由细胞代谢产生 CO_2 经组织换气进入血液后，也经血液循环被运输到肺部排出体外。因此，O_2 和 CO_2 的运输是以血液为媒介的。O_2 和 CO_2 都以物理溶解和化学结合两种形式存在于血液中。

根据 Henry 定律，气体在溶液中溶解的量与分压和溶解度成正比，与温度成反比。温度为 38 ℃，1 个大气压下，O_2 和 CO_2 在 100 ml 血液中溶解的量分别为 2.36 ml 和 48 ml。按此计算，动脉血 PO_2 为 100 mmHg，每 100 ml 血液含溶解的 O_2 0.31 ml；静脉血 PCO_2 为 46 mmHg，每 100 ml 血液含溶解的 CO_2 2.9 ml。安静状态下，正常成年人心排血量约 5 L/min，因此，物理溶解于动脉血液中的 O_2 流量仅约 15 ml/min，物理溶解于静脉血液中的 CO_2 流量约为 145 ml/min。然而，安静时机体耗氧量约 250 ml/min，CO_2 生成量约 200 ml/min。显然，单靠物理溶解形式来运输 O_2 和 CO_2 是不能适应机体代谢需要的。实际上，机体在进化过程中形成了非常有效的 O_2 和 CO_2 的化学结合运输形式。血液中的 O_2 和 CO_2 主要以化学结合的形式存在，而物理溶解的 O_2 和 CO_2 所占比例极小。化学结合可使血液对 O_2 的运输量增加 65 ~ 140 倍，对 CO_2 的运输量增加近 20 倍。

虽然血液中以物理溶解形式存在的 O_2 和 CO_2 很少，但很重要，因为必须先有溶解才能发生化学结合。在肺换气或组织换气时，进入血液的 O_2 和 CO_2 都是先溶解在血浆中，提高各自的分压，再出现化学结合。O_2 和 CO_2 从血液释放时，也是溶解的先逸出，使各自的分压下降，然后化学结合的 O_2 和 CO_2 再分离出来，溶解到血浆中。物理溶解和化学结合两者之间处于动态平衡。

（一）氧的运输

血液中以物理溶解形式存在的 O_2 量仅占血液总 O_2 含量的 1.5% 左右，化学结合的约占 98.5%。血红蛋白（hemoglobin，Hb）是红细胞内有效的运输 O_2 工具。Hb 也参与 CO_2 的运输。

1. Hb 的分子结构 Hb 分子由 1 个珠蛋白和 4 个血红素（又称亚铁原卟啉）组成（图 1-9）。每个血红素又由 4 个吡咯基组成一个环，中心为一个 Fe^{2+}。每个珠蛋白有 4 条多肽链，每条多肽链与 1 个血红素相连接，构成 Hb 的单体或亚单位。Hb 是由 4 个单体构成的四聚体。不同 Hb 分子的珠蛋白多肽链的组成不同。成年人的 Hb（HbA）由 2 条 α 链和 2 条 β 链组成，为 $\alpha_2\beta_2$ 结构。胎儿的 Hb（HbF）由两条 2 条 α 链和 2 条 γ 链组成，为 $\alpha_2\gamma_2$ 结构。出生后不久，HbF 即为 HbA 所取代。血红素基团中心的 Fe^{2+} 可与氧分子结合而使 Hb 成为氧合血红蛋白。

Hb 的 4 个亚单位之间和亚单位内部由盐键连接。Hb 与 O_2 的结合或解离将影响盐键的形成或断裂，使 Hb 四级结构的构型发生改变，Hb 与 O_2 的亲和力也随之而发生变化，这是 Hb 氧解离曲线呈 S 形和波尔效应的基础。

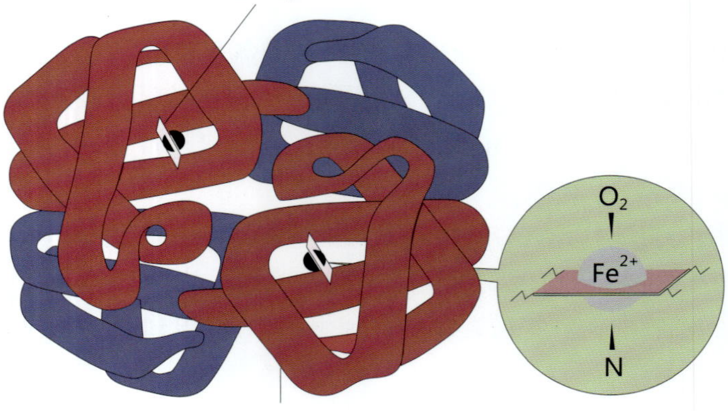

图 1-9　Hb 分子结构示意图

2．Hb 与 O_2 结合的特征

（1）快速性和可逆性：Hb 与 O_2 的结合反应快，可逆，不需酶的催化，但可受 PO_2 的影响。当血液流经 PO_2 高的肺部时，Hb 与 O_2 结合，形成氧合血红蛋白（oxyhemoglobin，HbO_2）；当血液流经 PO_2 低的组织时，HbO_2 迅速解离，释出 O_2，成为去氧血红蛋白（deoxyhemoglobin，Hb）。

（2）氧合而非氧化：Fe^{2+} 与 O_2 结合后仍是二价铁，所以，该反应是氧合（oxygenation），而不是氧化（oxidation）。

（3）Hb 与 O_2 结合的量：1 分子 Hb 可结合 4 分子 O_2，成年人 Hb 的分子量为 64 458，所以，在 100%O_2 饱和状态下，1g Hb 可结合的最大 O_2 量为 1.39 ml。正常时红细胞中含有少量不能结合 O_2 的高铁 Hb，因此 1g Hb 实际结合的 O_2 量低于 1.39 ml，通常按 1.34 ml 计算。在 100 ml 血液中，Hb 所能结合的最大 O_2 量称为 Hb 氧容量，而 Hb 实际结合的 O_2 量称为 Hb 氧含量。Hb 氧含量与氧容量的百分比为 Hb 氧饱和度（oxygen saturation of Hb）。例如，血液中 Hb 浓度为 15 g/100 ml 时，Hb 氧容量为 20.1 ml/100 ml（血液），如果 Hb 氧含量是 20.1 ml，则 Hb 氧饱和度是 100%；如果 Hb 氧含量是 15 ml，则 Hb 氧饱和度是 75%。通常情况下，血浆中溶解的 O_2 极少，可忽略不计，因此，Hb 氧容量、Hb 氧含量和 Hb 氧饱和度可分别视为血氧容量、血氧含量和血氧饱和度。HbO_2 呈鲜红色，Hb 呈紫蓝色。当血液中 Hb 含量达 5 g/100 ml（血液）以上时，皮肤、黏膜呈暗紫色，这种现象称为发绀（cyanosis）。出现发绀常表示机体缺氧，但也有例外。例如，红细胞增多（如高原性红细胞增多症）时，Hb 含量可达 5 g/100 ml（血液）以上而出现发绀，但机体并不一定缺氧。相反，严重贫血或 CO 中毒时，机体有缺氧但并不出现发绀。

3．Hb 氧解离曲线　Hb 与 O_2 的结合或解离曲线，呈 S 形，与 Hb 的变构效应有关（图 1-10）。目前认为 Hb 有两种构型：Hb 为紧密型（T 型），HbO_2 为疏松型（R 型）。当 O_2 与 Hb 的 Fe^{2+} 结合后，盐键逐步断裂，Hb 分子逐渐由 T 型变为 R 型，对 O_2 的亲和力逐渐增加，R 型 Hb 对 O_2 的亲和力为 T 型的 500 倍。也就是说，Hb 的 4 个亚单位无论在结合 O_2 或释放 O_2 时，彼此之间有协同效应，即 1 个亚单位与 O_2 结合后，由于变构效应，其他亚单位更易与 O_2 气结合；反之，当 HbO_2 的 1 个亚单位释出 O_2 后，其他亚单位更易释放 O_2。因此，Hb 氧解离曲线呈 S 形。

（1）氧解离曲线的上段（右段）：相当于 PO_2 在 60 ～ 100 mmHg 时的 Hb 氧饱和度，可认为它是反映 Hb 与 O_2 结合的部分。这段曲线的特点是比较平坦，表明在这个范围内 PO_2 的变化对 Hb 氧饱和度或血液氧含量影响不大。例如，PO_2 为 100 mmHg 时，相当于动脉血的 PO_2，Hb 氧饱和度为 97.4%，血液的氧含量约为 19.4 ml/100 ml（血液）。如果将吸入气的 PO_2 提高到 150 mmHg，Hb 氧饱和度为 100%，只增加 2.6%；血液氧含量约为 20.0 ml/100 ml（血液），增加不到 1 ml。这也可解释为何 V/Q 不匹配时，肺泡通气量的增加几乎无助于 O_2 的摄取。反之，当 PO_2 从 100 mmHg 下降到 70 mmHg 时，Hb 的氧饱和度为 94%，也仅降低 3.4%。因此，即使在高原、高空或某些呼吸系统疾病时，吸入气或肺泡气 PO_2 有所下降，但只要不低于 60 mmHg，Hb 氧饱和度仍能维持在 90% 以上，血液仍可携带足够量的 O_2，不致引起明显的低氧血症。

（2）氧解离曲线的中段：较陡，相当于 PO_2 在 40 ～ 60 mmHg 的 Hb 氧饱和度，是反映 HbO_2 释放 O_2 的部分。PO_2 为 40 mmHg 时，相当于混合静脉血的 PO_2，Hb 氧饱和度约 75%，血氧含量约 14.4 ml/100 ml（血液），即每 100 ml 血液流经组织时释放 5 ml O_2。血液流经组织时释放出的 O_2 容积占动脉血氧含量的百分数称为氧利用系数（utilization coefficient of oxygen）。安静时，心排血量约 5 L，每分钟耗氧量约为 250 ml，因此 O_2 的利用系数为 25% 左右。

（3）氧解离曲线的下段（左段）：相当于 PO_2 在 15 ～ 40 mmHg 时的 Hb 氧饱和度，也是反映 HbO_2 与 O_2 解离的部分。在组织活动加强时，组织中的 PO_2 可降至 15 mmHg，HbO_2 进一步解离，Hb 氧饱和度降至更低水平，血氧含量仅约 4.4 ml/100 ml（血液）。这样，每 100 ml 血液能供给组织 15 ml O_2，O_2 的利用系数可提高到 75%，是安静时的 3 倍。可见该段曲线也可反映血液中 O_2 的储备。

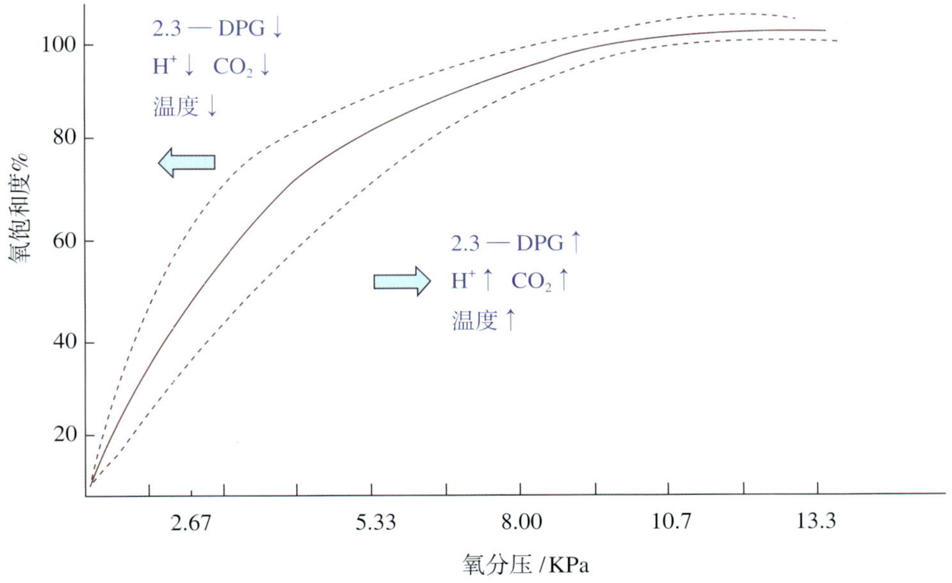

图 1-10　Hb 氧解离曲线示意图

4．影响氧解离曲线的因素　O_2 与 Hb 的结合或解离可受多种因素影响，使氧解离曲线的位置发生偏移，亦即使 Hb 对 O_2 的亲和力发生变化。通常用 P_{50} 来表示 Hb 对 O_2 的亲和力。P_{50} 是使 Hb 氧饱和度达 50% 时的 PO_2，正常为 26.5 mmHg。P_{50} 增大，表示 Hb 对 O_2 的亲和力降低，需更高的 PO_2 才能使 Hb 氧饱和度达到 50%，曲线发生右移；P_{50} 降低，则表示 Hb 对 O_2 的亲和力增加，达 50% Hb 氧饱和度所需 PO_2 降低，曲线发生左移。影响 Hb 与 O_2 亲和力或 P_{50} 的因素有血液的 pH、PCO_2、温度和有机磷化合物等。

（1）pH 和 PCO_2 的影响：pH 降低或 PCO_2 升高时，Hb 对 O_2 的亲和力降低，P_{50} 增大，氧解离曲线右移；而 pH 升高或 PCO_2 降低时，则 Hb 对 O_2 的亲和力增加，P_{50} 降低，氧解离曲线左移。酸度对 Hb 氧亲和力的这种影响成为波尔效应（Bohr effect）。波尔效应的发生主要与 pH 改变时 Hb 的构象发生变化有关。酸度增加时，H^+ 与 Hb 多肽链某些氨基酸残基结合，促进盐键形成，使 Hb 分子向 T 型转变，从而降低 Hb 对 O_2 的亲和力；而酸度降低时，则促使盐键断裂放出 H^+，使 Hb 向 R 型转变，对 O_2 的亲和力增加。此外，Hb 与 O_2 的结合也受 PCO_2 的影响，一方面，PCO_2 改变时，可通过 pH 的改变产生间接效应；另一方面，可通过 CO_2 与 Hb 结合而直接影响 Hb 对 O_2 的亲和力，不过这种效应很小。

波尔效应有重要的生理意义，它既可促进肺毛细血管血液的氧合，又有利于组织毛细血管血液释放 O_2。当血液流经肺时，CO_2 从血液向肺泡扩散，血液 PCO_2 随之下降，H^+ 浓度也降低，二者均使 Hb 对 O_2 的亲和力增大，促进 O_2 与 Hb 的结合，血液氧含量增加。当血液流经组织时，CO_2 从组织扩散进入血液，血液 PCO_2 和 H^+ 浓度随之升高，Hb 对 O_2 的亲和力降低，促进 HbO_2 解离，为组织提供 O_2。

（2）温度的影响：温度升高时，氧解离曲线右移，促进 O_2 的释放；温度降低时，曲线左移，不利于 O_2 的释放。温度对氧解离曲线的影响，可能与温度变化会影响 H^+ 的活度有关。温度升高时，H^+ 的活度增加，可降低 Hb 对 O_2 的亲和力；反之，可增加其亲和力。

组织代谢活动增强（如体育运动）时，局部组织温度升高，CO_2 和酸性代谢产物增加，都有利于 HbO_2 解离，因此组织可获得更多的 O_2，以适应代谢增加的需要。临床上进行低温麻醉手术时，低温有利于降低组织的耗氧量。然而，当组织温度降至 20℃时，即使 PO_2 为 40mmHg，Hb 氧饱和度仍能维持在 90% 以上，此时由于 HbO_2 对 O_2 的释放减少，可导致组织缺氧，而血液因氧含量较高而呈红色，因此容易疏忽组织缺氧的情况。

（3）2,3- 二磷酸甘油酸：红细胞中含有丰富的磷酸盐，如 2,3- 二磷酸甘油酸（2,3-diphosphoglycerate，2,3-DPG）、ATP 等，其中特别是 2,3-DPG 在调节 Hb 对 O_2 的亲和力中具有重要作用。2,3-DPG 浓度升高时，Hb 对 O_2 的亲和力降低，氧解离曲线右移；反之，曲线左移。其机制可能是由于 2,3-DPG 与 Hb 的 β 链形成盐键，促使 Hb 向 T 型转变的缘故。此外，红细胞膜对 2,3-DPG 的通透性较低，当红细胞内 2,3-DPG 生成增多时，还可提高细胞内 H^+ 浓度，进而通过波尔效应降低 Hb 对 O_2 的亲和力。

2,3-DPG 是红细胞无氧糖酵解的产物。在慢性缺氧、贫血、高山低氧等情况下，糖酵解加强，红细胞内 2,3-DPG 增加，氧解离曲线右移，有利于释放较多的 O_2，改善组织的缺氧状态。在血库中用抗凝剂枸橼酸 - 葡萄糖液保存三周后的血液，糖酵解停止，红细胞内 2,3-DPG 含量因此而下降，导致 Hb 对 O_2 的亲和力增加，O_2 不容易解离出来。如果用枸橼酸 - 磷酸盐 - 葡萄糖液作抗凝剂，则该影响要小些。所以，在临床上，给患者输入大量经过长时间储存的血液时，应考虑到这种血液在组织中释放的 O_2 量较少。

（4）其他因素：O_2 与 Hb 的结合还受 Hb 自身性质的影响。如果 Hb 分子中的 Fe^{2+} 氧化成 Fe^{3+}，Hb 便失去运 O_2 的能力。胎儿的 Hb 对 O_2 的亲和力较高，有助于胎儿血液流经胎盘时从母体摄取 O_2。异常 Hb 的运 O_2 功能则较低。

CO 可与 Hb 结合，占据 Hb 分子中 O_2 的结合位点，因此使血液中 HbO_2 的含量减少。CO 与 Hb 的亲和力是 O_2 的 250 倍，这意味着在极低的 PCO 下，CO 即可从 HbO_2 中取代 O_2。此外，当 CO 与 Hb 分子中的一个血红素结合后，将增加其余 3 个血红素对 O_2 的亲和力，使氧解离曲线左移，妨碍

O_2 的解离。因此，CO 中毒既可妨碍 Hb 对 O_2 的结合，又能妨碍 Hb 对 O_2 的解离，危害极大。

（二）二氧化碳的运输

1．CO_2 的运输形式　血液中物理溶解的 CO_2 约占 CO_2 总运输量的 5%，化学结合的约占 95%。化学结合的形式主要是碳酸氢盐和氨基甲酰血红蛋白，前者约占 CO_2 总运输量的 88%，而后者约占 7%。

从组织中扩散入血的 CO_2 首先溶解于血浆，小部分溶解的 CO_2 与水结合生成 H_2CO_3，H_2CO_3 又解离成 HCO_3^- 和 H^+。HCO_3^- 主要与血浆中的 Na^+ 结合生成 $NaHCO_3$，H^+ 被血浆缓冲系统缓冲，pH 无明显变化。在肺部，反应向相反方向进行，CO_2 被释放出来并通过肺换气和肺通气排出体外。因为血浆中缺乏碳酸酐酶，所以这一反应过程较为缓慢，需要数分钟才能达到平衡。此外，溶解的 CO_2 也可与血浆蛋白的游离氨基反应，生成氨基甲酰血浆蛋白，但其量极少。可见，血浆并非 CO_2 运输的主要途径。溶解于血浆中的 CO_2 绝大部分扩散进入红细胞，在红细胞内以碳酸氢盐和氨基甲酰血红蛋白形式运输。

（1）碳酸氢盐：血浆中的 CO_2 进入红细胞内与 H_2O 在碳酸酐酶作用下反应生成 H_2CO_3，H_2CO_3 再解离成 HCO_3^- 和 H^+。由此生成的一部分 HCO_3^- 主要与 K^+ 结合，生成 $KHCO_3$，H^+ 主要与 Hb 结合而被缓冲。红细胞内含有较高浓度的碳酸酐酶（carbonic anhydrase），在其催化下，CO_2 与 H_2O 结合生成 H_2CO_3 的反应极为迅速，其反应速率可增加 5000 倍，不到 1 s 即达平衡。在该反应过程中，红细胞内 HCO_3^- 的浓度不断增加，一部分 HCO_3^- 便顺浓度梯度通过红细胞膜扩散进入血浆，红细胞内负离子因此而减少。因为红细胞膜不允许正离子自由通过，而允许小的负离子通过，所以 Cl^- 便由血浆扩散进入红细胞，这一现象称为 Cl^- 转移（chloride shift）。在红细胞膜上有特异的 HCO_3^--Cl^- 转运体，转运这两种离子进行跨膜交换。这样，HCO_3^- 便不会在红细胞内堆积，有利于上述反应的进行和 CO_2 的运输。随着 CO_2 的进入，红细胞内的渗透压由于 HCO_3^- 或 Cl^- 的增多而升高，因此，H_2O 进入红细胞以保持其渗透压平衡，并使静脉血的血细胞轻度"肿胀"。同时，因为动脉血中的一部分液体经淋巴而不是经静脉回流，所以静脉血的血细胞比容比动脉血的大 3% 左右。

上述反应是可逆的，在肺部，反应向相反方向进行。因为肺泡气 PCO_2 比静脉血低，血浆中溶解的 CO_2 首先扩散入肺泡，红细胞内的 HCO_3^- 与 H^+ 生成 H_2CO_3，碳酸酐酶又加速 H_2CO_3 分解成 CO_2 和 H_2O，CO_2 从红细胞扩散入血浆，而血浆中的 HCO_3^- 便进入红细胞以补充被消耗的 HCO_3^-，Cl^- 则扩散出红细胞。这样，以 HCO_3^- 形式运输的 CO_2 便在肺部被释放出来。

（2）氨基甲酰血红蛋白：一部分 CO_2 与 Hb 的氨基结合，生成氨基甲酰血红蛋白（carbaminohemoglobin，HHbN-HCOOH），这一反应无须酶的催化，而且迅速、可逆。调节这一反应的主要因素是氧合作用。HbO_2 与 CO_2 结合形成 HHbN-HCOOH 的能力比 Hb 小。在组织，HbO_2 解离释出 O_2，部分 HbO_2 变成 Hb，与 CO_2 结合成 HHbN-HCOOH。此外，Hb 的酸性比 HbO_2 弱，易与 H^+ 结合，也促进反应向右进行，并缓冲 pH 的变化。在肺部，HbO_2 生成增多，促使 HHbN-HCOOH 解离，释放 CO_2 和 H^+，反应向左进行。

2．CO_2 解离曲线　CO_2 解离曲线（carbon dioxide dissociation curve）是表示血液中 CO_2 的含量与 PCO_2 关系的曲线，血液中 CO_2 的含量随 PCO_2 的升高而增加。与氧解离曲线不同，CO_2 解离曲线接近线性而不呈 S 形，且无饱和点，故 CO_2 解离曲线的纵坐标不用饱和度而用浓度表示。

3．O_2 与 Hb 的结合对 CO_2 运输的影响　O_2 与 Hb 的结合可促使 CO_2 的释放，而去氧的 Hb 则容易与 CO_2 结合，这一现象称为霍尔丹效应（Haldane effect）。在相同的 PCO_2 下，动脉血（HbO_2 多）所携带的 CO_2 比静脉血少。因为 HbO_2 酸性较强，而 Hb 酸性较弱，所以 Hb 容易与 CO_2 结合，生成 HHbNHCOOH，也容易与 H^+ 结合，使 H_2CO_3 解离过程中产生的 H^+ 可被及时中和，有利于血液运

输 CO_2。因此，在组织中，HbO_2 释出的 O_2 而成为 Hb，可通过霍尔丹效应促使血液摄取并结合 CO_2；反之，在肺部，则因 O_2 与 Hb 结合，霍尔丹效应表现为促进 CO_2 的释放。可见，O_2 和 CO_2 的运输不是孤立进行的，而是相互影响的。CO_2 通过波尔效应影响 O_2 与 Hb 的结合和释放，O_2 又通过霍尔丹效应影响 CO_2 与 Hb 的结合和释放。

四、呼吸运动的调节

呼吸运动是整个呼吸过程的基础，是呼吸肌的一种节律性的舒缩活动，其节律性起源于呼吸中枢。呼吸运动的深度和频率可随体内外环境的改变而发生相应改变，以适应机体代谢的需要。例如在肌肉活动时，代谢增强，呼吸运动加深加快，肺通气量增大，机体可摄取更多 O_2，排出更多 CO_2。此外，机体在完成其他某些功能活动（如说话、唱歌、吞咽及喷嚏反射、咳嗽反射等）时，呼吸运动也将受到相应调控，使机体得以实现其他功能活动。

（一）呼吸中枢与呼吸节律的形成

1．呼吸中枢（respiratory center） 中枢神经系统内，产生和调节呼吸运动的神经元群称为呼吸中枢。呼吸中枢广泛分布于中枢神经系统内，包括大脑皮质、间脑、脑桥、延髓和脊髓等，但它们在呼吸节律（respiratory rhythm）的产生和调节中所起的作用不同，正常节律性呼吸运动是在各级呼吸中枢的共同作用下实现的。

（1）脊髓：脊髓中有支配呼吸肌的运动神经元，它们的胞体位于第 3 ～ 5 颈段脊髓前角（支配膈肌）和胸段脊髓前角（支配肋间肌和腹肌等）。呼吸肌在相应脊髓前角运动神经元支配下，发生节律性收缩、舒张运动，即呼吸运动。在动物实验中，如果在延髓和脊髓之间做一横切，呼吸运动会立即停止。这说明，脊髓本身以及呼吸肌和支配呼吸肌的传出神经不能产生呼吸节律，脊髓的呼吸运动神经元是联系高位呼吸中枢和呼吸肌的中继站。另外，脊髓在某些呼吸反射活动的初级整合中可能具有一定作用。

（2）低位脑干：低位脑干指脑桥和延髓。20 世纪 20 年代，生理学家对猫进行实验研究，观察到在不同平面横切脑干，可使呼吸运动发生不同的变化。结果表明，呼吸节律产生于低位脑干，而高位脑对节律性呼吸运动的产生不是必需的。进一步实验结果提示：①脑桥上部有抑制吸气活动的中枢结构，称为呼吸调整中枢；②在脑桥中下部可能存在能兴奋吸气活动的长吸中枢；③在延髓内有喘息中枢。在 20 世纪 20—50 年代，便形成了所谓三级呼吸中枢学说，即在延髓内，有喘息中枢产生最基本的呼吸节律；在脑桥下部，有长吸中枢，对吸气活动产生紧张性易化作用；在脑桥上部，有呼吸调整中枢，对长吸中枢产生周期性抑制作用，在三者的共同作用下，形成正常的呼吸节律。后来的研究肯定了关于延髓有呼吸节律基本中枢和脑桥上部有呼吸调整中枢的结论，但未能证实脑桥中下部存在长吸中枢。

微电极技术研究揭示，在中枢神经系统内，有的神经元呈节律性自发放电，且其节律性与呼吸周期相关，这些神经元称为呼吸相关神经元（respiratory-related neuron）或呼吸神经元（respiratory neuron）。呼吸神经元有不同的类型，就其自发放电相对于呼吸的时相而言，在吸气相放电的为吸气神经元，在呼气相放电的为呼气神经元，在吸气相开始放电并延续到呼气相的为吸气 - 呼气跨时相神经元，而在呼气相开始放电并延续到吸气相的则为呼气 - 吸气跨时相神经元。在低位脑干，呼吸神经元主要集中分布于左右对称的三个区域。①背侧呼吸组（dorsal respiratory group，DRG），位于延髓背内侧，相当于孤束核腹外侧部，其中主要含吸气神经元，其主要作用是使吸气肌收缩而引起吸气。②腹侧呼吸组（ventral respiratory group，VRG），位于延髓腹外侧，从尾端到头端相当于后疑核、疑核和面神经后核及其邻近区域。该区含有多种类型的呼吸神经元，主要作用是使呼气肌收缩而引起主动呼气，还可调节咽喉部辅助呼吸肌的活动以及延髓和脊髓内呼吸神经元的活动。③脑桥呼吸组（pontine respiratory group，PRG），位于脑桥头端背侧份，相当于臂旁内侧核（NPBM）及其相邻的 Kolliker-Fuse（KF）核，二者合称为 PBKF 核群，为呼吸调整中枢所在部位，主要含呼气神经元，其作用是限制吸气，促使吸气向呼气转换。

20 世纪 90 年代初以来，有学者发现，在 VRG 中，相当于疑核头端平面，存在一个被称为前包钦格复合体（pre-Botzinger complex）的区域，该区可能是哺乳动物呼吸节律起源的关键部位。

在脑损伤、脑脊液压力升高、脑膜炎等病理情况下，可出现比奥呼吸（Biot breathing）。比奥呼吸是一种病理性的周期性呼吸，表现为一次或多次强呼吸后，继以长时间呼吸停止，之后又再次出现数次强呼吸，其周期变动较大，短则仅 10 s，长则可达 1 min。比奥呼吸常是死亡前出现的危急症状，其发生原因尚不清楚，可能是疾病已侵及延髓，呼吸中枢受损所致。

（3）高位脑：呼吸运动还受脑桥以上中枢部位的影响，如大脑皮质、边缘系统、下丘脑等。大脑皮质可通过皮质脊髓束和皮质脑干束在一定程度上随意控制低位脑干和脊髓呼吸神经元的活动，以保证其他呼吸运动相关活动的完成，如说话、唱歌、哭笑、咳嗽、吞咽、排便等。一定程度的随意屏气或加深加快呼吸也靠大脑皮质的控制而实现。大脑皮质对呼吸运动的调节系统是随意的呼吸调节系统，而低位脑干的呼吸运动调节系统则为不随意的自主呼吸节律调节系统。这两个系统的下行通路是分开的。临床上有时可观察到自主呼吸和随意呼吸分离的现象。例如，在脊髓前外侧索下行的自主呼吸通路受损后，自主节律性呼吸运动出现异常甚至停止，而患者仍可进行随意呼吸。但这种患者常需依靠人工呼吸机来维持其肺通气，如果不进行人工呼吸，患者一旦入睡，呼吸运动就会停止。

2．呼吸节律的形成　关于正常呼吸节律的形成机制，目前主要有两种学说，即起步细胞学说和神经元网络学说。

（1）起步细胞学说：该学说认为，节律性呼吸犹如窦房结起搏细胞的节律性兴奋引起整个心脏产生节律性收缩一样，是由延髓内具有起步样活动的神经元的节律性兴奋引起的，上述前包钦格复合体可能就是呼吸节律起步神经元的所在部位。

（2）神经元网络学说：该学说认为，呼吸节律的产生依赖于延髓内呼吸神经元之间的相互联系和相互作用。有学者在大量实验研究资料基础上提出了多种模型，其中最有影响的是 20 世纪 70 年代提出的中枢吸气活动发生器和吸气切断机制模型。该模型认为，在延髓内存在一些起中枢吸气活动发生器和吸气切断机制作用的神经元。中枢吸气活动发生器神经元的活动引起吸气神经元呈渐增性放电，继而兴奋吸气肌运动神经元，引起吸气过程；中枢吸气活动发生器神经元的活动还能增强脑桥 PBKF 神经元和延髓吸气切断机制神经元的活动。吸气切断机制神经元在接受来自吸气神经元、PBKF 神经元和迷走神经中肺牵张感受器的传入信息时活动增强，当其活动增强到一定阈值时，就能抑制中枢吸气活动发生器神经元的活动，使吸气活动及时终止，即吸气被切断，于是吸气过程转为呼气过程。在呼气过程中，吸气切断机制神经元因接受的兴奋性影响减少而活动减弱，中枢吸气活动发生器神经元的活动便逐渐恢复，导致吸气活动的再次发生。如此周而复始，形成节律性的呼吸运动。由于脑桥 PBKF 神经元的活动和迷走神经肺牵张感受器的传入活动可增强吸气切断机制的活动，促进吸气转为呼气，所以在实验中如果损毁 PBKF 并切断迷走神经，动物便出现长吸式呼吸。该模型仍有许多不完善之处，尚待进一步研究。

由于方法学的限制，有关起搏细胞学说的实验依据多来自新生动物，而关于神经元网络学说的依据主要来自成年动物。两种学说中哪一种是正确的或是否两种都正确，至今尚不清楚。很可能两种机制都起作用，只是在动物的不同发育阶段，各自的地位有所不同，在新生期以起搏细胞的活动起主导作用，而随着动物的生长发育，呼吸神经元之间的相互作用加强，网络的作用更加重要。但无论如何，即使呼吸节律的产生依赖于起搏细胞的活动，神经元网络的作用对于完整机体正常节律性呼吸活动的样式和频率的维持也是必需的。

（二）呼吸运动的反射性调节

呼吸节律虽起源于脑，但呼吸运动的频率、深度和样式等都受到来自呼吸器官自身以及血液循环等其他器官系统感受器传入冲动的反射性调节。下面讨论几种重要的反射。

1．化学感受性呼吸反射 化学因素对呼吸运动的调节是一种反射性活动，称为化学感受性反射（chemoreceptive reflex）。这里的化学因素是指动脉血液、组织液或脑脊液中的 O_2、CO_2 和 H^+。机体通过呼吸运动调节血液中 O_2、CO_2 和 H^+ 的水平，而血液中的 O_2、CO_2 和 H^+ 水平的变化又通过化学感受性反射调节呼吸运动，从而维持机体内环境中这些化学因素的相对稳定和机体代谢活动的正常进行。

（1）化学感受器：化学感受器（chemoreceptor）是指其适宜刺激是 O_2、CO_2 和 H^+ 等化学物质的感受器。根据所在部位的不同，化学感受器分为外周化学感受器（peripheral chemoreceptor）和中枢化学感受器（central chemoreceptor）。

外周化学感受器位于颈动脉体和主动脉体，在呼吸运动和心血管活动的调节中具有重要作用。外周化学感受器在动脉血 PO_2 降低、PCO_2 或 H^+ 浓度升高时受到刺激，冲动分别经窦神经（舌咽神经的分支，分布于颈动脉体）和迷走神经（分支分布于主动脉体）传入延髓，反射性地引起呼吸加深加快和血液循环功能的变化。虽然颈动脉体和主动脉体二者都参与呼吸和循环的调节，但是颈动脉体主要参与呼吸调节，而主动脉体在循环调节方面较为重要。由于颈动脉体的解剖位置有利于研究，所以对外周化学感受器的研究主要集中在颈动脉体。

颈动脉体和主动脉体的血液供应非常丰富，其每分钟血流量约为其重量的 20 倍，100 g 该组织的血流量约每分钟 2000 ml（每 100 g 脑组织每分钟血流量约 54 ml）。其动、静脉 PO_2 差几乎为零，即在一般情况下，外周化学感受器始终处于动脉血液的环境之中。

颈动脉体含Ⅰ型细胞（球细胞）和Ⅱ型细胞（鞘细胞），它们周围包绕以血窦，血液供应十分丰富。Ⅰ型细胞呈球形，有大量囊泡，内含递质，如乙酰胆碱、儿茶酚胺、某些神经肽等，这类细胞起感受器的作用。Ⅱ型细胞数量较少，没有囊泡，功能上类似神经胶质细胞。窦神经的传入纤维末梢分支穿插于Ⅰ、Ⅱ型细胞之间，与Ⅰ型细胞形成特化的接触，包括单向突触、交互突触、缝隙连接等，传入神经末梢可为突触前和（或）突触后成分。交互突触在Ⅰ型细胞与传入神经之间构成一种反馈环路，通过释放递质调节化学感受器的敏感性。此外，颈动脉体还受传出神经支配，通过调节血流和化学感受器的敏感性来改变化学感受器的活动。目前认为，Ⅰ型细胞受到刺激时，细胞内 Ca^{2+} 浓度升高，由此而触发递质释放，引起传入神经纤维兴奋。

在延髓还存在一些不同于呼吸中枢但可影响呼吸活动的化学感受区，这些区域被称为中枢化学感受器。中枢化学感受器位于延髓腹外侧部的浅表部位，左右对称，可分为头、中、尾三个区。头端和尾端区都有化学感受性，中间区不具有化学感受性，可能是头端区和尾端区传入冲动向脑干呼吸中枢投射的中继站。中枢化学感受器的生理性刺激是脑脊液和局部细胞外液中的 H^+，而不是 CO_2。但血液中的 CO_2 能迅速通过血 - 脑屏障，使化学感受器周围细胞外液中的 H^+ 浓度升高，从而刺激中枢化学感受器，再引起呼吸中枢兴奋。由于脑脊液中碳酸酐酶含量很少，CO_2 与水的水合反应很慢，所以对 CO_2 的反应有一定的时间延迟。血液中的 H^+ 不易通过血 - 脑屏障，故血液中 pH 的变动对中枢化学感受器的作用较小，也较缓慢。

中枢化学感受器与外周化学感受器不同，它不感受低氧的刺激，但对 H^+ 的敏感性比外周化学感受器高，反应潜伏期较长。中枢化学感受器的生理功能可能是调节脑脊液的 H^+ 浓度，使中枢神经系统有一稳定的 pH 环境，而外周化学感受器的作用则主要是在机体低氧时驱动呼吸运动。

（2）CO_2 对呼吸运动的调节：CO_2 是调节呼吸运动最重要的生理性化学因素。一定水平的 PCO_2 对维持呼吸中枢的基本活动是必需的。

吸入气中 CO_2 增加时，肺泡气 PCO_2 随之升高，动脉血 PCO_2 也升高，因而呼吸加深、加快，肺通气量增加。肺通气增加可使 CO_2 排出增加，使肺泡气和动脉血重新接近正常水平。但当吸入气 CO_2 含量超过一定水平时，肺通气量不能相应增加，使肺泡气和动脉血 PCO_2 显著升高，导致中枢神经系统包括呼吸中枢活动的抑制，引起呼吸困难、头痛、头晕，甚至昏迷，出现 CO_2 麻醉。总之，CO_2 在呼吸调节中经常起作用，动脉血 PCO_2 在一定范围内升高，可加强对呼吸的刺激作用，但超过一定限度则有抑制和麻醉效应。

CO_2 刺激呼吸运动是通过两条途径实现的：一是通过刺激中枢化学感受器再兴奋呼吸中枢；二是刺激外周化学感受器，冲动经窦神经和迷走神经传入延髓，反射性地使呼吸加深、加快，肺通气量增加。去除外周化学感受器的作用之后，CO_2 引起的通气反应仅下降 20% 左右。动脉血 PCO_2 只需升高 2 mmHg 就可刺激中枢化学感受器，出现肺通气增强的反应，而刺激外周化学感受器，动脉血 PCO_2 需升高 10 mmHg。可见，中枢化学感受器在 CO_2 引起的通气反应中起主要作用。不过，因为中枢化学感受器的反应较慢，所以当动脉血 PCO_2 突然增高时，外周化学感受器在引起快速呼吸反应中可起重要作用。另外，当中枢化学感受器受到抑制，对 CO_2 的敏感性降低或产生适应后，外周化学感受器的作用就显得很重要。

因某种原因使呼吸受到刺激时，例如，心力衰竭或脑干损伤引起呼吸中枢的反应增强，可使肺通气量增加，呼出的 CO_2 增多，因此肺泡气 PCO_2 下降，血液 PCO_2 也下降，这种低 PCO_2 的血液到达脑部，呼吸中枢因缺少足够的 CO_2 刺激而受到抑制，于是呼吸变慢、变浅，甚至停止。呼吸的抑制又使 CO_2 的排出减少，血液 PCO_2 升高，PCO_2 升高的血液到达脑部后，又刺激呼吸中枢，引起呼吸运动变快、变深，再次使 PCO_2 下降，呼吸运动再次受到抑制。如此周而复始，出现病理性的周期性呼吸，每个周期为 45 s 至 3 min，这种形式的呼吸称为陈 - 施呼吸（Cheyne-Stokes breathing）。

（3）H^+ 对呼吸运动的调节：动脉血液 H^+ 浓度升高时，呼吸运动加深、加快，肺通气量增加；H^+ 浓度降低时，呼吸运动受到抑制，肺通气量降低。H^+ 对呼吸的调节也是通过外周化学感受器和中枢化学感受器实现的。中枢化学感受器对 H^+ 的敏感性较外周化学感受器高，约为后者的 25 倍。但是 H^+ 通过血 - 脑屏障的速度较慢，限制了它对中枢化学感受器的作用。因此，血液中的 H^+ 主要通过刺激外周化学感受器而起作用，而脑脊液中的 H^+ 才是中枢化学感受器最有效的刺激物。

（4）低氧对呼吸运动的调节：吸入气 PO_2 降低时，肺泡气和动脉血 PO_2 都随之降低，因而呼吸运动加深、加快，肺通气量增加。通常在动脉血 PO_2 下降到 80 mmHg 以下时，肺通气量才出现可觉察到的增加。可见，动脉血 PO_2 的改变对正常呼吸运动的调节作用不大，仅在特殊情况下低氧刺激才有重要意义。在严重肺气肿、肺心病患者，由于肺换气功能障碍，导致低氧和 CO_2 潴留，长时间的 CO_2 潴留能使中枢化学感受器对 CO_2 的刺激作用发生适应，而外周化学感受器对低氧刺激的适应则很慢，在这种情况下，低氧对外周化学感受器的刺激就成为驱动呼吸运动的主要刺激因素。因此，如果在因为慢性肺通气或肺换气功能障碍而引起机体缺氧的情况下给患者吸入纯氧，则可能由于低氧的刺激作用被解除，反而引起呼吸运动暂停，所以在临床应用氧疗时应给予高度注意。

低氧对呼吸运动的刺激作用完全是通过外周化学感受器实现的。切断动物外周化学感受器的传入神经后，急性低氧对呼吸运动的刺激效应完全消失。低氧对中枢的直接作用是抑制性的。低氧通过外周化学感受器对呼吸中枢的兴奋作用可对抗其直接抑制作用。但是，在严重缺氧时，如果外周化学感受器的反射效应不足以克服低氧的直接抑制作用，将导致呼吸运动的抑制。

（5）CO_2、H^+和低氧在呼吸运动调节中的相互作用：三者引起的肺通气反应的程度大致接近。然而，在自然呼吸情况下，不可能只有一个因素改变而其他因素不变，一种因素的改变往往会引起另外一种或两种因素相继改变或几种因素的同时改变。三者之间具有相互作用，对肺通气的影响既可因总和而增强，也可因相互抵消而减弱。CO_2对呼吸的刺激作用最强，且比其单因素作用时更明显；H^+的作用次之；低氧的作用最弱。PCO_2升高时，H^+浓度也随之升高，两者的作用发生总和，使肺通气反应比单纯PCO_2升高时更强。H^+浓度增加时，因肺通气增加而使CO_2排出增加，导致PCO_2下降，H^+浓度也有所降低，因此可部分抵消H^+的刺激作用，使肺通气量的增加比单因素H^+浓度升高时小。PO_2降低时，也因肺通气量增加，呼出较多的CO_2，使PCO_2和H^+浓度降低，从而减弱低氧的刺激作用。

2．肺牵张反射 1868年，Breuer和Hering发现，在麻醉动物，肺扩张或向肺内充气可引起吸气活动的抑制，而肺萎陷或从肺内抽气则可引起吸气活动的加强。切断迷走神经后，上述反应消失，说明这是由迷走神经参与的反射性反应。这种由肺扩张或肺萎陷引起的吸气抑制或吸气兴奋的反射称为肺牵张反射（pulmonary stretch reflex）或黑 - 伯反射（Hering-Breuer reflex）。肺牵张反射包括肺扩张反射和肺萎陷反射两种成分。

（1）肺扩张反射（pulmonary inflation reflex）：是肺扩张时抑制吸气活动的反射。感受器位于从气管到细支气管的平滑肌中，是牵张感受器，其阈值低，适应慢。肺扩张时，牵拉呼吸道，使呼吸道扩张，于是牵张感受器受到刺激，其传入纤维为有髓纤维，传入冲动沿迷走神经进入延髓，在延髓内通过一定的神经联系，促使吸气转为呼气。肺扩张反射的生理意义在于加速吸气过程向呼气过程的转换，使呼吸频率增加。在动物实验中，切断两侧颈迷走神经后，动物的吸气过程延长，吸气加深，呼吸变得深而慢。

（2）肺萎陷反射（pulmonary deflation reflex）：是肺萎陷时增强吸气活动或促进呼气转换为吸气的反射。感受器同样位于气道平滑肌内，但其性质尚不清楚。肺萎陷反射一般在较大程度的肺萎陷时才出现，所以在平静呼吸时并不参与调节，但在防止呼气过深以及在肺不张等情况下可能起一定作用。

3．呼吸肌本体感受性反射 肌梭和腱器官是骨骼肌的本体感受器。肌梭受到牵张刺激时，可反射性引起其所在的骨骼肌收缩，这种反射称为骨骼肌牵张反射，属于本体感受性反射。在麻醉的猫，切断双侧迷走神经并在第7颈段平面横断脊髓，以排除相应传入冲动的影响后，牵拉膈肌可引起膈肌肌电活动增强；切断动物的胸段脊神经根后，呼吸运动减弱。在人类，呼吸肌本体感受性反射也参与正常呼吸运动的调节，在呼吸肌负荷增加时能发挥较明显的作用。

4．防御性呼吸反射 主要的防御性呼吸反射包括咳嗽反射和喷嚏反射。

（1）咳嗽反射（cough reflex）：是常见的重要的防御性反射。咳嗽反射的感受器位于喉、气管和支气管的黏膜。大支气管以上部位的感受器对机械刺激敏感，二级支气管以下部位对化学刺激敏感。传入冲动经迷走神经传入延髓，触发咳嗽反射。咳嗽时，先是一次短促的或较深的吸气，继而声门紧闭，呼气肌强烈收缩，肺内压和胸膜腔内压急剧上升，然后声门突然开放，由于肺内压很高，气体便由肺内高速冲出，将呼吸道内的异物或分泌物排出。剧烈咳嗽时，可因胸膜腔内压显著升高而阻碍静脉回流，使静脉压和脑脊液压升高。

（2）喷嚏反射（sneeze reflex）：是类似于咳嗽的反射，不同的是刺激作用于鼻黏膜的感受器，传入神经是三叉神经，反射效应是腭垂下降，舌压向软腭，而不是声门关闭，呼出气主要从鼻腔喷出，以清除鼻腔中的刺激物。

除受上述反射性调节外，呼吸运动还受其他多种感受器的传入性影响。例如，肺毛细血管充血或肺泡壁间质积液时，肺毛细血管旁感受器（juxtacapillary receptor，简称J感受器）受到刺激，冲动经迷走神经无髓纤维传入延髓，引起反射性呼吸暂停，继以呼吸浅快、血压降低、心率减慢；颈动脉窦、主动脉弓、心房、心室等处的压力感受器（baroreceptor）受到刺激时，可反射性抑制呼吸运动。但是，这些反射活动的调节作用较弱，生理意义有限。

第四节 呼吸系统的防御、代谢分泌、损伤与修复

呼吸系统除了呼吸功能外，尚具有屏障防御、免疫、代谢、分泌等非呼吸功能，在维持机体内环境稳定、保持机体正常功能活动中具有重要的生理意义。

一、呼吸系统防御机制

人们每天吸入含大量细菌的空气，以及由汽车尾气排出颗粒、道路扬尘、花粉等组成的颗粒物质（particulate matter，PM）。直径大于10 μm的PM由于惯性较大，主要沉积在鼻黏膜和上呼吸道部位；直径在10 μm以下的PM可进入下呼吸道；而二氧化碳、氮氧化合物及可挥发性有机化合物燃烧生成的超细颗粒（直径< 0.1 μm），更易沉积在肺组织中，可引起氧化应激，甚至导致全身炎症反应，具有极大的毒性。吸入颗粒物质所致的总死亡率和心肺疾病死亡率与直径为2.5 μm的硫酸盐颗粒及SO_2浓度成显著正相关。吸入颗粒物质还可增加急性血栓形成及老年人心血管事件发生的危险性。肺通过以下主要途径保护肺和机体免受PM、微生物等的侵害，发挥了高效屏障防御作用。

（一）支气管上皮屏障

支气管上皮表层中的主要细胞为纤毛细胞（ciliated cells），其间夹有非纤毛的分泌细胞，包括杯状细胞、Clara细胞等，表层细胞下是深浅不一的基细胞层，两层间以桥粒相连接，基细胞下方以半桥粒锚定于基膜上，细胞间紧密相连。支气管上皮通过机械屏障、自分泌或旁分泌对自身和邻近细胞实现双向调控和信息交流，以及局部微环境的化学信号或外源性刺激引起上皮细胞功能发生适应性变化等机制，发挥屏障防御功能，这也是机体的基础防线。

（二）黏液纤毛转运

空气中SO_2、DEP、香烟烟雾、病原体、过敏原，以及IL-1β、IL-13、脂多糖（LPS）、维甲酸、三磷酸核苷、血小板活化因子等刺激气道黏膜杯状细胞、Clara细胞、浆液细胞和黏膜下腺的黏液细胞、浆液细胞分泌黏液。气道黏液由糖蛋白、脂、非糖蛋白类蛋白质、无机盐和水等组成。高度糖基化的高分子量黏蛋白是气道黏液的主要成分。黏蛋白在黏液细胞中的粗面内质网合成后，进入高尔基复合体，进行糖基化形成O-连接的寡糖链。在细胞内以阳离子（主要为Ca^{2+}）与带负电荷的黏蛋白的糖基相互作用，消除糖链负离子相互排斥而浓缩，并以分泌颗粒储存，循调节性分泌途径经胞吐释放。迄今，已克隆出20个黏蛋白基因，根据结构的不同分为膜结合型和分泌型。人肺内表达膜结合型MUC1、MUC3、MUC4、MUC11，分泌型MUC2、MUC5AC、MUC5B、MUC6B、MUC7B、MUC8B等。不论是健康个体还是气道疾病患者，气道分泌的黏液中MUC5AC是最主要的黏蛋白，其后依次为MUC5B和MUC2。细胞因子、脂性介质、活性氧以及蛋白酶可加重气道损伤，导致黏蛋白基因表达增强，黏蛋白分泌增加，其组成和特性发生改变。

纤毛细胞在气道腔面形成密集的纤毛，基底部呈柱形或锥形。每个纤毛细胞约有 200 根纤毛。数个纤毛细胞集中形成纤毛野（ciliated field），纤毛野之间被非纤毛细胞区域分隔。在同一纤毛野中所有纤毛朝同一方向同步摆动，显示出节律和方向的一致性。而相邻纤毛细胞的纤毛摆动方向略有不同，但与相邻纤毛野的纤毛运动具有协调性。

气道内的黏液与纤毛上皮细胞的纤毛构成黏液 - 纤毛转运系统（mucociliary transport system）。吸入气中的异物颗粒与纤毛顶部的黏液接触，随纤毛呈麦浪样有效推进，黏液向喉部方向移动，并通过咳嗽、喷嚏反射外排，以清除病原微生物和颗粒物质。有些因素可促进黏液清除，如肺泡表面活性物质在气道中一方面可阻止吸入气中的病原微生物和颗粒物质在呼吸道的渗透，另一方面可将病原微生物和颗粒物质从周边向中央型支气管转运，并使纤毛运动加速，以促进黏液清除。

（三）抗微生物

呼吸道表面液体层是覆盖在呼吸道上皮细胞表面很薄的一层液体，其中溶有钠、钾、氯和其他离子成分，并含有抗微生物肽、溶菌酶、免疫球蛋白等，是呼吸道上皮与外界接触的第一道屏障。

1．抗微生物肽 大量研究表明呼吸道上皮细胞分泌抗微生物肽，在天然防御微生物入侵体内方面起重要作用。

（1）防御素：防御素（defensins）是一类广泛存在于动植物界重要的广谱抗微生物多肽，在先天抗感染中发挥至关重要的作用。防御素包括四个亚家族，即植物防御素、昆虫防御素、α- 防御素和 β- 防御素。

人类有 6 种 α- 防御素（α-human defensin，HD1 ～ 6），HD1 ～ 4 主要位于中性粒细胞的嗜天青颗粒中，又称为人中性粒细胞多肽（human neutrophil peptides，HNP1 ～ 4）。HD5 和 HD6 主要位于肠道潘氏细胞和生殖道上皮细胞。人类还有 6 种 β- 防御素（β-human defensin，HBD1 ～ 6），是迄今为止唯一可以在多种组织上皮细胞内表达的防御素。与人呼吸道防御有关的 HBD 主要有三种，即 HBD-1、HBD-2、HBD-3。其基因均定位于人第 8 号染色体上 8P22 ～ 8P23 区间小于 1 Mb 的范围。HBD-1 在人气道、肺泡上皮细胞及黏膜下腺中表达较少，但呈固定持续表达，其基因的表达不受促炎症因子调节。正常人与感染患者的表达水平无明显差异，是机体正常状态下呼吸道黏膜的主要抗菌分子。而 HBD-2、HBD-3、HBD-4 在肺部炎症时，诱导表达增加。上皮细胞接触微生物后，增强了抗微生物的防御作用。

β- 防御素具有广谱抗微生物活性，包括革兰氏阳性（G^+）菌、革兰氏阴性（G^-）菌、真菌和病毒。在体外，HBD-1 在毫摩尔浓度下对 G^- 菌、G^+ 菌、真菌、螺旋体、分枝杆菌及有包膜病毒均具有杀灭作用；HBD-2 对 G^- 菌、念珠菌有高效的杀菌作用，而对 G^+ 菌如金黄色葡萄球菌的杀灭作用不强，其浓度要达到 100 μg/ml 时才有抑菌作用；HBD-3 抵抗粪肠球菌的能力远大于 HBD-1 和 HBD-2；HBD-4 可抑制 G^+ 菌如葡萄球菌、G^- 菌如大肠埃希菌的生长，抗铜绿假单胞菌的活性比其他已知的 β- 防御素强 6 倍。

目前对防御素杀灭 G^- 细菌的机制研究较多。可能的机制是：β- 防御素分子呈阳性，带正电荷，能够与带负电荷的细菌表面结合，其分子中的疏水区可插入到细菌的细胞膜，破坏细胞膜的屏障作用；多个 β- 防御素分子聚集在细菌细胞膜上形成孔隙或通道，使细胞外离子、多肽等流入细胞内，而细胞内重要的盐类、大分子等则泄漏到细胞外，最终导致菌体死亡。高盐浓度可抑制带正电荷的防御素结合到带负电荷的细菌表面，抑制其杀菌效力。防御素对没有包膜的病毒缺乏抗病毒活性，可见膜对防御素的抗微生物作用是必要的。大多数真菌、支原体、螺旋体等致病微生物的细胞膜也和细菌一样带负电荷，所以也是 β- 防御素攻击的对象。

（2）cathelicidins：cathelicidins 是一种抗微生物肽。人组织中目前仅发现一种 cathelicidins，命

名为 LL-37/Hcap-18。原位杂交证明，接近气道表面和黏膜下腺的上皮细胞表达高水平的 LL-37/Hcap-18mRNA，具有杀灭大肠埃希杆菌、铜绿假单胞菌、粪肠球菌和金黄色葡萄球菌的作用。

2．溶菌酶 溶菌酶（lysozyme）能溶解某些 G^+ 细菌的细胞壁。气道灌洗液、鼻分泌物和痰液中均含溶菌酶。

（四）抗氧化保护

脂质、蛋白质、核酸都是组成细胞及其亚微结构的基本物质。这些物质受到各种活性氧的攻击发生功能、结构的变化，从而导致细胞功能异常、结构受损，成为许多疾病发生发展的基础。肺具有抗氧化保护作用，是维持机体稳态的重要机制之一。

1．支气管抗氧化保护 支气管上皮经常遭受吸入气中微生物及颗粒物质产生自由基的攻击，但支气管上皮细胞内存在酶性和非酶性成分的抗氧化系统，使支气管上皮不易引起明显损伤。

（1）酶性成分：支气管上皮细胞内有过氧化氢酶、超氧化物歧化酶（SOD）、谷胱甘肽过氧化物酶等抗氧化酶。对过氧化氢酶研究较多，支气管纤毛细胞富含过氧化氢酶，可随黏液一起由支气管上皮细胞分泌到周围微环境，增强对 H_2O_2 的清除。

（2）非酶性成分：支气管上皮细胞内有还原型谷胱甘肽、维生素 C、微生素 E 等抗氧化物质。谷胱甘肽水平较高，代谢活跃。

2．肺泡上皮衬液抗氧化保护 肺泡上皮细胞容易遭到气源性微生物和颗粒物质、炎症产物中的活性氧攻击，但由于肺泡上皮衬液（epithelial lining fluid，ELF）中存在细胞外抗氧化剂，可加强宿主抗氧化防御作用。目前研究以体外实验为主，尚需在动物和人体上研究。

（1）酶性成分：包括细胞外超氧化物歧化酶和过氧化氢酶。①细胞外超氧化物歧化酶：细胞外 SOD 的氨基酸组成、抗原特性、电泳和蛋白分离的特征均不同于其他型的 SOD。细胞外 SOD 在人体血浆、血清、滑膜液、腹水和脑脊液中广泛存在，在人肺组织中可检查出，也存在于正常人的 ELF 中。②过氧化氢酶：ELF 富含过氧化氢酶，由肺实质细胞和炎症细胞更新时释放。能高效清除 ELF 中 H_2O_2，防止生成 OH·，是下呼吸道中重要的细胞外抗氧化剂。

（2）非酶性成分：主要有①谷胱甘肽。谷胱甘肽可由肺泡上皮细胞产生。正常人中的谷胱甘肽浓度约为 429 μmol/L，比血浆中高 140 倍。ELF 中的谷胱甘肽 96% 以上是还原型，机制不详。②维生素 E。正常人 ELF 中维生素 E 的浓度约为 2 μg/ml，为血清中维生素 E 水平的 10% ~ 20%。维生素 E 在 ELF 中起抗氧化剂作用的确切机制不详，可能是在细胞与细胞外液界面上提供抗氧化保护。③维生素 C。肺泡巨噬细胞和Ⅱ型上皮细胞对维生素 C 摄取多，并具有特异性的维生素 C 转运系统，ELF 通过维生素 C 起抗氧化损伤作用。④转铁蛋白。转铁蛋白是一种 β- 球蛋白，在肝内合成。用 Fe^{3+} 预处理 ELF，使转铁蛋白饱和，则 ELF 的抗氧化活性破坏。正常人 ELF 通过转铁蛋白具有抑制脂质过氧化的效应。⑤乳铁蛋白。支气管上皮细胞可生成乳铁蛋白。在正常人的 BALF 中浓度约为 0.5 μg/ml。ELF 中乳铁蛋白可结合铁，防止脂质过氧化。⑥白蛋白。人的 ELF 中白蛋白浓度约为 3.5 mg/ml，占蛋白总量的 50%。白蛋白与铁铜结合，防止脂质过氧化，抑制 OH· 生成。⑦血浆铜蓝蛋白。血浆铜蓝蛋白是一种球蛋白，是很强的抗氧化物。在正常人 ELF 浓度约为 25 μg/ml，使 Fe^{2+} 氧化为 Fe^{3+}，抑制脂质过氧化。

（五）适应性细胞保护

适应性细胞保护（adaptive cytoprotection）是指弱刺激作用于组织细胞，可减轻或消除随后而来的强刺激所引起细胞损伤，是对抗有害刺激的自我保护措施。肺适应性细胞保护可能与抗氧化酶活性增高、肺泡表面活性物质分泌增多，细胞因子如 TNF、IL-1 增多，以及 PGE_2、热休克蛋白（HSP）增多等有关。

二、肺的免疫功能

肺是呼吸器官，但也具有重要的免疫功能，包括固有免疫、适应性免疫和免疫调节等。

（一）肺的固有免疫

固有免疫系统是宿主抗感染的第一道防线。固有免疫在个体出生时即已具备，其生物学功能为：①对侵入机体的病原体迅速产生应答，发挥非特异性抗感染作用；②参与清除体内损伤、衰老或畸变的细胞；③在特异性免疫应答过程中发挥重要作用。肺内执行固有免疫的主要细胞包括吞噬细胞、自然杀伤细胞（NK 细胞）、γδT 细胞、微皱褶细胞（M 细胞）、树突状细胞、肥大细胞等。

1．肺吞噬细胞 吞噬细胞主要包括单核细胞、巨噬细胞和中性粒细胞。单核细胞由骨髓单核系干细胞发育分化而成，在血液中停留 12 ～ 24 h 后进入结缔组织或器官，发育成熟为巨噬细胞。中性粒细胞来源于骨髓。肺的吞噬细胞主要包括肺巨噬细胞和中性粒细胞，是肺脏中执行固有免疫的重要效应细胞。

（1）肺巨噬细胞：肺巨噬细胞分布于肺泡、气道、肺间质、肺毛细血管壁和胸膜腔，是常驻于肺组织的巨噬细胞，可主动吞噬、杀死、消化和清除吸入的病原微生物、变应原、粉尘，以及体内衰老、损伤或凋亡的细胞。肺巨噬细胞通过吞噬、胞饮和受体介导的胞吞作用等三种方式摄取抗原，将其加工、处理为具有强免疫原性的肽段，后者与 MHC Ⅱ类分子结合成抗原肽 -MHC Ⅱ类分子复合物，表达于肺巨噬细胞表面，提呈给 $CD4^+$T 细胞，在适应性 T 细胞免疫中发挥重要作用。肺巨噬细胞可分泌、释放多种生物活性介质，包括细胞因子（IL-1、IL-6、IL-10、IL-12、IL-15、IL-18、TNF-α 等）、花生四烯酸代谢产物（如 PGD2、PGF2、LTB4、TXA2 等）、活性氧（超氧阴离子、羟自由基、H_2O_2）和多种酶类。上述介质可增强肺巨噬细胞活性，并在局部炎症反应和抗感染免疫中发挥作用。

（2）中性粒细胞：正常状态下，肺泡腔仅有少量中性粒细胞，而肺血管（尤其是毛细血管床）含丰富的中性粒细胞。肺血管边缘池所含中性粒细胞数约占全身外周血中中性粒细胞总量的 40%。中性粒细胞细胞质中有初级颗粒（即溶酶体颗粒），内含髓过氧化物酶、酸性磷酸酶和溶菌酶；细胞质中还有次级（特殊）颗粒，内含碱性磷酸酶、溶菌酶、防御素和杀菌渗透增强蛋白等。中性粒细胞具有很强的趋化作用和吞噬功能。当病原体在局部引发感染时，中性粒细胞可迅速吞噬、杀伤并清除侵入的病原体。

2．自然杀伤细胞 自然杀伤细胞（NK 细胞）来源于骨髓淋巴样干细胞，其发育成熟依赖于骨髓和胸腺微环境，主要分布于外周血和脾，其次为淋巴结和腹腔，部分 NK 细胞分布于肺间质。感染早期，病原微生物刺激吞噬细胞和树突状细胞产生 IFN-α、IFN-β、IL-12 等细胞因子，激活 NK 细胞，使其活性明显增强（为激活前的 20 ～ 100 倍）。NK 细胞可合成和分泌 IFN-γ、TNF-α，从而增强、扩大 NK 细胞的抗感染作用。在早期感染阶段（适应性免疫应答尚未建立前），甚至当病毒尚未复制时，NK 细胞即可通过其自然杀伤作用和分泌细胞因子而抗病毒和抗细胞内寄生菌感染。NK 细胞能非特异性杀伤多种靶细胞（如肿瘤细胞、移植物组织细胞、病毒感染细胞等），其机制为：①分泌穿孔素和颗粒酶；② Fas/FasL 途径的致凋亡效应；③抗体依赖性细胞介导的细胞毒作用（antibody dependent cell-mediated cytoxicity，ADCC）。另外，NK 细胞通过分泌多种细胞因子（如 IFN-γ 和 IL-2 等）而发挥免疫调节功能。

3．γδT 细胞 T 细胞来源于骨髓淋巴样前祖细胞，在胸腺中发育成熟。T 细胞表面均表达可特异性识别抗原肽 -MHC 分子复合物的受体（T cell receptor，TCR）。TCR 为异源二聚体，其两条肽链的组成分别为 αβ 或 γδ。据此，可将 T 细胞分为 αβT 细胞和 γδT 细胞两类。呼吸道 γδT 细胞分布于鼻相关淋巴组织（nasal-associated lymphoid tissue，NALT）和支气管相关淋巴组织（bronchus-associated lymphoid tissue，BALT）中，其生物学作用为：①抗感染，可杀伤病毒和感染细胞内细菌的靶细胞，后者一般表达热休克蛋白并异常表达 CD1 分子；②抗肿瘤，可杀伤对 NK 细胞敏感或不敏感的肿瘤细胞。其杀伤机制与 αβT 细胞相同。活化的 γδT 细胞可分泌 IL-2、IL-3、IL-4、IL-5、IL-6、IFN-γ、TNF-α 等细胞因子，从而参与免疫调节。

4. 微皱褶细胞　微皱褶细胞（M 细胞）位于淋巴滤泡顶部上皮，是肠道和肺黏膜上皮细胞间一种特化的上皮细胞，也是一种特化的抗原转运细胞，广泛存在于支气管、扁桃体和肠全段淋巴细胞圆顶区之上。鼻相关淋巴组织（NALT）包括咽扁桃体、腭扁桃体、舌扁桃体和鼻后部其他淋巴组织，它们共同组成韦氏环（Waldeyer's ring），其主要作用是抵御经空气传播的病原微生物所致的感染。呼吸道 M 细胞聚集于 NALT 上皮中。通过呼吸道的颗粒抗原在鼻黏膜表面快速移动时与上皮黏附，被 M 细胞所摄取，不经降解而直接转运至黏膜淋巴滤泡，被位于该处的抗原提呈细胞摄取，启动黏膜免疫应答。

5. 树突状细胞　树突状细胞（DC）来源于髓系干细胞的髓样树突状细胞（myeloid DC）和（或）淋巴系干细胞的淋巴样树突状细胞（lymphoid DC），广泛分布于脑以外的全身组织和器官。人肺 DC 分布于气管、支气管上皮和上皮下组织、肺泡间隙以及肺血管周围的结缔组织，尤其在气管周围。支气管肺泡灌洗液、肺泡腔和肺泡壁仅含少量 DC。DC 膜高表达 MHC Ⅱ类分子，还表达 CD40、CD44、CD54、CD80、CD86、β1 及 β2 整合素。人 DC 的相对特征性表型为 CD1a、CD11c 及 CD83，低表达或不表达 CD14 和 CD64。CD83 是成熟 DC 的标志。

树突状细胞是体内重要的专职抗原提呈细胞，其主要功能是对抗原进行摄取、加工、处理，并以抗原肽 -MHC Ⅱ类分子复合物的形式提呈给 $CD4^+$T 细胞，提供 T 细胞活化的第一信号。另外，DC 高表达 B7-1（CD80）和 B7-2（CD86）等协同刺激分子，通过与 T 细胞表面 CD28 等分子结合，提供 T 细胞活化的第二信号（协同刺激信号）。DC 能诱导初始 T 细胞活化，是机体特异性免疫应答的始动者，它通过分泌细胞因子而参与固有免疫应答，如某些 DC 可分泌Ⅰ型干扰素为主的细胞因子，发挥抗感染和免疫调节等作用。

6. 肥大细胞　一般认为，肥大细胞来源于骨髓多潜能造血干细胞。呼吸系统的肥大细胞主要游离于支气管腔内、气道基膜下、邻近的黏膜下腺以及肌束和肺泡间隔等部位。肥大细胞可表达多种细胞因子受体，如 IL-4R 和 IL-13R。

肥大细胞是参与Ⅰ型超敏反应的主要效应细胞，其机制为：多价变应原与致敏个体的肥大细胞表面两个或两个以上相邻的 IgE 抗体结合，导致膜表面 IgE Fc 受体（Fc ε RI）交联，通过启动磷脂酰肌醇途径和 MAPK（mitogen activated protein kinase）途径而使肥大细胞激活，并释放多种活性介质，从而引发Ⅰ型超敏反应的特征性临床表现。肥大细胞释放的活性介质包括组胺、蛋白酶、类胰蛋白酶、胃促胰酶和羧肽酶、花生四烯酸代谢产物（PGD、血栓素、PAF 和白三烯等）、细胞因子（IL-1、IL-3、IL-4、IL-5、IL-6、IL-8、IL-10、IL-12、IL-13、TNF-α、IFN-γ、TGF-β 等）。肥大细胞借助所分泌的细胞因子，可发挥多种生物学作用。例如，介导炎症细胞（如嗜酸性粒细胞等）的趋化、浸润、活化、分化，促进 B 细胞产生 IgE 类抗体。

（二）肺的适应性免疫

由 T 淋巴细胞和 B 淋巴细胞介导的免疫作用称为适应性免疫。T 细胞可介导适应性细胞免疫应答，但在胸腺依赖性抗原（thymus dependent antigen，TDAg）诱导的体液免疫应答中也发挥重要的辅助作用；B 细胞可介导适应性体液免疫应答。

1．肺T细胞介导的适应性细胞免疫

（1）正常肺T细胞分布：肺内T细胞可分布于不同部位。①肺上皮内T细胞：支气管每100个上皮细胞中约有20个上皮内淋巴细胞（intraepithelial lymphocytes，IEL），位于黏膜上皮的基膜上和黏膜上皮细胞之间，属于长寿命T细胞。人支气管IEL属于αβT细胞，$CD4^+/CD8^+$T细胞比值为0.4，是黏膜免疫系统中最先与进入气道的病原体和变应原接触的细胞，在肺的免疫应答和炎症反应中起重要作用。②支气管肺泡上皮表面T细胞：上皮表面的淋巴细胞（lyphocytes at the epithelial surface，LES）中70%为T细胞，且其中90%以上是活化的记忆T细胞，表达CD45RO；啮齿类动物肺多数T细胞表达TCRγδ；而人肺上皮表面T细胞多表达TCRαβ，仅少数为TCRγδ。受抗原刺激后增殖，产生细胞因子和抗体，并具有溶细胞作用。③肺间质T细胞：正常肺间质淋巴细胞（interstitial lymphocyte，IL）内有丰富的记忆T细胞，$CD4^+/CD8^+$T细胞比值比外周血T细胞和LES低。间质记忆T细胞受抗原刺激后可产生细胞因子，但正常肺间质淋巴细胞的功能仍不清楚。

（2）T细胞应答的识别阶段：T细胞是参与免疫应答的主要细胞。初始T细胞表面TCR与抗原提呈细胞（antigen-presenting cell，APC）表面的抗原肽-MHC分子复合物特异性结合，此为抗原识别，乃T细胞活化的第一步。肺的抗原提呈细胞包括DC和巨噬细胞。其中气道和靠近肺泡的肺间质的DC是肺中最重要的抗原提呈细胞，存在于气道上皮基膜、肺泡间隙和肺血管周围结缔组织中，形成一个捕获抗原的巨大网络。在大气道，DC密度为每平方毫米气道表面积600～800个，在小气道则为75个左右。人肺DC的表型特点为：高表达淋巴细胞功能相关抗原-3（lymphocyte function associated antigen-3，LFA-3）和MHC Ⅱ类分子；低表达CD40、CD80、CD86；低表达或不表达CD83。

体外实验证明，肺DC表型和对抗原的内吞能力类似于未成熟DC。但人肺DC具有很强的刺激同种异体T细胞增殖能力，类似于成熟DC。成熟DC可有效地将抗原提呈给初始T细胞，使之激活。抗原提呈过程大致可分为两条途径。①MHC Ⅱ类分子途径（外源性抗原的提呈）：外源性抗原指非APC自身产生的抗原，如细菌及其毒素。外源性抗原被APC摄取后形成吞噬溶酶体，其中的蛋白酶将抗原降解为含13～25个氨基酸的多肽片段。MHC Ⅱ类分子与恒定链（invariant chain，Ii）非共价结合，转运至吞噬溶酶体中，Ii被降解，MHC Ⅱ类分子与抗原肽结合，形成抗原肽-MHC Ⅱ类分子复合物，被转运并表达于APC细胞膜表面，供$CD4^+$T细胞TCR识别。②MHC Ⅰ类分子途径（内源性抗原的提呈）：内源性抗原是指免疫效应细胞的靶细胞所合成的抗原，如肿瘤抗原和病毒感染细胞合成的抗原等。在肿瘤细胞或病毒感染细胞的细胞质中，蛋白酶体将内源性抗原降解为含8～13个氨基酸的多肽，后者被抗原处理相关转运蛋白转运至内质网腔，与腔内新合成的MHC Ⅰ类分子结合，然后转运并表达在细胞膜表面并被提呈，供$CD8^+$T细胞TCR识别。

（3）T细胞应答的激活阶段：T细胞的完全活化有赖于双信号和细胞因子的作用。T细胞TCR与抗原肽-MHC分子复合物特异性结合，产生抗原识别信号，即第一信号。APC与T细胞表面协同刺激分子相互作用，产生第二信号。在诸多协同刺激分子中，T细胞表面CD28分子与APC表面B7分子结合最为重要，可促进IL-2基因转录和稳定IL-2mRNA，从而促进IL-2表达，此乃T细胞活化的必要条件。若无第二信号，则T细胞不能活化，并导致无反应性。除上述双信号外，T细胞的充分活化还有赖于许多细胞因子参与。活化的APC和T细胞可分泌IL-1、IL-2、IL-6、IL-12等，它们在T细胞激活中发挥重要作用。TCR为跨膜蛋白，其细胞外段可识别特异性抗原肽，但其细胞内段较短，须借助CD3、CD4/CD8和CD28等的辅助，才能将细胞外刺激信号传递至细胞内。TCR活化信号细胞内转导主要通过磷脂酶C-γ（PLC-γ）活化和MAPK级联反应，激活核转录因子NF-κB、NF-AT（nuclear factor of activated T cell），使之转位至核内，诱导相应基因转录，导致细胞增殖、分化并发挥效应。

（4）T 细胞应答的效应阶段：T 细胞应答主要发挥两类效应。① $CD4^+$Th1 介导的迟发型超敏反应性炎症：活化的 Th1 细胞可激活巨噬细胞，其机制如下。Th1 细胞分泌 IFN-γ，与巨噬细胞表面 IFN-γ 受体结合；Th1 细胞表面 CD40L 与巨噬细胞表面 CD40 结合。活化的巨噬细胞可释放 IL-1、TNF-α 和 NO 等炎症介质。TNF-α 等又可促进炎症部位血管内皮细胞表达黏附分子，促进巨噬细胞和淋巴细胞黏附于血管内皮，继而穿越血管壁，并通过趋化运动被募集至感染灶，介导了以单核 / 巨噬细胞浸润为特征的局部炎症。活化的巨噬细胞高表达 MHC Ⅱ类分子、B7 和 TNF-α，能更有效地向 T 细胞提呈抗原，从而增强和放大免疫效应；活化的巨噬细胞分泌 IL-12，可促进 Th0 细胞向 Th1 细胞分化，进一步扩大 Th1 细胞应答的效应。激活的巨噬细胞具有更强的吞噬、杀菌和杀伤靶细胞的能力。Th1 细胞通过活化巨噬细胞而清除细胞内病原体，在宿主抗细胞内病原体感染中发挥重要作用。② $CD8^+$ 介导的特异性细胞毒作用：已发现，肺病毒感染一周内肺实质出现大量 $CD8^+$CTL，可高效、特异性杀伤寄生细胞内病原体（病毒、某些细胞内寄生菌等）的宿主细胞和肿瘤细胞等，而不损伤正常组织。$CD8^+$CTL 一般识别 MHC Ⅰ类分子所提呈的抗原，某些 $CD4^+$T 细胞中也有 CTL 可识别 MHC Ⅱ类分子所提呈的抗原。CTL 细胞毒作用的主要机制为：①分泌穿孔素（perforin），在靶细胞膜上穿孔，导致靶细胞崩解；②分泌颗粒酶（granzyme），循穿孔素在靶细胞膜所形成的孔道进入靶细胞，通过激活凋亡相关酶系统而介导靶细胞凋亡；③激活的 CTL 可高表达 FasL，通过与靶细胞表面 Fas 结合，激活细胞内 Caspase 信号转导途径，介导靶细胞凋亡。

T 细胞效应的生物学意义为：$CD4^+$Th1 通过活化巨噬细胞而诱发炎症性迟发型超敏反应，在宿主抗细胞内病原感染中起重要作用；$CD8^+$CTL 细胞通过分泌细胞毒素或诱导细胞凋亡，杀死表达特异性抗原的靶细胞。特异性细胞免疫应答在清除细胞内病原体感染、抗肿瘤中发挥重要作用。同时，细胞免疫效应也是导致器官移植排斥反应和某些自身免疫性组织损伤的主要机制。

2．肺 B 细胞介导的适应性体液免疫

（1）B 细胞对抗原的识别：B 细胞表达 B 细胞受体（B cell receptor，BCR）复合物，它由特异性识别和结合抗原的膜表面免疫球蛋白（mIg）和传递抗原识别信号的 Igα（CD79a）/ Igβ（CD79b）异源二聚体组成。BCR 可直接识别完整、天然的蛋白质抗原，也能识别多糖、脂多糖和小分子化合物。多数蛋白质抗原属于胸腺依赖性（TD）抗原。B 细胞对 TD 抗原的识别有两个相互关联的过程：①抗原与 BCR（mIg）可变区特异性结合；② B 细胞内化抗原，进行加工处理，抗原降解产生抗原肽并与 MHC Ⅱ类分子结合，继而提呈给 $CD4^+$ 细胞 TCR 识别。少数抗原属于胸腺非依赖性抗原（thymus-independent antigen，TI-Ag），如细菌脂多糖、荚膜多糖和聚合鞭毛素等，可无须 Th 细胞的辅助作用而直接启动 B 细胞应答。TI 抗原分为 TI-1 和 TI-2 两类。TI-1 抗原亦称为 B 细胞丝裂原，高浓度 TI-1 与 B 细胞表面相应受体结合，可诱导 B 细胞增殖和分化；TI-2 抗原为细菌细胞壁与荚膜多糖，可激活 B 细胞，参与固有免疫。

（2）B 细胞活化：B 细胞活化亦需双信号和细胞因子参与。①第一信号：BCR 与抗原结合产生第一信号，由 Igα 和 Igβ 转导入细胞内。在成熟 B 细胞表面，CD19 与 CD21、CD81 与 CD225 以非共价键组成 B 细胞活化辅助受体复合物，可加强第一信号的转导。②第二信号：在 TD 抗原介导的 B 细胞应答中，B 细胞与 Th 细胞表面多种黏附分子发生相互作用，向 B 细胞提供活化的第二信号。其中，T 细胞表达的 CD40L 和 B 细胞表面的 CD40 是最为重要的黏附分子对。③细胞因子的参与：活化的 Th1 细胞可分泌 IL-2 和 IFN-γ，Th2 细胞可分泌 IL-4、IL-5 和 IL-6，这些细胞因子可辅助 B 细胞活化、增殖、分化和产生抗体。

（3）B 细胞应答的效应：B 细胞所产生的抗体能与抗原特异性结合，从而清除肺中病原体和其他抗原异物，在维持肺内环境稳定中起重要作用。肺免疫球蛋白主要有两个来源：①由气管、支气管黏膜及肺间质的浆细胞产生，包括分泌型 IgA（sIgA）、IgE、IgG4 等；②由血管被动扩散至肺组织，主要为 IgG1、IgG2 等。正常呼吸道中，sIgA、IgG 和 IgM 约占支气管肺泡灌洗液总蛋白的 20%。气管、支气管分泌物以 sIgA 为主，肺泡液则以 IgG 为主。从口腔至肺泡，sIgA 含量逐渐减少，而 IgG 含量逐渐增加。各类免疫球蛋白具有不同的生物学功能：IgG 的主要作用是清除穿越呼吸道黏膜屏障的外来抗原；IgE 是参与Ⅰ型超敏反应的主要抗体，并与机体抗寄生虫免疫有关；sIgA 是参与黏膜局部免疫的主要抗体。sIgA 的作用机制为：①与相应病原体结合，阻止病原体黏附到呼吸道上皮；②在呼吸道黏膜表面中和毒素；③与人肺泡巨噬细胞表面 Fc 受体结合，增强肺泡巨噬细胞的吞噬作用。

（三）肺的免疫调节功能

免疫调节是机体对免疫应答做出的生理性反馈。机体通过有效的反馈调节，可及时纠正病理性过激反应，使免疫应答被控制在有效而适度的范围内。肺组织中 T 细胞、B 细胞、巨噬细胞等均具有重要的免疫调节作用。

$CD4^+CD25^+$ 调节性 T 细胞（regulatory T cell，Tr 或 Treg）可负调节 $CD4^+$ 和 $CD8^+$T 细胞活化与增殖。其可能机制为：Tr 直接与靶细胞接触，下调靶细胞 IL-2Rα 链表达，从而抑制靶细胞增殖；抑制 APC 抗原提呈功能，使靶细胞得不到足以活化的刺激信号。

活化的淋巴细胞可产生多种细胞因子，对其他免疫细胞发挥调节作用。例如：①对早期 B 细胞增殖，IL-7 可促进之，而 IL-4、IL-13、TNF 及 TGF-β 可抑制之；②对成熟 B 细胞增殖和分化，TNF、LT、IL-2、IL-4、IL-10、IL-13 可促进之，而 IL-8、TGF-β、IL-14 可抑制之；③对 B 细胞趋化运动，IL-2、IL-4、IFN-γ、TNF 可促进之，而 IL-10 可抑制之；④对巨噬细胞、滤泡 DC 的激活，IFN-γ、TNF、IL-6 可促进之，而 IL-4、IL-10、TGF-β 可抑制之；⑤ IL-1α、IL-1β、TNF 可协同刺激 T 细胞增殖。

活化的巨噬细胞也可分泌多种细胞因子参与免疫调节：① IL-6、IL-1β 可促进 T 细胞、B 细胞、造血干细胞增殖和分化；② IL-12 及 IL-18 可促进 T 细胞、NK 细胞增殖分化，产生 IFN-γ，增强细胞免疫功能；③ TNF-α 可促进 CTL 表达 MHC Ⅰ类分子、IL-2R 和 IFN-R，促进 CTL 活化、增殖和分化；④ IL-10 可抑制单核 / 巨噬细胞、NK 细胞活化，抑制巨噬细胞表达 MHC Ⅱ类分子和 B7，从而抑制抗原提呈，下调免疫应答。

综上所述，通过长期进化，机体免疫系统和免疫功能趋于完善，从而在分子、细胞、整体和群体水平对免疫应答进行精细的调节。肺作为机体免疫系统的组成器官之一，在维持免疫自稳中发挥重要作用。

三、肺的代谢分泌功能

肺摄取、转化、灭活静脉血中的多种生物活性物质，并能合成和分泌多种生物活性物质，这对维持这些物质在体内的平衡和稳定、精细地调节生理功能及维持内环境的稳定均具有重要作用。肺内皮细胞活化也可产生炎症介质，表达黏附分子。因此肺也是一个代谢分泌器官。

（一）代谢功能

肺能代谢多种生物活性物质，而肺血管内皮细胞覆盖在肺血管内表面，是体内按单位组织重量计算含内皮细胞最多的器官。肺血管内皮细胞在肺的代谢中具有重要作用。

1. 转化增强循环中生物活性物质 血管紧张素转换酶（angiotensin converting enzyme，ACE）是一种含 Zn 的二羧基肽酶，属于糖蛋白。ACE 有 ACEp 和 ACET 两种同工酶，肺血管内皮细胞中 ACEp 含量高。血浆中血管紧张素Ⅰ（Ang Ⅰ）经肺血管内皮细胞表面的 ACE 切掉末端的组氨酸 - 亮氨酸，使 Ang Ⅰ转化为具有强烈收缩血管作用的血管紧张素Ⅱ（Ang Ⅱ）。肺血管内皮细胞含 ACE 量多，且 ACE 是细胞外酶，其羧基端短尾在细胞内，而跨膜部分呈锚钩状，伸入肺血管腔，增大了 ACE 与血流的接触，所以肺能将一次肺循环血流中 80% 的 Ang Ⅰ转换为 Ang Ⅱ。

2．灭活循环中的生物活性物质

（1）腺苷类：腺苷类包括腺苷、一磷酸腺苷（AMP）、二磷酸腺苷（ADP）、三磷酸腺苷（ATP）及其代谢产物黄嘌呤与次黄嘌呤。肺血管内皮细胞外膜分布有外核苷酸酶（ectonucleotidase），包括腺苷三磷酸酶、腺苷二磷酸酶和核苷酸酶。这些酶在肺血管内皮细胞表面能快速灭活血液循环中尚未进入肺血管内皮细胞的腺苷类。另外，这些酶也分布在肺血管内皮细胞内的小凹（caveolae）中，灭活弥散进入其中的腺苷类物质。腺苷类灭活对调节血管功能、维持正常血流具有作用。

（2）胺类：主要有 5- 羟色胺和去甲肾上腺素。5- 羟色胺（5-hydroxytryptamine，5-HT）是色氨酸羟化和脱羧的产物。5-HT 能引起肺血管收缩，使肺循环阻力显著升高。人肺血管内皮细胞通过耗能机制快速从血流中摄取 5-HT 进入细胞内，经细胞内单胺氧化酶 A 亚型与醛脱氢酶的代谢，生成 5- 羟吲哚乙酸随尿排出。一次肺循环，肺血管内皮细胞可从血流中快速摄取、代谢 65% ～ 98% 的 5-HT，保护肺细胞。去甲肾上腺素（norepinephrine，NE）是由肾上腺嗜铬细胞分泌的，具有收缩内脏血管等多种生物学作用。人肺血管内皮细胞通过耗能机制，快速从血液中摄取 NE，并在细胞内经氧位甲基转移酶和（或）单胺氧化酶降解失活。一次肺循环，肺血管内皮细胞可从血流中摄取、代谢 NE 20% ～ 25%，对调节血管张力与血液循环等有重要作用。

（3）脂类：肺是合成与代谢前列腺素类（prostaglandins，PGs）最主要的场所，含 PGs 最多。肺对 PGs 的清除与灭活有选择性。一次肺循环，肺血管内皮细胞摄取 82% 的 PGE_2、58% 的 $PGF_{2\alpha}$，经细胞内 15- 羟 PG 脱氢酶降解；而 PGA 和 TXA_2 通过肺时，不被清除。PGI_2 不能进入肺血管内皮细胞，不经肺代谢。但肺血管内皮细胞能产生 PGI_2 释放入血，发挥全身作用。PGI_2、PGE_2 使肺血管舒张，而 $PGF_{2\alpha}$ 则收缩肺血管。肺灭活 PGE_2、$PGF_{2\alpha}$ 等，对肺循环和全身血液循环发挥调节作用。

（4）肽类：缓激肽不经肺血管内皮细胞摄取，但在其表面经 ACE 将羧基端的二肽切除而失活。胰岛素、P 物质及血管活性肠肽在肺血管内皮细胞部分灭活。

3．对药物摄取与代谢 肺血管内皮细胞能快速从血流中摄取某些药物，如 NE、ACE 抑制剂、丙咪嗪、利多卡因、甲哌卡因、布比卡因、氯丙嗪、氟烷等。动物气管内给予氯地米松（beclomethasone），肺血管内皮细胞可摄取、代谢 50%。肺摄取药物，可防止给药后血药浓度突然升高，发挥“缓冲器”作用。某些药物在肺内可互相取代，如利多卡因能置换与肺结合的甲哌卡因，导致血药浓度变化，增加了临床用药的困难。肺血管内皮细胞摄取某些药物如胺碘酮（amiodarone）、博莱霉素、呋喃妥因等可引起肺损伤或纤维化。

（二）分泌功能

肺能合成和释放多种生物活性物质，参与多种细胞功能的调控。在调节血管口径、组织血流量、血管壁通透性、凝血与抗凝血平衡、维持血管壁的正常结构和完整性等方面起着重要的作用。

1．一氧化氮 一氧化氮（nitric oxide，NO）是生物体内重要的气体信使。肺血管内皮细胞可合成和释放 NO，通过细胞的旁分泌方式，经组织间隙扩散至邻近的血管平滑肌细胞内，与细胞质内可溶性鸟苷酸环化酶结合，从而升高细胞质 cGMP 水平，使细胞质内 Ca^{2+} 浓度降低，导致平滑肌松弛和血管扩张；肺血管平滑肌细胞也可合成和释放 NO，通过细胞的自分泌方式直接激活肺血管平滑肌的 K^+ 通道，使血管舒张；气管、支气管黏膜上皮亦可合成和释放 NO，可舒张气道，参与气道阻力的调节。NO 的半衰期只有 3 ～ 5 s，不大可能随血流进入其他器官发挥作用。

2. 内皮素 人体有三种内皮素（endothelin，ET）基因，分别表达 ET-1、ET-2、ET-3，其生物活性以 ET-1 最强。ET 主要分布在肺、肾和肾上腺，其次为心脏、主动脉、中枢神经系统和胃肠道。ET 受体分 ETA、ETB 和 ETC 三型，广泛分布于机体各种细胞。

肺血管内皮细胞是合成和释放 ET-1 的重要场所。ET-1 作用于 ETA 受体，引起血管强烈收缩。ET-1 作用于 ETB 受体，通过 NO 与 PGI_2 舒张血管。血液中 ET-1、ET-3 经过一次肺循环，可被肺血管内皮细胞摄取、破坏 80% ～ 90%。ET 主要通过旁分泌和自分泌参与对心血管和肺的自稳调节。

3. 肺表面活性物质 肺表面活性物质（pulmonary surfactant，PS）是指分布于肺泡表面、具有降低液 - 气界面表面张力作用的物质，主要由脂质、蛋白质组成。脂质占 PS 的 85% ～ 90%，主要成分为二棕榈酰卵磷脂（DPPC），具有降低表面张力的作用。蛋白质约占 PS 的 10%，其中有血浆源性蛋白质，如白蛋白、IgG、IgA 等和特异性表面活性物蛋白（surfactant protein，SP）A、B、C、D（SP-A、SP-B、SP-C、SP-D）。SP-A 是肺泡内含量最丰富的 SP，占 SP 总量的 50%。SP-A 能优先与 DPPC 结合，具有降低肺泡表面张力的作用。SP-D 不能与磷脂酰胆碱结合，在 PS 降低表面张力中的作用不大。

PS 主要由Ⅱ型肺泡上皮细胞微粒体合成，经高尔基体运输储存于板层小体，以出胞的方式分泌。最后扩展在肺泡表面形成单分子表面薄膜。一个Ⅱ型肺泡上皮细胞有（150±30）个板层小体，每小时分泌 15 个板层体。PS 的分泌还有赖于微管和细胞骨架成分的参与。肺泡巨噬细胞和细支气管非纤毛上皮细胞（clara 细胞）也可合成和分泌 PS。

PS 有四种主要形式：板层体、管髓体、单分子层和小泡。刚从Ⅱ型肺泡上皮细胞分泌的 PS 呈板层样结构，迅速转变为嗜锇性网格状的管髓体（tubular myelin）。管髓体的磷脂可吸附到液 - 气界面，形成可降低表面张力的磷脂单分子表面膜，SP-B 或 SP-C 可加速其形成。DPPC 含直链，呼气时不易被碰翻或挤出表面，表面膜富含 DPPC，导致表面张力显著下降。未饱和磷脂的脂链呈“树杈式”弯曲双键，呼气时双键因相互碰撞、挤压、倾翻入液相而失活。磷脂在液面下形成微团结构，即为小泡，是 PS 的非活性形式。

在肺泡内面覆盖一极薄（厚度小于 0.1 μm）的液层，在肺泡内的液 - 气界面上存在表面张力，有使液体表面积收缩至最小的趋势，对肺泡间质起抽吸作用，可导致肺水肿。PS 降低表面张力，可维持肺泡内压和肺泡容量相对稳定，减小肺回缩力，从而减弱对肺泡间质的抽吸作用，减少肺组织液生成，防止肺水肿。肺泡巨噬细胞有 SP-A 受体、SP-D 受体，SP-A、SP-D 可与多种细胞、病毒相互作用而促进肺泡巨噬细胞对它们的吞噬；而 PS 磷脂则非特异地结合于肺泡巨噬细胞膜上，覆盖或下调肺泡巨噬细胞与细菌相结合的受体，抑制肺泡巨噬细胞对细菌的吞噬作用。所以 PS 对肺泡巨噬细胞吞噬活动起促进和抑制双重作用，其最终效应取决于 SP-A、SP-D 和磷脂的相对含量。

PS 分泌到肺泡腔后可迅速被清除，以维持腔内 PS 含量的相对稳定。Ⅱ型肺泡上皮细胞是 PS 的细胞来源，也是清除 PS 的重要途径。Ⅱ型肺泡上皮细胞通过入胞作用重摄取 PS 的大部分，又重新送到板层体储存以再利用。未被直接利用的 PS 通过磷脂酶 A_2（PLA_2）降解。

4. 凝血与抗凝血因子 肺血管内皮细胞直接与血液接触，具有促凝和抗凝的双重功能，对调节凝血与抗凝血因子的动态平衡、维持正常血流有着十分重要的作用。

（1）凝血因子：肺血管内皮细胞可合成和释放下列多种凝血因子。① Von Willebrand 因子（vWF）：vWF 主要在内皮细胞内合成，储存在 Weibel-pallade 小体中，可以排泌进入血浆或内皮下基质。vWF 能促进血小板黏附聚集，从而促进凝血。②组织因子：组织因子（tissue factor，TF）广泛存在于各部位组织细胞，以脑、肺、胎盘等组织含量最丰富。肺血管内皮细胞受到刺激可大量表达 TF，启动外源性凝血系统。③纤溶酶原激活物抑制物 -1；纤溶瘢原激活物抑制物 -1（plasminogen activator inhibitor，PAI-1）与 α_1- 抗纤溶酶、α_2- 抗纤溶酶和抗凝血酶Ⅲ是同源的，肺血管内皮细胞可合成 PAI-1，抑制纤维蛋白的溶解。④血小板反应蛋白：肺血管内皮细胞受刺激后可合成、释放血小板反应蛋白（thrombospondin，TSP），并储存在血小板颗粒中。而血小板活化时，TSP 释放出来，与血小板膜上的 GP Iib/Ⅲa 结合，促进血小板黏附聚集。⑤纤维连接蛋白：肺血管内皮细胞可合成和分泌纤维连接蛋白（fibronectin，FN），将内皮细胞及其下胶原连接在一起。当 FN 减少时，内皮下胶原暴露，启动内源性凝血系统。

（2）抗凝血因子：肺血管内皮细胞可合成和释放下列多种抗凝血因子。①抗凝血酶Ⅲ：抗凝血酶Ⅲ（antithrombin Ⅲ，AT Ⅲ）主要在肝内合成，但肺血管内皮细胞也能合成，是血液中重要的抗凝物质。ATⅢ能抑制 FXa、FⅨa、FⅦ等，灭活 70% ~ 80% 的凝血酶。肝素、硫酸乙酰肝素可大大加强 ATⅢ的活性。②血栓调节蛋白：血栓调节蛋白（thrombomodulin，TM）是内皮细胞膜蛋白。包括肺血管内皮细胞在内的血管内皮细胞表面都存在 TM。TM 增强凝血酶对蛋白 C 的激活作用，激活的蛋白 C 与蛋白 S 结合形成复合物，产生巨大的抗凝活性，能灭活凝血因子Ⅴ与Ⅷ，下调凝血酶的产生。激活的蛋白 C 能促进血管内皮细胞释放组织型纤溶酶原激活物，以拮抗纤溶酶原激活物抑制物。③组织因子途径抑制物：组织因子途径抑制物（tissue factor pathway inhibitor，TFPI）为糖蛋白，广泛存在于肺、肝、肾、膀胱、胎盘等组织。主要由包括肺血管内皮细胞在内的内皮细胞合成。其作用为：与极微量 FXa 结合，再与 TF-F Ⅶ a 结合灭活 F Ⅶ a，此过程需 Ca^{2+} 参与；与 FXa 结合并起灭活作用。TFP Ⅰ是生理性凝血反应中的重要抑制性调节物。

5．炎症介质和黏附分子 肺内皮细胞活化可产生炎症介质，表达黏附分子。

（1）炎症介质：肺内皮细胞具有 LPS、TNF 及 IL-1 等受体，一旦与配体结合，可导致内皮细胞活化，合成更多的 TNF、IL-1、IL-6 和 IL-8 等，引起级联放大，其中主要是 TNF 和 IL-1。在缺血、缺氧或高氧时，也可产生大量氧自由基。

（2）黏附分子：有免疫球蛋白超家族和选择上超家族两大类。①免疫球蛋白超家族主要包括以下三种：细胞间黏附分子（intercellular adhesion molecules，ICAM），其中 ICAM -1 含 5 个 Ig 区的跨膜糖蛋白，通常表达水平低，但在 IFN-γ、TNF-α、IL-1 和 LPS 刺激下，内皮细胞表达急剧增加；血管细胞黏附分子（vascular cell adhesion molecules，VCAM），内皮细胞主要表达 7 个 Ig 区段的 VCAM-1。在内皮细胞受到 TNF-α、IL-1 和 LPS 刺激后 VCAM-1 表达增加；血小板内皮细胞黏附分子（platelet endothelium cell adhesion molecules，PECAM），PECAM-1 含有 6 个 Ig 区段，在内皮细胞的细胞间连接有固有表达，不受炎症介质调节，可能在维持血管内皮完整性和调节白细胞通过内皮迁移中起一定的作用。②选择素超家族：包括 L- 选择素、E- 选择素、P- 选择素等。L- 选择素表达于白细胞；E- 选择素表达于血管内皮细胞；P- 选择素表达于血管内皮细胞和血小板，它们均含有一个凝集素样区段、一个表皮生长因子样区段和数个补体结合蛋白区段。在炎症或损伤时介导循环中白细胞向局部组织聚集。

四、呼吸系统损伤修复

炎症反应过程随着损伤的发生，修复也立即开始，受损坏死细胞、组织碎片等被处理、清除后，由损伤部位周围的健康细胞增殖修复。由同种细胞再生修复则肺可完全康复，如由纤维结缔组织增生则将形成纤维性修复，甚至纤维化。除Ⅰ型肺泡上皮细胞为终末细胞外，肺内多数细胞属于扩展型细胞群，损伤和刺激可使其进入细胞周期进行增殖。良好的修复需要细胞生长的正性与负性调控，使各类细胞有规律地增殖、分化和凋亡，维持适度细胞和基质的增长。炎症的消退和肺的修复过程大致如下。

（一）减少促炎介质及减弱其作用

严格控制最终停止产生与分泌细胞毒性物质及促炎介质，对限制损伤和促进炎症消退具有首要意义，在体内如何调控尚未阐明，可能的影响因素有：①致病刺激物被消除；②寿命短的已分化细胞如 PMN 经凋亡而失去分泌能力，以及产介质的其他细胞死亡或被移除；③受体下调，如高浓度介质可下调受体使炎症细胞脱敏；④炎症细胞内部能量供应耗竭而终止分泌。已有的促炎介质可通过不同途径清除，如 TXA_2、NO 本身不稳定易失活，C5a、PAF、PGs、LTs 等则由酶分解，抗氧化酶基因表达增加、活性增高促进活性氧的清除。炎性水肿稀释、降低局部浓度，减少靶细胞上受体，生成抑制剂、拮抗剂如 IL-1Ra 等，均可减弱促炎介质的作用。

（二）终止游出及清除血管外的炎症细胞

静脉注射放射性标记的 PMN 实验显示，PMN 很早就停止游出至炎症区；实验性链球菌肺炎也观察到 PMN 在 24 h 时已停止游出；有学者给急性大叶性肺炎患者入院时静脉注射标记 PMN 也不能证明其由血液入肺组织。这种早期游出停止是急性炎症的早期消退征象。阻止炎症细胞游走的调控因素尚不太明了，推测其机制可能有：①趋化物逸散移除或局部产生趋化物抑制物；②在高浓度介质作用下 PMN 脱敏或灭活；③ EC、Ep 变化形成屏障，阻止更多游出。但其阻止黏附穿越是可逆的，若再给予刺激仍可游出。

血管外的粒细胞的清除可能有不同的途径：①返回至血液或淋巴引流，一般认为不重要；②在炎症区大量死亡、裂解为碎片后由巨噬细胞移走，这种情况大多不属于自限性炎症，粒细胞的内容物将会损伤健康组织；③目前认为细胞凋亡很快被炎性巨噬细胞识别吞噬，是清除血管外粒细胞、限制炎症组织损伤、促进消退的重要途径。急性肺损伤、细菌性肺炎消退期的肺组织中都已证明有颗粒细胞的凋亡。凋亡细胞的膜完整，趋化、分泌等许多功能丧失，因此，外来刺激不能激发反应而损伤组织。如凋亡的 PMN 不能很快被巨噬细胞吞噬，则最终可崩解而释出其内容物。至于组织中的巨噬细胞可因停止 M 游出血管和成熟而减少，但完成任务的巨噬细胞的清除机制尚不明了。

（三）清除血管外液体、蛋白及碎片

间质中大部渗出的液体经淋巴管移除。重建正常的血流动力学，恢复静水压和渗透压的平衡，也有利于毛细血管静脉端吸收。肺泡内渗出液需借Ⅱ型肺泡上皮细胞顶部的钠通道、Na^+-H^+ 交换、Na^+- 葡萄糖协同转运、细胞底部的 Na^+-K^+ATP 酶，以及水通道蛋白共同作用，主动吸收。儿茶酚胺（经 β_2- 肾上腺素能受体或 D_1 受体）、低钾、细胞内低钠、糖皮质激素、醛固酮、甲状腺素、TGF-α、角化细胞生长因子（keratinocyte growth factor，KGF）、肝细胞生长因子（hepatocyte growth factor，HGF）、TNF-α、内毒素等，可提高 Na^+-K^+ATP 酶活性和（或）上调钠通道，增加Ⅱ型细胞对钠的吸收。近年发现Ⅰ型上皮细胞也有钠、水转运的功能。

肺泡腔内损伤的上皮细胞与炎性细胞碎片部分随痰咳出，部分由巨噬细胞清除；可溶性蛋白似可经肺泡上皮细胞间弥散移除，不可溶性蛋白可经上皮细胞胞吞（endocytosis）和胞转（transcytosis）以及巨噬细胞吞噬移除；纤维蛋白清除则需经纤溶，正常肺泡 Ep 和 AM 产尿激酶型纤溶酶原激活物（urokinase-type plasminogen activator，uPA）促使纤维蛋白降解。组织中形成的纤维蛋白索和凝块可由渗出物中的蛋白水解酶及炎症细胞分泌的酶裂解，然后由淋巴引流运走。炎性巨噬细胞可表达针对许多改变了的细胞和蛋白的细胞表面受体，大大提高其识别和吞噬能力，可通过吞噬、胞饮摄取颗粒、纤维蛋白片段及其他蛋白；它分泌的纤溶酶原及纤溶酶原活化物是纤维蛋白片段降解所必需的。所以巨噬细胞在此过程中起了很关键的作用。

（四）修复损伤的细胞层与基质

1．上皮细胞　气道上皮和肺泡上皮细胞都是炎性损伤首要的靶细胞，气道上皮可丧失纤毛、上

皮鳞状变性，严重时坏死，甚至脱落暴露基膜。气道上皮内各种黏液细胞也是柱状上皮的前体细胞，在适宜刺激下分裂形成新的黏液细胞和纤毛上皮细胞。肺泡上皮中Ⅰ型细胞对损伤敏感，首先死亡，它不能进行分裂，由Ⅱ型上皮细胞增殖覆盖基膜，并可分化为终末的Ⅰ型上皮细胞。如果损伤区广泛则将有支气管上皮样细胞再生。损伤极严重尤其是基膜失去完整性时，会形成纤维化而不能重建上皮细胞层愈合。上皮细胞的再生更新不仅修复肺结构，还可防止肺纤维化；Ⅱ型上皮增殖还可增加肺泡液的清除，增加表面活性物，表达血管内皮生长因子（vascular endothelial growth factor，VEGF）而促进血管再建。IL-1β、KGF、HGF、EGF、FGF 和 TGF-β 都有促进上皮细胞增殖的作用。

2．内皮细胞 炎症区血管通透性增高开始无结构受损，可因细胞骨架的变化在 EC 间连接出现暂时的间隙，是可逆性的。损伤轻的细胞可恢复。EC 层受损后，可通过趋化募集以及邻近的 EC 局部增殖再生而复原。新的毛细血管生成也是始于 EC 增殖，通过与 FN 结合，游走增殖，在基质中形成血管样结构。EC 还可合成细胞外基质成分，如胶原、FN、血小板反应素、弹性蛋白原、硫酸肝素、硫酸软骨素等，受刺激的 EC 可释放胶原酶与抑制胶原酶的蛋白，从而影响基质与基膜的重建。ELR^+ 和 ELR^- 类 CXC 趋化因子有调节血管新生和纤维增生的作用；TNF-α 和由单核细胞 / 巨噬细胞、间质细胞及 EC 自身产生的一些生长因子，如 FGF、VEGF、TGF-β 也有调控 EC 增殖及其功能的作用。

3．成纤维细胞与细胞外基质 肺间质中的常驻细胞以成纤维细胞为最多，在损伤修复中也有重要作用，它通过合成新基质和分泌基质降解酶参与损伤后基质的重建。损伤修复过程中 F 表现极高的增殖反应，移行、增殖、在损伤处聚集，产生新的间质，并常出现表型转化成为肌成纤维细胞，合成可与细胞表面结合的Ⅰ型胶原。细胞外基质（extracelluar matrix，ECM）维持生物结构的完整性，是气道和肺泡的支架，对细胞生长、分化、黏附和移行具有调节作用。成纤维细胞合成胶原蛋白、弹性蛋白、蛋白多糖、FN、LN 等 ECM 成分。FN 可与纤维蛋白共同构成初始基膜，并吸引 EC、F 和平滑肌细胞移行至损伤区，进而形成肉芽组织，刺激 Ep 移行、生长、被覆。此外，FN 和 LN 还可促进细胞黏附于基质或促进细胞间的黏合，从而促使损伤的细胞层愈合。

IL-1、TNF、MCP-1 可促使 F 增殖与分泌细胞因子（IL-1、IL-6、IL-8、TNF-α、MCP-1、TGF-β）；PDGF、TGF-β 对其有趋化作用，它们和 EGF、IGF 可能都促进其增殖；IL-1、IGF 可增加其胶原合成，特别是 $TGF\text{-}\beta_1$ 不但刺激 F 合成 ECM 成分，还可抑制蛋白水解酶表达并增加其抑制物，以及抑制纤溶酶原等，减少 ECM 的降解。TGF-β 由 TL、单核细胞 / 巨噬细胞、P1、F、Ep 产生，其作用有双向性，对间质细胞生长和 ECM 的产生有明显促进作用，却抑制 EC、Ep、L 的生长。在修复过程中 TGF-β 表达的高峰出现较晚，可能在扩展型敏感细胞群（如 EC、Ep）增殖反应关闭后才打开基质合成的机器，这反映了修复过程中细胞因子作用的有序性。

与上述增殖反应相反，成纤维细胞又可分泌胶原酶、蛋白多糖酶类及其他蛋白酶，以及合成 PGE_2 等调节其功能。PGE_2 主要由成纤维细胞生成，可下调其自身的增殖，抑制胶原合成并促进其降解。Ⅱ型肺泡上皮细胞增殖修复除了可提供上皮屏障，也可减少纤维化反应，并可促使肺泡内肉芽组织消退。适度的正性与负性调节作用才能保证间质的康复。如果局部区域广泛受损、基膜破坏，尤其是正常肺泡结构已经丧失，而成纤维细胞增殖与胶原沉着瘢痕形成的反应过强，则将导致广泛的肺纤维化。

第五节 缺氧与代偿

氧是生命活动的必需物质，因组织供氧减少或用氧障碍引起细胞代谢，功能和形态结构异常变化的病理过程称缺氧（hypoxia）。缺氧是造成细胞损伤的最常见原因，不仅是多种疾病中的基本病理过程，也是存在于休克、水肿、心力衰竭、呼吸衰竭等病理过程中的最终病理过程。

组织的供氧量 = 动脉血氧含量 × 组织血流量

组织的耗氧量 =（动脉血氧含量 – 静脉血氧含量）× 组织血流量

成人静息时需氧量约为 250 ml/min，而体内储存的氧仅约 1.5 L。机体一旦呼吸、心跳停止，数分钟内就可能死于缺氧。临床上常用血氧指标反映组织供氧和耗氧量的变化。

一、常用的血氧指标

氧在体内主要由血液携带和血液循环运输。与此有关的血气检测指标，称为血氧指标。常用的血氧指标有血氧分压、血氧容量、血氧含量、氧饱和度等。

（一）血氧分压

血氧分压为物理溶解于血液中的氧产生的张力。正常人动脉血氧分压（arterial partial pressure of oxygen，PaO_2）约为 100 mmHg，主要取决于吸入气体的氧分压和外呼吸功能；静脉血氧分压（venous partial pressure of oxygen，PvO_2）为 40 mmHg，主要取决于组织摄氧和用氧的能力。

（二）血氧容量

在 38℃、氧分压 150 mmHg、二氧化碳分压 40 mmHg 的条件下，血红蛋白（hemoglobin Hb）可被氧充分饱和。血氧容量（oxygen binding capacity in blood）为 100 ml 血液中的血红蛋白被氧充分饱和时最大携氧量，取决于 Hb 的质（与氧结合的能力）和量（每 100 ml 血液所含 Hb 的数量）。在氧充分饱和时 1 g Hb 可结合 1.34 ml 氧，按 15 gHb/dl 计算，正常值约为 20 ml/dl。血氧容量的高低反映血液携氧的能力的强弱。

（三）血氧含量

血氧含量（oxygen content in blood）为 100 ml 血液的实际携氧量，包括结合于 Hb 中的氧和溶解于血浆中的氧量。由于溶解氧仅有 0.3 ml/dl，故血氧含量主要指 100 ml 血液中的 Hb 所结合的氧量，主要取决于血氧分压和血氧容量。动脉血氧含量（CaO_2）约为 19 ml/dl；静脉血氧含量（CvO_2）约为 14 ml/dl。动 - 静脉血氧含量差反映组织的摄氧能力，正常时约为 5 ml/dl。

（四）血红蛋白氧饱和度

血红蛋白氧饱和度（oxygen saturation of Hb）是指 Hb 与氧结合的百分数，简称氧饱和度，主要取决于 PaO_2，两者的关系可用氧合 Hb 解离曲线表示。由于 Hb 结合氧的生理特点，氧解离曲线呈 S 形。血红蛋白氧饱和度 =（血氧含量 – 溶解氧量）/ 血氧容量 ×100%。

正常动脉血氧饱和度（SaO_2）为 95% ～ 97%；静脉血氧饱和度（SvO_2）为 75%。P_{50} 为反映 Hb 与氧亲和力的指标，指 Hb 氧饱和度为 50% 时的氧分压，正常为 26 ～ 27 mmHg。当红细胞内 2，3-二磷酸甘油酸（2，3-diphosphoglyceric acid，2，3-DPG）增多、酸中毒及血液温度升高时，Hb 与氧的亲和力降低，氧解离曲线右移，P_{50} 增加；反之氧解离曲线左移。氧解离曲线右移时，P_{50} 增大，即血红蛋白与 O_2 的亲和力减小，一定程度的氧解离曲线右移有利于向组织供氧；左移时 P_{50} 减小，Hb 与 O_2 的亲和力增大，与 Hb 结合的 O_2 则不易释出。

二、缺氧的类型、原因和发病机制

空气中的氧经过外呼吸进入血液，随血流运送到组织细胞，经内呼吸为细胞所利用。整个呼吸过程主要涉及“肺部摄氧 - 血液携氧 - 循环运氧 - 组织用氧”四个环节，其中任一环节发生障碍，均可以引起缺氧，分别称为“乏氧性缺氧、血液性缺氧、循环性缺氧、组织性缺氧”，也可根据缺氧的原因和血氧变化的特点，将其分为“低张性缺氧、等张性缺氧、低动力性缺氧、氧利用障碍性缺氧”四种类型。

（一）乏氧性缺氧（低张性缺氧）

以动脉血氧分压降低为基本特征的缺氧称为乏氧性缺氧（hypoxic hypoxia），即低张性缺氧（hypotonic hypoxia），又称为低张性低氧血症（hypotonic hypoxemia）。

1．原因

（1）外环境 PO_2 过低：多见于海拔 3000 ~ 4000 m 的高原或高空。随着海拔的升高，大气压降低，吸入气中的 PO_2（PiO_2）降低。因 PiO_2 过低可导致肺泡气 PaO_2 降低，使参与气体交换的氧不足。PaO_2 降低使血液向组织弥散氧的速度减慢，以致供应组织的氧不足，造成细胞缺氧。在通气不良的矿井或坑道吸入气中 PO_2 也降低。此型缺氧又称为大气性缺氧（atmospheric hypoxia）。

（2）外呼吸功能障碍：肺通气功能障碍可引起肺泡气 PO_2 降低；肺换气功能障碍使经肺泡扩散到血液中的氧减少，PaO_2 和血氧含量不足，又称为呼吸性缺氧（respiratory hypoxia）。

（3）静脉血流入动脉血：在由右向左分流的先天性心脏病患者，如法洛四联症，因室间隔缺损伴有肺动脉狭窄或肺动脉高压，右心的压力高于左心，未经氧合的静脉血可直接掺入左心的动脉血中，导致 PaO_2 降低。

2．血氧变化的特点及缺氧的机制 不论是外环境 PO_2 过低，还是外呼吸功能障碍均可使吸入的氧量减少，因此血氧变化的特点主要是：①血液中溶解氧减少，PaO_2 降低；②血液中与血红蛋白结合的氧量减少，以致动脉血氧含量减少；③血氧饱和度主要取决于 PaO_2，低张性缺氧时血氧饱和度降低；④血氧含量正常或降低：因血红蛋白无明显变化，故血氧容量一般在正常范围；但慢性缺氧患者可因红细胞和血红蛋白代偿性增多而使血氧容量增加。由于低张性缺氧 PaO_2 降低，血氧含量减少，使同量血液中向组织弥散的氧量减少，故动 - 静脉血氧含量差一般是降低的。若慢性缺氧使组织利用氧的能力代偿性增强，则动 - 静脉血氧含量差的变化可不明显。

正常情况下，毛细血管中脱氧血红蛋白的平均浓度为 2.6 g/dl。低张性缺氧时动脉血和静脉血中氧合血红蛋白含量降低，而脱氧血红蛋白增多。当毛细血管血液中脱氧血红蛋白的平均浓度超过 5 g/dl 时，皮肤和黏膜呈青紫色，称为发绀（cyanosis），也是该型缺氧的特点之一。

（二）血液性缺氧

由于血红蛋白数量减少或性质改变，以致血液携带氧的能力降低或血红蛋白结合的氧不易释出所引起的缺氧称为血液性缺氧（hemic hypoxia）。血液性缺氧时外呼吸功能正常，PaO_2 及血氧饱和度正常，又称为等张性缺氧（isotonic hypoxia）。

1．原因

（1）贫血：贫血时血红蛋白含量减少，血液携氧量降低，以致细胞的供氧不足，又称为贫血性缺氧（anemic hypoxia）。

（2）一氧化碳中毒：一氧化碳（carbon monoxide，CO）是含碳物质未完全燃烧而产生的一种窒息性气体，CO 可与血红蛋白结合成为碳氧血红蛋白（carboxy hemoglobin，HbCO），其结合速率仅为氧与血红蛋白结合速率的 1/10，但 HbCO 的解离速度却为氧合血红蛋白的 1/2100。因而 CO 与血红蛋白的亲和力是氧的 210 倍。当吸入气中含 0.1% 的 CO 时，约 50% 的血红蛋白与 CO 形成 HbCO 而失去携带氧的能力。此外，当 CO 与血红蛋白分子中的某个血红素结合后，将增加其余 3 个血红素对氧的亲和力，使血红蛋白分子中已结合的氧释放减少，氧解离曲线左移。CO 还能抑制红细胞内糖酵解，使 2,3-DPG 生成减少，也可导致氧解离曲线左移，进一步加重组织缺氧。长期大量吸烟者，动脉血 HbCO 可高达 10%，由此引起的缺氧不容忽视。

（3）高铁血红蛋白血症：血红素中的二价铁在氧化剂的催化下氧化成三价铁，形成高铁血红蛋白或甲基血红蛋白（methemoglobin，MHb）。生理状态下，血液中还原剂如 NADH、维生素 C 和还原型谷胱甘肽等不断将高铁血红蛋白还原成二价铁的血红蛋白，使高铁血红蛋白含量仅占血红蛋白总量的 1% ～ 2%。当食用大量含硝酸盐的腌菜或变质剩菜后，硝酸盐在肠道被细菌还原为亚硝酸盐，后者可使大量血红蛋白氧化成高铁血红蛋白；其分子中的 Fe^{3+} 与羟基（-OH）牢固结合而失去携带氧的能力。而且当血红蛋白分子的 4 个 Fe^{2+} 有一部分被氧化成 Fe^{3+} 后，还可增强其余的 Fe^{2+} 与氧的亲和力，使血红蛋白向组织细胞释放氧减少，导致氧解离曲线左移。过氯酸盐等其他氧化剂也可引起高铁血红蛋白血症。

2．血氧变化的特点及缺氧的机制 因血红蛋白的质或量改变，造成血氧容量和血氧含量降低，可称为等张性低氧血症（isotonic hypoxemia）。

CO 中毒、高铁血红蛋白形成或严重贫血时，其血氧变化的特点主要是：①血液溶解氧的能力无异常，故 PaO_2 正常；②因血氧饱和度主要取决于 PaO_2，该型缺氧时 PaO_2 正常，故血氧饱和度也正常；③血红蛋白的质变（CO 中毒和高铁血红蛋白形成）与量的改变（严重贫血），使血氧容量减少，以致动脉血氧含量减少；④血氧含量正常或降低：CO 中毒患者的血液中 HbCO 增加，血氧含量降低，但血红蛋白总量并未减少；将其血液在体外用氧充分饱和后，血红蛋白结合的 CO 可被氧取代，测得的血氧容量可正常。贫血患者尽管 PaO_2 正常，但由于动脉血氧含量降诋，随着氧向组织的释出，毛细血管内 PO_2 降低较快，难于维持毛细血管血液与组织 PO_2 的弥散梯度，此时，动 - 静脉血氧含量差低于正常。

血液性缺氧时，患者的皮肤、黏膜颜色可随病因不同而异。严重贫血的患者，由于血红蛋白明显降低而面色苍白；CO 中毒的患者的皮肤、黏膜呈现樱桃红色，与鲜红色的 HbCO 血液有关；但严重缺氧时由于皮肤血管收缩，皮肤、黏膜可呈苍白色。高铁血红蛋白呈棕褐色，故亚硝酸盐中毒患者的皮肤、黏膜呈咖啡色；若因进食导致大量血红蛋白氧化而引起的高铁血红蛋白血症又称为肠源性青紫（enterogenous cynosis）。

（三）循环性缺氧

循环性缺氧（circulatory hypoxia）是指组织血流量减少引起的组织供氧不足，又称低动力性缺氧（hypokinetic hypoxia）。

1．原因

（1）全身性循环障碍：主要见于休克和心力衰竭。因心排血量减少，引起的全身组织缺血缺氧；严重时，患者可因心、脑、肾等重要要器官功能衰竭而死亡。

（2）局部性循环障碍：主要见于血管栓塞，动脉炎或动脉粥样硬化造成的动脉狭窄或阻塞。局部循环障碍的后果取决于受累器官或病变的部位（如心肌梗死、脑血管意外等）。若静脉栓塞或静脉炎则可引起某支静脉回流障碍，也可造成局部组织淤血性缺氧。

2．血氧变化的特点及缺氧的机制 未累及肺血流的循环性缺氧，因氧可进入肺毛细血管并与血红蛋白结合，故该型缺氧的血氧变化特点是：PaO_2、血氧容量、动脉血氧含量、血氧饱和度均正常。由于全身性或局部循环障碍使血液流经组织毛细血管的时间延长，细胞从单位容量血液中摄取的氧量增多，以致静脉血氧含量降低，动 - 静脉血氧含量差增大。循环性缺氧时，虽然 PaO_2 正常，但由于供应组织的血液总量减少，弥散到组织细胞的总氧量仍不能满足细胞的需要。

全身性循环障碍累及肺，如左心衰竭引起肺水肿或休克引起急性呼吸窘迫综合征时，则可因肺泡气与血液交换障碍而合并呼吸性缺氧，此时患者 PaO_2、动脉血氧含量和血氧饱和度可降低。由于血液淤滞在毛细血管床形成并积聚了更多的脱氧血红蛋白，可出现发绀。

失血性休克时，因大量血液丧失及组织血量不足，皮肤可苍白。

（四）组织性缺氧

细胞内平均 PO_2 约 23 mmHg（5 ~ 40 mmHg），而只要有 1 ~ 3 mmHg 的 PO_2 就能满足细胞生化代谢的需要。正常情况下，细胞内 80% ~ 90% 的氧在线粒体内通过氧化磷酸化过程还原成水，并产生能量，其余 10% ~ 20% 的氧在羟化酶和加氧酶等的催化下，参与细胞核、内质网和高尔基体内的生物合成、物质降解和解毒反应。在组织供氧正常的情况下，因细胞不能有效地利用氧而导致的缺氧称为组织性缺氧（histogenous hypoxia）或氧利用障碍性缺氧（dysoxidative hypoxia）

1．原因

（1）组织中毒：细胞色素分子中的铁通过可逆性氧化还原反应进行电子传递，这是细胞氧化磷酸化的关键步骤。各种氰化物（HCN、KCN、NaCN 和 NH_4CN 等）可经消化道、呼吸道或皮肤进入人体，分解出 CN^-。由于线粒体呼吸链终末环节的细胞色素 aa3，铁原子有一个配位键能与 O_2、CO 或 CN^- 结合，氰化物中毒时 CN^- 迅速与氧化型细胞色素 aa3 分子中的 Fe^{3+} 结合成氰化高铁细胞色素氧化酶（细胞色素 aa3-Fe^{3+}-CN），阻碍其还原为 Fe^{2+} 的还原型细胞色素氧化酶（细胞色素 aa3-Fe^{2+}），使呼吸链的电子传递无法进行。砷化物如三氧化二砷（砒霜）、五氧化二砷等，主要通过抑制细胞色素氧化酶，呼吸链酶复合物Ⅳ、丙酮酸氧化酶等蛋白质巯基使细胞利用氧障碍。甲醇通过其氧化产物甲醛与细胞色素氧化酶的结合，导致呼吸链中断。另外，许多药物和硫化物也能抑制呼吸链的酶类而影响氧化磷酸化过程。因毒性物质抑制细胞生物氧化引起的缺氧又称为组织中毒性缺氧（histotoxic hypoxia）。

（2）维生素缺乏：维生素 B_1 是丙酮酸脱氢酶的辅酶成分。缺乏维生素 B_1 时，由于细胞丙酮酸氧化脱羧和有氧氧化障碍而引起脚气病。维生素 B_2 是黄素酶的辅酶成分，维生素 PP 是辅酶Ⅰ和辅酶Ⅱ的组成成分，均参与氧化还原反应。维生素严重缺乏，可抑制细胞生物氧化，引起氧利用障碍。

（3）线粒体损伤：细菌毒素、严重缺氧、钙超载、大剂量放射线照射和高压氧等均可以抑制线粒体呼吸功能或造成线粒体结构损伤，引起细胞生物氧化障碍。

2．血氧变化的特点及缺氧的机制　组织性缺氧时，PO_2、血氧容量、动脉血氧含量及血氧饱和度均正常。由于细胞生物氧化过程受损，不能充分利用氧，故 PvO_2 和静脉血氧含量均高于正常，故动-静脉血氧含量差减小。由于细胞用氧障碍，毛细血管中氧合血红蛋白增加，患者皮肤可呈现红色或玫瑰红色。

在临床上有些患者还可发生混合性缺氧。例如，心力衰竭时主要表现为循环性缺氧，若合并肺水肿，又可发生低张性缺氧。感染性休克时可引起循环性缺氧，而严重失血可引起血液性缺氧，细菌毒素可造成细胞损伤发生组织性缺氧，如合并急性呼吸窘迫综合征又伴有低张性缺氧。

三、缺氧时机体的变化

缺氧对机体的影响因缺氧的原因、速度和患者的反应性而不同。轻度缺氧以激发机体的代偿反应为主，而重度缺氧则可造成细胞的功能和代谢障碍，甚至组织结构破坏。急性缺氧时机体往往来不及充分发挥代偿作用，以损伤表现为主；而慢性缺氧时机体的代偿反应和缺氧的损伤作用并存。代谢率高或活动增加者对缺氧的耐受性差；而低温或适度锻炼可增强机体对缺氧的耐受性。下面以低张性缺氧为例，介绍缺氧对机体的影响。

（一）呼吸系统的变化

1．代偿性反应 PaO_2 为 60 ～ 100 mmHg 时，肺通气量无变化。PaO_2 低于 60 mmHg 可刺激颈动脉体和主动脉体的外周化学感受器，冲动经窦神经和迷走神经传入延髓，反射性地引起呼吸加深加快。呼吸运动增强的代偿意义在于：①增加肺泡通气量和肺泡气 PO_2，进而增加 PaO_2；②胸廓运动增强使胸腔负压增大，促进静脉回流和增加回心血量，可增加心排血量和肺血流量，有利于血液摄取和运输更多的氧。由此可见，肺通气量增加是急性低张性缺氧的最重要代偿反应。

缺氧持续的时间也影响呼吸的改变。若人体刚到达 4000 m 高原时，缺氧使肺通气量即刻增加，大约较居住在海平面者高 65%；数日后，肺通气量可增至海平面的 5 ～ 7 倍；但久居高原后，其肺通气量又逐渐下降，仅比世居海平面者高 15% 左右。这是因为缺氧早期肺通气量增加使 CO_2 排出过多，引起低碳酸血症（hypocapnia）和呼吸性碱中毒，这对呼吸中枢具有抑制作用，限制了肺通气量的明显增加。2 ～ 3 d 后，由肾代偿性排出 HCO_3^-，脑脊液中 HCO_3^- 也逐渐通过血脑屏障进入血液，使脑组织 pH 逐渐恢复正常，消除了 pH 升高对呼吸中枢的抑制作用。此时缺氧对呼吸的兴奋作用充分显示出来，肺通气量明显增加。长期的低张性缺氧，可使外周化学感受器的敏感性降低，肺通气反应减弱。由于肺通气量每增加 1 L，呼吸肌耗氧即增加 0.5 ml，从而加剧机体氧的供需矛盾。故长期的呼吸运动增强，因耗氧量增加，显然对机体不利。

血液性缺氧和组织性缺氧的患者，如果不合并 PaO_2 降低，呼吸系统的代偿不明显。

2．损伤性变化

（1）高原肺水肿：高原肺水肿是指机体进入 4000 m 高原后 1 ～ 4 d 内，出现头痛、胸闷、咳嗽、发绀、呼吸困难、血性泡沫痰，甚至神志不清以及肺部听诊有湿啰音的临床综合征。国内外统计资料表明高原肺水肿的发病率为 5.7% ～ 17.7%，发病机制不甚明了，可能与肺动脉高压有关；主要包括以下几方面：①急性缺氧使外周血管收缩，回心血量和肺血流量增加；②缺氧性肺血管收缩使肺循环阻力增加，均可导致肺动脉高压、毛细血管内压增加，引起肺水肿；③由于缺氧性肺动脉收缩的强度不均一，局部小动脉严重痉挛的区域，血流量减少，而其他肺血管收缩较轻的区域，则血流量增加，其结果使毛细血管内压增高，出现非炎性漏出而引起间质性肺水肿和肺泡水肿；④一些严重或晚期高原肺水肿个体可出现继发性炎性反应，局部致炎性细胞因子增多，使呼吸膜通透性增加，血浆蛋白和红细胞渗出到肺泡腔内，加重肺水肿。肺水肿一旦形成，可引起氧的弥散障碍，使 PaO_2 进一步下降。

（2）中枢性呼吸衰竭：$PaO_2 < 30$ mmHg 时，缺氧对呼吸中枢的直接抑制作用超过 PaO_2 降低对外周化学感受器的兴奋作用，发生中枢性呼吸衰竭。表现为呼吸抑制，呼吸节律和频率不规则，肺通气量减少。例如，浅而慢的呼吸或呼吸加强与减弱减慢交替出现，称为周期性呼吸（periodic breathing）；如果呼吸逐渐增强、增快，再逐渐减弱、减慢与呼吸暂停交替出现，称为潮式呼吸或陈 - 施呼吸（Cheyne-Stokes respiration）；如果在一次或多次强呼吸后，继以长时间呼吸停止之后再次出现数次强的呼吸，称为间停呼吸或称比奥呼吸（Biot's breathing）。

（二）循环系统的变化

1．代偿性反应 低张性缺氧引起的循环系统的代偿反应主要是心排血量增加、肺血管收缩、血流重新分布和毛细血管增生。

（1）心排血量的增加：低张性缺氧时心排血量增加，虽然单位容积的血氧含量可能不增加，但供应组织细胞的血量增多，可提高组织的供氧量，对急性缺氧有一定的代偿意义。心排血量增多的机制是：①心率加快。PaO_2 降低引起胸廓运动增强，可刺激肺的牵张感受器，反射性地兴奋交感神经，使心率加快。以往认为心率加快是外周化学感受器反射性兴奋心血管中枢的结果。但实验证明，人为地控制动物的呼吸频率和深度不变，缺氧引起心率减慢。②回心血量增多。缺氧时胸廓运动幅度增大，也有利于增加回心血量，使心排血量增多。③心肌收缩力增加。PaO_2 降低引起交感神经兴奋，儿茶酚胺释放增多，作用于心肌细胞 β- 肾上腺素受体，引起正性肌力作用。

（2）肺血管收缩：肺循环的主要功能是使血液充分氧合，其循环的特点是低压低阻力。当某部分肺泡气 PO_2 降低时，可引起该部位肺小动脉收缩，使血流转向通气充分的肺泡，这是肺循环特有的生理现象，称为缺氧性肺血管收缩（hypoxic pulmonary vasoconstriction，HPV）。急性缺氧引起的肺血管收缩是维持通气和血流比相适应的代偿性保护机制，主要涉及以下调节机制：①缺氧的直接作用。在肺动脉平滑肌有三种类型的钾通道：电压依赖性钾通道（Kv）、Ca^{2+} 激活型钾通道（Kca）和 ATP 敏感性钾通道（KATP）。细胞内钾离子经三种钾通道外流，引起细胞膜超极化，其中 Kv 是决定肺动脉平滑肌细胞静息膜电位的主要钾通道。急性缺氧可抑制 Kv 的功能，减少 Kv 通道开放，使钾离子外流减少，膜电位降低，引发细胞膜去极化，从而激活电压依赖性钙通道开放，Ca^{2+} 内流增多引起肺血管收缩，即电压依赖性钾通道介导的细胞内 Ca^{2+} 升高。应用钙通道阻滞药可减少肺血流量降低，提示钙内流介导氧分压降低引起的肺血管平滑肌收缩。②体液因素的作用。缺氧时肺血管内皮细胞、肺泡巨噬细胞、肥大细胞等合成和释放多种血管活性物质，其中包括血管紧张素Ⅱ（AngⅡ）、内皮素（ET）和血栓素 A_2（TXA_2）等缩血管物质，以及一氧化氮（NO）和前列环素（PGI_2）等扩血管物质。缺氧时以缩血管物质增多占优势，使肺小动脉收缩。③交感神经的作用。肺血管 α- 肾上腺素受体密度较高，交感神经兴奋时小动脉收缩。

（3）血流重新分布：缺氧时心和脑供血量增多，而皮肤、内脏、骨骼肌和肾的组织血流量减少。例如，到达海拔 3000 m 高地 12 h 后，脑血流量可增加 33%。血流重新分布的机制是：①器官物质代谢的不同。心和脑组织缺氧时生成了大量的乳酸、腺苷和 PGI_2 等扩血管物质，从而增加了心、脑主要生命器官的供血供氧量。②器官血管反应性不同。与肺血管不同，缺氧引起心、脑血管平滑肌细胞膜的 KCa 和 KATP 开放，钾外向电流增加，细胞膜超极化，Ca^{2+} 进入细胞内减少，血管平滑肌松弛，血管扩张。③器官血管受体密度不同。由于不同器官的 α- 肾上腺素受体密度的差异，其对儿茶酚胺的反应性不同。如皮肤、骨骼肌和肾的血管 α- 肾上腺素受体密度高，对儿茶酚胺的敏感性较高，这些部位的血管收缩明显，供血量减少。

（4）组织毛细血管密度增加：长期缺氧时，细胞生成低氧诱导因子 -1（hypoxia inducible factor-1，HIF-1）增多，可诱导血管内皮生长因子（vascular endothelial growth factor，VEGF）等基因高表达，促使缺氧组织内毛细血管增生、密度增加，尤其是脑、心和骨骼肌的毛细血管增生明显。由于氧从血管内向组织细胞弥散的距离缩短，增加了组织的供氧量。

2．损伤性变化

（1）肺动脉高压：与缺氧引起肺血管收缩的代偿反应不同，肺动脉高压的发生既是长期或慢性缺氧的结果，又是引起肺源性心脏病的重要原因。肺动脉高压的发生机制是：①慢性阻塞性肺疾病（chromic obstructive pulmonary disease，COPD）或久居高原者可引起长期肺泡气 PO_2 降低，导致交感神经兴奋和缩血管物质增多；②近年来研究发现 Kv 通道也介导慢性缺氧引起的肺动脉高压。长期缺氧可选择性抑制肺动脉 Kv 通道。亚单位 mRNA 和蛋白质的表达，促进血管平滑肌去极化，增加 Ca^{2+} 内流从而引起肺血管收缩（而颈动脉和肠系膜动脉 Kv 通道 mRNA 的表达并无明显变化）；③慢性缺氧引起的 Ca^{2+} 内流不但增加肺循环阻力，而且导致肺血管重塑（remodeling），主要表现为血管平滑肌细胞和成纤维细胞的肥大和增生，血管壁中胶原和弹性纤维沉积，使血管壁增厚变硬，形成持续的肺动脉高压；④ NO 和 PGI_2 在肺的扩血管作用至少在部分上是经由增强 KCa 和 Kv 的开放，促进钾外流，减少 Ca^{2+} 内流实现的。而内皮素等可抑制钾外流，促进 Ca^{2+} 内流，加重肺管收缩和管壁硬化。慢性缺氧使肺小动脉持续收缩，导致肺循环阻力增加，以致右心室后负荷增加，久之造成肺源性心脏病、右心肥大甚至右心衰竭。

（2）心肌舒缩功能降低：严重缺氧可损伤心肌的收缩和舒张功能，但因同时存在的肺动脉高压，患者首先表现为右心衰竭，严重时出现全身衰竭。缺氧时心肌舒缩功能障碍的发生机制是：①缺氧使心肌 ATP 生成减少，能量供应不足；② ATP 不足引起心肌细胞膜和肌浆网 Ca^{2+} 转运功能障碍，使心肌 Ca^{2+} 转运和分布异常；③慢性缺氧时，红细胞代偿性增多，血液黏滞度增高，心肌射血阻力增大；④严重的心肌缺氧可造成心肌收缩蛋白的破坏，心肌挛缩或断裂，使心肌舒缩功能降低。

（3）心律失常：严重缺氧可引起窦性心动过缓、期前收缩，甚至发生心室颤动。严重的 PaO_2 降低可经颈动脉体反射性地兴奋迷走神经，导致窦性心动过缓。缺氧使细胞内外离子分布异常，心肌内 K^+ 减少，Na^+ 增加，静息膜电位降低，心肌兴奋性和自律性增高，传导性降低，易发生异位心律和传导阻滞。

（4）回心血量减少：缺氧时细胞生成大量乳酸和腺苷等扩血管物质，使血液淤滞于外周血管。严重缺氧可直接抑制呼吸中枢，胸廓运动减弱，回心血量减少。回心血量减少又进一步降低心排血量，使组织的供血供氧量减少。

（三）血液系统的变化

1．代偿性反应 血液系统对缺氧的代偿是通过增加红细胞数量和氧解离曲线右移实现的。

（1）红细胞和血红蛋白增多：久居高原者红细胞和血红蛋白数量明显高于平原地区的居民，红细胞可达 6×10^{12}/L，血红蛋白可达 210 g/L。红细胞和血红蛋白增多的机制是：①慢性缺氧时红细胞增多主要是由于肾生成和释放促红细胞生成素（erythropoitin，EPO）增加；②缺氧可使胞浆内 HIF-1 活性增强，HIF-1 与 *EPO* 基因 3′ 端增强子结合，增强了 *EPO* 基因表达，使 EPO 增多；③ EPO 是分子量为 34 000 的糖蛋白，能促进肝细胞分化为原红细胞，并促进其分化、增殖和成熟，加速血红蛋白合成，使骨髓中的网织红细胞和红细胞释放入血。由于红细胞数量的增加，可升高血氧容量和动脉血氧含量，提高血液的携氧能力，增加组织供氧。

（2）2,3-DPG 增多，红细胞释氧能力增强：2,3-DPG 是红细胞内糖酵解过程的中间产物（一种不能透过红细胞的有机酸）。红细胞内 2,3-DPG 虽然也有功能，但其主要作用是调节血红蛋白的运氧。缺氧时，红细胞内 2,3-DPG 增加，使红细胞与氧的亲和力降低，氧解离曲线右移，有利于将结合的氧向细胞释放。缺氧时，红细胞内 2,3-DPG 含量升高的机制是：①生成增加。缺氧时，氧合血红蛋白减少，脱氧血红蛋白增多。前者中央空穴小，不能与 2,3-DPG 结合；而后者的中央孔穴较大，可结合 2,3-DPG，故同样血红蛋白增多可引起红细胞内游离的 2,3-DPG 减少，使 2,3-DPG 对磷酸果糖激酶和二磷酸甘油酸变位酶（diphosphoglycerate mutase，DPGM）的抑制作用减弱，从而促进糖酵解，使 2,3-DPG 生成增加。另外，缺氧时代偿性肺通气量增加引起呼吸性碱中毒，以及脱氧血红蛋白略偏碱性，致使 pH 增高，进而激活磷酸果糖激酶使糖酵解过程加强，可促进 2,3-DPG 生成。②分解减少。pH 增高可抑制 2,3-DPG 磷酸酶（2,3-DPG phosphatase，2,3-DPG）的活性，使 2,3-DPG 分解减少。

当 PaO_2 在 80 mmHg 以上时，因处于氧解离曲线的平坦部分，血红蛋白与氧的亲和力降低，有利于向组织供氧，具有代偿意义；但当 PaO_2 降至 60mmHg 以下时，因处于氧解离曲线陡直部分，血红蛋白与氧的亲和力增加，可促进肺部血液与氧的结合，但却降低了血液向组织释氧的能力而失去代偿作用。

2．损伤性变化 如果血液中红细胞过度增加，可引起血液黏滞度增高，循环阻力增大，心脏的后负荷增高，这是缺氧时发生心力衰竭的重要原因之一。在吸入气 PO_2 明显降低的情况下，红细胞内过多的 2,3-DPG 将妨碍血红蛋白与氧结合，使动脉血氧含量过低，供应组织的氧严重不足。

（四）中枢神经系统的变化

大脑是一个“低储备、高供应、高消耗”的器官。脑重仅为体重的 2% 左右，而脑血流量约占心排血量的 15%。脑所需能量主要是来自葡萄糖氧化，脑耗氧量约为总耗氧量的 23%，而脑内葡萄糖和氧的储备甚微，一旦脑血流完全阻断，数分钟内脑细胞即可发生不可逆损害，但当完全脑缺血后 20 s，ATP 急剧耗竭，以致突触传递不能，脑电图无反应；所以脑对缺氧十分敏感。脑灰质比白质的耗氧量多 5 倍，对缺氧的耐受性更差。正常人脑静脉血氧分压约为 34 mmHg，当降至 28 mmHg 以下可出现精神错乱，降至 19 mmHg 以下可出现意识丧失，降至 12 mmHg 时将危及生命。缺氧可直接损害中枢神经系统的功能，急性缺氧可出现头痛、情绪激动、思维力、记忆力、判断力降低或丧失以及运动不协调，严重者可出现惊厥和昏迷。慢性缺氧时精神神经症状比较缓和，表现有注意力不集中、易疲劳、嗜睡及精神抑郁等症状。

缺氧致中枢神经系统功能障碍与脑水肿和脑细胞受损有关。脑水肿的发生机制是：①缺氧直接扩展脑血管，增加脑血流量和脑毛细血管内压，组织液生成增多；②缺氧致代谢性酸中毒，可增加毛细血管壁通过性，造成间质性脑水肿；③缺氧致 ATP 生成减少，细胞膜钠泵功能障碍，细胞内钠水潴留；④脑充血和脑水肿使颅内压增高，脑压高又可压迫脑血管加重脑缺血和脑缺氧，形成恶性循环。缺氧时神经细胞膜电位降低，神经介质合成减少以及能量代谢障碍；离体实验证明，当 pH 从 7.0 降低到 6.0 时，脑脂质过氧化速率增加 10 倍，这些因素均可引起神经系统功能紊乱。

（五）组织细胞的变化

1. 代偿性反应　在供氧不足的情况下，组织细胞可通过增强无氧酵解过程和提高利用氧的能力来获取维持生命活动所需的能量。

（1）主要表现：代偿性反应的主要表现有以下方面。

①细胞利用氧的能力增强：慢性缺氧时，细胞内线粒体的数目和膜的表面积增加，呼吸链中的酶如琥珀酸脱氢酶、细胞色素氧化酶含量增多，酶活性增高，使细胞利用氧的能力增强。如胎儿在母体内处于相对缺氧的环境，其细胞线粒体的呼吸功能为成年者的 3 倍，于出生后 10 ～ 14 d，线粒体呼吸功能降至成年人水平。

②糖酵解增强：磷酸果糖激酶是糖酵解的限速酶。缺氧时，ATP 生成减少，ATP/ADP 比值降低，可激活磷酸果糖激酶，使糖酵解增强，在一定程度上补偿能量的不足。

③肌红蛋白增加：久居高原的人骨骼肌内肌红蛋白（myoglobin，Mb）含量增多。Mb 与血红蛋白的结构相似，但 Mb 与氧的亲和力明显高于血红蛋白。当 PO_2 为 10 mmHg 时，血红蛋白的氧饱和度约为 10%，而 Mb 的氧饱和度可达 70%。因此，Mb 可从血液中摄取更多的氧，增加氧在体内的储存。在 PaO_2 进一步降低时，Mb 可释放出一定量的氧供细胞利用。

④低代谢状态：缺氧可使细胞的耗能过程减弱，如糖、蛋白质合成减少，离子泵功能抑制等，使细胞处于低代谢状态，减少能量的消耗，有利于在缺氧时生存。

⑤肺通气量及心排血量增加是急性缺氧时主要的代偿方式，但这些代偿活动本身增加了能量和氧的消耗。红细胞增加和组织利用氧的能力增强是慢性缺氧时的主要代偿方式，通过提高血液的携氧能力和更充分地利用氧，增加缺氧的耐受性。由于其本身不增加耗氧，是较为经济的代偿方式。

（2）代偿性反应的分子机制：缺氧时代偿反应的发生主要与神经体液机制有关。如刺激颈动脉体化学感受器分泌神经介质，可引起反射性呼吸运动增强；而刺激肾小管间质细胞则产生 EPO，可使骨髓生成红细胞增多。在神经体液调节下，血管平滑肌细胞的舒缩反应，有助于血压的维持和血液的重新分布。作为发生在细胞内部的代偿反应，主要是基因表达水平的改变。缺氧一般可使大多数基因表达受抑制，RNA 和蛋白质合成减少；但机体为了在缺氧环境下继续生存，缺氧又能使某些基因的表达增强。这种因缺氧诱导的某些基因表达上调，是缺氧时细胞乃至机体代偿性变化的分子基础。

缺氧时代偿性反应的分子机制主要是：①缺氧诱导表达的基因。已知缺氧可诱导细胞表达多种基因，已发现的缺氧诱导基因已达数十种。这些基因所编码的蛋白质主要与代偿反应有关，重要的有：a．DNA 结合蛋白，能反式调控基因表达的“转录因子”（transcription factor，TF），如缺氧诱导因子 -1（hypoxia-inducible factor-1，HIF-1）、核因子 κB（nuclear factor kappa B，NFκB）等；b．调节代偿反应的细胞因子，如调节红细胞生成的 EPO、调节血管增生的 VEGF 和促进血管收缩的 ET-1 等；c．增强糖酵解的相关酶类，如磷酸果糖激酶（PFK）、丙酮酸激酶（PK）和乳酸脱氢酶（LDH）等；d．其他代谢酶类，如参与儿茶酚胺合成的酪氨酸羟化酶（tyrosine hydroxylase，TH）、参与氧自由基代谢的超氧化物歧化酶（superoxide dismutase，SOD）、参与 NO 合成的一氧化氮合成酶（NOS）和参与高能磷酸化合物代谢的腺苷酸激酶（adenylate kinase，AK）等。

②缺氧诱导基因表达的调控机制：缺氧时相关基因的诱导性表达受有关转录调节因子的调控。近年发现 HIF-1 在这些基因的诱导性表达调控中起重要作用。HIF-1 有 α 和 β 两种亚单位，正常情况下 HIF-1α 合成后很快被修饰降解，因此 HIF-1α 仅存在于缺氧细胞核中；而 HIF-1β 则存在于正常和缺氧细胞的胞浆及细胞核中。HIF-1α 在细胞缺氧应激时基因表达的调控机制是：①氧的缺乏可减少羟化酶对 HIF-1α 的翻译后修饰，从而使 HIF-1α 蛋白的稳定性和转录激活能力上调。②由于降解被抑制，使 HIF-1α 在细胞质内积聚；增多的 HIF-1α 与 HIF-1β 形成异二聚体，随即从胞质向核内转移，并与其目标基因增强子中的特异序列结合，从而增强该基因的表达。③缺氧时通过信号转导和 HIF-1 的转录调控即可增强 EPO 的表达。在 EPO 和 BEGF 等缺氧诱因的启动子或增强子中，均存在能被 HIF-1 识别和结合的特异序列。HIF-1α 被羟化酶的翻译后修饰已被确认为细胞内受缺氧调控的主要机制，已证实 HIF-1 在产前子痫、宫内发育延迟、缺氧介导的肺动脉高压和癌症的发生中也起重要作用；心肌和视网膜缺血时，HIF-1 通过激活 VEGF 基因转录而促进病变部位的血管新生；HIF-1 也参与脑缺血时的预适应保护反应。

2．损伤性变化 缺氧性细胞损伤主要包括细胞膜、线粒体及溶酶体损伤三方面的改变。

（1）细胞膜的损伤：一般而言，细胞膜是细胞缺氧最早发生损伤的部位。在细胞内 ATP 含量降低前，细胞膜电位已经开始下降，主要是因为细胞膜离子泵功能障碍、膜通透性增加、膜流动性下降和膜受体功能障碍。细胞膜损伤的机制有以下几方面：

①钠离子内流：Na^+ 内流使细胞内 Na^+ 浓度升高，可激活钠泵增加 Na^+ 排出，从而消耗 ATP，这又进一步增强线粒体氧化磷酸化过程。严重缺氧时，ATP 生成减少，使钠泵功能障碍，细胞内 Na^+ 增多，促进细胞内钠水潴留。

②钾离子外流：细胞膜通透性增加，细胞内 K^+ 顺浓度差流出细胞，使细胞外 K^+ 浓度升高。细胞内 K^+ 缺乏，影响合成代谢和酶的功能。

③钙离子内流：因细胞膜通透性增加，细胞外 Ca^{2+} 顺浓度差进入细胞内。细胞膜钙泵和肌浆网钙摄取均是水解 ATP 的主动转运过程。缺氧时 Ca^{2+} 转运出细胞减少，被肌浆网摄取减少，均造成细胞内 Ca^{2+} 浓度升高。Ca^{2+} 增加可激活磷脂酶促进膜磷脂降解，进一步损伤细胞膜和细胞器膜；Ca^{2+} 进入线粒体形成不溶性磷酸钙，加重 ATP 生成不足；细胞内 Ca^{2+} 增加还可以增强 Ca^{2+} 依赖性蛋白激酶的活性，促进氧自由基生成，进而引起自由基对细胞的损伤。

（2）线粒体的损伤：细胞内的氧 80% ~ 90% 在线粒体内用于氧化磷酸化生成 ATP，仅有 10% ~ 20% 在线粒体外用于生物合成、降解及生物转化作用等。轻度缺氧或缺氧早期，线粒体的呼吸功能代偿性增强。严重缺氧时，首先影响线粒体外的氧利用，使神经介质的生成和生物转化过程抑制。线粒体损伤的机制有以下方面：

①氧化应激：缺氧可使线粒体出现线粒体单价电子渗漏、毛细血管内皮细胞内黄嘌呤脱氢酶（xanthine dehyrogenase，XD）转化为黄嘌呤氧化酶（xanthine xoidase，XO）以及中性粒细胞出现“呼吸爆发”（respiratory burst），所产生的大量氧自由基可诱发膜脂质过氧化反应而破坏生物膜的结构和功能。

②钙稳态紊乱：缺氧时，胞内 Ca^{2+} 超载可触发线粒体摄取 Ca^{2+}，使 Ca^{2+} 在线粒体内聚集并形成磷酸钙沉淀，抑制氮化磷酸化作用，ATP 形成减少；Ca^{2+} 能激活多种钙依赖型降解酶，如磷脂酶 C（phospholipase C，PLC）和磷脂酶 A_2（phospholipase A2，PLA_2）、蛋白酶、核酸内切酶等，从而影响细胞的结构和功能。

③线粒体结构受损：当线粒体的 PO_2 降低到临界点 1 mmHg 时，可抑制线粒体内脱氢酶的功能，ATP 生成进一步减少。严重缺氧时，除线粒体功能障碍外，还可见结构损伤，表现为线粒体肿胀、线粒体嵴断裂崩解、钙盐沉积、外膜破裂和基质外溢。

（3）溶酶体的损伤：酸中毒和钙超载可激活磷脂酶，分解膜磷脂，使溶酶体膜的稳定性降低，通透性增高，严重时溶酶体膜可以破裂。溶酶体内蛋白水解酶逸出引起细胞自溶；溶酶体酶进入血液循环可破坏多种组织，造成广泛的细胞损伤。

四、缺氧治疗的病理生理学基础

去除病因或消除缺氧的原因是缺氧治疗的关键一环，如改善肺的通气和换气功能；应用亚甲蓝和维生素 C 等还原剂促进高铁血红蛋白还原；对先天性心脏病患者应及时进行手术治疗；对急性组织性缺氧的患者，应及时解毒。

吸氧是治疗缺氧的基本方法，对各种类型的缺氧均有一定疗效，但因缺氧的类型不同，氧疗的效果有较大差异。由于吸氧可提高肺泡气 PO_2 并促进氧向血液的弥散，从而提高 PaO_2 和血氧饱和度，增加动脉血氧含量；因此吸氧是治疗低张性缺氧患者最有效的方法。高原肺水肿患者吸入纯氧具有特殊的疗效，吸氧后数小时至数日，肺水肿症状可显著缓解，肺部体征随之消失。对伴有由右至左分流的患者，因吸入的氧无法与流入左心的静脉血液起氧合作用，一般吸氧对改善缺氧的作用不明显。

正常情况下，组织从每 100 ml 血液中平均摄取 5 ml 氧，所以吸入高压氧对 PaO_2 正常的缺氧患者可通过增加溶解氧量改善对组织的供氧。血液性缺氧、循环性缺氧和组织性缺氧的共同特点是 PaO_2 和动脉血氧饱和度正常，吸入高浓度氧虽然可以提高 PaO_2，但与血红蛋白结合的氧增加很有限，主要增加的是物理溶解在血浆中的氧量。此外，对一氧化碳中毒的患者，PaO_2 增高后，氧可与一氧化碳竞争与血红蛋白结合，从而加速一氧化碳与血红蛋白解离，有较好的疗效。组织中毒性缺氧的主要问题是细胞利用氧障碍，解除呼吸链酶的抑制是治疗的关键。此时组织供氧多正常，但氧疗可提高血液和组织之间的 PO_2 梯度，增加氧向组织弥散，可有一定治疗作用。

值得注意的是，当吸入性 PO_2 过高时，活性氧产生增加，反而可引起组织、细胞损伤，称为氧中毒（oxygen intoxication）。氧中毒的发生取决于 PO_2 而不是氧浓度。吸入性 PO_2 过高时，由于血液与组织、细胞之间的 PO_2 差增大，氧的弥散加速，组织细胞因获得氧过多而中毒。一般认为氧中毒时细胞受损的机制与活性氧（reactive oxygen species，ROS）的毒性作用有关。

第六节　呼吸系统发育与生理

胚胎在母体子宫内发育，不直接与外界进行气体交换。卵细胞受精以后形成受精卵，经卵裂，形成桑葚胚，进而发育为胚泡，植入母体子宫内膜。通过吸取母体的营养，继续发育。胎儿及其附属结构胎膜和胎盘，被包裹在母体的子宫内。胎盘在妊娠第5周时开始发育，妊娠第10周时的胎盘已经很成熟，并已经具有气体交换、供应营养、排泄废物、防御及内分泌等5大功能。脐带连于胎儿脐部与胎盘之间，脐带中有两条脐动脉和一条脐静脉，是胎儿与母体之间输送营养物质、氧和代谢产物的通道。在胚胎发育期间，胎儿通过胎盘进行气体交换，经母血中摄取 O_2 和排出 CO_2。因此，胎儿的肺没有正式呼吸。与其他系统相比，呼吸系统在出生前后的区别是最大的特点。

一、呼吸系统的发育

呼吸系统的发生除了鼻腔上皮来源于外胚层的鼻窝外，其他部分的上皮均来自内胚层的原始消化管。约在胚胎第4周时，前肠的原始咽腹侧的正中部位出现一条纵形浅沟，称喉气管沟（laryngotracheal groove），此沟逐渐加深，并向咽的腹侧膨出，形成喉气管憩室（laryngotracheal diverticulum），是形成喉、气管、支气管和肺的原基。随着憩室尾端的生长膨大，在憩室与前肠之间的间质增生，形成气管食管隔（tracheoesophageal septum），将腹侧的喉气管憩室与背侧的咽及食管完全隔开，此时的呼吸原基通过喉与咽相通。

（一）喉的发育

喉气管憩室上端开口于咽的部分发育为喉。喉的黏膜上皮由内胚层分化而来，而其软骨、肌组织和结缔组织则来自第4、第6对鳃弓处的间充质。由于间充质迅速增生，形成一个会厌隆起和一对杓状隆起，喉口外形改变，由原来的纵行裂口变成“T”形开口。约在胎儿第10周时，喉壁生长加快，两对鳃弓的间充质分化为甲状软骨、环状软骨和杓状软骨等，形成喉口的基本结构，喉腔两侧壁向外伸展形成1对外侧隐窝，发育为以后的喉室。

（二）气管和支气管的发育

喉气管憩室的中下端发育形成气管。气管生长的速度次于食管，气管的末端逐渐膨大，并分成左右两个肺芽（lung bud），肺芽是支气管和肺的原基。约在胚胎第5周时，左右肺芽分别形成左右支气管，并不断向下外侧生长，伸至原始胸腔的内侧壁内。左支气管较短，水平行走；右支气管较粗，斜行向下。气管和支气管的黏膜上皮由内胚层分化而来，约在胚胎第6周时，上皮从单层柱状上皮逐渐转变为复层柱状上皮，并出现纤毛细胞。胎儿第14周后，上皮逐渐转变为假复层纤毛柱状上皮，还有少量杯状细胞，固有层内可见腺导管，黏膜下层有黏液腺。上皮外的中胚层分化为软骨、肌组织和结缔组织，气管壁的3层结构基本形成。

（三）肺的发育

随着胎儿生长，左支气管先分成2支次级支气管，右支气管分成3支次级支气管；然后次级支气管进一步发育，以分叉的方式反复分支，至第8周末，肺叶支气管形成肺段支气管，左肺8～9支和右肺10支。到胎儿第6个月末，肺内共形成17级支气管分支，出现终末性细支气管（terminal bronchiole）、呼吸性细支气管（respiratory bronchiole）和少量肺泡（pulmonary alveoli）。出生后，支气管树的分支继续发育完善，最终形成约24级分支。

在第 11 周胎儿开始能做吸吮、吞咽动作，表明呼吸器官已开始工作。约第 13 周开始，呼吸运动明显，足以引起羊水在呼吸道中呈潮式运动。第 16 周胎儿开始打嗝，这是呼吸的先兆。第 17 周肺开始活动，并能够不断地吸入和呼出羊水。第 19 周胎儿因呼吸运动胸脯不时起伏，但在胎儿的口腔里流动的是羊水而不是空气。呼吸时常将羊水吸入肺内，故肺泡内充满液体。以后胎儿的呼吸系统逐渐发育，并不断吞咽羊水。第 27 周时胎儿的气管和肺部还未发育成熟，仍在羊水中呼吸，这对他将来真正能在空气中呼吸是一个很好的锻炼。第 28 周时胎儿体重已有 1100 ~ 1400 g，几乎占满整个子宫空间。胎儿的眼睛能够开合，已形成了自己的睡眠周期。此时胎儿经常会把自己的大拇指或其他手指放到嘴里吸吮。第 28 周时胎儿的肺叶尚未发育完全，但是如果此时早产，胎儿可以借助一些医疗设备进行呼吸。因为胎儿在第 7 个月初，支气管树的血液供应逐渐丰富，肺泡上皮数量增多，呼吸性细支气管黏膜上的一些立方细胞逐渐转变成扁平细胞，即Ⅰ型肺泡细胞，还出现了可合成和分泌表面活性物质的Ⅱ型细胞，表面活性物质是一种富含磷脂的脂蛋白混合物，具有降低肺泡表面张力的作用。另外，肺泡隔（alveolar septum）内有丰富的毛细血管，并初步具有气体交换功能，此时出生的早产婴儿护理得当能够存活。由于呼吸系统在出生前并没有正式呼吸，这与其他器官的发育不同，例如第 6 周时心脏就进行有规律的跳动及开始供血，因此在胚胎发育期，呼吸系统发育比较迟缓。一直到妊娠晚期，约第 30 周以后呼吸系统才日趋成熟，第 31 周肺才基本发育完成，为出生后真正实现肺与外界通气和换气做好准备。胎儿在第 31 周肺功能接近成熟，已具备呼吸能力。胎儿吞咽的羊水，经膀胱排泄在羊水中。第 35 周的胎儿肺部发育已基本完成。胎儿如果在此时出生，一般存活率约为 99%。此时，胎动每 12 h 约 30 次，如果少于 20 次预示胎儿可能缺氧，少于 10 次胎儿有生命危险。第 36 周，呼吸运动规则，呈间断性。一般正常表现为呼吸浅快、有规律，每分钟 30 ~ 70 次。即使羊水进入肺泡，吸入的正常羊水也能很容易地被吸收，不致引起胎儿肺部病变。肺是胎儿发育中最后成熟的一个器官，在出生前数周，肺经历一个快速成熟阶段。此时肺泡加大，肺泡壁变薄，肺泡内液体被逐渐吸收，Ⅱ型肺泡细胞增多，表面活性物质的分泌量增加。虽然胎儿的肺在发育过程中并没有正式呼吸，但胎儿的呼吸运动对肺的发育以及呼吸肌的调节具有重要的作用。

一旦分娩出生后，胎儿马上开始呼吸，空气快速进入肺内，肺扩张并充满胸腔。胎儿肺内大多数液体被毛细血管和毛细淋巴管迅速吸收，少量液体在胎儿娩出时通过支气管和气管排出。肺泡内的液体被吸收后，留下的表面活性物质形成磷脂薄层，覆盖在肺泡上皮的表面。当吸气时，空气进入肺泡，表面活性物质能防止液 - 气界面的张力升高。缺乏表面活性物质的肺泡将发生萎缩（肺膨胀不全）。

虽然出生后新生儿和幼儿期的肺仍继续发育，且肺泡数量不断增多，但是胎儿期呼吸系统的发育完善与否直接影响到新生儿的成活率。估计胎儿出生时肺泡的总数约为成人 1/6，出生后的 10 年内又陆续形成大量肺泡。

二、胎儿的呼吸功能

胚胎在母体子宫内不断发育成熟，胚胎、胎膜、脐带和胎盘等被包裹在母体的子宫内。胎盘是胎儿与母体之间进行物质和气体交换的重要器官，脐带是胎儿与母体之间输送营养物质、氧和代谢产物的纽带。任何影响母体（子宫）- 胎盘 - 胎儿统一体的因素，阻碍母体与胎儿间血液循环及气体交换，都会造成胎儿宫内窒息和新生儿窒息。氧在出生前的发育中最为重要，没有足够的氧供可能导致胎儿死亡，或者导致出生后长期的机体不健全或智力受损。因此，了解胚胎发育过程中氧化反应的情况是非常重要的。

由于伦理学的限制和技术上的缺陷，使得我们对人胎儿氧化反应的研究，不论是在正常生理状态下，还是在病理状态下的研究都很有限。到目前为止，关于胎儿氧化反应的知识主要来源于动物实验和在分娩时得到的临床资料。然而，现在经母体子宫获取血样已被允许，因此该技术联合其他无创伤技术使得我们对人胎儿体内的氧平衡有了较多的了解。胎儿 O_2 和 CO_2 的运输以及胎儿的酸碱平衡如下所述。

（一）母体 - 胎儿 O_2 的运输

由于胎儿不直接与外界进行气体交换，因此胎儿的呼吸过程与成人不同，胎儿的氧供主要包括 4 个部分：①母体的肺呼吸，即母体的肺与外界空气之间的气体交换过程；②气体在母体血液中的运输，O_2 从母体肺运送到胎盘；③ O_2 根据浓度梯度跨胎盘扩散；④通过胎儿的心血管系统，O_2 被运送到胎儿各组织。因此，胎儿通过跨胎盘来获取 O_2。单位时间内气体扩散的容积为气体扩散速率（diffusion rate），根据气体扩散的原理，O_2 在胎儿体内的扩散速率受下列因素的影响。

1．胎盘对 O_2 的通透性和面积 气体扩散速率与扩散面积（area，A）成正比，与扩散距离（distance，d）成反比。由于胎儿的 O_2 供必须通过胎盘，因此气体扩散速率与胎盘厚度成反比关系，同时胎盘对 O_2 的通透性、能交换 O_2 的面积等都会影响 O_2 的跨胎盘扩散。足月胎儿的胎盘厚度为 1.0 ～ 4.0 cm，平均 2.5 cm。在胎盘小叶内，绒毛毛细血管中流动着胎儿的血液，绒毛间隙中流动着母体的血液，两种血液之间只隔一层很薄的结构，这就是胎盘膜（placental membrane）。胎儿血液和母体血液之间通过这层胎盘膜进行交换，包括营养物质、气体、代谢废物等。随着胎儿发育，胎盘膜逐渐变薄，物质交换的功能也越来越强。至妊娠晚期，胎盘膜只由合体滋养层、毛细血管内皮和两者之间的基膜构成，厚度不到 20 μm。一般认为，气体、水和电解质是通过简单扩散跨胎盘转运的。来自不同动物的数据提示，母体 - 胎儿 O_2 的运输正常时不受胎盘通透性限制。在血液通过胎盘时，胎盘对 O_2 的通透性是高的，随着胎儿发育，胎盘膜逐渐变薄，因此母体和胎儿血之间 O_2 被认为是完全平衡或几乎完全平衡。

2．气体的分压差 在混合气体中，每种气体分子运动所产生的压力为该气体的分压，不受其他气体或其他分压的影响。在温度恒定时，每一气体的分压取决于其自身的浓度和总压力。两个区域之间的分压差是气体扩散的动力，因此，胎儿 O_2 的运输受到母体和胎儿胎盘血的平均氧分压（或氧溶解浓度）差的影响。分压差大，则扩散快，扩散速率大；反之，分压差小则扩散速率小。

虽然胎盘对 O_2 的通透性较高，但是胎儿血中的氧分压却明显低于母体。分压差值不是因为胎盘屏障对 O_2 的限制，因为胎盘对 O_2 有高通透性。那么，引起母体 - 胎儿的氧分压差值大的可能是其他因素。可能有如下两个原因：第一，胎盘本身消耗 O_2 很多，因而使胎儿这一侧氧分压降低；第二，可能是胎盘内母体和胎儿血流分布的局部不均匀所致，这与成人的通气 / 血流比值在肺尖部和肺底部是不相同的原因类似。

3．气体的分子质量和溶解度 质量轻的气体扩散较快。在相同的条件下，气体扩散速率与气体相对分子质量的平方根成反比。如果扩散发生于气相和液相之间，则扩散速率还与气体在溶液中的溶解度成正比。

4．温度 气体扩散速率与温度成正比。胎儿的体温相对恒定，温度因素可忽略不计。

（二）胎儿 O_2 和 CO_2 的运输

虽然胎儿血管内氧分压无疑是最经常变化的，且与胎儿的氧化反应有关，但是氧分压本身并不能反映胎儿氧供的真实状况。因此，需要估计胎儿的 O_2 运输量和耗氧量。胎儿 O_2 的运输量是 O_2 从胎盘到胎儿的运输率，即脐带血流量和脐带静脉血的氧含量的乘积。只有一部分 O_2 被胎儿消耗，根据 Fick 定律，氧消耗量也等于脐静脉血和动脉血之间氧含量差与脐带血流量的乘积。O_2 的摄取与 O_2 运输之间的比值称为 O_2 的利用分数；O_2 利用分数也可以从脐静脉 - 动脉的氧差除以脐静脉氧含量计算得到。同样也可以计算子宫总的 O_2 运输和消耗量。子宫和胎儿的氧摄取总量等于子宫组织和胎盘 O_2 的消耗率。

1．胎儿血红蛋白与 O_2 的亲和力　羊的实验数据表明，胎羊血管内的氧分压与成年羊相比较低，因此导致较低的血氧饱和度和氧容量。然而，在胎羊脐静脉血的氧饱和度和氧容量只是比成年羊动脉血略低。这主要由两个因素造成：其一，胎羊有较高浓度的血红蛋白，因此可使胎儿血中携带 O_2 的能力增加；其二，更重要的是 O_2 与胎羊血有较高的亲和力，因此胎羊的氧解离曲线比成年羊的曲线左移。所以氧分压的值较低，而胎羊血的氧饱和度和总的氧容量仍然相对较高。虽然 O_2 的亲和力高限制了从血液到组织中 O_2 的解离。然而这一因素对胎羊 O_2 利用的影响很小，如果超过胎儿正常功能，由于氧解离曲线的陡度，即使在动脉和静脉血中氧分压出现相对较小的下降，也会导致氧饱和度较大的下降。

关于不同动物的胎儿和成年后血红蛋白与 O_2 的亲和力的差别可因种族不同而有很大的差异。以 P_{50} 作为成人 - 胎儿差异的指标，P_{50} 是指血氧饱和度达 50% 时的氧分压。在某些动物，例如猫，根本没有差异。血红蛋白与 O_2 的亲和力增加这一机制在某些动物中是相当重要的，因为增加胎儿血液中 O_2 的亲和力与生存有很大的关系。例如在羊、牛、猪中，母体 - 胎儿的氧分压梯度很大，胎儿血的氧分压较低，母体 - 胎儿的 P_{50} 差可达 9 ～ 17 mmHg。若用母羊的血急性替代胎羊的血，则出现预料的氧饱和度和氧容量下降，而且伴随着胎儿 O_2 的运输和消耗降低，以及可能出现代谢性酸中毒，提示输入母羊的血不利于胎羊在子宫内存活。然而，人胎儿的氧分压比羊高，以及母体 - 胎儿的 P_{50} 差异也小。实验发现，马与人类的 P_{50} 值差不多。人和马的胎儿氧分压较高，由此减小了对血红蛋白必须与 O_2 的高度亲和力的需求。

2．O_2 在胎儿组织的运输　因为在胎儿含 O_2 的脐静脉血与从组织回流的去 O_2 血混合后，系统动脉血的氧分压、氧饱和度和氧容量实际上比脐静脉低。而且，因为脐静脉血优先分布到升主动脉，因此升主动脉的氧分压、氧饱和度和氧容量比降主动脉高 10% ～ 20%。但是，胎儿升主动脉和降主动脉的氧容量实际上都比成人低。由于大多数组织有比较多的血流，实际上胎儿 O_2 的运输与成人相同或高一点。由此来估计各器官的耗氧量在胎儿和成人大致是相同的。胎儿的血液流过器官后 O_2 的消耗与成人相同或低一点。肾例外，出生后肾 O_2 的运输和消耗都较高，这反映了出生后肾小球的滤过率和钠重吸收较大。因此综合考虑，主要是因为心排血量较多，胎儿动脉血的低氧分压和氧浓度伴随着器官血流量增多。这对于血管内较低的氧分压似乎是最重要的代偿机制，使得 O_2 的运输能与总的和局部代谢需要相匹配，而且使得胎儿大多数器官 O_2 的摄取比成人低，这可能就是胎儿在氧分压下降到较小时仍能生存的原因。

曾经认为胎儿耗氧量和血管内氧分压是常数，这种观点是根据间歇测量或偶尔测量这两个变化得到的。然而用留置的 O_2 感受器测量妊娠羊，发现胎儿血管内氧分压是持续波动的，经常瞬时性下降 3 ～ 4 mmHg。这种波动是由于子宫收缩以及胎儿骨骼肌周期性增加活动形成呼吸和机体运动所致。以前认为，胎儿氧分压的下降是因为子宫血流瞬时的减少，而其实是因为随着骨骼肌活动增加使得胎儿耗氧量增加 15% ～ 30% 导致氧分压下降，至少与胎儿周期性的呼吸有关。相反，在用神经 - 肌肉阻断药或麻醉后使得胎儿活动减少时，耗氧量减少 8% ～ 23%，并且血管内氧分压增加。因此，胎儿耗氧量与动脉内 O_2 水平之间成反变关系，而这种情况在成人中正常时是不出现的。出生后组织对 O_2 的需求增加是与心排血量、通气和肺内 O_2 的摄取相应增加相匹配。相同的反应需要胎儿子宫血流改变与胎儿 O_2 摄取的瞬时变化相匹配，这是不可能发生的。因此，当胎儿耗氧量增加时，只能从流过胎盘的母体血中摄取较多的 O_2，导致停留在交换面积的母体血中的氧分压下降，当母体血与胎儿血最后达到平衡时脐静脉血的氧分压也下降。当胎儿耗氧量减少时则发生相反的改变。这就引起胎儿动脉内氧分压持续波动，这种情况与成人是完全不同的。

3．胎儿 O_2 的运输和成人的比较 与成年肺血流相比，胎羊脐静脉中相对高的氧容量与胎盘血流较高的体重比率有关，胎羊单位体重的 O_2 运输接近于成人的 2 倍，氧的消耗也是如此。这与胎羊较低的 O_2 摄取相关。子宫 - 胎盘的耗氧率，比胎儿本身的耗氧率高得多，甚至在妊娠晚期，即当胎儿体重（3 ~ 4 kg）比胎盘重量（3 ~ 4 kg）大时，子宫 - 胎盘组织的耗氧率接近总的子宫 - 胎盘耗氧率的 50%。胎儿的耗氧量与单位体重成正比，其范围在 260 ~ 360 μmol/(min·kg)。因此，与出生后不同，胎儿耗氧量与体重之间并没有反比关系。出生后小动物的代谢率较高反映了小动物对于环境而言，需要较大的热消耗来维持体温；而对胎儿来讲，热消耗是不需要的，因为胎儿的体温和子宫内的环境是基本相同的。胎儿的耗氧主要用于维持组织功能和生长，而不是产热。

4．胎儿 CO_2 的运输 胎儿组织代谢产生 CO_2 大致与耗氧率相同，为了保持 CO_2 平衡，胎儿组织产生 CO_2 的速率必须与母体带走 CO_2 的速率相等。在血液中 CO_2 通过碳酸酐酶催化与水化合反应生成碳酸，碳酸再解离为碳酸氯根离子（HCO_3^-）和氢离子（H^+），血液中主要是 CO_2 和 HCO_3^-，碳酸的水平是很低的，HCO_3^- 是 CO_2 在血液中的主要形式，CO_2 也是可逆地与血红蛋白结合。

虽然跨胎盘 HCO_3^- 交换可通过阴离子交换来实现，但是从羊的数据中提示，胎儿 - 母体 CO_2 的转运主要是通过溶解的 CO_2 扩散方式。和 O_2 一样，胎盘对 CO_2 的通透性较高，母体和胎儿、胎盘静脉血之间 CO_2 可达平衡。然而，脐静脉 CO_2 分压比子宫静脉约高 4 mmHg，这一差异可能与前面讨论提到的母体 - 胎儿氧分压差别的原因相同，也就是母体和胎儿、胎盘血流的局部不平衡和胎盘 CO_2 的产生。实际上子宫和脐静脉之间的 CO_2 分压是没有显著差异的。胎羊动脉 CO_2 分压比母体动脉高约 15 mmHg，CO_2 浓度的增加与 pH 轻微下降有关。胎儿 CO_2 分压受母体动脉 CO_2 分压的影响，当母体动脉 CO_2 分压随着通气的增高或降低而改变时，分别引起胎儿 CO_2 分压增加或减少。子宫或脐带血流的减少也可引起胎儿 CO_2 分压急性增加。最常见的研究是通过母体吸入 CO_2 增加 1 h 导致胎儿 CO_2 水平增加（即高碳酸血症）。引起胎儿高碳酸血症产生的结果类似于成人：呼吸刺激和大脑血流增加。胎儿血管内氧分压增加，导致母体和胎儿血液的氧解离曲线出现明显波尔效应。总之，胎儿 CO_2 水平增加的结果是相对无危险的。

（三）胎儿的酸碱平衡

调节胎儿酸碱平衡的基本机制与成人相同。胎儿体内的缓冲系统可以缓冲因新陈代谢不断产生的氢离子而维持细胞内外的相对稳定。血液中含有多种缓冲物质来调节酸碱平衡，例如血浆中的 $NaHCO_3/H_2CO_3$、$NaHPO_4/NaH_2PO_4$ 缓冲对，红细胞内的血红蛋白钾盐 / 血红蛋白、氧合血红蛋白钾盐 / 氧合血红蛋白等缓冲对都是有效的缓冲物质。成人还可通过肾和肺来调节机体 HCO_3^- 和 CO_2。缓冲系统的正常工作非常重要，对胎儿而言更为重要，因为高乳酸血症往往是胎儿氧供减少后的结果之一，所以需要缓冲系统来平衡因缺氧所致的乳酸堆积。当出现乳酸增加时引起相应的氢离子增加，血液中 pH 下降，HCO_3^- 减少，CO_2 的溶解和 CO_2 分压增加。在成人对高酸血症的最初反应是通气增加，从而使 CO_2 分压下降，即提高 pH。胎儿类似的反应需要增加子宫的血流，然而这一反应并不能发生。在胎羊实验中，灌注酸性液体造成代谢性酸中毒，CO_2 分压增加，但是胎羊恢复酸碱平衡的能力很有限，对代谢性酸中毒只产生缓慢的反应，即增加肾对 HCO_3^- 的重吸收以及使酸排出增加。胎羊的肾可以重吸收 HCO_3^- 和排出氢离子，因此在酸超载时可增加酸的排出。但是这种能力比成年羊低，并且随着氧供减少，这种能力进一步降低，且氧供减少可损伤肾功能。因此，胎儿通过 CO_2/HCO_3^- 系统调节酸碱平衡的能力比成人小。

（四）胎儿对低氧的反应

胎儿的氧供减少可由多种因素所致，例如母体的原因，或是胎儿本身，也可以是胎盘的因素。在分析胎儿对低氧的反应之前，先介绍3个经常用的术语：低氧血症（hypoxaemia）、低氧（hypoxia）、窒息（asphyxia）。低氧血症是血液中O_2的浓度降低，而低氧是因为O_2的运输减少所致的组织O_2的消耗减少，窒息则是血液中O_2的浓度下降伴随着CO_2的堆积和高酸血症。必须区分这3种不同的情况，因为胎儿可以是低氧血症而没有低氧。根据出生后标准，胎儿总是处于低氧血症，出生前的正常胎儿血管内的氧分压可有短暂的下降。当脐带的氧供低于正常代谢需要时就会造成胎儿低氧。引起胎儿低氧的因素很多，除了脐带血流减少这一明显因素以外，其他所有引起脐静脉氧含量减少导致胎儿O_2运输减少的因素都可以引起胎儿低氧。引起胎儿O_2运输减少的常见原因是子宫和（或）脐带血流的减少，这种情况多见于分娩时，严重时还可导致胎儿窒息。在妊娠期因母体高血压可使子宫血流和O_2的运输长期减少，由此影响胎儿生长。

各种引起胎儿O_2运输减少的因素已经在许多动物研究中进行了检验，较多实验是在胎羊上进行的，其中有许多代偿机制，包括神经、心血管和内分泌机制。但是最重要的机制是O_2的运输与O_2消耗之间的相互关系：O_2消耗$=O_2$运输 $\times O_2$摄取。

当O_2运输减少时，胎儿为了维持O_2消耗而从血液中增加O_2摄取，用上面公式时是把胎儿看成一个整体，或换句话，就是胎儿为一个独立的生物体。然而，胎儿对于O_2运输减少的这种代偿反应是有限的，但还是起到了对O_2的运输减少的补偿。在妊娠羊，O_2的运输减少50%仍然可以通过增加摄取来补偿，因此O_2消耗没有减少。如果下降更多，O_2摄取增加已达极限，则O_2的消耗就会减少，乳酸血症就会产生，提示此时至少在胎儿某些组织为低氧。

1．胎儿对急性低氧的反应 胎儿对急性低氧（包括1～2 h短时间的氧的运输减少）的心血管反应、代谢反应和行为反应的研究绝大部分都是在动物上进行的。但是近年来，由于子宫血采样和多普勒超声血流检测技术的应用，也能在人的胎儿上确定某些反应。急性低氧时，胎儿的呼吸和机体运动是完全或几乎完全受抑制，这些活动的抑制可能与中脑的某些神经元的激活和脊髓反射的抑制有关。胎儿心排血量重新分配到一些重要的部位，如心、脑、肾上腺等。血液的重新分配机制是心、脑、肾上腺的局部自身调节引起血管舒张，而肺血管是收缩的。如果O_2的运输明显减少，也可以引起其他血管床的灌注减少，例如皮肤、肌肉、骨骼、肾和消化道。这些变化是由于外周化学感受器被激活所致，或因交感神经紧张性增加和血液中儿茶酚胺及血管升压素的水平升高所致。血管收缩引起外周阻力增加，因此胎儿血压上升，血压上升可使心率短暂减慢。如果低氧血症持续超过1 h，接着引起心率加快，然后也可使心排血量轻微增加。但是，因胎儿本身在静息期就具有较高的心排血量，胎儿进一步增加心排血量的能力似乎是有限的，所以这一机制对于O_2运输减少的代偿可能不是重要的。此外，血浆中促肾上腺皮质激素和皮质醇水平增加，而血浆中胰岛素浓度降低。由于胰岛素浓度的降低和儿茶酚胺水平增加，血浆中葡萄糖浓度上升，导致肝糖原储备耗竭。

急性低氧血症时的反应至少有两点是重要的，一是主要骨骼肌的活动受抑制导致O_2的需求减少，二是心血管的调节导致有效O_2优先分布到维持正常生命功能的重要脏器——心和脑，或是重要的内分泌腺——肾上腺。虽然O_2运输到心、脑可维持在足够氧化代谢的水平，但是在体内其他地方并不是如此，尤其在某些器官的灌注压下降时，将使原先O_2运输下降的组织下降更多，并且下降到维持线粒体的电子转运和氧化磷酸化的水平以下。因此，在急性低氧血症时体内出现无氧代谢，而导致胎儿乳酸堆积。如以前提到的那样，胎儿因此降低了对酸碱紊乱的补偿能力。高酸血症将使血红蛋白氧解离曲线右移（Bohr效应），而进一步降低血液中的氧含量，可使血液输送给组织更多的O_2。因此，胎儿O_2的运输减少50%以上，就使外周组织中O_2运输减少了一个循环周期，由此导致

高酸血症并使 O_2 的供应进一步减少，最后心肌功能受损，导致循环衰竭和死亡。

2．胎儿对慢性 O_2 运输减少的反应 如果胎儿 O_2 的运输减少长达几小时则可能使这一过程进行性加剧，对于 O_2 的运输减少在 50% 以内，胎儿与低氧血症有关的补偿反应可维持几天到几周。如前面提到的在妊娠期发生低氧血症往往伴随着复杂的胎儿发育迟缓。在这种情况下，脑、心肌、肾上腺和脐带血流可能会增加，虽然有时与观察的并不一致。但是，其他器官的灌注没有减少，且在急性低氧血症时也没有观察到呼吸运动完全抑制，心率和动脉血压没有改变。胎儿促红细胞生成素水平增加导致血红蛋白浓度和血细胞比容增加，因此血液中氧含量增加。虽然胎儿通过增加 O_2 的摄取来代偿 O_2 运输的下降，但是体内 O_2 的总消耗仍有 20% 左右的下降，至少在胎羊实验中由于脐带血流的减少所致 O_2 的运输慢性减少时是如此的。但是，这种 O_2 消耗得少似乎是胎儿的适应性反应，因为它并不与代谢性酸中毒有关，而可能与胎儿生长减慢有关，因为在许多动物实验研究中观察到胎儿长期低氧血症时出现胎儿生长缓慢。但是，胎儿在子宫内生长迟缓也可能与血浆中葡萄糖和其他合成代谢物质的下降有关，并可能造成生长缺陷。因此，在 O_2 运输下降时维持 O_2 稳态有两个重要因素：一是增加血液中 O_2 的摄取，二是减慢胎儿生长、降低机体对 O_2 的需求。然而增加 O_2 的摄取则降低了对 O_2 运输减少的代偿能力。

三、呼吸器官发育障碍

（一）气管食管瘘

气管食管隔的发育缺陷，致使气管与食管分隔不完全，两者之间有瘘管相连，称气管食管瘘（tracheoesophageal fistula），大多数表现为上半段食管的尾端为盲端，下半段食管与气管相通，少数病例表现为食管中段与气管相通，形成“IH”形气管食管瘘。畸形胎儿常可伴有羊水过多，胎儿吞入的羊水不能通过胃肠道吸收，而是通过气管食管瘘口进入气管，引起肺炎。

（二）喉气管狭窄或闭锁

在喉气管发生过程中，上皮细胞一度过度增生，导致管腔狭窄（stenosis）甚至闭塞（atresia）。随着胚胎的进一步发育，过度增生的上皮细胞退化消失，重建管腔。如细胞退化过程发生障碍，则可出现喉气管狭窄或闭锁。

（三）肺透明膜病

在胎儿发育第 6 个月末，Ⅱ型肺泡细胞开始生成肺泡表面活性物质。表面活性物质对早产儿尤为重要，若Ⅱ型肺泡细胞发育不良，肺泡表面缺乏活性物质，则肺表面张力升高，在呼气时肺泡将发生萎缩，导致呼吸窘迫综合征（respiratory distress syndrome，RDS）。此病约占新生儿死亡率的 20%。如果萎缩肺泡表面的液体中含有较多的蛋白质，则可形成一层透明薄膜，覆盖在肺泡腔面，称为透明膜病（hyaline membrane disease）。近年来，临床上开展应用人工表面活性物质，并用糖皮质激素刺激早产儿合成表面活性物质的方法，能明显降低 RDS 患儿的死亡率，并可使一些妊娠期仅 5 个月就出生的早产婴儿存活。表皮生长因子对胎儿呼吸道上皮的生长有促进作用，能防止肺透明膜病的发生。

（四）长期 O_2 运输减少对胎儿的影响

O_2 的运输减少最严重的结果就是导致胎儿在子宫内死亡。O_2 运输明显减少（> 50%）、长期组织缺氧和进行性代谢性酸中毒可引起心肌衰竭而导致胎死腹中。如果不是如此严重的长期缺氧，在相对比较轻的低氧时，也可能损伤其他器官，如肺、肝、消化道和肾等。器官损伤中最严重的是长期低氧引起胎儿的脑损伤，包括脑瘫等。在许多病例中，由于慢性、严重的 O_2 运输减少和（或）反

复出现的 O_2 运输瞬时减少。即使忽略这些特殊器官损伤，胎儿 O_2 运输减少和低氧血症可增加新生儿的危险性。如前面提到的，急性低氧血症引起胎儿肝糖原耗竭以至于血浆中葡萄糖水平上升，而胎儿主要依靠肝糖原储存以及脂库的能源来维持代谢所需的能量，尤其在胎儿出生时刻，需要肝糖原保证代谢需要，出生后才能通过母乳或牛奶来供能。因此，出生前持续或间歇性 O_2 运输减少可能导致胎儿在出生时没有足够的能量储备以及不能维持正常体温，由此引起的体温过低可损伤神经系统的功能，严重的可引起新生动物的死亡。

（吕翠平　赵毓芳　高俊玲）

参考文献

[1] Willis BC，duBois RM，Borok Z. Epithelial origin of myofibroblasts during fibrosis in the lung [J]. Proc Am Thorac Soc，2006，3（4）：377-382.

[2] Yao HW，Xie QM，Chen JQ，et al. TGF- betal induces alveolar epithelial to mesenchymal transition in vitro [J]. Life Sci，2004，76（1）：29-37.

[3] Willis BC，Liebler JM，Luby-Phelps K，et al. Induction of epithelial-mesenchymal transition in alveolar epithelial cells by transforming growth factor-beta 1：potential role in idiopathic pulmonary fibrosis [J]. Am J Pathol，2005，166（5）：1321-1332.

[4] 高俊玲，田艳霞，张宇新，等. 煤尘致肺泡巨噬细胞氧化损伤的细胞化学研究 [J]. 解剖学报，2000，31（2）：160-163.

第二章

肺的细胞外基质

第一节　细胞外基质的组成

细胞外基质（extracellular matrix，ECM）是指分布于细胞外空间，由细胞分泌的蛋白和多糖所构成的精密有序的网络结构。不仅是支持细胞的支架，还是一个高度动态变化的生长因子和生物活性因子的储存库，通过维持细胞外环境来影响细胞形态、迁移、增殖、分化、存活、死亡、保护、组建等，并参与细胞内外的信号转导，动态的对细胞产生全方位影响[1-2]。上皮组织、肌组织及脑与脊髓中的 ECM 含量较少，而结缔组织中 ECM 含量较高。细胞外基质的组分及组装形式由其所产生的细胞决定，并与组织的特殊功能需要相适应。例如，角膜的细胞外基质为透明柔软的片层，肌腱的则坚韧如绳索。

组成细胞外基质的大分子种类繁多，一般分为 2 大类：多糖（氨基聚糖与蛋白聚糖）和纤维蛋白（胶原蛋白及弹性蛋白、层粘连蛋白和纤连蛋白）。多糖是一些高分子的含糖化合物，构成细胞外高度亲水的凝胶，赋予组织良好的弹性和抗压性。纤维蛋白构成纤维网架，其中胶原蛋白和弹性蛋白发挥结构张力作用，纤连蛋白和层粘连蛋白起黏合作用。

一、多糖

糖胺聚糖（glycosaminoglycan，GAG）链交织构成网络，形成了水化凝胶，各种蛋白质纤维埋藏于凝胶之中；蛋白聚糖（proteoglycan）介导细胞结合到细胞外基质上，并使细胞对生长因子发生反应。

（一）糖胺聚糖

1．透明质酸　透明质酸（hyaluronic acid，HA）是一种唯一不发生硫酸化的氨基聚糖，其糖链超长（氨基聚糖一般由不多于 300 个单糖基组成，而 HA 可含 10 万个糖基）。在溶液中 HA 分子呈无规则卷曲状态。如果强行伸长，其分子长度可达 20 μm。HA 整个分子全部由葡萄糖醛酸和乙酰氨基葡萄糖二糖单位重复排列构成（图 2-1）。由于 HA 分子表面有大量带负电荷的亲水性基团，可结合大量水分子，因而即使浓度很低也能形成黏稠的胶体，其糖醛酸的羧基带有大量负电荷，电荷间的相斥作用使整个分子伸展膨胀，占据很大空间，而在有限的空间内则可产生膨压，赋予组织良好的弹性和抗压性。

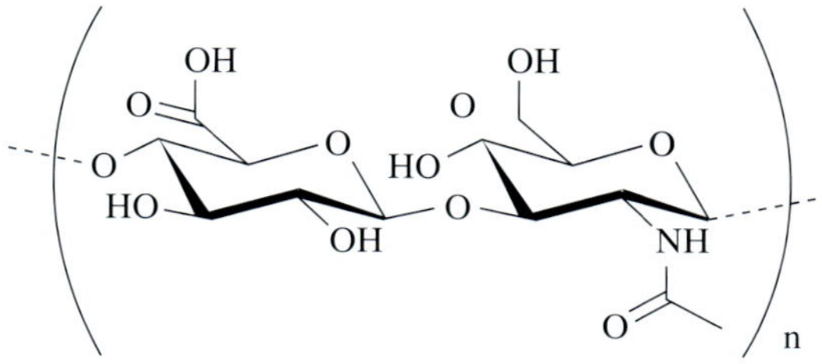

图 2-1　葡萄糖醛酸 - 乙酰氨基葡萄糖二糖单位

HA 是蛋白聚糖的主要结构组分，虽不与蛋白质共价结合，但可与许多种蛋白聚糖的核心蛋白质及连接蛋白质借非共价键结合而参加蛋白聚糖多聚体的构成，在软骨基质中尤其如此。除 HA 及肝素外，其他几种氨基聚糖均不游离存在，而与核心蛋白质共价结合构成蛋白聚糖。

2．硫酸软骨素（chondroitin sulfate，CS） 哺乳动物体内最丰富的氨基聚糖，除大量存在于软骨外，亦存在于皮肤、角膜、巩膜、骨、动脉、心瓣膜及脐带中。其重复二糖单位由葡萄糖醛酸及 N- 乙酰氨基半乳糖组成。硫酸化发生在乙酰氨基半乳糖的 4 或 6 位碳原子（即 C-4 或 C-6）的 -OH 基上，分别称为 4- 硫酸软骨素及 6- 硫酸软骨素（旧称硫酸软骨素 A 及硫酸软骨素 C）。两者间，除硫酸基位置不同，红外光谱差别较明显外，其他许多物理、化学性质都较接近。

3．硫酸皮肤素（dermatan sulfate，DS） 硫酸皮肤素最初是从猪皮中分离出来，后发现它存在于许多动物组织，如胃黏膜、脐带、肌腱、脾、脑、心瓣膜、巩膜、肠黏膜、关节囊、纤维性软骨等中。

DS 的结构、性质与硫酸软骨素相似。硫酸皮肤素与核心蛋白质的连接方式与硫酸软骨素接近，因此曾被称为硫酸软骨素 B。其二糖单位艾杜糖醛酸及 N- 乙酰氨基半乳糖的 C-4 发生硫酸化。

4．肝素（heparin，Hep）和硫酸肝素（heparan sulfate，HS） 肝素因首先在肝中发现和提取而得名。实际上，它广泛分布于哺乳动物组织和体液中。肝素由紧靠血管的肥大细胞产生，并储存于肥大细胞的颗粒中，应一定的刺激而释放，具有抗凝血作用。肝素的生物意义在于它具有阻止血液凝固的特性。目前输血时，广泛以肝素为抗凝剂，临床上也常用于防止血栓形成。

硫酸乙酰肝素在动物组织中广泛存在，且结构多样，同样也具有多种生物活性和功能，包括细胞黏附、调控细胞生长和增殖、发育过程、血液凝固、细胞表面结合脂蛋白脂肪酶和其他蛋白质、血管发生、病毒入侵和肿瘤转移等。HS 还可保护蛋白质不被降解，调控蛋白质通过基底膜转移，介导蛋白质内置。

5．硫酸角质素（keratan sulfate，KS） 首先从角膜的蛋白水解液中分离出来，主要存在于人的主动脉和人、牛的髓核中。婴儿几乎不含硫酸角质素，随着年龄的增长逐渐增加，直到 20 ～ 30 岁时，其含量约占肋软骨中黏多糖总量的 50%。

KS 具有两种不同的类型。来自角膜的硫酸角质素Ⅰ是角膜中唯一的氨基聚糖，来自骨、软骨及髓核等支架组织的硫酸角质素Ⅱ常与硫酸软骨素一起构成蛋白聚糖。硫酸角质素在单糖组成及糖 - 肽连接方式上皆与糖蛋白相似，但因具有重复二糖序列 D- 半乳糖（Gal）及 N- 乙酰氨基葡萄糖（GlcNAc），多硫酸化，故仍归入氨基聚糖类。

（二）蛋白聚糖（Proteoglycan）

蛋白聚糖是氨基聚糖（除透明质酸外）与核心蛋白质（coreprotein）的共价结合物。核心蛋白连接上氨基聚糖构成蛋白聚糖的单体，若干个蛋白聚糖单体通过连接蛋白，以非共价键与透明质酸结合，形成蛋白聚糖多聚体，称聚集素。中间为透明质酸芯，通过芯上的连接蛋白，核心蛋白与透明质酸芯连接（或者蛋白聚糖通过连接蛋白与透明质酸相连）。核心蛋白均含有相应的糖胺聚糖取代结构域，一些蛋白聚糖通过这一结构锚定在细胞表面或细胞外基质的大分子中。一个核心蛋白质分子上可以连接 1 ~ 100 个以上 GAG 链，与一个核心蛋白质分子相连的 GAG 链可以是同种或不同种的。

蛋白聚糖不同于一般糖蛋白，分子量大，含糖量高，可达 95%，多为较长的、不分枝的 GAGs 糖链。如软骨中的蛋白聚糖复合体，氨基聚糖为硫酸软骨素和硫酸角质素，糖链数 130 余条，分子量为 3×10^9，使软骨具有良好的弹性和抗压性（图 2-2）。

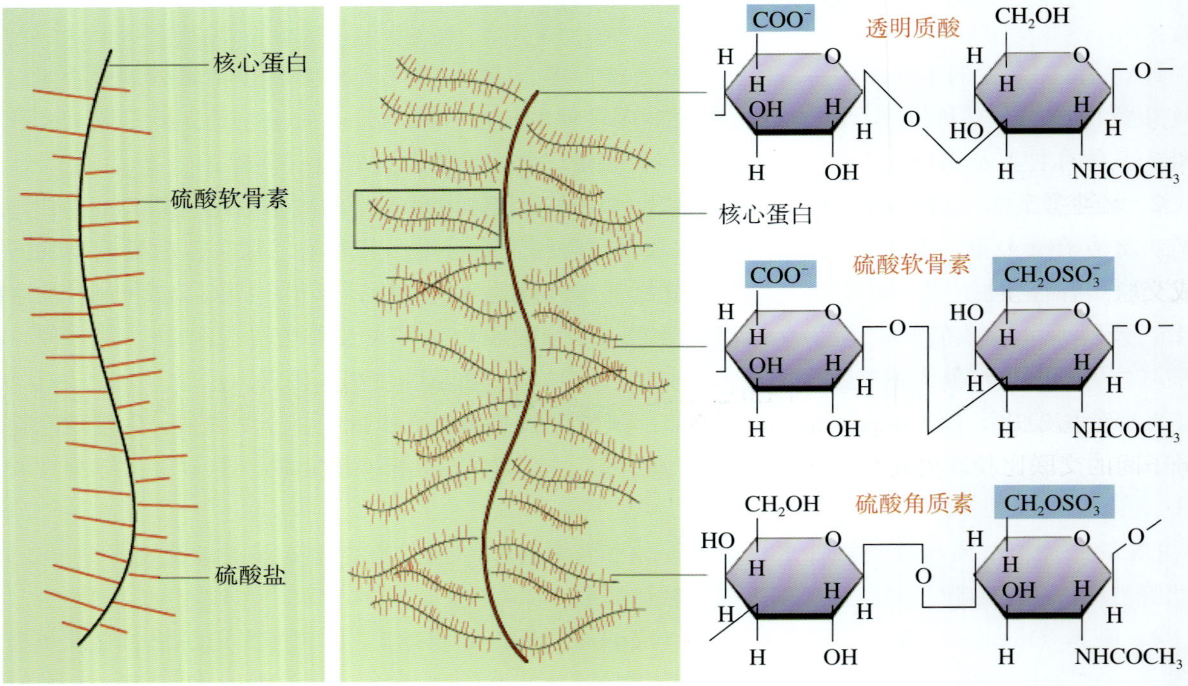

图 2-2 蛋白聚糖结构图

二、纤维蛋白

纤维蛋白可以看作细胞外基质中的骨架，构成纤维网架，包括发挥结构张力作用的胶原蛋白和弹性蛋白、起黏合作用的纤连蛋白和层粘连蛋白。胶原分子装配成的片层网架，既增强了组织的抗张力，又可形成成熟基膜的主要结构。弹性蛋白在基质中形成交联网络，增强了基质的弹性和韧性。结缔组织中，纤连蛋白分别同基质中其他分子和细胞结合，不仅在细胞与基质结合中具有重要作用，而且对细胞的迁移有导向作用。层粘连蛋白于基膜中起黏合作用，除起滤筛作用外，还有许多重要功能，如决定细胞的极性、影响细胞代谢、在细胞质膜附近组织蛋白质结构、诱导细胞分化、引导细胞迁移等。

（一）胶原（collagen）

胶原是细胞外基质中最主要的水不溶性纤维蛋白，是动物体内含量最丰富的蛋白质，约占人体蛋白质总量的 30% 以上。胶原遍布于体内各种器官和组织，是细胞外基质中框架结构，可由成纤维细胞、软骨细胞、成骨细胞及某些上皮细胞合成并分泌到细胞外，构成肌腱、皮肤、软骨、韧带、结缔组织等。目前已发现 20 多种胶原类型，Ⅰ～Ⅳ型胶原研究的较多，各类胶原分子结构有所不同，但基本结构单位均是由 3 条肽链构成的螺旋结构，该螺旋结构单位称为原胶原（tropocollagen）。

胶原纤维的基本结构单位是原胶原，由 3 条肽链以 α 右手螺旋形成棒状结构，长 300 nm，直径 1.5 nm。人类每条肽链约 1050 aa，其中甘氨酸（Glycine，Gly）占 1/3，同时富含脯氨酸（Proline，Pro）和赖氨酸（Lysine，Lys），2 种氨基酸经常羟基化形成羟脯氨酸（Hy-pro）和羟赖氨酸（Hy-lys），Lys 选择性糖基化；不含色氨酸和半胱氨酸，极少酪氨酸。肽链中的氨基酸组成规律的三肽重复序列 Gly-X-Y，X 可为任意氨基酸，多为 Pro，其环状结构稳定 α 螺旋构象，Y 可为任意氨基酸，多为 Hy-pro 或 Hy-lys。作为最小的氨基酸，甘氨酸适合位于紧密的三股螺旋中心。Gly-X-Y 序列使 α 链卷曲为左手螺旋，三股链再绕成右手超螺旋。

（二）弹性蛋白（elastin）

弹性蛋白有两个明显的特征：呈无规则的卷曲状，通过赖氨酸残基相互交联成网状。弹性蛋白是弹性纤维的主要成分，主要位于脉管壁、肺、皮肤、肌腱等处。

1．弹性蛋白的结构　弹性蛋白中疏水性氨基酸含量高达 95%，是高度疏水、非糖基化蛋白。一种是疏水短肽赋予分子以弹性；另一种短肽为富丙氨酸及赖氨酸残基的 α 螺旋，负责在相邻分子间形成交联。弹性蛋白的氨基酸组成似胶原，也富于甘氨酸及脯氨酸，但很少含羟脯氨酸，不含羟赖氨酸，没有胶原特有的 Gly-X-Y 序列，故不形成规则的三股螺旋结构。弹性蛋白初合成时为水溶性单体，分子量为 70 000，称为原弹性蛋白（tropoelastin），原弹性蛋白从细胞中分泌出来后，部分赖氨酸经氧化酶催化氧化为醛基，并与另外的赖氨酸的 ε- 氨基缩合成吡啶衍生物，称为链素。弹性蛋白分子间的交联比胶原更复杂，通过赖氨酸残基参与的交联形成富于弹性的网状结构（图 2-3）。

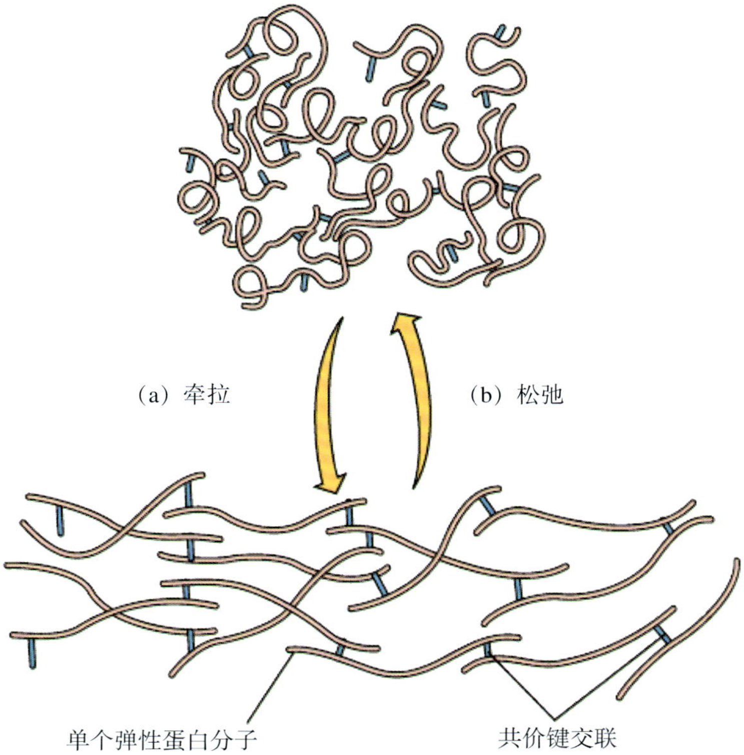

图 2-3　弹性蛋白分析结构

在弹性蛋白的外围包绕着一层由微原纤维构成的壳。微原纤维是由一些糖蛋白构成的。其中一种较大的糖蛋白是 fibrillin，为保持弹性纤维的完整性所必需。在发育中的弹性组织内，糖蛋白微原纤维常先于弹性蛋白出现，似乎是弹性蛋白附着的框架，对于弹性蛋白分子组装成弹性纤维具有组织作用。老年组织中弹性蛋白的生成减少，降解增强，以致组织失去弹性。

2．功能 弹性纤维与胶原纤维共同存在，赋予组织以弹性。

（三）纤连蛋白（fibronectin，FN）

纤连蛋白广泛存在于动物界，从淡水海绵到人类，在体内的分布十分广泛，如血浆、各种体液、基膜、细胞间隙、细胞表面。FN 是一种大型的糖蛋白，分子含糖 4.5% ～ 9.5%，糖链结构依组织细胞来源及分化状态而异。FN 以可溶形式存在于血浆（0.3 mg/ml）及各种体液中，总称血浆 FN；以不溶形式存在于细胞外基质及细胞表面，总称细胞 FN，可将细胞连接到细胞外基质上。

纤连蛋白的结构 各种 FN 均由相似的亚单位（220 kD 左右）组成，两个或两个以上的亚单位通过肽链 C 端形成的二硫键交联而成 FN。每条 FN 肽链约含 2450 个氨基酸残基，由三种类型的模块重复排列构成，不同肽链结构亚单位具有极为相似的氨基酸序列。每一肽链亚单位可构成 5 ～ 7 个有特定功能的球形结构域，由对蛋白酶敏感的肽段连接（图 2-4）。不同的球形结构域可分别与不同的生物大分子或细胞表面受体结合，是一种多功能分子，有些结构域能与其他 ECM（如胶原、蛋白聚糖）结合，使细胞外基质形成网络，有些能与细胞表面的受体结合，使细胞附着于 ECM 上。所有肽链亚单位都是由同一基因编码的产物，转录后由于拼接上的不同而形成多种异型分子，在人体中目前已鉴定的 FN 亚单位就有 20 种以上。血浆 FN（450 kD）是由二条相似的肽链在 C 端借二硫键联成的 V 字形二聚体，而细胞 FN 为多聚体（图 2-5）。

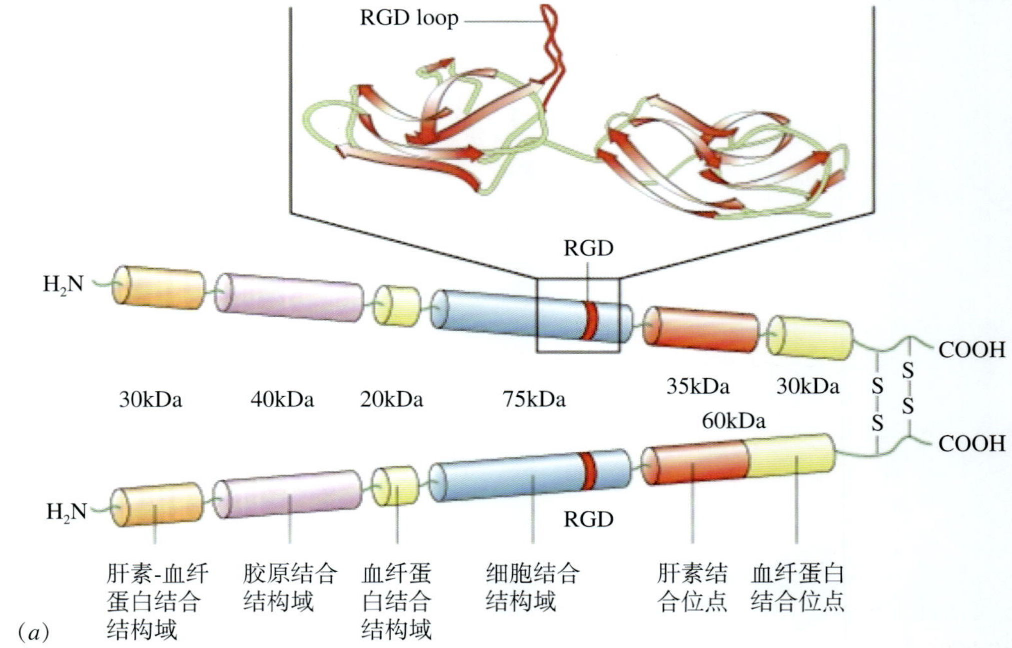

图 2-4 FN 的结构模型（John Whey and Sons，1999）

与胶原不同，FN 不能自发组装成纤维，而是通过细胞表面受体指导下进行的，FN 肽链中的 Arg-Gly-Asp（RGD）三肽序列为细胞表面的各种 FN 受体识别与结合的最小结构单位。RGD 序列可与细胞表面的整合素结合，将细胞连接到细胞外基质上（图 2-6）。

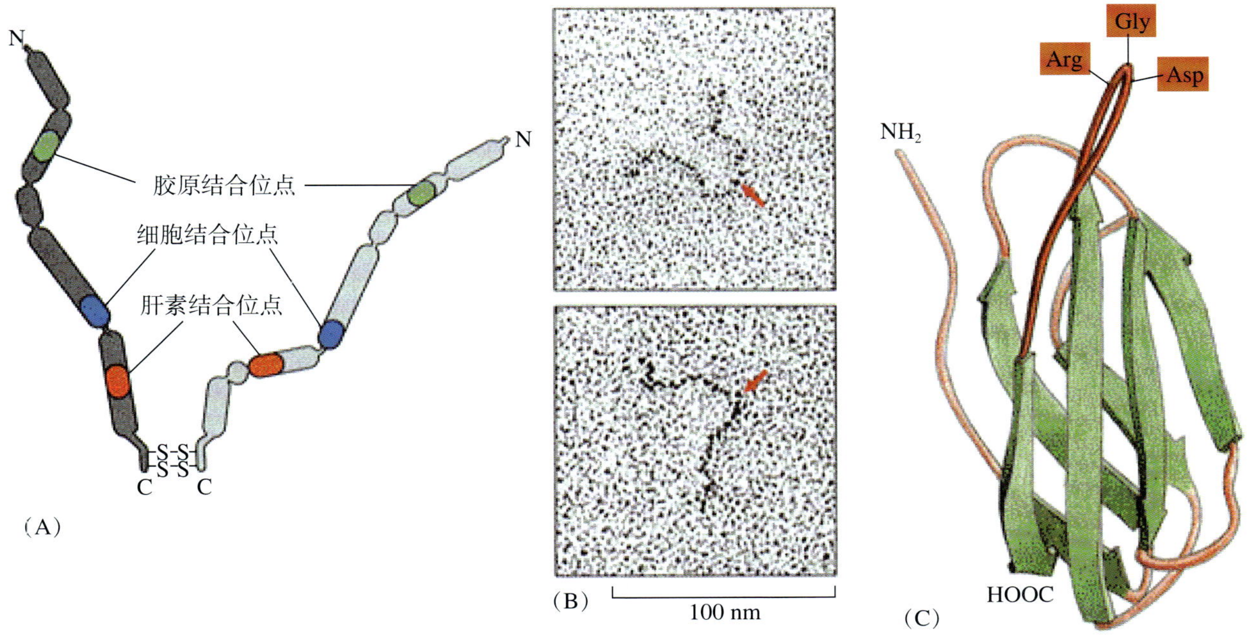

图 2-5　纤连蛋白的分子结构和电镜图

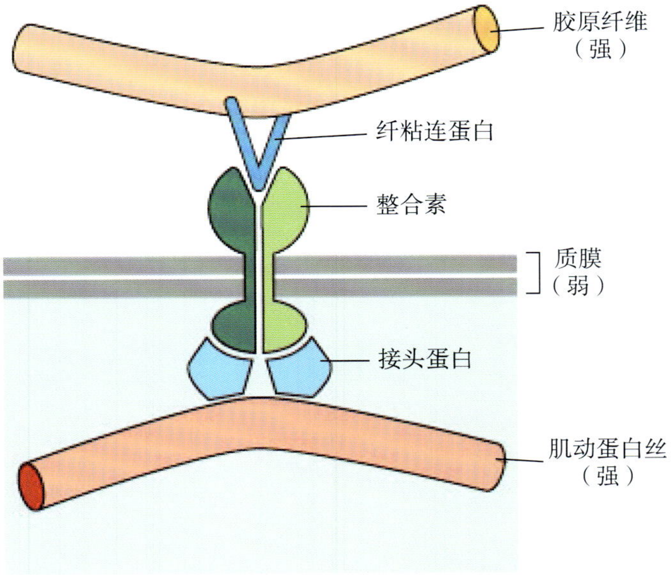

图 2-6　细胞通过 FN 连接细胞外基质

（四）层粘连蛋白（laminin，LN）

层粘连蛋白是一种大型的糖蛋白，含糖量很高（占 15% ～ 28%），具有 50 条左右 N- 连接的糖链，是迄今所知糖链结构最复杂的糖蛋白，动物胚胎及成体组织的基膜的主要结构组分之一。现已发现 7 种 LN 分子，8 种亚单位。与 FN 不同的是，这 8 种亚单位分别由 8 个结构基因编码。细胞常通过层粘连蛋白固定于基膜上；受体是整合蛋白家族，介导细胞黏附，促成细胞迁移。

层粘连蛋白由 3 条肽链（a、ß、γ）组成，通过二硫键交联形成了一个不对称的“十”字分子，分子量约 820 kDa，其中 α 为重链（A 链），β、γ 为轻链（B_1 链和 B_2 链）（图 2-7）。α 链包括 α_1、

α_2、α_3三种，α_1即A链，α_2即M链；β链包括β_1、β_2、β_3三种，β_1即B1链，β_2为S链；γ链包括γ_1、γ_2两种，γ_1即B2链。此8条链组成了7种不同的LN分子，分别称为LN1-7，LN的分子量为950 D，沉降系数为11.5%。LN具有α螺旋和β结构、非周期性重复结构，分别占30%、15%及55%。结构上呈现不对称的十字形，由一条长臂和三条相似的短臂构成，十字形分子的3条短臂各由3条肽链的N端序列构成，每一短臂包括2个球区及2个短杆区；长臂由3条肽链的近C端序列共同构成杆区。末端大球区由α链C端序列卷曲而成，是与肝素结合的部位。至少存在两个不同的受体结合部位：与Ⅳ型胶原的结合部位；与细胞质膜上的整合素结合的RGD序列。

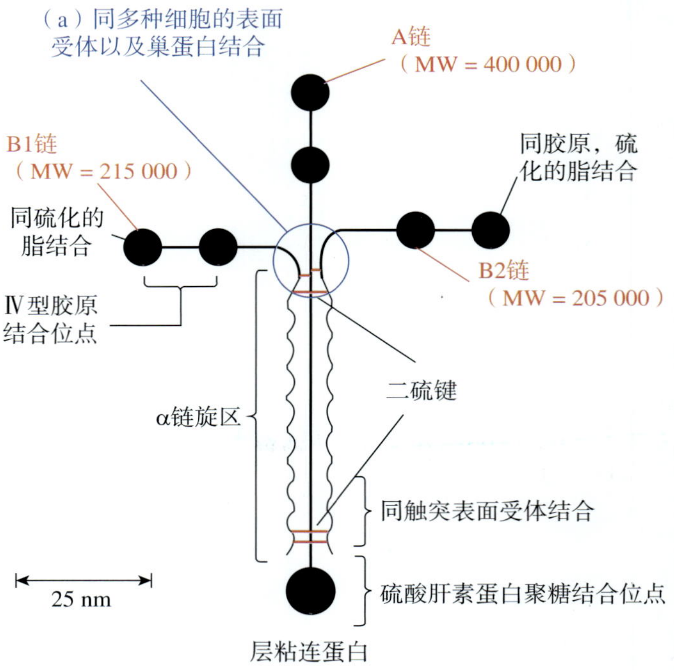

图2-7 层粘连蛋白的结构模型

第二节 细胞外基质的分布

一、常见氨基聚糖的分子特性及组织分布

氨基聚糖的分子特性及组成分布见表2-1。

表2-1 氨基聚糖的分子特性及组织分布

氨基聚糖	二糖单位	硫酸基	分布组织
透明质酸	葡萄糖醛酸-N乙酰葡萄糖	0	结缔组织、皮肤、软骨、玻璃体、滑液
硫酸软骨素	葡萄糖醛酸-N乙酰半乳糖	0.2～2.3	软骨、角膜、骨、皮肤、动脉
硫酸皮肤素	葡萄糖醛酸或艾杜糖醛酸-N-乙酰葡萄糖	1.0～2.0	皮肤、血管、心、心瓣膜
硫酸乙酰肝素	葡萄糖醛酸或艾杜糖醛酸-N-乙酰葡萄糖	0.2～3.0	肺、动脉、细胞表面
肝素	葡萄糖醛酸或艾杜糖醛酸-N-乙酰葡萄糖	2.0～3.0	肺、肝、皮肤、肥大细胞
硫酸角质素	半乳糖-N乙酰葡萄糖	0.9～1.8	软骨、角膜、椎间盘

二、常见的胶原类型及其在组织中的分布

α 链是胶原的基本亚单位，不同的 α 链组合生成不同类型的胶原。目前已发现 25 种不同的 α 链，28 种胶原。其中Ⅰ～Ⅲ型胶原含量最丰富，形成类似的纤维结构，但并非所有胶原都形成纤维。主要的胶原类型及分布见表 2-2。

表 2-2 主要的胶原类型及分布

类型		分子组成	结构	分布位置	主要功能
纤维形成胶原	Ⅰ	[α1（Ⅰ）]2 [α2（Ⅰ）]	300 nm 分子，67 nm 横纹的原纤维	皮肤、肌腱、韧带及骨	抵抗拉力
	Ⅱ	[α1（Ⅱ）] 3	300 nm 分子，67 nm 横纹的原纤维	软骨、玻璃体	抵抗压力
	Ⅲ	[α1（Ⅲ）] 3	67 nm 横纹的原纤维	皮肤、肌肉、结缔组织、血管，常与Ⅰ型共分布	维持能伸缩器官的结构
	Ⅴ	[α1（Ⅴ）] 3	390 nm 分子，N- 末端球形结构域	胎儿组织、皮肤、骨、胎盘	参与Ⅰ型胶原的功能
	Ⅺ	[α1（Ⅺ）] [α2（Ⅺ）] [α3（Ⅺ）]	300 nm 分子	软骨	参与Ⅱ型胶原的功能
片层形成胶原	Ⅳ	[α1（Ⅶ）]2 [α1（Ⅳ）]	2- 维交联网络	基底膜的基板、外侧板	支持，过滤
连接 / 锚定胶原	Ⅶ	[α1（Ⅶ）] 3	450 nm，每端具有球形结构域	上皮基底膜	连接
	Ⅸ	[α1（Ⅸ）] [α2（Ⅸ）] [α3（Ⅸ）]	200-nm 分子	软骨，玻璃体	结合糖蛋白
	Ⅻ	[α1（Ⅻ）] 3	大 N- 末端结构域	胎盘，皮肤，韧带	与Ⅰ型胶原相互作用
	XⅣ	[α1（XⅣ）] 3	大 N- 末端结构域；十字形分子	胎盘，骨	增强纤维形成

第三节 细胞外基质的生物学作用

一、氨基聚糖和蛋白聚糖的生物学作用

1．氨基聚糖及蛋白聚糖 是细胞外基质的重要成分之一，可与细胞外基质中的胶原、纤粘连蛋白、层粘连蛋白及弹性蛋白结合，构成具有组织特异性的细胞外基质。

2．使组织具有弹性和抗压性 例如软骨中的蛋白聚糖是最大巨分子之一，赋予软骨以凝胶样特性和抗变形能力。软骨及长骨的骨骺含较多硫酸软骨素蛋白聚糖。硫酸软骨素的保水性（由糖基的多羟基及多阴离子决定）使其占据一定的空间，具有一定的容量，这对于骨骺的生长板尤其重要。

3．对物质转运有选择渗透性 蛋白聚糖的糖基纵横交错，构成高度水化孔胶样物，孔的大小和

电荷密度可调节对分子及细胞的通透性，如肾小球基膜中的硫酸软骨素蛋白聚糖对原尿的生成即具有筛滤作用。

4．角膜中蛋白聚糖具有透光性 角膜中的蛋白聚糖主要含硫酸角质素及硫酸皮肤素，且蛋白质的含量较高，硫酸软骨素、硫酸角质素高度硫酸化使基质脱水变得致密，阻止血管的形成，使角膜柔软、具有透光性，角质化亦有保护功能。

5．氨基聚糖具有抗凝血作用 氨基聚糖可与血浆蛋白结合。例如，肝素可与凝血相关的几种凝血因子（如因子X及凝血酶）及抗凝血酶Ⅲ（血浆α2糖蛋白）结合，从而抗凝血。

6．细胞表面的氨基聚糖有传递信息作用 蛋白聚糖可视为细胞外的激素富集与储存库，可与多种生长因子结合，完成信号的传导。

7．氨基聚糖与蛋白聚糖与组织老化有关 哺乳类动物组织中的氨基聚糖的种类及含量随生长、发育及年龄而变动。例如，胚胎发育早期，皮肤中的氨基聚糖几乎全部由透明质酸及硫酸软骨素组成。3个月胎儿的皮肤中透明质酸及硫酸软骨素的含量为成人者的20倍，5个半月的胎儿为5倍，足月胎儿为2倍。在胚胎发育过程中胶原纤维逐渐形成，它们的一部分又逐渐被硫酸皮肤素取代。至70岁以后胶原纤维周围的氨基聚糖含量显著降低，同时硫酸皮肤素所占的比重显著增加。

关节软骨中的蛋白聚糖亦随年龄的增长出现量与质的改变：总量逐渐减少，硫酸角质素逐渐取代硫酸软骨素，糖所占比重下降，蛋白质所占比重相对增加，从而导致组织的保水能力及弹性减弱。可见，氨基聚糖及蛋白聚糖与老化过程有关。

8．透明质酸的功能 HA主要存在于成体的结缔组织、皮肤、关节液、软骨及玻璃体液等处，构成这些部位的组织基质，起抵压、强化、弹性和润滑作用。由于表面有大量亲水基团，HA可结合大量水分子形成凝胶，在组织创伤、早期胚胎中尤为丰富，作为胚胎发育早期的空间填充物，用于组织器官定形（如心脏形成），促进伤口愈合。在胚胎发育过程中，HA促进细胞迁移和增殖，是增殖细胞和迁移细胞的胞外基质主要成分，使细胞保持彼此分离，易于运动、迁移和增殖，防止细胞在增殖够数或迁移到位之前过早进行分化。当细胞迁移达到特定的部位或增殖达到足够的数量时，透明质酸酶便将其降解。因此，在这个阶段，透明质酸的作用应是防止细胞过早分化。在组织分化及成熟阶段，透明质酸含量逐渐降低，同时伴有其他硫酸化氨基聚糖成分增多。

HA和HAase是细胞外基质的重要成分，与肿瘤细胞侵袭、转移密切相关，但其机制仍未被阐明。

9．血型 从人体分离出来的ABO及Lewis血型物质是糖蛋白或糖脂，即在肽链的骨架上连接着一些糖的侧链，这些糖链便是特异性决定簇。ABO及Lewis血型物质的特异性决定簇很相似，只是在糖链上个别糖的种类或同一种糖由于存在位置不同，就显出不同的特异性。比如A与B的抗原特异性，A抗原决定簇在糖链的终末端是一个N-乙酰半乳糖胺（GalNAc），而B抗原决定簇在糖链的终末端却是一个D-半乳糖（Gal）。1981年已有学者用绿咖啡豆酶（半乳糖苷酶）作用于B型红细胞，切去B抗原上的半乳糖，从而使B型转变成O型获得成功。

二、胶原的功能

胶原在胞外基质中含量最高，刚性及抗张力强度最大，构成细胞外基质的骨架结构，细胞外基质中的其他组分通过与胶原结合形成结构与功能的复合体。

1．在不同组织中，胶原组装成不同的纤维形式，以适应特定功能的需要。哺乳动物皮肤中的胶原编织成网，具有抗衡来自不同方向的拉力的作用；肌腱中的胶原纤维沿肌腱的长轴平行排列，使肌腱拥有很强的韧性，能够承受极大的拉力；在角膜、骨、横膈肌腱中，胶原纤维形成胶合板样多片层结构，使角膜既透明又具有一定的强度；Ⅳ型胶原以三维网格形式构成各种上皮组织基底膜的网架结构。

2．参与细胞的增殖和分化　胶原具有促进细胞生长的作用，如肝细胞等在含有胶原的培养基上生长较快，是细胞黏附的重要基质成分；胶原还可以诱导细胞分化。

3．胶原可被胶原酶特异降解，而参与胞外基质信号传递的调控网络中，协助完成细胞生长、黏附、运动、增殖、分化。

4．与发育有关　哺乳动物在发育的不同阶段表达不同类型的胶原，例如在胎儿皮肤中含有大量的Ⅲ型胶原，随着发育的进程，Ⅲ型胶原逐渐被Ⅰ型胶原取代。

5．器官纤维化　胶原生成失衡，大量的胶原在器官中沉积，影响器官的功能。

三、纤连蛋白的功能

1．促进血液凝固、创伤愈合和细胞吞噬作用。创伤时，FN 与其他纤维蛋白结合，在伤口处能吸引成纤维细胞、平滑肌细胞和内皮细胞向伤口迁移，细胞在此形成肉芽，再渐次纤维化成瘢痕，并刺激上皮细胞增生使伤面修复。在血凝块形成中，纤连蛋白促进血小板附着于血管受损部位。

2．在炎症反应中，FN 能吸引网状内皮细胞、中性白细胞及巨噬细胞到达炎症地点，进行免疫应答。

3．通过与细胞表面受体结合，介导细胞和细胞外基质粘着，进而调节细胞的形状和细胞骨架的组织，促进细胞铺展

4．在胚胎发生过程中，纤连蛋白对于许多类型细胞的迁移和分化是必需的。

5．转化细胞及肿瘤细胞表面的 FN 纤维减少或缺失，与癌细胞的扩散有关。

一些 ECM 蛋白可能参与到促 FB 分化机制。纤连蛋白（fibronectin，FN）是 ECM 的重要组分，其能结合其他 ECM 蛋白协助形成网状结构。FN 的 mRNA 选择性剪接区域（extra domain A，EDA）发生保留性剪接而产生 EDA 片段阳性的 FN 亚单位（EDA^{+}-FN）。PF 的 ECM 内含有高水平的 EDA^{+}-FN，其能够通过整合素 $\alpha_4\beta_1$ 介导 FB 的活化[10]，FB 活化后继而上调 FN 的表达和分泌，并更快的募集 FN 形成纤维状网状结构进而加速 ECM 的重塑，这是 MF 在 PF 组织内产生并持续存在的可能原因。但在肝纤维化的研究中 FN 却能够减少 LOX 的释放而降低 TGF-β 的生物效能，最终起到抗纤维化的作用[13]，因此 FN 在纤维化中的具体作用机制还有待进一步明确。

四、层粘连蛋白的功能

1．细胞通过层粘连蛋白锚定于基膜上，是动物胚胎及成体组织的基膜的主要结构组分之一，与Ⅳ型胶原一起构成基膜，是胚胎发育中出现最早的细胞外基质成分。基膜是上皮细胞下方一层柔软的特化的细胞外基质，也存在于肌肉、脂肪和施万细胞周围。它不仅仅起保护和过滤作用，还决定细胞的极性，影响细胞的代谢、存活、迁移、增殖和分化。基膜中除 LN 和Ⅳ型胶原外，还具有 entactin、perlecan、decorin 等多种蛋白，其中 LN 与 entactin（also called nidogen）形成 1∶1 紧密结合的复合物，通过 nidogen 与Ⅳ型胶原结合。

2．层粘连蛋白在胚胎发育及组织分化中具有重要作用，能够影响细胞的生长、迁移和分化。LN 还能够刺激胚胎中神经轴的生长，并促进成年动物的神经损伤后再生。

3．层粘连蛋白也与肿瘤细胞的转移有关。

第四节 整 合 素

一、整联蛋白在细胞与 ECM 相互关系中的作用

ECM 与相邻细胞的生理关系甚为密切，在其间的结构关系中，整联蛋白（integrin）起着关键的作用。整联蛋白为一大类跨膜糖蛋白，是大多数基质蛋白如胶原、纤连蛋白、层连蛋白等的受体，胞外端连接细胞外基质（或细胞），细胞质端经其他蛋白与肌动蛋白丝结合，因此它是细胞与细胞外基质之间的跨膜桥梁。整联蛋白与 ECM 的结合是受体与配体的结合关系，在介导细胞与细胞外基质或与其他细胞之间的黏附中具有重要作用。

（一）整联蛋白的分子结构

整联蛋白分子是由 α 和 β 两个亚基组成的异二聚体穿膜糖蛋白。两个亚基肽链大体上可划分为 3 个区段，即细胞外区、穿膜区和细胞质区。α 链的大肽链的头端折叠成 3 ~ 4 个二价阳离子结合位点。β 肽链约为 100 kDa，与 α 链形成非共价结合。整联蛋白与配体的结合依赖于 Ca^{2+} 或 Mg^{2+}（因蛋白种类而异）。α 亚基的细胞外区顶端有一 β 片结构，由 7 个叶片组成，称为 β 推进器。β 亚基没有 β 推进器，但也有 1 个 I 区，含有配体结合部位。两个亚基的顶端结合有二价阳离子（Mg^{2+} 和 Mn^{2+}），二价阳离子有助于保持整联蛋白的活性。

（二）整联蛋白的功能

1．细胞内外结构和通讯桥梁 整联蛋白在质膜外可同 ECM 结合（有的整联蛋白只能同一种基质大分子结合；有些可同几种基质蛋白分子结合）。如成纤维细胞上的整联蛋白既可同胶原结合，也可同纤连蛋白和层粘连蛋白结合。整联蛋白的胞内部分经踝蛋白和 α- 辅肌动蛋白与应力纤维（stress fibers）相连，使细胞外基质与细胞骨架建立了联系。

细胞外基质与细胞骨架间的相互影响是通过整联蛋白来实现的。如果整联蛋白失活，则会解除 ECM 与细胞骨架的相互关联。例如在癌细胞中，同纤连蛋白相结合的整联蛋白的细胞质尾端，一个酪氨酸残基发生磷酸化，降低了整联蛋白分子同踝蛋白（talin）的结合能力，导致癌细胞不易与纤连蛋白黏合（贴壁性下降）。

2．细胞运动 细胞的运动和迁移现象在胚胎发生和成体中均广泛存在，例如胚胎形态建成运动和成体炎症反应都是在整联蛋白与细胞外基质相互作用的导引下迁移到特定组织部位。

3．细胞分化 骨髓造血干细胞的增殖和分化即与整联蛋白密切相关。造血细胞表面有 $\alpha_4\beta_1$ 整联蛋白，造血细胞只有与骨髓基质细胞（stroma cell）分泌的纤连蛋白结合，才能增殖和分化，结合的位点是 -EILDV-（-Glu-Ile-Leu-Asp-Val-）。$\alpha_4\beta_1$ 也可直接与基质细胞上的 CAM-1（VCAM-1）结合，到分化后期，造血细胞 $\alpha_4\beta_1$ 的表达减少，导致血细胞与细胞外基质和基质细胞脱离，进入了血循环。

4．凝血反应 整联蛋白与 ECM 的结合总是处于粘着状态，但血细胞则不同，其整联蛋白只有在被激活后才能介导细胞黏合。例如，当血小板受到损伤血管信号或其他信号的刺激时而被激活，启动了细胞内的信号传递途径，随即激活了血小板膜上的 β_3 整联蛋白，整联蛋白发生了构象变化，引起其细胞外部分与血纤蛋白原（fibrinogen）紧密结合，从而使血小板凝集，形成了血凝块。

5．白细胞的反应 白细胞表面带有由 β_2 亚基组成的整联蛋白，可使白细胞与感染部位的内皮细

胞牢固结合，然后离开血流，进入发炎部位。如果发生遗传性的“白细胞黏合缺陷症”，不能合成 β_2 亚基，则容易感染细菌。

6．激活细胞内信号传递级联途径　整联蛋白在细胞同 ECM 或其他细胞的接触部位发生群集，可激活细胞内某些信号传递途径，例如激活肌醇磷脂途径和引起细胞内某些蛋白质（包括酪氨酸激酶）的 Tyr 残基磷酸化。信号传递要求整联蛋白和生长因子受体协同作用，才能引起细胞发生反应。如果细胞不通过整联蛋白与 ECM 结合，生长因子则不能刺激细胞增殖。ECM 对细胞的各种活动（如形状、极性、运动、代谢、发育和分化等）的影响，都是要通过整联蛋白。整联蛋白激活的信号传递途径，最后大都要影响到基因表达。

第五节　细胞外基质代谢

一、透明质酸的合成与降解

透明质酸由膜蛋白 - 透明质酸合成酶（hyaluronic acid synthase，HAS）合成。脊椎动物有三种透明质酸合成酶（HAS1，HAS2，HAS3），它们通过反复交替加入底物——尿苷二磷酸 -α-N- 乙酰葡糖胺及尿苷二磷酸 -α-D- 葡萄糖醛酸而延长透明质酸链，新产生的多糖透过细胞膜进入细胞外。透明质酸酶（hyaluronidase，HAase）是一组降解 HA 的内源性糖苷酶的总称，它们的酶切位点是 D-葡萄糖醛酸和 N- 乙酰氨基葡萄糖之间的 β-1，4 糖苷键。目前人体内已检测到 6 种 *HAase* 基因，分别为 *HYAL1*、*HYAL2*、*HYAL3*、*HYAL4*、*PH20* 和 *HYALPl*。分成两组，分别位于 3p21.3（*HYAL1*、*HYAL2*、*HYAL3*）和 7q31.3（*HYAL4*、*PH20*、*HYALPl*），每组内的基因紧密相连[2]，其中对 *HYAL1*、*HYAL2* 和 PH20 有较深入研究。*HYALl* 型是最早从人的血浆和尿液中纯化出来的 *HAase*，也被认为是体内及肿瘤组织中最重要的 *HAase*[4]，理化性质已在基因和蛋白水平上得到证实，其最佳 pH 范围为 4.0 ~ 4.3，当 pH 为 4.5 时，酶活性相当于最大活性的 50% ~ 80%[5]。

二、肝素和硫酸肝素

两者结构共同点：①二糖重复单位由艾杜糖醛酸（GlcUA）或葡萄糖醛酸（GlcNSO4）和乙酰氨基葡萄糖（GlcNAc），数目一般为 100 个左右；②连接方式为 [-(GlcUA-GlcNAc) n-(GlcUA-]。二糖重复单位外还含有糖醛酸分子。

肝素（heparin，Hep）/ 硫酸乙酰肝素（heparan sulfate，HS）的生物合成是在高尔基体内通过复杂的多酶体系完成。首先，一个木糖（Xyl）残基、两个半乳糖（Gal）残基和一个葡糖醛酸（GlcA）残基逐步连接到核心蛋白的特殊丝氨酸残基上[9]，从而形成连接子四糖 β-GlcA-(1,3)-β-Gal-(1,3)-β-Gal-(1,4)-β-xyl，它是合成 Heparosan 的模板[11]。1,4- 位键连接的 GlcNAc 和 GlcA 单糖单元交替连接到连接子四糖上构成肝素多糖链，从而形成 Heparosan。然后在一系列酶的加工下将 Heparosan 转化为肝素 / 硫酸乙酰肝素：N- 去乙酰化酶 /N- 磺酸基转移酶（NDST），可以将 GlcNAc 单元上的 N- 乙酰基脱除并对裸露出来的氨基进行硫酸化修饰；C-5- 位差向异构酶（C-5-Epi）通过对 GlcUA 的 C-5- 位构型翻转将其转化为 L- 艾杜糖醛酸（L-IdoA）；2- 位 O- 磺酸基转移酶（2-OST）对 IdoA 的 C-2- 位羟基进行硫酸化；3- 位和 6- 位 O- 磺酸基转移酶（3-OST 和 6-OST）催化葡萄糖胺单元的

C-3- 位和 C-6- 位羟基引入磺酸基[3]。肝素和硫酸乙酰肝素的合成的差异发生在最后一步：已修饰的肝素蛋白聚糖的多糖链经内切 β-D- 葡糖醛酸糖苷酶在一些 GlcA 残基处裂解以得到更短的游离肝素链；内切硫酸酯酶通过减少 O- 硫酸化基团的数目，参与硫酸乙酰肝素的硫酸化模式[10-11]合成过程如下。

①合成核心蛋白多肽链：在内质网核糖体上进行。②在高尔基体内进行糖链延长或加工：多糖链在高尔基体囊腔中装配到核心蛋白上。首先加上的是一个四糖的引物（Xyl-Gal-Gal-GlcUA，- 木糖 - 半乳糖 - 半乳糖 - 葡糖醛酸）连接到核心蛋白的丝氨酸（Ser）残基上，作为多糖链生成的引子。③在高尔基体中由专一性的糖基转移酶将单糖基逐个加上去，糖醛酸由 UDPGA 提供；单糖要由 UDP 活化；硫酸由 PAPS 提供；糖胺氨基来自于 Gln。④在高尔基体中糖基被修饰：发生硫酸化和差向异构化。

蛋白聚糖并不都是细胞外基质成分，而是质膜的整合成分。蛋白聚糖见于所有结缔组织、细胞外基质及许多细胞表面。显著特点是多态性，不同的核心蛋白，不同的氨基聚糖。

三、胶原的代谢

胶原的合成、装配与降解（Ⅰ～Ⅲ型）（图 2-8） 胶原主要由成纤维细胞、软骨细胞、成骨细胞、上皮细胞分泌，其生物合成可分为细胞内合成和细胞外装配两大阶段。

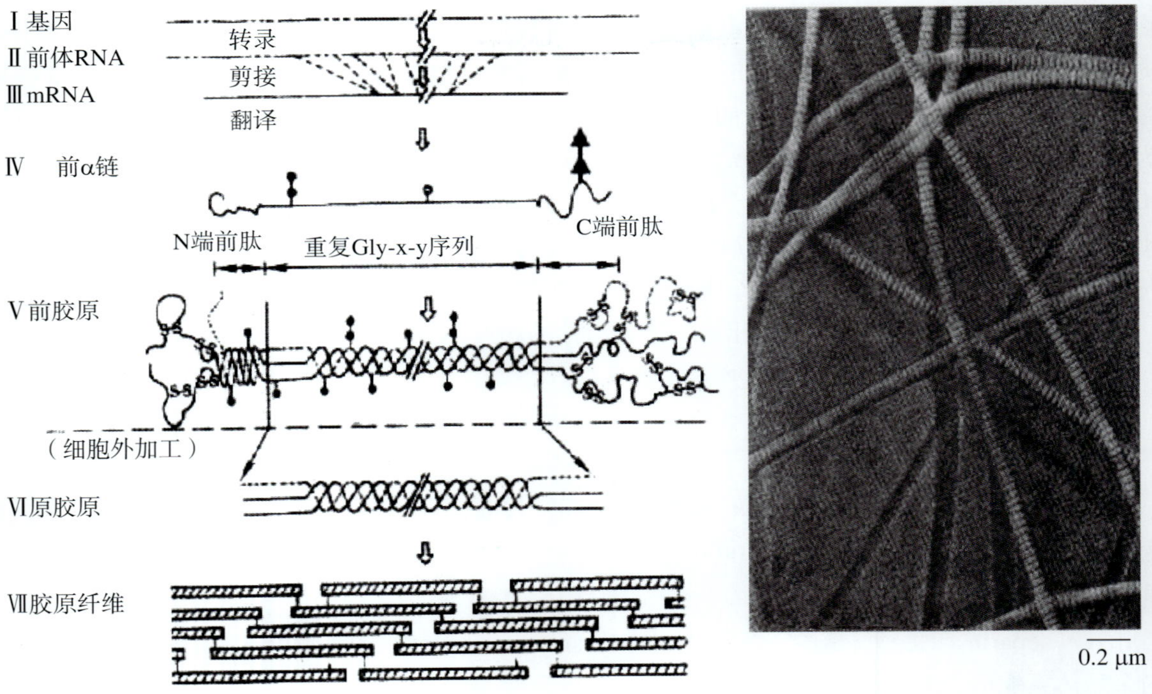

图 2-8 胶原的合成与电镜图

（1）细胞内合成阶段：① hnRNA 加工成 mRNA，在粗面内质网上合成一条约 1400 个氨基酸残基的肽链，切信号肽，两端各加一段不含 Gly-X-Y 前肽，形成前 α 链进入内质网腔。②羟基化修饰。胶原分子组成中含有羟脯氨酸和羟赖氨酸，这两种氨基酸并无遗传密码，而是由脯氨酸、赖氨酸残基经羟化生成。该过程由脯氨酸羟化酶和赖氨酸羟化酶催化，羟化酶为加单氧酶，需 Fe^{2+} 和维生素 C 为辅因子，α- 酮戊二酸作辅底物。维生素 C 是这两种酶所必需的辅助因子，Vc 缺乏导致胶原生成障碍，血管、皮肤等变脆易出血。③糖基化修饰。胶原分子中含有共价连接的糖基，根据组织不同，糖含量为 0.4% ～ 12%。其中糖基主要为葡萄糖、半乳糖及它们的双糖。在内质网中由半乳糖基转移酶及葡萄糖基转移酶催化将糖基联于 5- 羟赖氨酸残基上。④经羟基化和糖基化修饰的前 α 链 C 端借二硫键交联使 3 条链对齐排列，3 条 α 链以氢键相连，形成三股螺旋，即前胶原分子（pro-collagen）而排出细胞外。

（2）细胞外的装配：前原胶原在细胞外由两种专一性不同的蛋白水解酶 - 前肽酶作用，分别切去 N- 末端前肽及 C- 末端前肽，形成胶原分子（原胶原）；相邻胶原分子由侧向相邻的 Lys 或 Hyl 残基氧化后所产生的两个醛基间进行缩合而交联，呈阶梯状排列，交错 1/4 长度，约 67 nm，前后胶原分子相距约 35 nm，聚合形成明暗相间的纤维，即胶原原纤维（collagen fibril），因而原胶原电镜下可见间隔 67 nm 的横纹；胶原原纤维在细胞外基质中聚集成束，形成胶原纤维（collagen fiber）。

Ⅳ型胶原的合成略有不同：α 链中的三肽序列不规则（Gly-x-y）重复，不形成规则 α 螺旋结构；前胶原分子的前肽不被切除；C- 端“头对头”形成二聚体，几个二聚体再交联形成网络结构，构成基膜的骨架。

胶原的周转很缓慢，成年人骨中的胶原分子，可维持达 10 年；而一般的蛋白质半衰期为数小时或数天。胶原分子可被胶原酶（collagenase）降解，胶原酶的活化与抑制对于调节胶原的转换率具有重要作用，创伤组织、癌变组织中胶原酶活性显著增高。

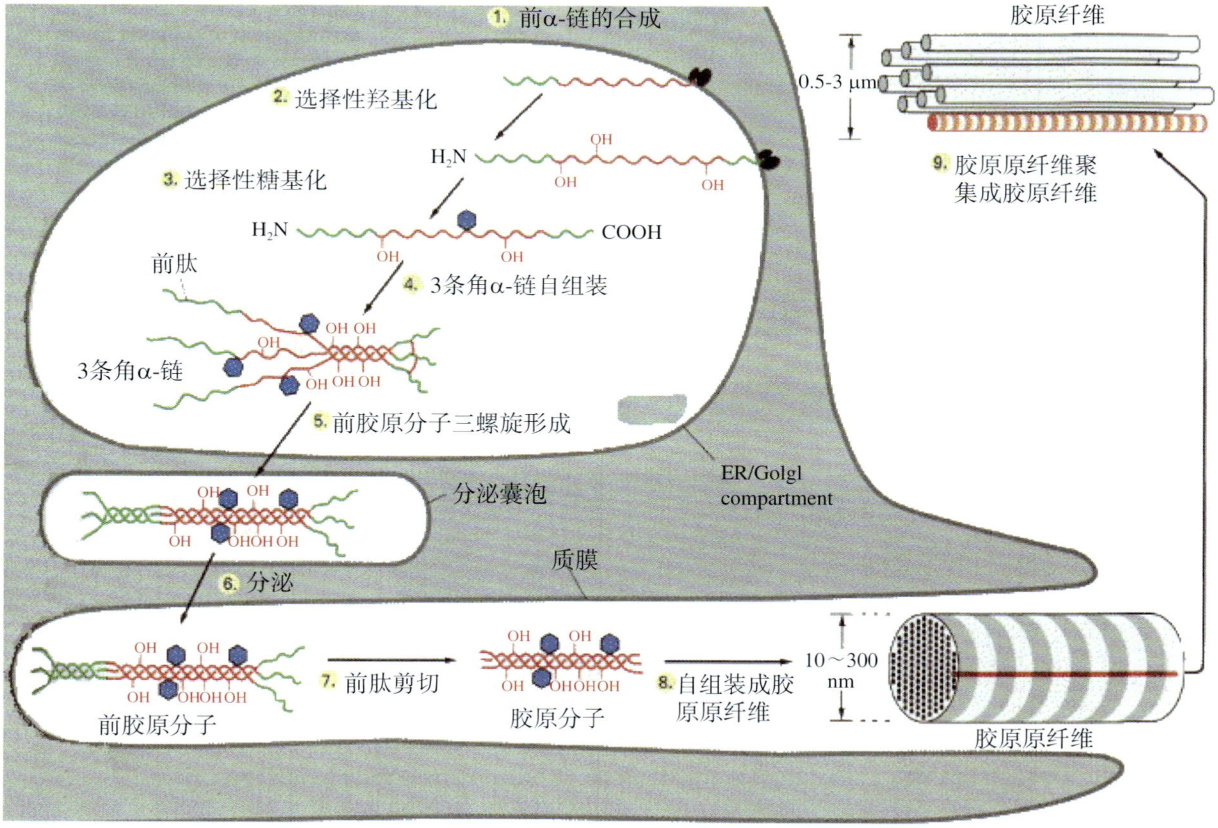

图 2-9　胶原的装配与分泌

第六节 细胞外基质和疾病

细胞外基质的生物学功能复杂多样，不仅具有连接、支持、保水、抗压及保护等物理学作用，还能影响细胞的存活、生长与死亡，决定细胞的形状，控制细胞的分化，参与细胞的迁移等。通过对细胞外基质的研究，我们认识到细胞外基质也是参与疾病发生过程的重要物质。

一、细胞外基质与器官纤维化

细胞外基质中的胶原蛋白等增生与降解失衡，导致某些器官内纤维结缔组织异常沉积，造成器官纤维化，如肺纤维化、肝纤维化、心脏纤维化、肾纤维化等。

1．肺纤维化 肺纤维化（pulmonary fibrosis，PF）是一组病因各异的肺间质疾病的共同转归，大多数病例最终因呼吸功能衰竭导致死亡。其病理表现主要以成纤维细胞过度增殖、细胞外基质（ECM）异常沉积、细胞外基质重建紊乱为特点。多种因素均可引起肺纤维化，常见的有环境、职业、物理和化学因素等，例如石棉、矿物、职业性粉尘（SiO_2 等）、化疗药物（博来霉素）、放射性损伤等，一些风湿免疫性疾病也可伴发肺纤维化。此外还有一类不明病因的肺纤维化 - 特发性肺纤维化（idiopathic pulmonary fibrosis，IPF）。

（1）病理过程：肺纤维化是肺组织损伤后常见的病理过程，虽然起因不同，但纤维化的发展与结局基本相似。各型肺纤维化皆以成纤维细胞（fibroblast，Fb）增殖及大量细胞外基质（extracellular matrix，ECM）聚集为特征。其病理过程表现为早期的弥漫性肺泡炎，即由下呼吸道炎症细胞浸润起始，肺泡内有浆液和细胞成分，肺间质内有大量单核细胞，部分淋巴细胞、浆细胞、肺泡巨噬细胞等炎性细胞浸润，肺泡结构完整；逐步引起肺泡上皮细胞和血管内皮细胞损伤，并伴有刺激肌成纤维细胞（myofibroblast，MFb）和Ⅱ型肺泡上皮细胞增殖的细胞因子等的释放；后期，慢性炎症已减轻，而成纤维细胞过度增殖、细胞外基质蛋白和胶原过度沉积，肺泡结构为坚实的胶原代替，肺泡壁被破坏，形成扩张的蜂窝肺，胶原、细胞外基质、成纤维细胞分布在间质中，肺泡上皮化生为鳞状上皮。基于以上病理变化，临床上多表现为进行性呼吸困难或伴有刺激性干咳，胸部 X 线显示两中下肺野网状阴影，肺功能为限制性通气功能障碍。病情呈持续性进展，最终因呼吸衰竭而死亡，死亡率高达 50% ~ 70%[1]。

（2）发病机制：虽然肺纤维化的病因或原发病有很大的差异，发病机制复杂，是多信号传导途径、多细胞因子相互作用形成的过程，但归根结底是因为促进纤维化因子生成增多或抗纤维化因子产生相对不足，导致肺纤维化过程的 ECM 代谢异常。胶原蛋白是肺组织的主要 ECM 蛋白，肺中胶原蛋白与其他类型 ECM 成分构成三维网状结构，作为肺组织结构的主要骨架，这些蛋白成分保持肺组织结构的完整性，并对维持肺上皮及内皮细胞分化状态起着十分重要的作用。动物实验证实，肺纤维化过程中产生大量胶原，特别是Ⅰ型和Ⅲ型胶原。

尘肺病是我国最常见职业病，占职业病报告总例数的 90% 左右。尘肺中最为常见的一种类型称为矽肺，又称硅肺。矽肺是由于长期吸入大量游离二氧化硅粉尘所引起，以肺部广泛的结节性纤维化为主的疾病。研究证实，在矽肺形成过程中，当含有二氧化硅（SiO_2）的粉尘进入体内后，SiO_2 刺激肺泡巨噬细胞产生的各种细胞因子和活性物质在肺内刺激细胞的增殖和细胞外基质的产生，在矽肺纤维化的发生与发展过程中起着关键性作用，如：自由基［活性氧（reactive oxygen species，

ROS）、活性氮（reactive nitrogen species，RNS）］、生长因子［转化生长因子 -β1（Transforming growth factor-β，TGF-β）、血小板源性生长因子（platelet-derived growth factor，PDGF）、肿瘤生长因子（tumor growth factor，TGF）、表皮生长因子（epidermal growth factor，EGF）、胰岛素样生长因子（insulin-1ike growth factor，IGF）］和炎性介质［白介素（interleukin，IL）、肿瘤坏死因子（tumor necrosis factor，TNF）］等是矽肺纤维化发生的重要因素。

转化生长因子 -β1（Transforming growth factor-β1，TGF-β1）：是目前公认的最为重要的致矽肺纤维化的因子之一，体内多种细胞如淋巴细胞、血小板、巨噬细胞等均可合成。在人的肺纤维化及肺纤维化动物模型中，TGF-β mRNA 及其表达的蛋白都明显增高。纤维化区 TGF-β 的表达水平增高 30 倍，这种增加主要发生在急性肺泡炎症期，提示该因子在肺内启动了介于炎症细胞之间、炎症细胞与肺组织结构细胞之间以及细胞与 ECM 之间维持炎症持续进行性发展的网络系统。① TGF-β1 对肺纤维化早期肺间质内单核 - 巨噬细胞、中性粒细胞和淋巴细胞的激活及趋化起着重要的作用。原因包括：在肺组织发生损伤后与单核 / 巨噬细胞在肺组织损伤位点的聚集过程有关；TGF-β1 是一种激活、趋化成纤维细胞（FB）的因子，促进未成熟 FB 的分裂增殖；能下调脂多糖（LPS）诱导肺泡巨噬细胞自发凋亡的能力，可使肺泡上皮Ⅱ型细胞表面的纤维连接蛋白 mRNA 表达增高。② TGF-β1 与细胞因子的关系，主要体现在：能够诱导产生血小板源性生长因子（PDGF）α 受体，使其作用放大；能诱导 PDGF、干扰素（IFN）α mRNA 及 IFN-α 的合成；能明显下调 $Thyl^{+}$ 成纤维细胞白细胞介素（IL）-1 的Ⅰ型受体表达，进而促进结缔组织的合成；以自分泌或旁分泌方式刺激胶原蛋白表达。TGF-β1 可以通过 Smad 依赖的信号转导途径和非依赖的信号转导途径（如：磷脂酰肌醇 -3 激酶 / 蛋白激酶 B（phosphatidylinositol-3-kinase/protein kinase B，PI3K/AKT）途径，Rho 相关卷曲蛋白激酶（Rho-associated coiled coil-containing protein kinase，ROCK）途径；细胞外信号调节激酶 1/2（extracellular signal-regulated kinase 1/2，ERKl/2）途径等诱导成纤维细胞、上皮细胞向肌成纤维细胞的转化。③ TGF-β1 与 ECM 关系：TGF-β 能促进 ECM 蛋白的产生和抑制 ECM 蛋白的降解而最终促使肺间质胶原的沉积，表现在可促进包括Ⅰ、Ⅲ、Ⅳ型胶原、透明质酸（HA）、纤维连接蛋白等在内的 ECM 的合成与分泌；抑制结缔组织蛋白酶产生；能促进 ECM 裂解蛋白酶的抑制、合成与分泌等。可见，TGF-β1 在肺纤维化形成过程中起着极其重要的作用。

PDGF 是一种强效的丝裂原和趋化因子，它在早期发育、组织修复和创伤愈合中起着重要作用，主要由血小板的前体骨髓巨核细胞产生，还可由多种血细胞、组织细胞和某些肿瘤细胞产生。

PDGF 在肺纤维化的早、中期发挥重要作用。TGF-β1 通过 PDGF 促进肺 FB 增殖。PDGF 是 FB 增殖的获能因子，也可调节 ECM 的合成和降解，刺激 FB 产生胶原酶，造成间质胶原断裂，从而导致胶原排列紊乱。PDGF 不仅能促进分离的大鼠 FB 增殖，而且使其Ⅰ、Ⅲ、Ⅳ型前胶原合成增加；PDGF 还能趋化中性粒细胞、FB 及淋巴细胞，促进各种细胞因子和炎症介质的释放，加重炎症反应与细胞过度增殖，促进肺纤维化形成。

结缔组织生长因子（connective tissue growth factor，CTGF）：该因子主要生物学效应为促有丝分裂，促进细胞增生、细胞趋化，诱导黏附和 ECM 合成等，是多种组织器官纤维化形成过程中的重要介质。研究表明，在模型组小鼠的肺组织中，CTGF 蛋白和 mRNA 的表达均明显升高，而且表达随着小鼠肺纤维化程度的加重逐渐增高。另外，还发现肺纤维化早期（肺泡炎症阶段），CTGF 主要表达于支气管 / 细支气管上皮细胞、部分肺泡Ⅱ型上皮细胞；叶旭军等在博来霉素诱导的大鼠肺纤维化模型中发现 CTGF mRNA 的表达显著增加，证实了 CTGF mRNA 表达与肺间质纤维化的密切关系。该研究还表明，TGF-β1 在肺纤维化中的表达规律与 CTGF 几乎完全一致，并与 CTGF 升高成正比。黄山英等通过观察大鼠放射性肺纤维化中 CTGF 表达，发现 CTGF 明显参与了促进活跃增生的 FB 向肌成纤维细胞（FMb）转化过程，而 MFb 的大量形成能显著增加肺内Ⅰ、Ⅲ型胶原的合成与释放，提示 CTGF 在放射性肺纤维化的发生中具有重要作用。

组织金属蛋白酶抑制剂（tissue inhibitor of metalloproteinase，TIMP）是基质金属蛋白酶类的特异性抑制物。在 TIMPs 家族中，研究较多的是 TIMP-1 和 TIMP-2。TIMPs 对 MMPs 的抑制作用主要表现在：①阻止 MMPs 酶原活化，如 TIMP-2 与 ProMMP-2、TIMP-1 与 ProMMP-9 可形成稳定的复合体，并阻止 ProMMP-1 的自我激活；②抑制已活化的 MMPs 的活性，从而在生理状态下维持 ECM 沉积降解平衡中起关键作用。实验表明，在肺泡炎症阶段 MMPs 增多、活性增强，但过多过强的 MMPs 对肺组织起着破坏作用。在受到损伤时，大量多形核白细胞、单核 / 巨噬细胞等在释放 MMPs 的同时也释放其抑制剂 TIMPs，使 MMPs 降解作用局限化。另一方面，这些细胞具有介导肺泡壁纤维化的因子，随着病程的进展，炎性细胞减少，FB 增多，分泌 TIMPs 增强，MMPs/TIMPs 比例下降，溶胶原活性下降，同时还有其他机制的共同作用，使 ECM 代谢紊乱，合成大于降解，胶原沉积，且由于早期基底膜的损伤使修复失去了正常的支架，细胞外机制异常重建，逐步形成肺纤维化。

基质金属蛋白酶 -7（matrix metalloproteinase 7，MMP-7）是最受重视的基因，在 PF 中表达明显增强，而该基因敲除小鼠可免于博来霉素（bieomycin，BLM）诱导的 PF。从而证明基质降解素介导了 PF 的发生，同时它也是一种新的治疗靶点。PF 是肺间质成纤维细胞和平滑肌细胞持续重塑的结果，而炎症不是主要原因。BLM 诱导的肺纤维化中 MMP-7 具有两种重要的作用：即 TNFG 和 Fas 途径[2]。在间质性肺炎的肺结构重塑时，MMP-1 和 MMP-7 参与了肺泡和支气管上皮细胞的迁移，一方面由受损的上皮细胞所诱导而导致肺纤维化，另一方面又是一种细胞死亡、慢性炎症和前凝血物的激活物。Fb 增生、分化、迁移并形成亚型，在 Fb 增生灶中可检测出平滑肌标志物 G - 平滑肌肌动蛋白（G -SMA），在 IPF 中也可以见到平滑肌细胞簇[4]，与平滑肌相关的基因增加 2.5 ~ 25 倍。IPF 的肺结构重塑是一个慢性破坏过程，MF 增加伴平滑肌样的表型改变，异常的再上皮化与紊乱的修复交织在一起，形成 PF。

MMP-2 和 MMP-9 的特异性底物是Ⅳ型胶原，而后者是肺泡壁基底膜的重要成分，肺泡上皮细胞和基底膜的损伤是肺间质纤维化过程的关键事件。由致病因素引起的 MMP-2，MMP-9 高表达在破坏肺泡上皮细胞基底膜继而成纤维细胞侵入肺泡腔引起肺纤维化中起作用[3]。动物实验和临床调查均表明，在肺纤维化中有 MMP-2 和 MMP-9 的高表达[2]：注入 SiO_2 粉尘后 1 d MMP-2 蛋白表达即显著升高，达到对照组的 1.245 倍（$t = 2.660$，$P < 0.05$），7 d 达到高峰，为对照组的 3.887 倍（$t = 23.667$，$P < 0.01$），28 d 仍显著高于对照组（$t = 5.621$，$P < 0.01$）；其 mRNA 表达亦明显增高。MMP2、9 及其 mRNA 表达和对照组比较在 1、3、7 d 显著升高，提示在肺间质纤维化早中期，肺间质成纤维细胞是 MMP-2 和 MMP-9 来源之一，肺间质成纤维细胞可能通过高表达 MMP-2 和 MMP-9 启动了介于炎症细胞之间、炎症细胞与肺组织结构细胞之间以及细胞与细胞外基质之间持续进行性发展的“cross talking”[4]。研究表明，在肺纤维化模型中肺间质成纤维细胞可以高表达 MMP-2，亦有学者对肺纤维化患者的肺成纤维细胞进行体外培养，亦发现其显著增高 MMP-2、9 的表达[5]。可见，肺间质成纤维细胞不单纯是肺纤维化的效应细胞。

肿瘤坏死因子 α（tumor necrosis factor-α，TNF-α）主要由 LPS 激活的单核 / 巨噬细胞和活化的 T 淋巴细胞产生，是介导多向性炎症反应和免疫调节反应的细胞因子，具有广泛的生物学活性。正常肺内 TNF-α 主要在肺泡和肺间质巨噬细胞表达，而在纤维化肺组织内除巨噬细胞外，肺泡上皮细胞也有表达。在肺纤维化动物模型中，肺泡巨噬细胞增加 TNF-α 的合成及释放，肺纤维化患者肺内 TNF-α mRNA 表达也升高。TNF-α 在肺纤维化发生机制中的主要作用是：①具有聚集炎症细胞的作用；②可与 IL-1 起协同作用，激活嗜中性粒细胞，介导肺泡炎症反应；③能刺激肺 FB 增殖，对胶原合成有一定促进作用；④ TNF-α 通过细胞外信号调节激酶（ERK）信号通路诱导 TGF-β1 的生成；⑤与位于其细胞表面的受体相结合引起细胞代谢改变，可介导细胞凋亡和细胞坏死。

白介素（interleukin，IL）：在纤维化机制研究中，研究较多的有：IL-1、IL-4、IL-6、IL-8、IL-10、IL-12、IL-13 和 IL-18。大量的实验表明，这些因子在纤维化过程中有着不同的生物学效应。① IL-1：主要来源于单核巨噬细胞。在肺纤维化发病中，IL-1 可调节辅助 T 淋巴细胞的活性，趋化粒细胞、巨噬细胞及淋巴细胞的积聚，促进炎性反应，同时又可促进修复及过度修复，引起间质纤维化。它还可上调黏附分子的分泌，促进肺 FB 产生胶原和氨基多糖。在肺纤维化的动物模型和特发性肺间质纤维化患者的肺泡巨噬细胞和支气管肺泡灌洗液中，均可检测出高水平的 IL-1；在体外细胞培养中，IL-1 也可刺激 FB 合成胶原纤维。② IL-4：主要生物学反应有刺激 B 细胞的活化；促进 CD4 T 细胞向 TH2 细胞分化；趋化嗜酸性粒细胞及单核巨噬细胞。IL-4 与 TH1 型细胞因子如 IFN-γ、IL-12 之间具有拮抗作用，从而形成 TH1 细胞与 TH2 细胞之间的相互抑制，维持 TH1 细胞与 TH2 细胞之间的动态平衡。IL-4 还可直接促进 FB 的增生、胶原基因表达和胶原合成增加。③ IL-6：可诱导肝细胞及肺内的 FB 合成释放 C 反应蛋白、血清淀粉样蛋白 -A 等急性期蛋白，以促进非特异性的炎性反应。在博来霉素诱导的肺纤维化模型中，肺泡巨噬细胞分泌 IL-6 水平明显增高，用抗 IL-6 抗体可明显抑制大鼠肺泡炎的纤维化。结果表明，肺泡巨噬细胞在体内被激活后可能通过分泌 IL-6 而参与早期肺泡炎和后期肺纤维化的形成。④ IL-8：是一种白细胞趋化因子，可趋化白细胞引起炎症反应，损伤肺上皮结构，促进引起肺纤维化的外源和自身炎症介质等诸多因素刺激肺 FB 增殖、胶原合成和 ECM 沉积。TNF-α 和 IL-1 诱导的中性粒细胞活化主要通过 IL-8 所引起。⑤ IL-10：是一种抗炎细胞因子，合成增加能限制炎症反应的规模，但会扩大肺部纤维化反应。其作用机制是抑制 TH1 型因子的表达，加强 TH2 型因子的作用。Brunetti 的研究表明，IL-10 对石棉沉积症的发展具有重要的致病作用。但也有研究显示，IL-10 可减轻炎症反应，减少胶原的产生，抑制肺纤维化形成。⑥ IL-12：可以促使 TH1 细胞的增殖分化产生 TH1 型细胞因子，抑制 TH2 细胞的增殖分化；能提高淋巴组织细胞的炎性反应以及抑制肺纤维化的晚期发展。⑦ IL-13：TH1 型细胞因子，可以促进黏液分泌、嗜酸性粒细胞炎症和促进纤维化发展。其机制为诱导肺泡Ⅱ型上皮细胞增生，使肺泡表面活性物质异常增多、沉积；通过激活巨噬细胞促进 TGF-β 的表达促进Ⅰ型前胶原纤维合成。⑧ IL-18：可上调细胞间黏附分子 -1（ICAM-1）的表达和功能，诱导趋化因子，促进 IL-1β、TNF-α 的表达，上调核因子（nuclear factor，NF）-κB 的表达和活性，上调活化蛋白（AP）-1 的表达。提示 IL-18 不仅参与早期肺损伤和炎症的发生、发展，也可能参与纤维化的形成。

NF-κB 是一种具有转录激活功能的蛋白质，在受到细胞因子、LPS、氧自由基及紫外光等刺激时，NF-κB 被激活，导致促炎细胞因子、氧自由基、一氧化氮（NO）及前列腺素等炎性介质大量产生，引发炎症反应。能促进肺泡巨噬细胞的 IL-1β、IL-8、TNF-α 和 TGF-$β_1$ 等细胞因子基因转录，而肺泡巨噬细胞分泌的这些因子在肺泡炎和肺纤维化的发病中起重要作用。这些细胞因子的基因转录启动区或增强子上均有 NF-κB 的 DNA 结合位点，NF-κB 活化后促进这些因子的基因转录，提示肺泡巨噬细胞的 NF-κB 活性增强可能是肺纤维化的发生机制之一。

TNF-α、IL-1β 可以激活 NF-κB，MMP-9 基因启动子上有 NF-κB 结合位点，激活的 NF-κB 可直接调节 MMP-9 表达。另外，NF-κB 还可跨膜激活 p53，间接诱导 MMP-2 的转录；激活的 NF-κB 也可反馈性上调 TNF-α、IL-1、IL-6，进一步影响 MMPs 表达 [10]。近年来研究证实，在肺纤维化发生发展过程中起主导作用的 TGF-β 能够上调 MMP-9 及 MMP-2 的水平，主要是通过调节 MMPs 3′ 端非翻译区与 mRNA 稳定性有关的结合蛋白水平 [11]。研究发现 BLM 诱导的 PF 大鼠肺 AM 的 NF-κB

活性增强。肺 AM 活化后释放 TNF-α、IL-1β、IL-8 和 TGF-β 等，这些因子的基因转录启动区域增强子上均有 NF-κB 的 DNA 结合位点，NF-κB 活化后促进这些因子的基因转录，提示肺 AM 的 NF-κB 活性增强是 PF 的发病机制之一。

特异性蛋白 -1（specific protein-1，SP-1）同属锌离子家族的转录因子。SP-1 是胶原转录调控的重要因子。Haase 等用 γ 射线诱导大鼠 PF 模型，发现射线照射后肺组织中 SP-1 DNA 结合活性明显升高，纤维化部位肺 Fb 的 SP-1 蛋白表达呈强阳性。各种转录因子调控纤维化相关基因表达并不是孤立的，不同类型的转录因子可与同一基因的启动子相结合、协同或排斥。在 INF-γ 启动子区，NF-κB 可与 AP-1 亚单位协同作用，而在胶原酶启动子区 AP-1 又能与转录因子家族协同作用。Eickelberg 等认为，TGF-β 诱导人肺成纤维细胞（human lung fibroblast，HLF）产生胶原是通过激活 AP-1 实现的，当把 TGF-β，INF-γ 与 HLF 共同培育，胶原产生就会减少，其机制是由于 INF-γ 迅速激活 STAT1，后者随即与 AP-1 竞争结合有限数量的 CBP/P300，从而抑制 AP-1 活性，发挥抗纤维化效应。

信号转导及转录激活因子（signal transducer and activator of transcription，STAT）是一类新型细胞内信号传导和基因表达调控因子家族。文献证实在动物气管内灌注 BLM 后 1 d STAT1 活化开始升高，第 7 天达高峰，第 28 天肺纤维化形成时 STAT1 仍明显高于对照组。近年来对 IFN-γ 抑制胶原合成的分子机制有两种观点：IFN-γ 信号转导蛋白与细胞内的 Smad7 分子结合，使 TGF-β 信号转导通路受到抑制进而阻滞了合成胶原蛋白的信号转导；IFN-β 与受体结合后，信号传入细胞内，激活细胞核中的转录蛋白 STAT1，与 TGF-β 信号转导发生竞争性抑制，从而削弱了 TGF-β 的作用，起到抗纤维化作用。

与 STAT 功能密切相关的另一类信号分子为 JAK（Janus kinase），包括 JAK1、JAK2、JAK3、TYK2。JAK 家族和 STAT 共同构成 JAK-STAT 信号转导通路。许多细胞因子与相应受体结合可激活 JAK，使细胞因子受体胞内域磷酸化，这一磷酸化触发 STAT 中的 SH2 磷酸化，STAT 随之二聚化并移入胞核内，结合到 DNA 特定序列上，调节基因表达。在体外和动物实验中 IL-7 抑制 TGF-β 水平和 Fb 的信号转导，并且需要一个完整的 JAK1/STAT1 信号转导途径。IL-7 介导的对 TGF-β 信号转导的抑制作用与 Smad 7 水平升高有关，后者是 Smad 家族中的一个重要抑制调节因子。在 IL-7 存在下，Smad 7 阴性的 Fb 中 TGF-β 诱导胶原合成增加，说明升高的 IL-7 可抑制 TGF-β 信号转导。

Fb 培养液加入纤连蛋白（fibronectin，FN）后，细胞内磷酸酪氨酸含量增加，提示 FN 与其整合素受体 α5β1 结合后信息的传递与酪氨酸蛋白激酶及黏着斑激酶（focal adhesion kinase，FAK）的磷酸化有关，FN 可能是通过酪氨酸蛋白激酶磷酸化途径将信息传至胞内，导致肺间质细胞的增生，细胞骨架改变分化成肌成纤维细胞，进而增加 FN 等的 ECM 的转录合成。Kang 等将小鼠巨噬细胞与矽尘共育，诱导细胞内 NF-κB 活化，蛋白酪氨酸酶抑制剂 pervanadate 可明显提高 NF-κB 的 DNA 结合活性。此外，矽尘可诱导 RAW264.7 细胞产生一氧化氮（NO），提高 NF-κB 与 DNA 的结合力，这与 G 蛋白介导的信号通路有关。矽尘作用于 AM、单核细胞系可致 Ca^{2+} 内流增加，Ca^{2+} 作为第二信使可激活 NF-κB，调控有关前炎症分子的基因表达。由此可见，矽尘诱导的巨噬细胞 NF-κB 活化是由多种信号途径介导的。

FN 是一种存在于组织和血浆中的大分子量糖蛋白，研究显示，肺纤维化患者血浆 FN 含量无明显变化，但肺泡灌洗液中 FN 的含量明显高于正常人，肺泡巨噬细胞和间质成纤维细胞 FN mRNA 及其蛋白的表达也明显增强。由于 FN 能连接细胞、胶原和其他结缔组织成分；通过趋化作用吸引间质细胞；使成纤维细胞在肺内聚集，并刺激成纤维细胞分裂、增殖；并能使细胞外基质的胶原成分黏附、固定，刺激其增殖，因而被认为是细胞 - 基质、细胞 - 细胞间相互作用的中介物。多种细胞可以分泌 FN，包括单核 - 巨噬细胞系统、成纤维细胞等，但在肺组织中，成纤维细胞是合成、分泌 FN 的最主要细胞。目前认为 FN 在成纤维细胞的增殖中起始动因子的作用，使肺内静止的成纤维细胞进入细胞增殖的 G1 期，并与其他进展因子协同作用，刺激成纤维细胞内 DNA 的合成，促进细胞增殖。FN 的主要受体为整合素 $\alpha_5\beta_1$，其可与 FN 结构中的 RGD（ArgGlyAsp）序列结合。FN 介导细胞 - 细胞和细胞 - 基质间的黏附，参与细胞信息传递、生长和分化等生理功能主要通过整合素 $\alpha_5\beta_1$ 来实现。FN 除能启动成纤维细胞的增殖，还能直接刺激肺成纤维细胞合成 FN，或通过上调整合素 $\alpha_5\beta_1$ 表达等环节促进自身合成 FN，从而导致间质细胞自分泌 FN 循环的形成，使 FN 在肺间质不断沉积，并进一步导致成纤维细胞的增殖，这很可能是导致肺纤维化进行性进展的重要原因。研究显示，FN 增多早于成纤维细胞聚集、增殖，早于胶原沉积，并可促进胶原的合成，肺间质 FN 的沉积持续增多是胶原沉积的前奏。纤维化期 FN 减少，可能与下列因素有关：来源减少、血浆渗出减少、胶原纤维由于紧密束状排列，使被包裹的 FN 抗原性难以充分暴露。以上结果提示 FN 主要参与肺间质纤维化早期病变的发生、发展，而对晚期病变不起主要作用。

最近研究表明，在长期受到致纤维化因素的刺激时，肺支气管黏膜上皮细胞（包括肺泡上皮）和间质成纤维细胞，将会发生表型转变并分化成为肌成纤维细胞（myofibroblast，MFb），以表达 α-平滑肌肌动蛋白（α-smooth muscle actin，α-SMA）为特征。而肌成纤维细胞其收缩、迁移和合成细胞外基质的能力与功能远远大于肺间质的成纤维细胞，被认为是器官纤维化形成过程中产生过量细胞外基质的最主要和最重要的细胞。现大部分学者认为，肺支气管黏膜上皮细胞和间质成纤维细胞向肌成纤维细胞的分化在肺纤维化的发生与发展过程中起着关键性作用。MFb 是一种特殊的细胞，其形态与特征介于成纤维细胞和平滑肌细胞之间，能特异性表达 α-SMA，被称为肌成纤维细胞。这类细胞其胞质内有大量平行排列的肌丝而具有较强的收缩和迁移能力，富含细胞器（如粗面内质网、线粒体、高尔基体和糖原颗粒等）而具有活跃的合成、分泌细胞外基质的功能。目前认为，肌成纤维细胞是由长期受到致纤维化因素刺激的肺支气管黏膜上皮细胞（包括肺泡上皮）和间质成纤维细胞表型转分化而来，其收缩、迁移和合成细胞外基质的能力与功能远远大于肺间质的成纤维细胞，被认为是器官纤维化形成过程中产生过量细胞外基质的最主要和最重要的细胞，在肺纤维化的发生与发展过程中起着关键性作用。

N- 乙酰 - 丝氨酰 - 天门冬氨酰 - 赖氨酰 - 脯氨酸（N-acetyl-seryl-aspartyl- lysyl-proline，Ac-SDKP）是近年来发现的一种具有抗器官纤维化作用的短肽。最早发现 Ac-SDKP 对多能造血干细胞增殖具有抑制作用；近年来研究发现在体内许多器官，尤其是心血管系统，Ac-SDKP 参与了肾素 - 血管紧张素 - 醛固酮系统（renin-angiotensin-aldosterone system，RAAS）活性的调节；在其基础分泌水平，就有抑制器官内胶原积聚的重要生理功能。在诸多器官纤维化动物模型中（如心肌梗死、糖尿病肾病、博来霉素诱导的间质性肺病、四氯化碳诱导的肝损害），Ac-SDKP 均能够抑制靶器官（心、肾、肺、肝）胶原的沉积，减轻致病因素导致的器官纤维化的程度。体外实验也证实，Ac-SDKP 能够抑制靶细胞（如心脏成纤维细胞、肺成纤维细胞、肾小球系膜细胞等）的增殖和胶原蛋白的合成或表达。多年来课题组围绕 Ac-SDKP 抗心、肾纤维化方面做了较多的研究工作。近年来，考虑到肺组织是 RAAS 系统产生的靶器官之一，因此开始将 Ac-SDKP 抗纤维化的作用延伸到矽肺纤维化的研究领域。并首次报道了 Ac-SDKP 抗大鼠矽肺纤维化的作用与部分作用机制：① Ac-SDKP 能够调节胶原代谢，从抑制胶原合成与加速胶原降解的双重调节角度，发挥了防治矽肺纤维化的作用；② Ac-SDKP 能够抑制炎症反应，减少促纤维化细胞因子的释放；③ Ac-SDKP 能够阻断致纤维化因子所调控的细胞信号转导通路，进而抑制肺成纤维细胞的增殖与Ⅰ型、Ⅲ型胶原蛋白的表达。近期学者们研究发现，Ac-SDKP 对肌成纤维细胞分化的调控与其抗器官纤维化作用密切相关。在体外 TGF-β1

诱导人胚胎心脏成纤维细胞向肌成纤维细胞分化模型和大鼠单侧输尿管结扎致肾小管间质纤维化模型中，给予 Ac-SDKP 能够显著抑制肌成纤维细胞分化，抑制胶原合成和细胞外基质沉积，提示肌成纤维细胞分化很可能是 Ac-SDKP 抗纤维化效应的新靶点之一。

2．肝纤维化 肝纤维化（hepatic fibrosis）是与慢性肝损伤相关的肝瘢痕修复反应，持续紊乱的损伤修复使得肝正常结构被破坏，肝细胞数量减少，肝小叶结构改变，血管结构紊乱，是肝纤维化形成的共同机制，是多种慢性肝病进展至肝硬化的中间过程，属于慢性肝病共有的病理改变。形成过程复杂，涉及多种细胞及细胞因子之间的相互作用。

目前认为，肝纤维化是肝中胶原蛋白等 ECM 的增生与降解失衡，进而导致肝内纤维结缔组织异常沉积的可逆性病理过程，反映出肝修复和瘢痕形成的一个平衡过程。不同病因导致肝细胞分泌各种生长因子、炎性因子、蛋白酶类及纤维化细胞因子，刺激肝星状细胞（HSC）及其他类型的细胞活化、转变为肌成纤维样细胞，从而分泌大量 ECM。在肝纤维化时，ECM 的改变不仅包括量的改变（肝内过量胶原形成及沉着），还包括质的改变（ECM 在局部重建或重分布），导致 ECM 合成与降解失衡。在肝中过多积聚和沉积，特别是后期的降解减少是肝纤维化形成的主要机制。大多数肝纤维化进程缓慢，当发展到肝硬化时，则病变不仅仅只是 ECM 的大量沉积，此时的肝同时伴有假小叶形成、血流动力学改变及肝功能衰竭风险的显著增加。

在肝纤维化时产生基质的细胞也能产生降解 ECM 的蛋白酶。目前认为，在肝中产生基质的细胞有 HC、HSC、SEC、KC 和 pit cell，而 HSC 是 ECM 的主要来源细胞。在肝损伤过程中，HSC 活化并转化为肌成纤维样细胞，同时伴细胞 ECM 合成增加并表达 a-SMA，HSC 合成多种 ECM 组分。

胶原（collagen）蛋白在正常肝内占蛋白总量的 5% ～ 20%。而肝纤维化时可增加至 50% 左右。肝纤维化时有以下几种主要胶原蛋白，即间质胶原（Ⅰ、Ⅲ、Ⅴ型胶原）、基底膜胶原（Ⅳ型胶原）和短链或微丝胶原（Ⅵ型胶原），其中又以Ⅰ、Ⅲ型胶原为主。正常人体肝中，Ⅰ、Ⅲ型胶原约占肝总胶原的 80%。而在肝纤维化时，Ⅰ、Ⅲ型胶原可占肝总胶原的 95% 以上。肝纤维化早期以Ⅲ型为主，后期以Ⅰ型为主。肝纤维化早期，间质胶原沉积于 Disse 间隙中，使Ⅳ型胶原的功能性基底膜破坏，即 Disse 间隙毛细血管化，造成血液供应及营养供应障碍。在正常大鼠肝中，肝血窦周围的胶原以新合成的Ⅳ型胶原为主，而在门管区则以成熟的Ⅰ、Ⅲ型为主，同时它们也是纤维隔的重要成分。在肝纤维化过程中，Ⅰ、Ⅲ型胶原是肝纤维间隔的重要来源，新形成的Ⅰ、Ⅲ型胶原形成纤维束，并沿肝细胞呈树枝状分布，形成新的纤维间隔。另外，成熟的Ⅰ、Ⅲ型胶原，由于细胞变性、坏死所致的网状纤维支架的塌陷，加重肝纤维化。Ⅳ型胶原在肝纤维化中的作用是参与肝血窦的毛细血管化。在正常肝窦壁上仅见不连续的Ⅳ型胶原，在肝纤维化时肝窦壁上的Ⅳ型胶原变为连续性。同时开始出现层粘连蛋白，使Ⅳ型胶原的功能性基底膜破坏，形成毛细血管化，肝窦毛细血管化是肝纤维化发展至肝硬化的基础之一。

非胶原糖蛋白包括：纤连素（fibronectin，FN）、层粘连蛋白（板层素，laminin，LN）、内动素（ectactin，EN）等。FN 是最早发现的一种多功能大分子非胶原糖蛋白，以血浆型和细胞型两种形式存在于机体内，是肝纤维化形成过程中的主要糖蛋白（glucoprotein）。LN 主要存在于基底膜，为基底膜的特有成分。肝内 LN 的产生来源于 HSC、HC 等，LN 与Ⅳ型胶原共同分布于血管壁、胆管壁等部位。在肝的所有细胞外间隙都可检测到 FN，早期肝纤维化形成时，血浆 FN 明显升高，其增高出现在其他细胞外基质成分沉积之前。但这种增高与疾病的严重程度及其他生化指标并不相关。目前认为，肝纤维化早期在纤维隔和肝血窦壁上首先出现的是 FN。随后才为其他间质成分所取代。FN 在肝纤维化的作用主要是起基质骨架、调理和细胞运动基质的作用，FN 通过成纤维细胞表面黏附分子（受体）将信息传入细胞内，在肝纤维化过程中，起着起搏点样启动作用。

实验性肝纤维化早期 HSC 粗面内质网扩张，并有明显的 LN 染色，提示该细胞合成大量的 LN，晚期肝硬化大鼠肝血窦壁上强阳性着染，与Ⅳ型胶原共同分布。说明两者共同参与肝窦毛细血管化。电镜也证实 LN 与Ⅳ型胶原有特异性结合点。由此证明，LN 参与了肝纤维化的形成。LN 在肝纤维化中的作用主要是连接基质的大分子成分，共同参与基底膜的形成及肝血窦的毛细血管化。

蛋白多糖也参与了肝纤维化的过程，在肝纤维化的活动期，血清中含量最多的是 HA，其可加速胶原蛋白聚合成前胶原纤维的横纹周期，并可能影响到前胶原的粗细，促进胶原蛋白分子的聚合过程；HA 对 HSC 有激活作用，表现为 HSC 骨架蛋白增加及胶原合成增加。

肝纤维化形成过程受复杂的信号分子网络调控。TGF-β 是最为强效的致纤维化细胞因子，可通过多种机制诱导肝纤维化，包括：①直接激活 HSC，刺激多种 ECM 的合成；② 通过刺激基质金属蛋白酶组织抑制剂（TIMPs）的产生来抑制 ECM 的降解；③通过其自身基因的 AP-1 位点增加自身合成。基质金属蛋白酶（MM P）、纤溶酶、纤溶酶原激活物等都可激活 TGF-β，TGF-β 活化后与其受体Ⅰ和Ⅱ结合形成复合物，进一步的下游信号是由 Smad2/3 蛋白介导的，其与 Smad 4 一起转入细胞核内，在核中调控靶基因的转录。TGF-β 能独立诱导 Smad 的 3 条 MAPK 通路，包括 ERK、p38MAPK 和 JNK。近年来，研究发现自噬与表观调控也参与了肝纤维化过程。通过清除肝成肌纤维细胞，终止纤维形成过程中的信号通路，可以控制慢性肝损伤，从而实现对肝纤维化的逆转。

由于对肝纤维化发生机制的不断阐明，以及针对肝纤维化的各个环节进行抗纤维化研究的开展，极大地拓宽了肝纤维化的治疗途径，给其治疗带来了新的发展。其治疗策略主要包括：①去除病因；②抑制肝星状细胞的激活；③促进 HSC 的凋亡；④抑制 ECM 的合成；⑤促进 ECM 降解；⑥抑制肝脏炎症反应；⑦保护肝细胞；⑧基因调控。

3．心脏纤维化 心肌纤维化是指心肌组织中胶原纤维过量沉积，胶原浓度和胶原容积分数显著增加，各型胶原比例失调以及排列紊乱，同时伴随有微血管系统缩减和心肌结构受损。细胞外基质过度沉积往往是源自成纤维细胞的簇集，然而这些成纤维细胞的来源并不清楚，特异性的抗成纤维化的疗法目前也难以实现。根据心肌胶原组织学特征，心肌纤维化可分为 4 型：①间质纤维化：胶原纤维增粗，出现在原先没有胶原的肌间隙；②血管周围纤维化：胶原沉积在心肌内冠状动脉的外膜；③修复性纤维化：出现心肌细胞坏死和显微瘢痕灶；④丛状纤维化：胶原呈漩涡状排列，心肌纤维弥散分布。又根据有无心肌细胞坏死和替代性瘢痕的出现将心肌纤维化分为反应性纤维化和修复性纤维化，前者又包括间质纤维化和血管周围纤维化。心肌胶原有 5 种，以Ⅰ、Ⅲ型为主，Ⅰ型约占心肌胶原总数的 80%，纤维粗，有较大的僵硬度和很强的抗牵拉特性而用于保持室壁的强度；Ⅲ型约占 11%，纤维较细，伸展性和弹性大，与室壁弹性有关。异常增多且比例失调（Ⅰ/Ⅲ型胶原比例升高）的胶原纤维使心室壁的顺应性下降，僵硬度增加，舒张期充盈受限；如果心肌纤维化进一步加重，势必损害心肌的收缩功能；而心壁内冠状动脉的纤维化，使得管壁增厚，管腔狭窄，弹性降低，心肌细胞血供减少；此外，心肌组织的电传导异常，导致心律失常的发生。目前认为心肌纤维化的发病机制与以下几种因素有关。

（1）肾素 - 血管紧张素 - 醛固酮系统的激活：是导致心肌纤维化的主要因素，而血管紧张素Ⅱ（angiotensin Ⅱ，Ang Ⅱ）是肾素 - 血管紧张素 - 醛固酮系统中起主要生物学效应的物质。Ang Ⅱ灌注后的大鼠表现出收缩压升高、血管细胞黏附分子 1、血小板内皮细胞黏附分子及细胞间黏附分子 1 表达增加，这一作用可被过氧化物酶体增殖物激活受体 α 配体非诺贝特逆转。Ang Ⅱ作为一种局部生长因子，可诱导心脏成纤维细胞向肌成纤维细胞分化，还可以激活心肌成纤维细胞，合成大量的胶原、纤连素、层粘蛋白等细胞外基质成分。醛固酮除调节水、电解质平衡外，其过度升高还可引发多脏器损害，特别是致纤维化。当醛固酮与盐皮质激素受体（mineralocorticoid receptor，MR）结合后，醛固酮脱离热休克蛋白进入细胞核，并与相应的基因组激素应答元件结合从而调控各种生物学效应，如上调 AT-1 的 mRNA 转录、钙调神经磷酸酶 mRNA 转录和 Ki-RasA 的 mRNA 转录等。上述各种 mRNA 转录上调使其相应蛋白产物增加，活化的钙调神经磷酸酶可激活胞质活化 T 细胞因子 3 引起心肌重构，Ki-RasA 磷酸化 MAPK1/2 并通过 MAPK1/2 信号通路促使心肌纤维化。醛固酮和其受体结合后还可诱发氧化应激反应和炎性反应，有利于纤维化发生 [2]。除 MR 途径外，醛固酮还可通过非 MR 途径引发心肌纤维化。Bunda 等 [4] 用 siRNA 剔除心肌成纤维细胞 MR 后，醛固酮依然能够激活弹力蛋白生成。此外，醛固酮还能促使心脏成纤维细胞分泌内皮素并通过内皮素 A 型受体促进成纤维细胞增殖。

（2）氧化应激和炎性因子：在多种疾病所致的纤维化进程中起着重要作用。各种致病因素导致心肌组织反应性氧系统过度激活、炎性细胞浸润、炎性因子水平异常增高，刺激心脏胶原纤维合成增多，最终导致心肌纤维化。急性心肌梗死后的心肌梗死区和非梗死区都存在着氧化应激、炎性细胞浸润和心肌纤维化，且炎性因子的水平与纤维化的程度密切相关。炎性因子在心肌纤维化中形成了一个复杂的调节网络，在炎性因子的刺激下发生纤维化的心肌组织进一步分泌炎性因子，从而导致恶性循环。

在心肌纤维化过程中，人们关于炎性介质的研究主要集中在白细胞介素（interleukin，IL）家族成员和 TNF-α。IL 是多种细胞分泌的一类炎性因子，不同家族成员间生物学作用差异显著。在心肌纤维化过程中，IL-1β、IL-17、IL-18 和 IL-6 等起到促进作用。IL-1β 减少纤维状前胶原 α1（Ⅰ）、α2（Ⅰ）和 α1（Ⅲ）的 mRNA 表达，增加纤连蛋白和非纤维状前胶原 α1（Ⅳ）和 α2（Ⅳ）的 mRNA 表达，同时增加多种基质金属蛋白酶（matrix metalloproteinases，MMPs）蛋白水平，包括 MMP-2、MMP-9 和 MMP-13。IL-17 可通过 p38、ERK 等信号通路使 NF-κB、激活蛋白 1 和 C/EBP-β 活性增强，这些因子既能增加相关的致炎因子、黏附因子和化学因子活性，又能促使心肌成纤维细胞过表达以 MMP-1 为主的多种 MMP。MMP 不仅能改变心肌间质成分，还促使心肌成纤维细胞迁移，有利于纤维化的发生。在致心肌纤维化过程中，TNF-α 通过其Ⅰ型受体发挥作用。TNF-α 与受体结合后活化 PI_3K，后者激活烟酚胺腺嘌呤二核苷酸磷酸（nicotinamide adenine dinucleotide phosphate，NADPH）氧化酶使心肌细胞和心肌成纤维细胞生成超氧化物，超氧化物促使细胞合成以 MMP-9 为主的多种 MMP。TNF-α 的上述反应在心肌细胞更明显。

（3）生长因子：如转化生长因子 β（transforming growth factor-β，TGF-β）和结缔组织生长因子（connective tissue growth factor，CTGF），与心肌纤维化密切相关。TGF-β 参与调节成纤维细胞的增殖、转化、迁移和细胞外基质的产生。NAD（P）H oxidase 4 通过调节 Smad 2/3 的活化来介导 $TGF\text{-}\beta_1$，诱导人心脏成纤维细胞转化为肌成纤维细胞，从而在心肌纤维化起重要作用。最近，研究人员发现，心脏纤维化的过程中伴随着内皮细胞向成纤维细胞的转化，即所谓的 EMT（epithelial-mesenchymal transition）现象。值得一提的是，心脏在胚胎发育期间，房室瓣也会发生与之类似的 EMT 现象。研究人员发现，转化生长因子 TGF-1 可诱发内皮细胞发生 EMT，而骨形成蛋白 BMP-7 则可以维持细胞的特性。研究人员使用高负荷压力或有长期同种异体移植物排斥的老鼠模型进行全身用药，发现人重组骨形成蛋白 rhBMP-7 可以显著抑制 EMT 的发生和心脏纤维化的加剧。这一研究结果证实了 EMT 可以推进心脏纤维化的发生，而 rhBMP-7 可抑制 EMT，进而干扰心脏纤维化的发生。这为心脏纤维化疾病的临床治疗和药物研究提供了新的理论指导。

CTGF 属于胰岛素样生长因子家族，因其 C- 末端结合区富含半肌氨酸，也被归为富含半肌氨酸生长因子家族，又称为 CCN2。CTGF 依靠自身的肝素结合结构域与细胞表面和细胞外基质中的蛋白多糖或纤维连接素结合，使其具有较长的生物学半衰期，并处于不溶解形式。在组织的纤维化进程中，CTGF 可通过促进细胞有丝分裂、成纤维细胞增生和表型转化、增加细胞外基质沉积、介导细胞迁移轴附、诱导细胞凋亡等方式发挥作用。

二、细胞外基质与再生（组织工程）

细胞外基质在组织胚胎的发生、发展、组织细胞的生长和分化、组织创伤修复和再生过程中发挥重要调控作用。ECM 作为一种特殊的天然生物衍生材料，不仅具有体外可控组成、体内可降解性，且具有较低的免疫原性及优良的生物学特性，为细胞的生长提供物理支持和适宜场所的同时，通过信号转导调控细胞的黏附、生长、增殖和分化，从而为组织的再生提供良好的微环境。天然细胞外基质支架材料，近年来已广泛应用于组织工程的再生修复，并展现出了其良好的应用前景。

目前许多不同的脱细胞组织，已被证实具有促进损伤修复和组织再生的能力。由于细胞外基质蛋白是保守的蛋白，种属差异小，通过将异种的或同种异体的细胞成分去掉后，可获得最低免疫原性、结构完好的天然支架材料。来源于猪的脱细胞小肠黏膜下层，在异种移植实验中表现为无免疫原性，不会诱发免疫排斥反应，可作为异种脱细胞生物支架材料。细胞外基质还可以通过整合素和细胞表面受体与特定组织细胞外基质中的配体作用实现一系列的活动。比如可将细胞分泌的物质呈递给各个组织或器官的归巢细胞，从而成为维持组织细胞特异性表型的理想支架材料。ECM 还可影响细胞内的信号通路，以及特定组织中的细胞分化和细胞增殖。例如，基质中大量的纤维成分能够可逆地结合生长因子和细胞因子，从而影响巨噬细胞的活动；同时组织再生过程中，这些因子也在组织周围的信号通路中发挥作用，介导细胞的分裂、迁移和招募。

目前，透明质酸是再生领域中研究最多的 ECM。众多研究提示透明质酸可以作为构建组织工程支架的优良材料，具有近似于自然组织的物理性能及能为新组织形成提供足够的间隙和机械稳定性，从而广泛应用于细胞治疗、创伤修复、软骨再生、骨再生和药物缓释等领域 [2-3]。

1．透明质酸在骨组织工程中的应用　透明质酸可降解，具有良好的生物相容性，其亲水性对细胞吸附、生长和分化具有重要的作用，可以作为一种临时的骨架支持和刺激新骨组织的生长，在完成一定时间的机械支撑作用后逐步降解，被新生的骨组织替代 [6-7]。有研究表明，透明质酸可以通过增强细胞迁移、黏附、增殖和分化来诱导新骨形成 [8]，也可以诱导间充质细胞分化，从而加速骨缺损形成新骨 [9]。透明质酸可以加速拔牙后牙槽窝愈合，诱导成骨蛋白的表达；还可以加速骨沉积和骨改建。

2．透明质酸在中枢神经损伤修复中的应用　用神经干细胞移植置入损伤部位治疗脑损伤成为当今研究中枢神经损伤修复领域中的一个热点。单纯应用干细胞注射移植模式存在着细胞存活率低和分化率低的难题。例如梗死形成的脑损伤往往形成较大的组织坏死腔，使移入的细胞缺乏细胞外基质依附、缺乏血供和必要的生存微环境而在早期即大量死亡。神经干细胞的正常行为在很大程度上依赖细胞外微环境或小生境（niche）的影响，它不仅为细胞提供支持和保护，还影响细胞的存活、增殖、迁移等功能，因此脑损伤后，神经干细胞也因恶劣微环境而缺少分化条件。针对营造良好微环境来说，当代兴起的组织工程学技术提供了良好的平台。组织工程学作为新兴的交叉学科，不仅可用人工替代材料填补组织缺损，还能够为移植细胞构建接近正常组织的环境，在再生医学应用领域研究中十分活跃。已经有很多实验采用不同材料对神经系统损伤进行修复，取得不少成果。

HA 是脑内细胞外基质主要成分，有多种生理功能，如影响细胞附着、调节细胞迁移、促血管发生等。体外合成 HA 三维多孔水凝胶支架（图 2-10）具有促进神经再生活性；连接了层粘连蛋白（laminin）和多聚赖氨酸（PLL，poly-l-lysine）分子后可以模拟细胞外基质的网络结构、增加细胞黏附性；同时，还可添加多种神经营养因子（如 BDNF、GDNF、IGF）的纳米控释微球保护神经细胞。这些整合的生物材料能够填补脑组织缺损并与周边脑组织整合，还能有效支持移植细胞存活，一定程度上促进神经干细胞的增殖和分化，并诱导血管和神经纤维再生；促进实验动物感觉和运动功能恢复。

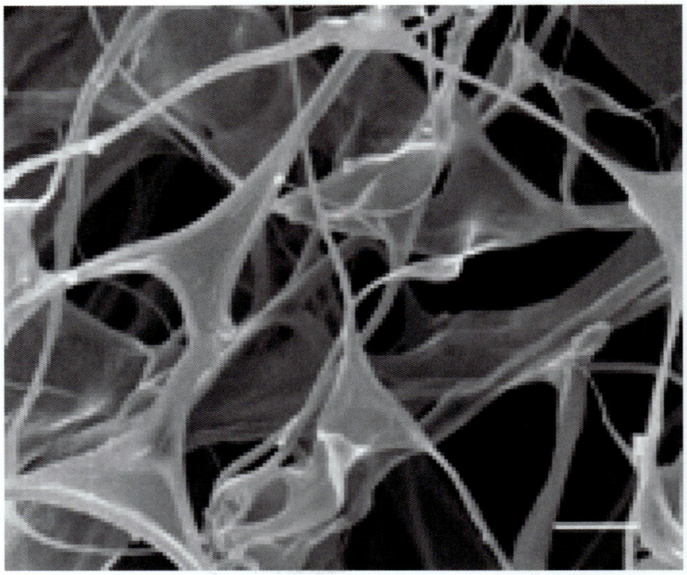

图 2-10　HA 三维多孔水凝胶支架

目前研究的材料主要包括药物控释体系和水凝胶体系。用来制备高分子材料控释体系最多的是 PLGA（聚乳酸和乙醇酸的共聚物）和 EVAc（乙烯 / 乙酸乙烯酯橡胶），它们可制成微球来包封小分子药物以及蛋白质、基因、病毒等。将它们植入脑、脊髓特定部位后可将其携带的物质在较长时间内在植入部位缓释。这种新的给药方式绕过了血脑屏障，直接作用于患部，保持蛋白质活性、确保药物效力，大大减少了副作用；还可以借此将基因载入诱导细胞表达或沉默特定蛋白，从而克服了直接给蛋白或药物只能作用于细胞表面受体的限制。另一方面研制的主要应用于中枢神经系统再生的高分子是水凝胶体系。高分子水凝胶是一种具有三维空间交联结构的高分子体系，其内部存在大量空隙，可填充其他物质，成为细胞和药物的优良载体。目前已用于试验的材料不少，包括透明质酸、胶原蛋白Ⅰ、HEMA（聚甲基丙烯酸羟乙酯）和 PMMA（聚甲基丙烯酸甘油酯）等。在脊髓损伤修复研究方面，也多采用管状材料。如利用管状壳聚糖充填胶原蛋白Ⅰ凝胶植入大鼠胸髓长 4 mm、宽 2/3 的缺损 1 年后，能够恢复脊髓连续性；近端再生纤维成功穿越移植物长入远侧断端，运动功能有改善。脑组织内我国也进行了有益的探索，如有研究将 NgR 受体的抗体枝接于透明质酸水凝胶，制备成具有抗体缓释系统的生物活性材料。抗体在脑内可持续释放数周，阻抗抑制中枢神经系统再生的分子，用于大鼠脑卒中模型后，不但能修补坏死的脑皮质，促进新血管生成，而且有明显的促神经纤维再生作用，神经细胞和纤维迁移生长到移植物内，促进了动物神经功能的改善。

三、细胞外基质与肿瘤

1．细胞外基质与肿瘤的发生、发展和转移　肿瘤微环境是肿瘤在其发生发展过程中所处的内环境，包括纤维、基质、组织液和淋巴液等，基质主要是各种胶原成分。肿瘤细胞降解基质蛋白是局部侵袭和转移的必需步骤，同时降解的基质蛋白对肿瘤细胞的生长增殖有促进作用，降解基质蛋白的酶主要有以下几种：组织丝氨酸蛋白水解酶，包括尿激酶型纤溶酶原激活物（urokinase-type plasminogen activator，u-PA）、纤溶酶、凝血酶等；基质金属蛋白酶（matrix metalloproteinases，MMP）；类肝素酶（heparanases，Hpa）；蛇毒金属蛋白酶相关膜蛋白酶家族（adamalysin-related membrane proteases，ADAM）；骨形态发生蛋白 1 型金属蛋白酶；组织蛋白酶。

蛋白聚糖还与肿瘤的发生及转移有关。在一些肿瘤，如间质瘤、成肾母细胞瘤、乳腺癌及神经胶质瘤等，肿瘤细胞合成及分泌的透明质酸增多，体液（血、尿）中透明质酸的含量增高，这具有一定诊断意义。肿瘤组织中透明质酸及硫酸软骨素的增多，可能与其增殖失控有一定关系。

肿瘤相关成纤维细胞（carcinoma-associated fibroblasts，CAF）可通过分泌调控 ECM 的成分参与肿瘤的发生、发展。肿瘤转移中一个非常重要的过程是 ECM 和基底膜的降解和破坏，肿瘤细胞只有在 ECM 被降解破坏后才能进入血液循环。被降解的 ECM 能刺激细胞增殖并增强细胞的抗凋亡能力，使肿瘤细胞更具有侵袭表型。ECM 和基底膜主要组织结构可分为胶原、层粘素和纤维结合素等，这些组织结构的破坏和降解需要相应的溶解酶参与。CAF 通过分泌大量的基质酶，如 Fas 相关磷酸酯酶（Fas-associated phosphatase，FAP）和基质金属蛋白酶（matrix metalloproteinases，MMP）来调控 ECM 的成分。FAP 是一种膜结合糖蛋白，可以激活基质中的生长因子，促进肿瘤细胞增殖和新生血管形成，从而促进肿瘤生长。MMP 是一组肽链内切酶，能直接分解胞外域中的钙黏附蛋白，导致正常的上皮细胞崩解，并发生 EMT，从而破坏防御肿瘤细胞侵袭的组织学屏障，促使癌细胞发生侵袭，在恶性肿瘤的浸润和转移过程中起着关键作用。CAF 亦可通过分泌多种基质酶，参与降解和重建癌周间质，促进肿瘤细胞的浸润和转移。

能够引起肿瘤细胞动力改变的基质蛋白包括：透明连接蛋白，纤维连接蛋白，层粘连蛋白，Ⅰ、Ⅳ型胶原和血小板凝血酶敏感蛋白等，这些蛋白被肿瘤细胞分泌的蛋白酶水解，溶解的基质蛋白引起肿瘤细胞的趋化和趋融，从而刺激肿瘤的迁徙。细胞外基质蛋白的作用机制很可能是促进肿瘤血管的生成，在许多恶性上皮性肿瘤（肝癌、乳腺癌、甲状腺癌等）组织中，细胞外基质蛋白的高表达与其转移有明显的相关性。

肿瘤周围微环境包括纤维细胞、内皮细胞、免疫细胞及 ECM。肿瘤细胞降解基质蛋白是局部侵袭和转移的必需步骤，而降解的基质蛋白对肿瘤细胞的生长增殖有帮助。多种 ECM 蛋白和其他结构成分可以被瘤细胞利用而形成肿瘤发生环境。包括 syndecan-1、Ⅳ型胶原和层粘连蛋白在内的多种基质蛋白在肿瘤中高表达，被用作肿瘤检测的标志物。

硫酸乙酰肝素则具有抑制细胞增殖的作用。体外实验证明，从肝或肝质膜分离的硫酸乙酰肝素可抑制肝癌细胞的生长。

过程中发挥重要作用。大量 HA 所产生的水合空间能为肿瘤细胞的移动、入侵提供通道。分子量大的 HA 通过促进肿瘤细胞迁移和黏附，有利于肿瘤浸润；而小分子的 HA 寡聚糖可促进新生血管形成。

研究发现，肿瘤透明质酸受体家族是一种多功能的细胞表面跨膜糖蛋白，主要与细胞外基质中的透明质酸结合，也能与胶原蛋白、层粘连蛋白、纤维连接蛋白等结合，参与细胞和基质的黏附，从而促进肿瘤的转移。目前发现有 v1 ～ v9 共 9 种 CD44 变异分子，与肿瘤的侵袭和转移密切相关的是 CD44v6、CD44v9。细胞表面的 HA 受体为 CD44 及其同源分子，属于 hyaladherin 族。所有能结合 HA 的分子都具相似的结构域。

在组织生成和修复、肿瘤侵袭等组织中似乎只有肿瘤细胞分泌 HAase，且分泌能力与其恶性程度成正相关 [7]。不同分子量大小 HA 的作用不尽相同，大分子的 HA 通过促进肿瘤细胞迁移和黏附，有利于肿瘤浸润；而小分子 HA 寡聚糖（1 ~ 4 kD）可刺激人微血管内皮细胞，导致内皮细胞发生有丝分裂反应（mitogenic response），促进新生血管形成。

有研究认为 HA 在血清和组织中表达升高与一些恶性肿瘤的进展和转移有关，HA 的过度合成有助于肿瘤细胞的生长。而 Hyase 通过分解 HA 可抑制恶性肿瘤的进展，所以透明质酸酶被认为是肿瘤抑制基因的产物，故 3p21 和 7g31 被认为是肿瘤抑制基因所存在的区域。透明质酸酶 hyal-1 的缺乏与烟草相关性肿瘤的发展有关联。在口腔癌、脑癌和肺癌中也发现了 hyal-1 等位基因的缺失。HiItunen 等报道卵巢癌组织中的 Hyase 活性降低，而 HA 浓度增高。但 hyal-1 的失活也可能与 hyal-1 前 mRNA 的不同剪接有关。

然而，也有研究发现 Hyase 对肿瘤细胞的生长、侵袭、转移具有促进作用。肿瘤的转移是一个多因素、多步骤过程，HA 和 Hyase 在其中所起的作用越来越被人们所重视，但其机制尚不清楚。随着分子生物学研究的进展，人们发现人类基因组中有 6 种 Hyase 基因，它们编码一组同工酶，在人体各组织与肿瘤组织中表达不一致。深入研究它们在转录和翻译中的变化及调控机制将有助于进一步认识 Hyase 在肿瘤的生长、侵袭和转移中所起的作用。

2．细胞外基质与肿瘤的耐药性 目前，许多肿瘤常规化疗效果差，预后不良是困扰临床的重要难题，而肿瘤多药耐药性（MDR）则是肿瘤化疗失败的关键因素。经治疗后。残存的肿瘤干细胞耐药性形成，常导致对某些药物治疗敏感性降低，并引起肿瘤复发甚至转移，因此 MDR 已成为当今医学界研究的热点。人恶性肿瘤对化疗的耐药性可分为先天性耐药（nature resistance）和获得性耐药（acquired resistance）；根据耐药谱又分为原药耐药（primary drug resistance，PDR）和多药耐药（multidrug resistance，MDR）。PDR 只对诱导的原药产生耐药，面对其他药物不产生产交叉耐药；MDR 是由一种药物诱发，但同时又对其他多种结构和作用机制迴异的抗癌药物产生交叉耐药。人们为更好地了解肿瘤耐药对化疗患者的潜在影响，而对 MDR 的发生机制、检测手段及逆转耐药等方面进行了广泛深入研究，取得很大进展。

目前研究最多的是多药耐药，与多药耐药有关的分子是 P 糖蛋白。P 糖蛋白是一种能量依赖性药物排出泵，也就是说它可以与一些抗肿瘤药物结合，也有 ATP 结合位点。P 糖蛋白一旦与抗肿瘤药物结合，通过 ATP 提供能量，就可将药物从细胞内泵出细胞外，使药物在细胞内浓度不断下降，并使其细胞毒作用减弱直至散失，出现耐药现象。

四、胶原相关的其他疾病

1．坏血病 胶原分子中的羟脯氨酸和羟赖氨酸，是由脯氨酸、赖氨酸残基经羟化生成的，由脯氨酸羟化酶和赖氨酸羟化酶催化。维生素 C（Vitamin C，Vc）是这两种酶所必需的辅助因子，Vc 缺乏导致羟化反应不能进行，非羟化的前 α 链在细胞内被降解，导致胶原分子生长不良，间质胶原大大减少，血管、肌腱、皮肤变脆，易出血，称为坏血病。

2．埃勒斯 - 当洛斯综合征（Ehlers-Danlos syndrome，EDS） 患者表现为皮肤及关节过度伸展，组织易于损伤，创伤不易愈合。病因是胶原氨基端延长或没有切去前肽，使胶原结构改变。

3．蜘蛛指 / 趾综合征 一种全身性结缔组织病，主要表现为眼部、心血管系统、骨骼受累。病因是 15q21.1 原纤蛋白基因（FBN）突变，导致 I 型胶原 C 端延长，患者四肢细长。

4．成骨不全（osteogenesis imperfecta，OI） 表现为骨质疏松、骨脆、易骨折，蓝色巩膜、耳聋。病因是 17 号或 7 号染色体上组成 I 型胶原的 α1 或 α2 前胶原（pro-α1 或 pro-α2）链的基因（即 COL1A1 和 COL1A2）突变，导致 I 型胶原合成障碍，结缔组织中胶原量尤其是 I 型胶原合成降低，或产生无功能的胶原。

五、细胞外基质与动脉粥样硬化

动脉粥样硬化斑块的主动脉组织中可见硫酸皮肤素含量异常增高，由病变部位增殖的平滑肌细胞产生。动脉壁中的氨基聚糖及蛋白聚糖是引起低密度脂蛋白及钙沉积的内在因素之一。动脉壁中硫酸皮肤素的含量随年龄的增长而增多，而且可在生理性 pH 及离子强度下与低密度脂蛋白结合。脂蛋白中的磷脂所带的负电荷可借助于 Ca^{2+} 而与氨基聚糖的阴离子基团结合，此与动脉粥样硬化的形成有关。

动脉壁内膜的硫酸皮肤素蛋白聚糖可与血浆低密度脂蛋白结合。其结合作用可能主要由静电引力造成，因为低密度脂蛋白的载脂蛋白 apo-B 带正电荷，可直接被带负电荷的硫酸皮肤素吸引。

基质蛋白能够调节动脉硬化的发生和发展，比如纤粘连蛋白促进局部炎症的发生，而胶原蛋白和层粘连蛋白抑制流体诱导的动脉粥样硬化炎症，胶原蛋白还能固定低密度脂蛋白（low density lipoprotein，LDL）沉积物形成动脉粥样硬化斑块。随着斑块的形成，胶原含量增高，能够占到斑块内总蛋白的 60%，胶原蛋白的沉积是动脉粥样硬化斑块形成的一个重要标志。

中性粒细胞的黏附和迁徙需要细胞和胶原的相互作用，进一步提示胶原在中性粒细胞对富含胶原的斑块的反应中发挥重要功能。把特定的整合素固定到胶原后可以阻止流体诱导的 NF-κB 激活，而 NF-κB 作为转录因子可以调控多种蛋白的表达，包括炎症相关的蛋白。因此，胶原在动脉粥样硬化中作用备受关注。

（江小华　高俊玲）

参考文献

[1] MJ Young. Mechanisms of mineralocorticoid receptor-mediated cardiac fibrosis and vascular inflammation [J]. Curr Opin Nephrol Hypertension，2008，17（17）：174-80.

[2] S Bunda，Y Wang，TF Mitts，et al. Aldosterone stimulates elastogenesis in cardiac fibroblasts via mineralocorticoid receptor-independent action involving the consecutive activation of Galphal3，c-Src，the insulin-like growth factor- Ⅰ receptor，and phosphatidylinositol 3-kinase/Akt [J]. J Biol Chem，2009，284（24）：16633-16647.

[3] MJ Young. Mechanisms of mineralocorticoid receptor-mediated cardiac fibrosis and vascular inflammation [J]. Curr Opin Nephrol Hypertension，2008，17（17）：174-80.

[4] Lu P，Takai K，Weaver VM，Werb Z. Extracellular matrix degradation and remodeling in development and disease [J]. Cold Spring Harb Perspec Biol，2011，3：a005058.

[5] Mecham RO. Overview of extracellular matrix [J]. Curr Protoc Cell Biol，2012，57：10.1.1–10.1.16.

[6] Silbert J E，Sugumaran G.A starting place for the road to function [J]. Glycoeonjugate Journal，2002，19（4）；227-237.

[7] Esko J D，Selleck S B. Order out of chaos：Assembly of ligand binding sites in heparan sulfate [J]. Annual Review of Biochemistry，2002，71（7）：435-471.

[8] Gorsi B，Stringer SE. Tinkering with heparan sulfate sulfation to steer development [J]. Trends in Cell

Biology，2007，17（4）：173-177.

[9] Lamanna W C，Frese M A，Balleininger M，et al. Sulf loss influences N-2-O-and 6-O-sulfation of multiple heparan sulfate proteoglycans and modulates fibroblast growth factor signaling [J]. J Biol Chem，2008，283：27724-27735.

[10] Shinde AV，Kelsh R，Peters JH，et al.The α4β1 integrin and the EDA domain of fibronectin regulate a pro-fibrotic phenotype in dermal fibroblasts [J]. Matrix Biol，2015，41：26-35.

[11] Iwasaki A，Sakai K，Moriya K，et al. Molecular mechanism responsible for fibronectin-controlled alterations in matrix stiffness in advanced chronic liver fibrogenesis [J]. J Biol Chem，2016，291：72-88.

第三章

矿山粉尘及其致病性

第一节 生产性粉尘

一、生产性粉尘基本定义

生产性粉尘（industrial dust）专指在生产过程中所产生的粉尘。人类各种生产活动和生活活动中可产生大量的粉尘，自然界的分化腐蚀随着气体的流动也会产生粉尘。生产性粉尘专指在人类生产活动中产生的，能够较长时间漂浮于生产环境中的固体微粒，是污染生产环境、危害劳动者健康的重要职业危害因素。

二、生产性粉尘种类

生产性粉尘包括许多种类，可以从不同角度对其进行分类。

（一）根据粉尘成分分类

1．无机粉尘 包括以下类型。

（1）硅尘：是指含有相当量游离二氧化硅的粉尘，如金属矿开采、岩石开采、隧道挖掘、煤矿掘井中产生的粉尘。硅尘是生物活性最强、对人体健康危害最大的粉尘。

（2）硅酸盐尘：石棉、滑石、云母、高岭土、水泥粉尘均属此类，其中以石棉粉尘最重要。此类粉尘除含有二氧化硅外，还含有镁、铁、钙、铝等化学元素。

（3）含碳粉尘：煤尘、炭黑、石墨、活性炭等粉尘，其中以煤尘接触人数最多。

（4）金属粉尘：金属冶炼、电焊时产生的烟雾，如铁、硅、铅、锌、铍、铜等金属及其氧化物粉尘。

（5）人工无机粉尘：如金刚砂、玻璃及玻璃纤维、人造矿物棉（矿渣棉、岩棉、玻璃棉）等。

2．有机粉尘 有机粉尘主要是农业生产、有机化学工业、医药等行业的生产过程中产生的粉尘。其多为动植物的蛋白及有机化学物，对健康的影响主要是引起机体过敏性疾病，如职业性哮喘、过敏性肺泡炎等。单纯的有机粉尘一般不会引起尘肺。有机粉尘包括以下 3 类。

（1）植物粉尘：如棉、麻、烟草、甘蔗、谷物、茶、木材等粉尘。

（2）动物粉尘：如毛发、角质、皮革、骨粉等粉尘。

（3）人工有机粉尘：如炸药、有机染料、塑料等粉尘。

3. 混合性粉尘 指上面各种粉尘，同时有两种或多种混合在一起，这种粉尘在生产中十分常见。如煤矿开采时，有岩石粉尘和煤的粉尘；金属制品加工研磨时，有金属和磨料粉尘；电焊时，有铁和硅酸盐，以及锰、铬、镍等其他金属粉尘；棉纺厂原料准备工序往往有棉尘和土壤等混合粉尘，棉麻和人造纤维混纺时也能产生两者混合的粉尘。

（二）根据粉尘中游离二氧化硅含量分类

1. 硅尘 矿尘中游离二氧化硅含量在 10% 以上的粉尘。

2. 非硅尘 矿尘中游离二氧化硅含量在 10% 以下的粉尘。

（三）根据职业卫生观点分类

1. 总粉尘 悬浮于空气中各种粒径的粉尘总和，以前称为全尘。更确切的定义是指在正常呼吸过程中通过鼻或嘴可吸入的粉尘。

2. 呼吸性粉尘和非呼吸性粉尘 被吸入呼吸系统的粉尘，其中的少部分进入到肺泡区，这部分粉尘称为呼吸性粉尘。其余大部分粉尘由于鼻、咽、气管、细支气管的拦截、阻留作用不能进入到肺泡区，这些不能进入肺泡区的粉尘称为非呼吸性粉尘。

（四）根据粉尘粒径大小分类

1. 可见粉尘 尘粒直径大于 10 μm，肉眼能够看到。

2. 显微粉尘 尘粒直径在 0.25 ～ 10 μm，在光学显微镜下可以识别。

3. 超显微粉尘 尘粒直径小于 0.25 μm，在电子显微镜下可以识别。

（五）根据粉尘产生的来源分类

1. 原生粉尘 在矿物开采之前因地质作用和地质变化等原因而产生的粉尘。

2. 次生粉尘 在采掘、装载、转运、加工等生产过程中，因煤岩破碎产生的粉尘。

（六）根据粉尘存在状态分类

1. 悬浮粉尘 漂浮在空气中的粉尘。

2. 沉积粉尘 尘粒在其自重作用下，从空气沉降下来堆积在地面或物体表面上的粉尘。

（七）根据粉尘有无爆炸性分类

1. 有爆炸性粉尘 经过粉尘爆炸性鉴定，确定悬浮在空气中的粉尘在一定浓度和引爆热源的条件下，本身发生爆炸和传播爆炸的粉尘。

2. 无爆炸性粉尘 经过粉尘爆炸性鉴定，确定不能发生爆炸和传播爆炸的粉尘。

三、生产性粉尘来源

生产性粉尘可出现在多个行业和部门，其危害也是较为广泛的。在此介绍容易产生生产性粉尘的常见行业。

（一）金属矿山行业

1. 基本生产过程

（1）井下开采：井下开采可分为掘进、采矿、运输、充填等基本过程。金属矿开采后一般不必充填。

（2）露天开采：当矿藏露出地面或接近地表面时，则采用露天开采方式，主要使用爆破、推土机、电铲等剥离表面覆盖层，露出矿层后采掘。露天采掘生产效率高，劳动条件也较好。

2．存在生产性粉尘的主要环节 生产性粉尘是采矿作业中的主要职业性有害因素，矿井内许多生产过程，如钻眼、爆破、采矿、运输等都能产生大量粉尘。作业环境的粉尘浓度、分散度及二氧化硅含量取决于井下开采方式和岩层的地质结构。在凿岩中，干式凿岩的粉尘浓度远远高于湿式凿岩，有报道干式凿岩时粉尘浓度可达 1000 mg/m^3 以上。随着机械化程度提高和湿式作业的加强，在规模较大的矿山，作业点的粉尘浓度合格率有很大提高，但在一些小型矿山中，由于机械化程度差，粉尘浓度超标率相当高，尘肺仍是采矿工人的主要职业病。

（二）煤矿行业

1．基本生产过程 煤矿的开采与金属矿山的开采基本相同，也分为井下开采和露天开采，井下开采的基本过程也包括掘进、采矿、运输、充填等，但其中也有个别不同之处。

（1）采矿：是指把含有矿石的岩层采掘下来，在采煤中又称回采。由于机械化程度不同，劳动条件差别很大，可分为手工和机械采煤。

（2）充填：金属矿开采后一般不必充填，但煤矿开采后需用砂石等材料代替采出的煤层，填满采空区以防塌陷。常用方法为水砂充填，即利用水力把砂石等充填材料从管道中输送到采空区充填。

2．存在生产性粉尘的主要环节 在煤矿开采过程中由于工种不同，工人可分别接触煤尘、煤硅尘和硅尘，从而引起肺的弥漫性纤维化，统称为煤工尘肺。煤工尘肺有 3 种类型：在岩石掘进工作面工作的工人，包括凿岩工及其辅助工，接触游离二氧化硅含量较高的岩石，所患尘肺为硅肺，发病工龄 10 ～ 15 年，进展快，危害严重。采煤工作面工人，包括采煤机手、回采工、煤仓装卸工等，主要接触单纯性煤尘（煤尘中游离二氧化硅含量在 5% 以下），其所患尘肺为煤肺，发病工龄多在 20 ～ 30 年以上，病情进展缓慢，危害较轻。接触煤硅尘或既接触硅尘又接触过煤尘的混合工种工人，其尘肺在病理上往往兼有硅肺和煤肺的特征，这类尘肺可称为煤硅肺，是我国煤工尘肺最常见的类型，发病工龄多在 15 ～ 20 年，病情发展较快，危害较重。煤工尘肺的发病情况，因开采方式不同有很大差异。露天煤矿工人的尘肺患病率很低，井下开采工作面的粉尘浓度和粉尘分散度均高于露天煤矿，尘肺患病率和发病率均较高。我国地域广大，地层结构复杂，各地煤工尘肺患病率有很大差异，为 0.92% ～ 24.1%。不同煤种的致病能力不同，由强到弱依次为无烟煤、烟煤、褐煤。

（三）建筑行业

建筑业涉及专业面广，包括土木建筑、金属结构加工、预制构件、机械化施工、设备安装、市政建设、内外装饰、物业管理。此外，建筑业涉及领域多，涵盖了房地产、冶金、水利、水电、石化、轻工、交通建设、核工业等多个领域。因而，其粉尘的危害可出现在较多环节和领域，但主要是那些涉及粉尘性的建材，如水泥、沙石和石灰等的操作工序。同时应注意的是，随着社会的不断发展，除建设过程外，拆除旧建筑的过程中产生的大量粉尘值得注意。

（四）冶金与机械制造行业

冶金行业是开采和处理金属矿山以及冶炼、加工成材的行业。生产钢铁（有时包括铬和锰）及其合金的工业称为黑色冶金工业，生产非铁金属及其合金的工业称为有色冶金工业。矿石开采过程中的生产性粉尘已做介绍，这里主要介绍冶炼过程中的生产性粉尘。

1．黑色冶金工业 黑色冶金工业（钢铁工业）生产一般包括采矿、选矿、烧结、炼焦及焦化产品生产、耐火材料生产、炼铁、炼钢、轧钢等。

（1）基本生产过程及特点

①烧结：因矿石含铁量不同，铁矿石可分为天然富矿（含铁 45% 以上）和贫矿（含铁低于

30%）。贫矿需经选矿再经烧结后才可送入高炉炼铁。

②炼铁：炼铁主要设备是高炉、热风炉和高炉煤气净化系统等。工人的作业主要包括向炉内加料、送入燃料与助熔剂和热空气、出铁、出渣和铸锭。

③炼钢：炼钢是用氧化的方法减少生铁中所含的碳、硅、锰、硫、磷等元素的过程，有转炉、平炉及电炉 3 种炼钢方法。

我国新建炼钢厂多采用吹氧转炉炼钢。吹氧转炉是采用 99% 以上的氧吹入冶炼。炼钢工人作业主要包括运料、加料、冶炼、出钢、铸锭等。平炉炼钢过程中，工人要经常观察炉温情况，有时还要对平炉热修。

④轧钢：炼出的钢铸锭要用轧钢机轧成各种钢材，如钢板、钢丝、钢筋、钢轨等。轧钢作业主要是将钢锭放在加热炉中加热，然后放在轧钢机上制成钢材，用电磁吊车及时运出车间，堆放在室外。

⑤炼焦：炼焦生产是为炼钢厂提供燃料——焦炭的重要工序，工人作业主要包括对焦用煤的前处理，即破碎、筛分和选煤、配煤，然后将煤从炉顶装入炼焦炉内，密封、燃烧、出炉、喷水冷却等。炼焦的副产品煤焦油中含丰富的化学原料，同时煤气也是炼焦车间的重要产品。

⑥耐火材料生产：耐火材料在钢铁工业主要用于修建高炉、热风炉、炼钢炉、加热炉、铁水与钢水罐等。主要作业包括选用各种耐火材料，经过破碎、粉碎、过筛、混料，最后成型、干燥、煅烧等。

（2）存在生产性粉尘的主要环节：首先，在烧结厂中，烧结机尾部的烧结块落下时可产生大量粉尘，并且处理烧结块的工人还易发生烧伤。其次，在耐火材料生产过程中，粉尘是最严重的有害因素，尤其在原料破碎、粉碎、过筛、混料等工序中，由于各种耐火材料的原料中均含有 47% ～ 96% 不等浓度的游离二氧化硅，加之机械化程度不高，工人长期接触粉尘可发生尘肺。在干燥和煅烧过程中，人可受到高温、热辐射及粉尘的联合作用。而在其他几个环节，如炼钢、炼铁、轧钢和焦化等，均以高温、一氧化碳、热辐射等职业有害因素为主。

2．有色冶金工业 有色冶金工业包括除钢铁以外的各种金属矿藏的开采、选矿、冶炼、精炼、电解、合金等，如铅、铜、镉、汞、铝、砷、铍、硒、锑及稀有金属的冶炼、精炼、电解等。

（1）基本生产过程：有色金属冶炼、加工依据各种金属的不同而采取不同的方法。一般经过选矿后，将矿粉进行制炼，包括使用燃料的熔炼炉和电炼炉，生产过程基本上为加料、送入燃料和助熔剂、制炼、出炉、钢铸、电解和回收矿渣等。由于有色金属原料一般不是一种金属矿，而是多种金属矿的混合，如铜矿粉中含有铅、砷及其他稀有金属，往往某一种金属冶炼后的残渣，则是另一种金属冶炼的原料，因此有色金属冶炼很少有废料。根据各种金属的理化特性，有色金属经过熔炼后一般还需再精炼，有些则需要将粗炼的金属通过电解方法进行纯化加工。由于各种有色金属矿中含硫化物很多，冶炼中产生大量二氧化硫，因此回收二氧化硫生产的硫酸常是有色金属冶炼厂的重要副产品。大型有色金属冶炼厂所需要的煤气也常自己生产。

（2）存在生产性粉尘的主要环节：各种有色金属冶炼加工过程中产生的金属烟尘，如铅、砷、铍、镉、汞、铬、锰、镍、硒、锑、碲、钛、钒、铀等，可引起金属毒物中毒。一些金属烟，如氧化锌、镍、锡、锑等，可引起金属烟尘热。

3．机械制造工业 机械制造工业包括各种类型机械和机器的制造，如运输机械、重型机械、机床工具、农业机械、航空航天器械及各种精密仪器等。各种机械制造工业的基本生产过程可概括为：铸造、锻造、热处理、机械加工、装配。

（1）基本生产过程

①铸造：是将熔融的金属浇注到砂型或其他物质制成的模型里以铸成机械零件毛坯。基本工序包括用石英砂、陶土等各种成型原料经碾碎、过筛、混合等过程配制型砂；按要求的铸件形状做出木模或金属模，放入砂箱后，充填型砂捣实，取出模样而制成砂型；制备型芯放到型砂中，以使铸件内部留出空腔；在炉内熔化制型金属，用机械或人工包运至砂型处浇注，浇注后的砂箱经冷却后，用人工和机械方法将铸件由砂型中打出，称为落砂；落砂后把铸件上的砂土与毛刺清除掉，称为清砂。之后还要将铸件进行修整。

②锻造：是指将金属锭（或块）在热炉内预先加热至 800 ～ 1200℃后，用锻锤或液压机将其锻压成所需的形状。

③热处理：是将金属零件在不改变外形的条件下通过退火、淬火和回火等方式，改变金属的内部结构或性质。如退火可降低硬度，提高力学性能；淬火可提高硬度和耐磨性；回火可减少脆性，增加金属的弹性。将金属制件置于含有不同化学元素的介质中加热到一定程度并保温，使这些介质渗入到金属制件的表面上，使其表面化学成分发生改变，从而改变金属表面上的硬度、耐磨性、抗腐蚀性、耐热性等，称为化学热处理。如渗碳、渗氮、渗铝、氰化等。

④机械加工：利用各种机床对金属零件进行车、刨、钻、磨、铣等冷加工。将加工装配后的各种零部件经过安装、焊接、检验、涂漆和调试等装配成产品。

（2）存在生产性粉尘的主要环节：主要发生于铸造车间。型砂原料均含有一定量的游离二氧化硅，型砂配制（碾砂、筛砂、拌砂）、制型、落砂、清砂过程都产生大量粉尘。在机械加工过程中，对金属零部件磨光和抛光过程可产生金属和矿物性粉尘，装配焊接时可产生电焊粉尘。

（五）化工与纺织行业

1．化工行业　化学工业产品种类繁多，可达数万种。一般分为无机和有机化工两类，前者主要有酸、碱、盐、电化学等工业，后者主要有有机原料、农药、化肥、高分子合成（纤维、橡胶、塑料）、染料、涂料、医药、炸药、燃料和试剂等工业。化工生产从原料到成品因各种产品不同各有其独特的生产工艺过程，生产方法有繁有简，工艺有先进也有落后，因此劳动条件好坏差别很大。尽管如此，化工生产仍可归纳成以下几个基本操作过程。

（1）基本生产过程

①原料的装运和储藏：许多化工原料为腐蚀性强、易燃、易爆、易挥发及毒性大的物质，灌装、搬运和储藏需特殊容器并要求操作准确、小心和加强防护，如液化气储存于钢瓶内，搬运途中避免强光照射。

②原料加工和配制：包括固体原料粉碎、过筛、配料、拌料，有的固体原料需要熔化并与其他液体原料混合等，如硝胺炸药配料前需先将 TNT 粉碎、研磨后和硝胺及木炭混合。

③加料及化学反应：将液体或固体原料注入或吸入到反应锅或反应釜内，进行氧化、还原、水解、合成、聚合或缩合等化学反应。这一过程多伴有吸热或放热、增压或减压以及产气。

④成品精制和包装：化学反应完成并从反应器出料后，有的尚需经过离心、蒸发、重结晶等工序处理成最终成品，经包装后出厂。

（2）存在生产性粉尘的主要环节：化工涉及多个环节，当原料或产品为粉末时，上述各工序均可产生生产性粉尘，因化工产品的特殊性，其多为有毒有害或易燃易爆物质，在产生生产性粉尘的同时，还存在外伤、急性慢性中毒以及致癌等多种不良后果，应特别值得注意。

2．纺织行业　纺织工业是将纺织纤维加工成各种纱、丝、线、绳、织物及其染整制品的工业。主要有棉纺织、毛纺织、麻纺织、丝纺织、合成纤维纺织及针织和纺织复制等工业。

（1）基本生产过程

①原料处理：棉纺织需将原棉充分开松除杂，包括开棉、混棉和清棉，最后制成棉卷，由一系列开清棉机械完成。毛纺织需经选毛、打土、洗涤、烤干、梳毛、合毛。麻纺织需要打麻和梳麻。丝纺织需煮茧、缫丝、烘干、整理、包装等。

②纺纱：各种纺织原料需经梳理、并条、粗纺和精纺过程，将棉、麻、毛卷等纺成纱。

③织布及整理：细纱分别经过络筒、整经、上浆、穿综与穿筘及卷纬、给湿等工序，最后在织机上交织成布。织成的布需经验布、修理、拉幅及包装等整理。

④染整：织布厂出来的坯布，在印染前需经过烧毛、退浆、漂白、干燥等过程后，根据需要用不同性质的染料在轧浆机上进行染色。对于需要印花的布匹，首先要按花样设计要求雕刻花筒，另将染料调煮印浆，然后上印花机印刷。印好的布匹再经干燥、汽蒸、水洗等过程最终成为产品。

（2）存在生产性粉尘的主要环节：开棉、混棉、清棉及梳棉均可产生大量棉尘，并夹杂砂土、种子壳等。原毛处理，特别是拣毛、选毛时，在打麻和梳麻时，缫丝在烘干后进行选剥时，以及化纤材料在处理过程中，均可产生大量粉尘。吸入棉麻粉尘可引起棉尘病。接触棉花工人可引起两种过敏性疾病：“纺织热”和“织工咳”。打麻工和梳麻工可发生“梳麻工热病”，毛尘可引起“毛纺热”。

四、生产性粉尘的理化性质及卫生学意义

（一）生产性粉尘的化学组成

这是直接决定其对人体危害性质和严重程度的重要因素，据其化学成分不同可分别导致纤维化、刺激、中毒和致敏作用。如含有游离二氧化硅的粉尘，可引起硅肺，而且含硅量越高，病变发展越快，危害性就越大；石棉尘可引起石棉肺；如果粉尘含铅、锰等有毒物质，吸收后可引起相应的全身铅、锰中毒；如果是棉、麻、牧草、谷物、茶等粉尘，不但可阻塞呼吸道，而且可以引起呼吸道炎症和变态反应等肺部疾患。

（二）生产性粉尘浓度和暴露时间

浓度高和暴露时间也是决定其对人体危害严重程度的重要因素。生产环境中的粉尘浓度越高，暴露时间越长，进入人体内的粉尘剂量越大，对人体的危害就越大。为保护粉尘作业工人的身体健康，对车间空气中生产性粉尘的最高允许浓度国家做了具体的规定。

（三）生产性粉尘分散度

分散度越高，对人体的危害越大。因为分散度越高，粉尘的颗粒越细小，在空气中飘浮的时间越长，进入体内的机会就多，危害越大；分散度越高，进入呼吸道深部的机会越多，直径小于 5 μm 的粉尘可以进入呼吸道深部及肺泡区，称为呼吸性粉尘，卫生学上意义特别大。

（四）生产性粉尘硬度

硬度越大的粉尘，对呼吸道黏膜和肺泡的物理损伤越大。

（五）生产性粉尘溶解度

有毒粉尘如铅等，溶解度越高毒作用越强；相对无毒粉尘如面粉，溶解度越高作用越低；石英粉尘很难溶解，因此在体内持续产生危害作用。

（六）生产性粉尘荷电性

固体物质在被粉碎和流动的过程中，相互摩擦或吸附空气中的离子带电，漂浮在空气中的粉尘 90% ～ 95% 带正电或带负电。同性电荷相排斥，异性电荷相吸引，带电尘粒易在肺内驻留，危害

很大。

（七）生产性粉尘爆炸性

有些粉尘达到一定的浓度，遇到明火、电火花和放电时会爆炸，导致人员伤亡和财产损失，加重危害。煤尘的爆炸极限是 35 g/m^3，面粉、铝、硫黄为 7 g/m^3，糖为 10. 3 g/m^3。

第二节　生产性粉尘对健康的危害

一、生产性粉尘标准及危害程度分级

中华人民共和国国家标准 GBZ/T229.1-2010（卫生部 2010 年 3 月 10 日发布，2010 年 10 月 1 日实施）适用于区分工人接触生产性粉尘作业危害程度的大小，是劳动保护科学管理的依据。本标准不适于放射性粉尘及引起化学中毒危害性粉尘。

（一）基本定义

1．生产性粉尘　在生产过程中产生的能较长时间浮游在空气中的固体微粒。

2．接触生产性粉尘的作业　工人在有生产性粉尘的工作地点，从事生产运动的作业。

3．工作地点　工人为观察、操作和管理生产过程而经常或定时停留的地方。

4．生产性粉尘中游离二氧化硅含量　生产性粉尘中含有结晶型游离二氧化硅的质量百分比。

5．接尘时间　在一个工作日内实际接尘作业时间。

6．工人接尘时间肺总通气量　系指工人在一个工作日的接尘时间内吸入含有生产性粉尘的空气总体积。

7．生产性粉尘最高容许浓度　系指 GBZ2.1-2019《工业场所有害因素职业接触限值》中表 2 工作场所空气中粉尘职业接触限值。

8．生产性粉尘浓度超标倍数　在工作地点测定空气中粉尘浓度超过该种生产性粉尘的最高容许浓度的倍数。每个采样点的样品数不得少于 5 份，取其超标倍数的算术均值表示。

（二）接触生产性粉尘作业危害程度分级

1．接触生产性粉尘作业危害程度共分五级：0 级危害、Ⅰ级危害、Ⅱ级危害、Ⅲ级危害、Ⅳ级危害。

2．本标准将石棉尘属于具有人体致癌性粉尘，列入本标准中游离二氧化硅 70% 类。

3．根据生产性粉尘中游离二氧化硅含量、工人接尘时间肺总通气量以及生产性粉尘浓度超标倍数三项指标，按表 3-1 划分生产性粉尘作业危害程度分级。

二、生产性粉尘的致病作用

（一）皮肤、黏膜、上呼吸道的刺激作用

吸入的生产性粉尘首先进入呼吸道刺激呼吸道黏膜，使黏膜毛细血管扩张，黏液分泌增加，以加强对粉尘的阻留作用。但长期的黏膜毛细血管扩张则导致黏膜肥大，继之发生黏膜营养不良而致萎缩，形成萎缩性鼻炎。硬度较大、边缘锐利的粉尘颗粒还可以机械性地直接损伤黏膜细胞引起鼻炎、咽炎、喉炎。有些金属粉尘则直接损伤鼻黏膜形成溃疡和穿孔。粉尘散落于皮肤上可堵塞皮脂

表 3-1 生产性粉尘作业危害程度分级表

生产粉尘中游离二氧化硅含量	工人接尘时间肺总通气量（升 / 日·人）	生产性粉尘浓度超标倍数							
		0	–1	–2	–4	–8	–16	–32	–64
≤ 10%	–4000								
	–6000	0	Ⅰ		Ⅱ		Ⅲ		Ⅳ
	＞ 6000								
10% ～ 40%	–4000								
	–6000								
	＞ 6000								
40% ～ 70%	–4000								
	–6000								
	＞ 6000								
＞ 70%	–4000								
	–6000								
	＞ 6000								

腺使皮肤干燥，易于发生继发感染形成粉刺、毛囊炎等。粉尘对角膜的刺激及损伤可致角膜感觉迟钝、角膜混浊等改变。

（二）非特异性炎症反应

长期吸入大量粉尘可损伤呼吸道黏膜，致使黏膜上皮细胞增生肥大，黏液分泌增加，纤毛运动减弱。粉尘致呼吸道机械性损伤也常致继发感染，因此，接尘工人的慢性支气管炎是常见的与职业有关的疾病，也有学者称为尘性慢性支气管炎。吸烟和粉尘的联合作用可增加慢性支气管炎的发病率。

（三）特异性炎症反应

主要是有机粉尘中带有细菌或真菌，可引起肺真菌病，皮毛粉尘中的炭疽杆菌引起肺炭疽病。

（四）致纤维化作用

尘肺是长期吸入生产性无机粉尘，主要是矿物性粉尘而致的以肺组织纤维化为主的一类全身疾病的统称，其病理特点是肺组织发生弥漫性、进行性的纤维组织增生，引起呼吸功能严重受损而致劳动能力下降乃至丧失。游离二氧化硅具有极强的细胞毒性和致纤维化作用，因此，粉尘致纤维化的程度和该类粉尘中游离二氧化硅含量的多少有关。硅肺是纤维化病变最严重、进展最快、危害最大的尘肺。粉尘的致纤维化作用是粉尘对人体健康危害最大的生物学作用。

（五）致癌作用

石棉粉尘可引起支气管肺癌和间皮瘤，放射性矿物质粉尘可致肺癌，金属粉尘镍、铬酸盐也和肺癌高发有关。近年来硅尘和肺癌的关系在学术界的争论受到人们的关注。一些流行病学的研究结果提示硅尘暴露和肺癌的高发有一定关系，国际癌症研究机构主要依据这些研究结果已把硅尘列为人类致癌物，但国际劳工大会 2002 年提出的职业病拟议名单中，职业性肿瘤没有硅尘致肿瘤。我国职业病目录中至少目前尚未列入硅尘所致肺癌。电焊烟尘和肺癌的关系也有报道，认为电焊烟尘中的 6 价铬可能是致癌的主要因素。

（六）致敏作用

许多有机粉尘可引起支气管哮喘，是典型的变态反应性疾病，如木尘、谷物粉尘、化学洗涤剂酶、动物蛋白粉尘等。由发霉的干草、蘑菇孢子、蔗渣等引起的过敏性肺炎是免疫介导的肺组织肉芽肿性疾病，如农民肺、蘑菇肺、蔗渣肺等。

（七）中毒作用

吸入一些化学性粉尘，如铅、锰、砷等毒物性粉尘，可引起全身中毒。

（八）粉尘沉着症

吸入某些惰性金属粉尘可引起金属粉尘在肺内的沉积，如锡、锑、铁等。这些金属粉尘的沉积一般来说对肺功能没有明确的损害，也没有致肺组织进行性纤维化的证据。但作为一种异物沉积在肺内，则会引起肺组织的反应，有的可引起急性支气管炎或支气管哮喘。这类粉尘引起的呼吸系统疾病，在国际劳工大会 2002 年提出的职业病拟议名单中列入了呼吸系统职业病，但和致纤维化矿物性粉尘引起的尘肺病是分列的。我国在 2012 年颁布的《职业病分类和目录》中将原“尘肺”与“其他职业病”中的呼吸系统疾病合并为“职业性尘肺病及其他呼吸系统疾病”，将“尘肺”修改为“尘肺病”。

（九）生产性粉尘引起的疾病

生产性粉尘的种类繁多，理化性状不同，对人体所造成的危害也是多种多样的。就其病理性质可概括为如下几种：①全身中毒性，如铅、锰、砷化合物等粉尘；②局部刺激性，如生石灰、漂白粉、水泥、烟草等粉尘；③变态反应性，如大麻、黄麻、面粉、羽毛、锌烟等粉尘；④光反应性，如沥青粉尘；⑤感染性，如破烂布屑、兽毛、谷粒等粉尘有时附有病原菌；⑥致癌性，如铬、镍、砷、石棉及某些光感应性和放射性物质的粉尘；⑦致尘肺病，如硅尘、煤尘、硅酸盐尘等。

生产性粉尘引起的职业病中以尘肺病为最严重。据不完全统计，尘肺病病例约占职业病患病总人数的 2/3。尘肺病是对生产性粉尘引起的肺纤维化疾病的统称，我国法定职业病目录中包括矽肺（硅肺）、煤工尘肺、电墨尘肺、碳墨尘肺、滑石尘肺、水泥尘肺、云母尘肺、陶工尘佛、铝尘肺、电焊工尘肺、铸工尘肺以及根据《尘肺病诊断标准》和《尘肺病理诊断标准》可以诊断的其他尘肺等 13 种。

此外，长期接触生产性粉尘还可能引起其他一些疾病。例如，大麻、棉花等粉尘可引起支气管哮喘、哮喘性支气管炎、湿疹及偏头痛等变态反应性疾病。破烂布屑及某些农作物粉尘可能成为病原微生物的携带者，如带有丝菌属、放射菌属的粉尘进入肺内，可引起肺霉菌病。石棉粉尘除引起石棉肺外，还可引起间皮瘤。经常接触生产性粉尘，还可引起皮肤、耳及眼的疾患。例如，粉尘堵塞皮脂腺可使皮肤干燥，易受机械性刺激和继发感染而发生粉刺、毛囊炎、脓皮病等。混于耳道内皮脂及耳垢中的粉尘，可促使形成耳垢栓塞。金属和磨料粉尘的长期反复作用可引起角膜损伤，导致角膜感觉丧失和角膜混浊。在采煤工人中还可见到粉尘引起的角膜炎等。

1．尘肺病 尘肺病是指由于长期吸入一定浓度的能引起肺组织纤维性变的粉尘所致的疾病。我国关于尘肺病的记载已有悠久的历史，早在北宋时代（公元 10 世纪）孔平仲即已指出，采石人所患的职业性肺部疾病是由于“石末伤肺”所致。欧洲直至 16 世纪时对尘肺的本质尚不了解。近半个世纪来，通过临床观察、X 线检查、病理解剖以及实验研究，认为除游离二氧化硅外，还有一些其他粉尘也可引起尘肺病。尘肺病按其病因可分为以下四类。

（1）硅肺：由于吸入含有游离二氧化硅的粉尘而引起的尘肺。

（2）硅酸盐肺：由于吸入含有结合状态二氧化硅（硅酸盐），如石棉、滑石、云母等粉尘而引起的尘肺。

（3）混合性尘肺：由于吸入含有游离二氧化硅和其他某些物质的混合性粉尘而引起的尘肺，如煤硅肺、铁硅肺等。

（4）其他尘肺：某些其他粉尘引起的尘肺，如煤肺、铝肺等。

尘肺按其病理形态又可分为三种类型，即间质型（弥漫硬化型）、结节型及肿瘤样型。但这种分型也不是绝对的，如煤硅肺可表现为间质型与结节型两者同时存在。在实际工作中，通常按其病理变化、X线所见、临床表现将尘肺分为Ⅰ、Ⅱ、Ⅲ三期。

2．肺粉尘沉着症 有些生产性粉尘，如锡、钡、铁等粉尘，吸入后可沉积于肺组织中，仅呈现一般的异物反应，但不引起肺组织的纤维性变，对人体健康危害较小或无明显影响，这类疾病称为肺粉尘沉着症。

3．有机性粉尘引起的肺部病变 有些有机性粉尘，如棉、亚麻、茶、甘蔗渣、谷类等粉尘，可引起一种慢性呼吸系统疾病，常有胸闷、气短、咳嗽、咳痰等症状。一般认为，单纯有机性粉尘不致引起肺组织的纤维性变。尘肺与肺粉尘沉着症、有机性粉尘引起的肺部病变，在病理改变及对人体的危害程度方面各有不同，其中只有尘肺属法定职业病范围，所以在实际工作中，必须加以区别对待。

三、生产性粉尘危害的影响因素

粉尘的化学性质决定了粉尘对人体危害的特征，不同粉尘的生物学作用不同，所致疾病也不同。粉尘在肺内的蓄积量决定了粉尘对人体的危害程度。就大多数粉尘而言，只有肺内达到一定蓄积量，才具有致病作用，即有明确的剂量—反应关系。蓄积量决定于工人所接触粉尘的浓度、分散度和个体接触时间以及个体呼吸道清除机制的状态。

（一）粉尘的化学性质

粉尘的化学组成是决定粉尘生物学作用的主要因素。矿物粉尘致纤维化能力的强弱，主要决定于粉尘中游离二氧化硅的含量。含量越高，其致纤维化作用越强，病变发生快、进展快。含游离二氧化硅70%以上的粉尘在短时间接触后即可发病，病理上多形成以结节为主的纤维化病灶。在无适当防护设备和个人防护的情况下，甚至可以引起以硅性蛋白沉积为主的急性硅肺的发生。而游离二氧化硅在10%以下时，病变的发生则需要较高浓度和较长时间的接触，病变发生、发展均较慢，病理上以间质纤维化为主。石棉粉尘由于其纤维结构，除引起肺组织纤维化外，还可引起肺癌和间皮瘤。一些粉尘吸入肺内后可很快溶解吸收引起全身中毒，如铅、锰、砷等。惰性粉尘则主要在肺内形成粉尘沉着，而很少引起明显的生物学反应而致病。大多数有机粉尘，特别是动物蛋白性粉尘多具有致敏作用。所有这些致病特征都是由粉尘的化学性质决定的。

（二）粉尘的分散度

分散度是用粉尘颗粒大小的组成描述某一生产过程中物质被粉碎的程度。生产过程中产生的粉尘是由大小不同的颗粒组成的，小的颗粒越多，分散度就越高，其在空气中漂浮的时间就越长，故被吸入的可能性就越大。反之，较大的粉尘颗粒则很快在空气中沉降，被吸入的机会较少，即使被吸入，也会被阻留在上呼吸道，而难以到达深部呼吸道和肺泡。根据粉尘粒径大小，将粉尘分为3种：粒径大于15 μm的为非吸入性粉尘，粒径小于15 μm的为可吸入性粉尘，粒径小于5 μm的为呼吸性粉尘。真正能够进入肺泡而沉积于肺内引起生物学作用的是呼吸性粉尘。粉尘的分散度决定于生产工艺过程，这就是不同工种的实际暴露粉尘量不同，发病也有不同的原因。

（三）粉尘的浓度

粉尘浓度即漂浮于生产环境单位体积空气中粉尘颗粒的重量或个数。表示方法有两种，即质量法和数量法。质量粉尘浓度的单位为“mg/m^3”，数量粉尘浓度的单位为“粒 /m^3”。根据粉尘粒度大小不同，进入人体呼吸系统的部位不同，危害程度不同，又将粉尘浓度分为总粉尘浓度和呼吸性粉尘浓度。总粉尘浓度是指用总粉尘采样头采集到的单位体积空气中粉尘的质量或数量。呼吸性粉尘浓度是指可以进入到人体肺泡区内的细微尘粒的浓度。因此，就浓度而言，呼吸性粉尘的浓度才是真正具有生物学作用的浓度，也是把浓度和分散度都考虑在内的一项评价粉尘危害性的指标。

（四）粉尘的荷电性

粉碎过程产生的固体颗粒往往具有荷电性，同时固体颗粒流动过程中互相摩擦或吸附空气中的其他离子而带电荷。粉尘的荷电性决定于颗粒的大小及其新鲜程度，并同温度和湿度有关。分散度高、新产生的颗粒则荷电性强；温度升高，干燥的环境可使粉尘的荷电性增加。粉尘荷电性可影响粉尘颗粒的聚集，故影响粉尘在空气中的漂浮时间，从而影响到被吸入的可能性。荷相同电荷的粉尘相互排斥，使粉尘更长时间地漂浮于空气中，荷不同电荷的粉尘颗粒则互相聚集而加速沉降。研究还认为荷电性强的尘粒易滞留于肺内并易于被巨噬细胞吞噬。

（五）粉尘的形态和表面活性

在研究粉尘致纤维化作用的早期，首先提出机械损伤学说，对粉尘颗粒的表面形状及其硬度给予了相当的重视。现在认为，粉尘颗粒的硬度对致纤维化作用影响不大，其机械损伤作用主要发生在上呼吸道，虽然金刚石、碳化硅硬度很大，但对机体的危害则很小。球形颗粒在空气中阻力小，易于沉降，而形状不规则的颗粒沉降相对较慢，悬浮时间则较长。粉尘的表面活性影响其致纤维化作用。新产生的粉尘颗粒表面有较多的氧化硅自由基，可与二氧化碳、氧气和水反应产生过氧化氢和羟基自由基等，因而具有更强的细胞毒作用。

（六）粉尘的爆炸性

煤尘、植物纤维尘、糖、面粉、硫黄、铝粉、锌等粉尘在高浓度和高分散度时，在高温或有火焰、放电、火花等引燃时可发生爆炸，造成事故。煤尘爆炸的破坏性很大，往往造成井巷、生产设备的损坏和人员伤亡。煤尘本身具有爆炸性，一般来说，无烟煤煤矿采煤工作面的煤尘除个别情况外，大多数属于无爆炸性煤尘；而烟煤、褐煤煤矿产生的煤尘均属爆炸性煤尘。据 1992 年统计，我国国有重点煤矿中有 84.9% 的矿井的煤尘具有爆炸的危险性；地方国有煤矿有 42.4% 的矿井的煤尘具有爆炸的危险性。只有当空气中煤尘达到一定浓度时，才可能发生爆炸。能够引起煤尘爆炸的最低浓度叫做煤尘爆炸的下限浓度；能够引起煤尘爆炸的最高浓度叫做煤尘爆炸的上限浓度。实验研究结果表明，我国煤尘爆炸的下限浓度，褐煤为 45 ～ 55 g/m^3，烟煤为 110 ～ 335 g/m^3。煤尘爆炸的上限浓度为 1500 ～ 2000 g/m^3。发生煤尘爆炸时，粒径小于 1 mm 的煤尘都参与爆炸，但爆炸的主体是粒径小于 75 μm 的煤尘。

（七）个体因素

疾病的发生是粉尘吸入及机体清除防御机制斗争的结果。呼吸器官具有排出吸入性异物的自净能力。任何能减弱或破坏呼吸道清除异物作用的疾病和个体因素均可以使粉尘更易于在肺内沉积而致病。一些慢性呼吸系统疾病如慢性支气管炎、哮喘、肺气肿等都可使呼吸道的清除机制严重受损，吸烟也可损伤呼吸道纤毛上皮细胞而致清除能力下降。个体的免疫状况对疾病的发生也有一定影响，未成年人（未满 18 岁），健康状况差如肺结核和患有心血管疾病的人员可能更易受粉尘的危害而致病。这是由于肺结核、支气管炎以及患有心血管疾病的人员呼吸系统的功能都存在一定的损伤，抵抗能力弱，从事粉尘作业会使他们的原有疾病很快加重，对作业人员身体造成进一步损伤。未成年工人因身体还没有完全发育成熟，身体各个器官抵抗能力差，接触粉尘会对身体发育造成不利影响。

四、生产性粉尘危害控制

（一）粉尘危害控制的原则

目前，粉尘对人造成的危害，特别是尘肺病尚无十分有效的治疗手段，因此预防粉尘危害，加强对粉尘作业的劳动防护管理十分重要。粉尘作业的劳动防护管理应采取三级防护原则。

1．一级预防 只要认真做好一级预防，切实采取措施，把粉尘浓度降低到国家卫生标准范围内，就可以降低粉尘所致疾病的发病率。做好一级预防，领导重视、依法治理是根本，工程防护是关键，卫生监督是保证。

（1）主要措施包括：综合防尘，即改革生产工艺、生产设备，尽量将手工操作变为机械化、自动化和密闭化、遥控化操作；尽可能采用不含或含游离二氧化硅低的材料代替含游离二氧化硅高的材料；在工艺要求许可的条件下，尽可能采用混法作业；使用个人防尘用品，做好个人防护。

（2）定期检测：对作业环境的粉尘浓度实施定期检测，使作业环境的粉尘浓度达到国家标准规定的允许范围之内。

（3）健康体检：根据国家有关规定，对工人进行就业前的健康体检，对患有职业禁忌证、未成年人、女职工，不得安排其从事禁忌范围的工作。

（4）宣传教育：普及防尘的基本知识。

（5）加强维护：对除尘系统必须加强维护和管理使系统处于完好、有效状态。

2．二级预防 其措施包括建立专人负责的防尘机构，制订防尘规划和各项规章制度；对新从事粉尘作业的职工，必须进行健康检查；对在职的从事粉尘作业的职工，必须定期进行健康检查，发现不宜从事接尘工作的职工，要及时调离。

3．三级预防 主要措施为对已确诊为尘肺病的职工，应及时调离原工作岗位，安排合理的治疗或疗养，患者的社会保险待遇应按国家有关规定办理。新中国成立以来，我国政府先后公布、颁布了20多项有关粉尘作业场所和尘肺病管理的法律、法规和政策，重要的法律、法规为：1987年国务院颁布的《中华人民共和国尘肺病防治条例》，第十六条规定，卫生行政部门负责卫生标准的监测，劳动部门负责劳动卫生工程技术标准的监测。第十一条规定，凡有粉尘作业的企事业单位，必须定期测定作业场所的粉尘浓度，并定期向职工公布；同时，还要建立测尘资料档案，使我国尘肺防治工作由行政管理转向法制管理。国家在连续3个五年计划中把尘肺防治研究列入科技攻关项目。

1991年卫生部公布的《卫生防疫工作规范》，对粉尘定点的原则、主要行业工种的选择、量控制等问题作了较为详细的规定。

1992年卫生部制定了《作业场所空气中呼吸性粉尘接触浓度管理标准》和《作业场所空气中呼吸性岩尘接触浓度管理标准》。

2002年5月1日起实施的《中华人民共和国职业病防治法》第三章第二十四条规定用人单位应当实施由专人负责的职业病危害国家日常监测，并确保监测系统处于正常运行状态。用人单位应当按照国务院卫生行政部门的规定，定期对工作场所进行职业病危害因素监测、评价。监测、评价结果存入用人单位职业卫生档案，定期向所在地卫生行政部门报告并向劳动者公布。

在降低粉尘的各项措施中，除自然通风和局部通风、密封粉尘源、完善除尘装置外，在矿山开采等行业实行湿式作业，在铸造业中用含二氧化硅含量低的砂，甚至用不含二氧化硅的砂代替石英砂，用低毒或无毒原料代替有毒原料，在建筑业中限制石棉的使用等，这些都是工艺改革防尘、降尘的最好范例。

（二）卫生监督

1990年，劳动部针对我国矿山粉尘危害的严重态势，在总结我国几十年防尘工作经验、教训的基础上，学习、借鉴世界发达国家的先进做法，并结合我国的实际情况，制定了加强矿山粉尘危害监督和管理“三步走”的方案。第一步从改革矿山粉尘监测方法入手，以监测导致尘肺发病危害最大的呼吸性粉尘为基础。第二步对粉尘危害实行分级管理，完善分组标准。第三步以减少控制矿山尘肺发生为目标，采取实用高效的防尘技术措施，分步治理。依照国家有关劳动卫生法规和卫生监督法规，定期监测生产环境中的粉尘浓度。加强卫生监督执法，是做好防尘、降尘工作的保证。各级企业必须接受卫生监督执法部门的检查，根据提出的整改意见，及时采取措施，定期达到整改要求。应进一步研究呼吸性粉尘的测定方法和设备，逐渐用监测呼吸性粉尘的浓度代替总粉尘的测定。

卫生监督机构根据粉尘性质、危害程度及煤炭工业尘肺防治现状，对于不同的粉尘作业，实行分级管理。

1．一级管理　卫生监督机构对未达到卫生标准的单位，有权提出限期（1年内）改进要求，并监督检查落实情况，及时报告有关部门，令其停产改进。

2．二级管理　卫生监督机构对未达到卫生标准的单位，有权提出限期（2年内）改进要求，对限期未达到卫生标准的单位，有权建议主管部门令其停产改进，并监督检查落实情况，及时报告有关部门。

3．三级管理　卫生监督机构，对未达到国家卫生标准的单位，根据实际情况，提出分期达到卫生标准要求。因技术原因暂时达不到卫生标准的，经卫生监督机构批准后，按计划分期实现。

（三）开展职业卫生教育，做好个人防护

要通过各种途径，宣传职业卫生知识，使企业领导认识到遵守劳动法规，采取防尘、降尘措施，保护工人健康，是企业领导的职责。使工人具有良好的卫生习惯，懂得粉尘对健康的危害，提高防尘的自觉性。防尘口罩是既方便使用又行之有效的个人防护用品，在粉尘浓度难以控制在国家卫生标准容许浓度以下的作业环境中，工人均应该佩戴防尘口罩作业。应用防尘口罩时应注意选用国家批准生产、符合卫生要求的型号。此外，做好就业前健康体检也应是一级预防的内容。对有粉尘作业禁忌证的人不应该录用上岗。粉尘作业禁忌证主要有：各型活动性肺结核，严重的上呼吸道和支气管疾病，如萎缩性鼻炎、慢性支气管炎、支气管哮喘、支气管扩张、肺气肿及肺间质纤维组织增生，以及心血管系统器质性疾病。

（四）做好工程防护

1．煤矿粉尘的工程防护　在煤矿作业场所空气中漂浮的粉尘，由于重力作用，逐渐向下沉降，沉积在工作面的底板、巷道壁、机电设备的表面。粉尘在这种沉积状态下，并不能直接被吸入到呼吸道对人体造成危害。但由于生产中机械运转、局部通风、人员走动、放炮等原因，会使已沉降的粉尘再次飞扬形成二次扬尘，增加作业场所空气中的粉尘浓度，加重对人体的危害性。如果遇到瓦斯或煤尘爆炸，爆炸产生的冲击波会使沉积的粉尘扬起，扬起的煤尘参与爆炸，使瓦斯或煤尘爆炸产生更严重的后果。煤矿工人长期吸入过量的呼吸性粉尘导致的尘肺病居全国各类职业病之首，目前我国煤矿主要采取以水、风为主的综合工程防尘技术。

（1）掘进防尘：巷道掘进是矿井生产过程中主要产尘环节之一。掘进工作面按掘进方式可以分为炮掘工作面和综掘工作面。炮掘工作面主要包括钻眼、爆破、装岩、转载运输、支护等生产工序，支护方式有架棚、砌碹和锚喷等。现场检测表明，钻眼、爆破和锚喷、支护等生产工序产尘量大，是炮掘工作面的主要产尘工序。在综掘工作面中，掘进机割煤（岩）代替了打眼、爆破，其他生产

工序与炮掘工作面基本一致，巷道支护有架棚、锚网支护等。在各生产工序中，掘进机割煤（岩）是综掘工作面最主要的产尘工序。针对每个生产工序的产尘特点，我国煤炭行业经过多年的总结完善，在掘进作业中实施了湿式打眼、煤巷短壁快速注水、爆破使用水炮泥、爆破远程喷雾、装岩洒水、净化风流和除尘等多项防尘技术，取得了良好的防尘降尘效果。

（2）采煤防尘：采煤工作面是煤矿井下产尘持续时间长、产尘量大的主要生产场所，因此采煤防尘是煤矿井下防尘的重中之重。采煤工作面分为炮采工作面和机采工作面。炮采工作面的主要产尘工序是打眼、爆破、控煤、回柱放顶及运煤等。机采工作面包括高档普采、综采和综采放顶煤工作面，主要产尘工序为采煤机割煤、回柱放顶或移架、放顶煤等。采煤防尘的主要技术措施有以下几个。

①煤层注水。煤层注水是为了减少采煤工作面开采时产尘量的一项重要预防措施。《煤矿安全规程》中规定，除了注水后影响采煤安全的煤层或造成劳动条件恶化的薄煤层、不需注水的煤层和孔隙率小于 4%、不易注水的煤层外，采煤工作面应采取煤层注水防尘措施。煤层注水是通过密封在钻孔内的注水管，将水注入钻孔内，使压力水沿煤层层理、节理、孔隙以及裂隙渗入到即将开采的煤层中，增加煤体内的水分，使煤层得到预先的湿润，从而降低开采时的产尘量。煤的裂隙性和孔隙性是煤体的主要结构特性，也是实现煤层注水的先决条件，直接影响着煤层注水的效果。煤层注水的方式有长钻孔注水、浅钻孔注水、中深钻孔注水 3 种。每种注水方式都包括打钻孔、封孔和注水三大工序。

②采空区灌水防尘。采空区灌水方法分为上分层采后灌水和下分层超前钻孔灌水两种力法。上分层采后灌水适用于缓倾斜厚煤层倾斜分层开采或急倾斜厚煤层水平分层开采。下分层超前钻孔灌水只适用于缓倾斜煤层倾斜分层开采。

（3）转载运输系统防尘：转载运输系统防尘也是矿井防尘不可忽视的重要组成部分。目前广泛采用的防尘措施仍是喷雾洒水。近年来研制成功并推广应用了多种自动喷雾降尘装置，这些喷雾降尘装置按其控制方式可分为机械控制和电器控制两大类。

（4）通风排尘：通风排尘是通过合理通风来稀释和排出作业场所空气中粉尘的一种除尘方法。在井下作业过程中，虽然主要生产环节都采用了相应的防尘降尘措施，但仍有一部分粉尘，其中绝大多数是呼吸性粉尘悬浮于作业场所空气中难以沉降下来。针对这种情况，通风排尘是降低作业场所粉尘浓度非常重要的方法。

①确定合理的通风排尘风速。通风排尘风速包括最低排尘风速、极限排尘风速和最佳排尘风速。

最低排尘风速是能使作业场所空气中的呼吸性粉尘保持悬浮状态，并随风流运动而被排出的最低风速。最低排尘风速一般由实验方法确定。《煤矿安全规程》规定，运输巷、采区进回风巷、采煤工作面、掘进中的煤巷和半煤岩巷，允许最低风速为 0.25 m/s；掘进中的岩巷、其他通风人行道，允许最低风速为 1.5 m/s。对于产尘大的作业场所可适当增大最低排尘风速。

极限排尘风速是指能使已经沉积下的粉尘，在风流的作用下，再次飞扬起来的风速。实验证明，当风速在 4 m/s 以下时，粉尘浓度随着风速增加而降低；当风速超过 4 m/s 时，粉尘浓度随着风速增加而升高。《煤矿安全规程》规定，采煤工作面、掘进中的煤巷、半煤岩巷和岩巷，允许最高风速为 4 m/s。

最佳排尘风速是指能使工作面粉尘达到最低浓度、获得最佳降尘效果的风速。一般在干燥巷道为 1.2 ～ 2.0 m/s，在潮湿巷道和回采工作面采取防尘措施后将有所增加，为 2.0 ～ 2.5 m/s。

②选择合适的通风排尘方式。包括局部通风排尘和下行通风排尘。

局部通风排尘是一般不依靠矿井主扇风机进行的有效通风。根据通风方式不同，局部通风排尘方法可分为矿井总风压通风、扩散通风和局部通风等3种方法。矿井总风压通风排尘的动力，借助各种导风设施，将新鲜风流导入掘进工作面，排出其中污浊的空气。导风设施有纵向风墙、导风筒以及平行巷道与联络巷二类。这种方法的优点是安全可靠、管理方便，但要求作用于该处的总风压能克服引风道的阻力，满足掘进通风的要求，同时还考虑在工程上是否可行。其缺点是漏风大，有效风量效率低，只适合于短距离掘进巷道或两条长距离平行巷道同时掘进。扩散通风排尘不需要任何辅助措施，主要依靠新鲜风流的紊流扩散作用来清洗工作面，这种方式只适用于10.5 m以内的短距离独立工作面。局部通风机通风排尘是最常用的一种局部排尘方式。按照局部通风机的工作方式，可分为压入式通风机通风降尘、抽出式通风机通风降尘和混合式通风机通风降尘。

下行通风排尘：采煤工作面进风巷水平低于回风巷水平，风流沿工作面由下而上流动，称为上行通风。下行通风与之相反。上行通风稍优于下行通风，采煤工作面一般采用上行通风。为了防止采煤工作面转载点、破煤机以及运煤过程中产生的粉尘随新鲜风流进入工作面，在近水平煤层等条件适合并符合《煤矿安全规程》规定的工作面可以考虑采用下行通风方式。但有煤（岩）与瓦斯突出危险的采煤工作面不得采用下行通风。

2．石棉粉尘工程防护 我国是亚洲第一、世界第三石棉大国，产品以温石棉为主。由于石棉的优良特性和低廉的成本，目前还难以做到完全停止生产和使用石棉及制品，因此，根据我国的具体情况，应该从石棉开采的源头开始，一直到石棉废物的处置，每一个有可能造成污染的步骤都要严格控制粉尘浓度，加强防护措施，并严格执行石棉粉尘排放国家标准。

从石棉矿的开采到运输、纺织，及各种含石棉制品的生产、拆卸（包括造纸行业的纸浆回收工、拌料工），经常接触到石棉尘的工人，患石棉尘肺机会较大。我国相关行业的现状令人担忧。以采矿为例，一部分的石棉选矿厂没有安装和设置降尘设施，大量短细纤维和粉尘直接排向天空，既污染环境又浪费资源，并给作业人员带来极大危害。石棉尘的防尘综合技术措施如下：①自动化遥控操作，密闭围挡产尘设备，隔离尘源；②全面通风；②局部抽风；④湿式作业；⑤设置隔离操作室。

（1）石棉矿开采防尘：石棉矿开采尽量使用爆破方法，以防大量扬尘；或以若干批次小规模爆破代替一次大爆破。钻孔作业所产生的石棉粉尘，应通过钻机配备的抽风设备控制排除。矿区及周围路面应经常保持潮湿。地下采矿要保证有充足的供水源；作业期间应保持工作地点和地下各主要通道地面潮湿；定期冲洗岩壁和墙角，防止石棉尘堆积。爆破采矿后，通风系统要先运行一段时间，确认工作地点石棉尘浓度降到规定限值以下，才能重新进人。新开出的岩壁和矿石应及时淋湿，所有地下巷道端头应进行有效通风。矿石装入矿车和传送过程中，要对矿石喷淋，保持潮湿。

（2）石棉加工防尘。尽量采用自动化工艺或遥控系统，避免直接手工操作；工作场所应经常保持潮湿；及时清扫机器设备和工作场所，减少粉尘和废物堆积；生产过程尽可能密闭，其内部呈负压状态，如无法完全密闭，仍应尽量密闭或围挡。

3．水泥粉尘工程防护 水泥生产从备料到成品包装出厂，每道工序的工人都要接触粉尘。开矿和燃烧时粉尘稍低。生熟料研磨、包装等工序粉尘最严重。每道工序都必须严格防尘，包括在技术上更新，选择扬尘少的设备，对生产和设施进行合理布局，降低物料落差高度，降低尘源气体含尘浓度；采用机械化、密闭化、连续化作业，安装除尘设备，加强通风除尘等措施，结合综合防尘；对放散粉尘的生产设备，应加强密闭，尽量考虑遥控及自控，避免直接操作。

4．陶工粉尘工程防护 烧制陶瓷经多道工序，要制订相应的防尘措施。

（1）原料加工时产生的粉尘最多。粗碎和粉碎应采用机械联动作业，集中控制；控制区与粉尘作业区要隔离；加料口、卸料点和物料运转点设密闭罩或吸风罩。矿石粗碎加工应采用湿式作业，矿石的粗碎、粉磨、混合、干燥等设备应设置密闭罩和吸风罩防止粉尘逸出。

（2）成型工序粉尘相对要少，主要措施是保持作业环境、设备清洁，尽量减少压坯后的余泥。多余的泥料应收集箱内处理，干燥设备应保持清洁，修坯采用湿式作业。干法作业时在作业点设置吸风罩。施釉喷雾，应在吸风罩内和在通风柜内进行。清底釉用湿式作业，干法作业时应设置吸风罩。精坯清灰应设置吸风罩，采用风枪等机械清灰，禁止用嘴吹灰。坯体粘接、钻孔用湿式作业，若用干法作业，要设置吸风罩。坯体砂轮切割、打磨、刷坯应设置吸风罩。

（3）烧制防尘。宜采用隧道窑或间歇式大型台车窑，人工在窑内作业的炉窑应淘汰。装坯作业时，工作人员尽量处在机械通风或自然通风的上风侧，匣钵内需用垫层，严禁用石英粉或糠灰等作垫层。待烧的坯体及时装入匣内，避免粉尘污染。焙烧加煤口需设置吸风罩，清理煤灰加水润湿。

5．电焊烟尘工程防护 保持作业环境良好的通风条件，对电焊工最为重要。如果通风条件差，应安装排气扇、抽风管等设施，尽量排除烟尘；定点焊接作业点上方、操作者鼻子以下位置，要安装抽风罩，及时抽走烟尘，以免被操作人员吸入。如果在容器（如大型管道、集装箱、油罐等焊件）内焊接，应配备排风扇、抽风机或吸尘罩等防尘装置。焊件应干净，没有灰尘，还要保持作业环境的地面干净、清洁。电焊工人一定要佩戴护目罩与防尘口罩，定期进行健康体检。

6．铸造粉尘工程防护 在铸造生产中长期接触粉尘所引起的尘肺统称为铸工尘肺；铸造生产是机械工业的重要部分，分为黑色金属铸造和有色金属铸造。铸造防尘主要指普通砂型铸造和以石英砂为造型材料的特种铸造的防尘。两者都要用砂预制成所需形状、大小的铸造模型，再把熔炼成液体的金属浇进铸模里．铸成铸件。工序包括：造型配砂、造型、熔化、浇铸、落砂、清砂、旧砂回用。整个生产过程中都有烟尘产生，配砂、落砂及清砂几个环节粉尘最大。即使在具有良好的控尘设施和清理作业的现代化车间，也会产生粉尘。落砂、清砂的粉尘难以控制。型砂原料为天然砂、熟土、石英砂等，含二氧化硅一般在70%以上，石英砂达90%～97%。此外还用到石墨、煤粉及滑石粉等，因此铸工尘肺属混合性尘肺。各工种之间接触的粉尘区别很大，发生的尘肺也有所不同。铸钢的清砂工常发生典型的硅肺，发病者工龄短，病情进展快；铸铁车间发生的尘肺，发病者工龄长，病情发展缓慢。相应的防尘措施如下。

（1）配砂工防尘：型砂配制应采用密闭方式，砂的破碎、分筛、混碾、情理等设备均应采取密闭措施，并根据粉尘污染情况，分别采取局部密闭、整体密闭和密闭小室等；如混砂机、筛砂机、带式输送机应配置密闭罩；砂的输送宜采取密闭化、管道化、机械化、自动化，减少运送点，避免人工装卸；卸料落差大于1 m时，用倾斜溜管密闭导料槽，混砂采用密闭混砂机；如果工艺允许，粉尘作业区可采取地面洒水，砂料在装卸、转运、破碎、分筛过程中可采用喷水雾降尘。

（2）落砂及清砂防尘：不宜采用就地落砂、在没有排风罩的落砂点开箱落砂，特大铸件需要就地开箱落砂的，可采取铸件浇水湿法落砂和喷水雾降尘，并加强个人防护（佩戴口罩），用机器开箱落砂，如用震动落砂机、滚筒落砂机落砂，应设有符合要求的排风罩和吸尘罩等除尘设备，把产生的粉尘收集处理，也可以采用水力清砂机落砂，减少扬尘；清砂指清理铸件表面上的砂。清砂应在全密闭或局部密闭的情况下进行，砂轮机宜采用自带除尘装置的，另外还可以在工作台侧面设排风罩，把清砂产生的粉尘收集处理。

（3）旧砂回用防尘：通过落砂机完成铸件与砂分离，回收的旧砂经处理与新砂混合再用。落砂清砂过程中的砂会直接落到提斗内，经过磁选，再通过带有密闭排风罩的带式输送机送到砂库里。旧砂还要经过破碎、筛分、混料等工序，这些工序应采用密闭防尘。

（4）通风除尘：破碎、碾磨、筛选、旧砂冷却、砂处理、落砂、清砂、料仓等产尘设备及输送部位应有通风除尘措施。

（5）其他措施：如果工艺允许，粉尘作业区地面应洒水，粉尘飞扬的上段可采用喷雾降尘接尘，工人应穿合格的防尘服。

7. 石材粉尘工程防护 从山矿开采出来的石块，在石材场里加工成石子、石粒、石块、石条、石砂等，用来建筑房屋、道路、桥梁、机场等。石材应用量非常大，大大小小的石材场也非常多，作业人员长期暴露在粉尘中，很容易患上硅肺病。在石场工作的工人患硅肺的人数较多，大多是炮工、碎石工等工种的工人。

石材一般都是露天爆破开采，也有地下开采。从开山爆破到石料加工完成，每道工序都会产生粉尘，尤其是爆破、装运、破碎这些工序的工人，接触粉尘的机会更多。

（1）爆破防尘：爆破采用水炮泥和水封爆破，且尽量选在工人下班吃饭或者休息时段，让作业区产生的硅尘通过自然风的流动除尘；另外，可在爆破区通过喷雾洒水来降尘。爆破后石料经洒水润湿，在装卸、运输时硅尘不会扬起。碎石机碾压石块时一边碾压一边向石块上喷水，可使产生的粉尘不扬起；还应在碎石机旁喷水雾，使空气中的硅尘通过水雾降落。碎石机应安装在通风较好的地方。自动机械作业应建立操作室，把粉尘区与作业区隔离开，避免作业人员长期接触粉尘。分筛石子、石砂、石粒时，采用密闭方式，处理好以后喷水充分湿润，可在装运时减少扬尘。

（2）开采防尘：地下开采或通风不畅的环境中，应采用机械通风除尘，将作业区域内地面、岩壁喷水润湿。用于房屋装修的大理石及花岗石，由于需要整块的材料，大多不用爆破，而是用铁撬、钢钎、铁锤一块块开采出来，再将板材切割成所需的大小形状，切割时必须采用喷水湿式作业，以减少粉尘扬起。

（3）加工防尘：大理石、花岗石板材需要进行切割、打磨、抛光等处理，以便达到所需规格。经常看到有的石材加工场粉尘满天飞，作业人员从事加工作业时没有任何防尘设施，这样很容易导致硅肺。因此，湿式作业非常必要。向切割点、打磨面、抛光面喷水可大大减少粉尘的扬起；作业环境则采用喷水雾降尘。在固定作业位置的侧面要安装吸尘罩，把加工时产生的粉尘抽走；工作场所也可选在通风良好的环境中，能够达到除尘的目的。

（4）佩戴个人防护用品：在石场作业的工人以及石材加工的工人必须佩戴符合国家卫生标准的防尘口罩和防尘帽。用人单位应该安排作业人员在上岗前、在岗期间和离岗时进行职业健康检查。

8. 耐火材料粉尘工程防护 耐火材料的原料中不同程度含有游离二氧化硅，在硅砖中含量高达90% 以上。从事耐火料制造，接触粉尘，可能患陶工尘肺。耐火材料制品的主要生产工序包括：原材料煅烧、破碎、粉碎、泥料配制、干燥、烧成等，许多工序会产生粉尘，应注意防尘。

（1）厂房设计除尘设备：原料粉碎工段的厂房常为多层建筑，内部墙壁及地面平整光滑，厂房内应有水冲洗设施。安装除尘器时，设备、溜槽、管道穿过的层间楼板及墙壁上的孔洞应尽量开小，孔洞四周应设有高 50 mm 的防水凸台。原料破碎、粉碎作业应与成型作业隔开。成型、干燥、烧成和油浸作业等厂房的顶部宜设避风天窗。

（2）生产工艺和除尘设备：原料生产应采用机械化、密闭化、连续化，尽量减少物料中转环节，降低物料落差，缩短物料运输距离。同一性质的生产工艺设备宜集中布置，满足竖向或水平作业流水线的要求，以便于维修、治理，及合理布置除尘系统。成型作业高压压砖机、带式输送机应设有清扫器；烧成工艺，应采用隧道窑；半成品干燥隧道、干燥窑油浸沥青制品作业应真空密封；油浸工艺及通风净化制品表面处理机械化、自动化。

（3）原料制备防尘：仓库采用封闭结构，以防原料外逸。破碎机选用设有密闭罩和通风除尘喷雾洒水设施的装置，粉碎作业时应设除尘系统，筛下的粉料输送带应完全密闭。要对原料仓内的非水硬件物料堆喷雾淋水。抓斗受料槽应设敞门吸风罩，每个料槽应设独立除尘系统。破碎机的进、出料口应设密闭罩和通风除尘与喷雾洒水设施。除尘设备应安放在破碎机室的顶层，所收集的粉尘应直接回到带式输送机。

（4）粉碎及混合工序防尘措施：该工序产生的粉尘较大，对各种产尘设备应采取各种严格的措施降尘（整体或局部密闭；装配吸尘罩、除尘器），或改进设备、工艺。

（阚 泉 高俊玲）

参考文献

[1] 徐丽冉．粉尘作业场所粉尘浓度检测及尘肺检出的调查分析［J］．首都食品与医药，2020，27（7）：108-109.

[2] 孙悦，江泽标，康向涛．多种职业健康风险评估法在煤矿企业粉尘危害评估中的应用［J］．煤矿安全，2020，51（6）：158-162.

[3] 张军．生产性粉尘的危害及防治［J］．中国预防医学杂志，2001，2（1）：79-80.

[4] 张艳淑，姚林，王广增，等．石英粉尘与香烟雾吸收液致大鼠氧化损伤的实验研究［J］．中国职业医学，2002，29（3）：32-33.

[5] 高俊玲，田艳霞，崔建忠，等．矽尘致肺泡巨噬细胞氧化损伤的超微结构和细胞化学研究［J］．解剖学杂志，2000，23（2）：126-129.

[6] 王海涛，刘昊，田艳霞，等．SOD 对染矽尘大鼠肺泡巨噬细胞 MMP-2、MMP-9 表达的影响［J］．环境与职业医学，2006，23（5）：416-418.

[7] MR Murphy，MJ Borene. How to conduct a dust hazards analysis［J］. Process safety progress，2019，38（2）：12004.

[8] 张帆．生产性粉尘作业分级在采掘工作面防尘中的应用［J］．陕西煤炭，2019，38（5）：143-146.

[9] 杨秋月，王海椒，刘丽华，等．常见粉尘固有健康危害分级评价技术研究［J］．职业卫生与应急救援，2020，38（4）：325-329 .

[10] 张枫艳．浅谈煤矿尘肺病预防及粉尘危害防治［J］．基层医学论坛，2020，24（2）：295-296.

第四章

尘肺发病机制

第一节　尘肺病概述

一、尘肺病概念

尘肺病（pneumoconiosis），又称黑肺症（black lung）、尘肺、砂肺，是一种肺部纤维化疾病。患者通常长期处于充满尘埃的场所，因吸入大量灰尘，导致末梢支气管下的肺泡积存灰尘，一段时间后肺内发生变化，形成纤维化灶。硅肺症主要是人体吸入结晶硅的粉尘所造成，以结晶硅为主要成分的主要有土、沙、花岗岩，及其他岩石等。硅肺的主要症状为：呼吸短促、发热、疲倦、无食欲、胸痛、干咳、呼吸衰退，最后有可能致死。矽肺容易引发其他的病变，包括肺癌、支气管炎/慢性阻塞性肺部病变、肺结核、硬皮病，甚至会造成肾病。

二、尘肺病临床表现

（一）咳嗽

早期尘肺患者咳嗽多不明显，但随着病程的进展，患者多合并慢性支气管炎，晚期患者多合并肺部感染，均可使咳嗽明显加重。咳嗽与季节、气候等有关。

（二）咳痰

咳痰主要是呼吸系统对粉尘的不断清除所引起的。一般咳痰量不多，多为灰色稀薄痰。如合并肺内感染及慢性支气管炎，痰量则明显增多，痰呈黄色黏稠状或块状。常不易咳出。

（三）胸痛

尘肺患者常常感觉胸痛，胸痛和尘肺临床表现多无相关或平行关系。部位不一，且常有变化，多为局限性。一般为隐痛，也可胀痛、针刺样痛等。

（四）呼吸困难

随肺组织纤维化程度的加重，有效呼吸面积减少，通气/血流比例失调，呼吸困难也逐渐加重。

合并症的发生可明显加重呼吸困难的程度和发展速度。

（五）咯血

较为少见，可由于呼吸道长期慢性炎症引起黏膜血管损伤，痰中带少量血丝；也可能由于大块纤维化病灶的溶解破裂损及血管而使血量增多。

三、我国尘肺病发病概况

近年来，我国尘肺发病形势严峻，新增病例数量和所占比例呈逐年上升趋势。

（一）近年来我国尘肺发病情况

2006 年全国共报告尘肺病新病例 8783 例，占职业病新病例报告总例数（11 519 例）的 76.25%。

2007 年全国共报告尘肺病新病例 10 963 例，占职业病新病例报告总例数（14 296 例）的 76.69%。

2008 年全国共报告尘肺病新病例 10 829 例，占职业病新病例报告总例数（13 744 例）的 78.79%。

2009 年全国共报告尘肺病新病例 14 495 例，占职业病新病例报告总例数（18 128）的 79.96%。

2010 年全国共报告尘肺病新病例 23 812 例，占职业病新病例报告总例数（27 239 例）的 87.42%。

2011 年全国共报告尘肺病新病例 26 401 例，占职业病新病例报告总例数（29 879 例）的 88.36%。

2012 年全国共报告尘肺病新病例 24 206 例，占职业病新病例报告总例数（27 420 例）的 88.28%。

2013 年全国共报告尘肺病新病例 23 152 例，占职业病新病例报告总例数（26 393 例）的 87.72%。

2014 年共报告职业性尘肺病新病例 26 873 例，占职业病新病例报告总例数（29 972 例）的 89.66%。

2015 年共报告职业性尘肺病新病例 26 081 例，占职业病新病例报告总例数（29 180 例）的 89.98%。

2016 年共报告职业性尘肺病新病例 27 992 例，占职业病新病例报告总例数（31 789 例）的 88.06%。

2017 年共报告职业性尘肺病新病例 22 701 例，占职业病新病例报告总例数（26 756 例）的 84.84%。

2018 年共报告职业性尘肺病新病例 19 468 例，占职业病新病例报告总例数（23 497 例）的 82.85%。

2019 年共报告职业性尘肺病新病例 15898 例，占职业病新病例报告总数（19 428 例）的 82.30%%。

近年来，尘肺病新增病例数和所占职业病报告例数比例见图 4-1 及图 4-2。

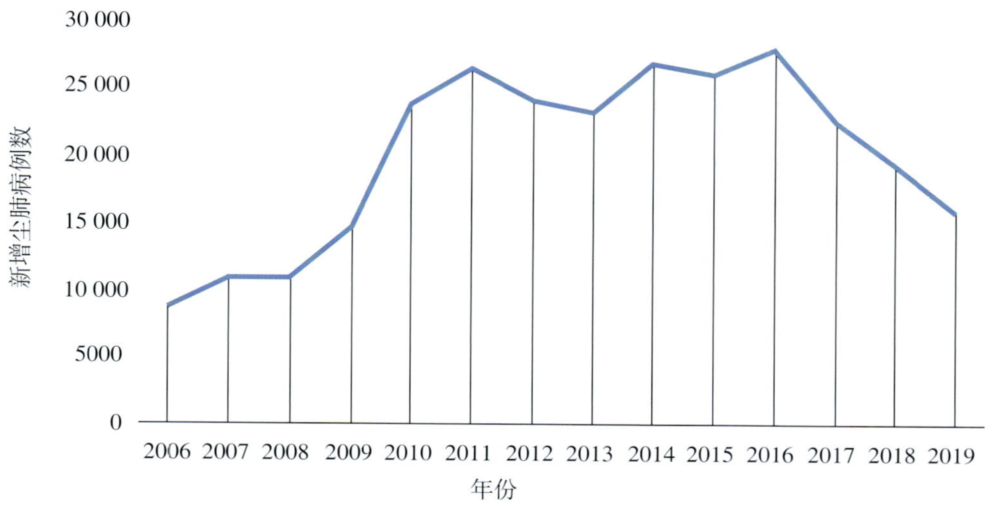

图 4-1　近年来我国新增尘肺病例数

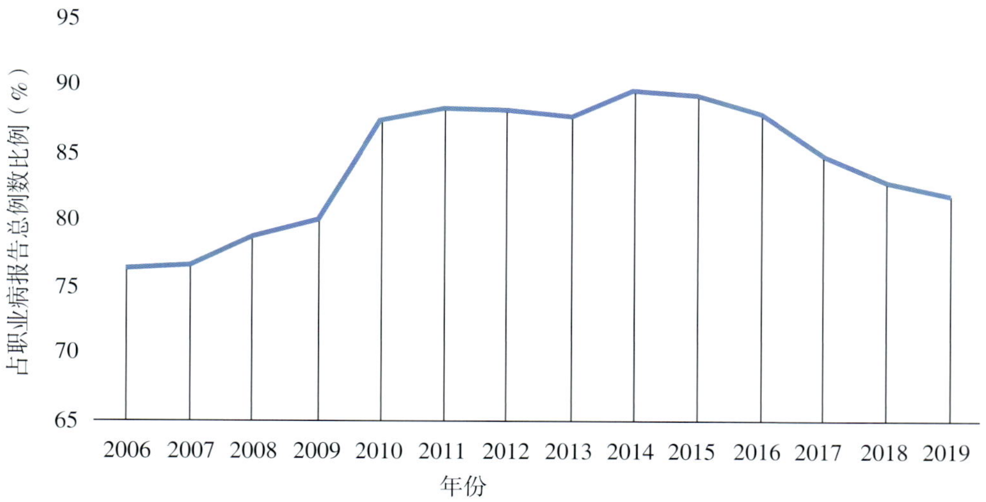

图 4-2　近年新增尘肺病例数占职业病报告总数比例

（二）尘肺病发病特点

尘肺病发病呈现明显的几个特点。

1．发病形势严峻　尘肺是我国最严重的职业病，病例数呈现逐年增多趋势。2006 年新增尘肺病例数 8783 例，2016 年达到 27 992 例，近十年增长至 3.19 倍。同时，近十年新增尘肺病例占职业病报告总例数比例持高不下，最低为 76.28%，最高为 89.66%。

2．发病工龄缩短　据报告，2006 年诊断尘肺病例接触粉尘时间不足 10 年的占诊断尘肺病例总数的 22.62%，其中不足 5 年的占 11.04%，不足 2 年的占 1.57%。2007 年报告，新病例实际接尘工龄不足 10 年的占尘肺新病例数的 21.26%，其中实际接尘工龄不足 5 年的占 9.28%，实际接尘工龄不足 2 年的占 1.14%。2008 年尘肺病新病例平均接尘工龄为 17.04 年，比 2007 年缩短 2.35 年，实际接尘工龄不足 10 年的占 31.58%。

3．中小型企业尘肺病发病形势严峻　每年新增的尘肺病病例，超过半数分布在中小型企业。

4．群发性尘肺病时有发生。

第二节　尘肺发病机制

尘肺的病因明确，系长期吸入生产性矿物性粉尘引起的肺组织纤维化。其发病机制一个世纪以来国内外进行了广泛深入研究，提出各种学说。这些学说在发病过程的某个阶段或某个局部解释了二氧化硅引起肺纤维化的机制，但至今为止，仍没有一种方法可以圆满解释尘肺的全部发病机制。

一、尘肺细胞学基础

（一）肺泡上皮细胞

1．形态结构　肺泡上皮细胞分为Ⅰ、Ⅱ两种类型。

Ⅰ型肺泡细胞（type Ⅰ alveolar cell），简称 AT1：细胞数量较少，但约覆盖 95% 的肺泡表面积。此种细胞扁平，含核部位略厚并向肺泡腔突出。细胞质菲薄，厚约 0.2 μm，基底部是基底膜，表面光滑，核扁圆形，光学显微镜下难以辨认（图 4-3）。Ⅰ型肺泡细胞覆盖了肺泡 95% 的表面积，是进行气体交换的部位。电镜下，胞质中可见较多小泡，内有细胞吞入的微小粉尘和表面活性物质，细胞能将它们转运至间质内清除。

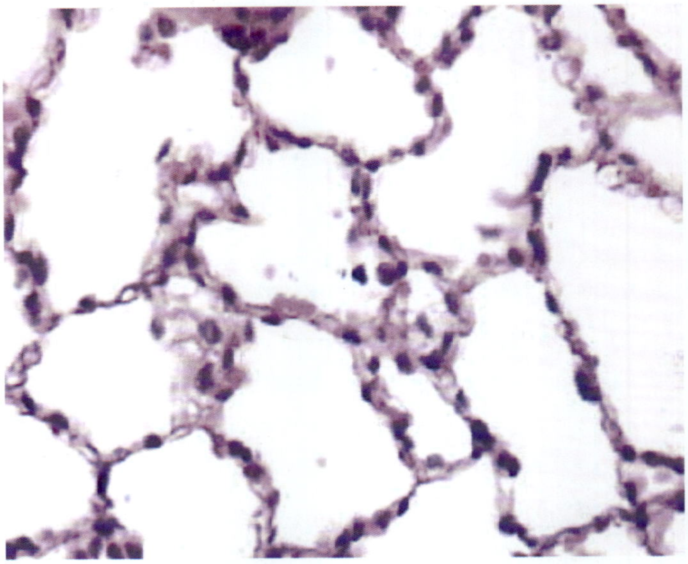

图 4-3　肺泡结构　HE 染色（×200）

Ⅱ型肺泡细胞（type Ⅱ alveolar cell，AT2）：散在分布于Ⅰ型肺泡细胞之间及其相邻的肺泡间隔结合处。其体积较小，呈立方形，表面稍突向肺泡腔。细胞核大而圆，胞质染色较浅淡，胞质中常见空泡。数量较Ⅰ型肺泡细胞多，Ⅱ型肺泡细胞占肺泡上皮细胞总数的 14% ～ 16%，但仅覆盖 5% 的肺泡表面。AT2 体积比 AT1 小很多，大约为 900 μm^3。在细胞游离面有较多的短微绒毛，尤其在细胞边缘部更多。细胞表面有 MPA 凝集素，对 α- 半乳糖残基有特异性反应。相邻细胞以紧密连接或中间连接相连，胞质内有较多的线粒体和粗面内质网，还有多泡体、溶酶体和板层体（图 4-4）。

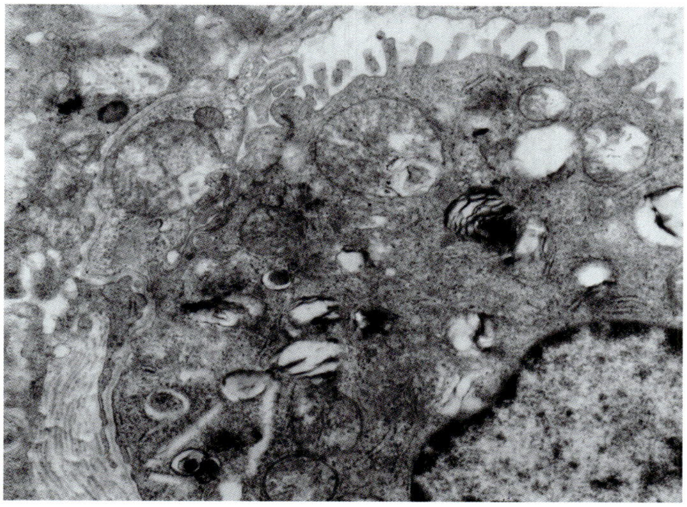

图 4-4 Ⅱ型肺泡细胞电镜图

2．功能 Ⅰ型肺泡细胞覆盖肺泡表面积的大部分，其肺泡腔一侧被表面活性物质覆盖，是进行气体交换的部位。Ⅰ型肺泡细胞胞质、基膜和肺泡壁毛细血管内皮细胞共同构成气血屏障。胞质中可见较多小泡，内有细胞吞入的微小粉尘和表面活性物质，细胞能将它们转运至间质内清除。Ⅰ型肺泡细胞无增殖能力，损伤后由Ⅱ型肺泡细胞增殖分化补充。

Ⅱ型肺泡细胞是肺泡上皮细胞的“干细胞”，它的功能多样，包括：①能增殖成新的Ⅱ型肺泡细胞，还可以分化为其他上皮细胞如Ⅰ型肺泡细胞；②合成和分泌表面活性物质；③肺水转运功能；④强大的免疫功能。

在正常条件下，肺泡上皮细胞受到损伤后，肺泡基底膜完整性遭到破坏，气体交换功能异常，修复过程主要通过Ⅱ型肺泡细胞的增殖、分化来完成。在特发性肺纤维化（IPF）的病理条件下，Ⅱ型肺泡细胞出现死亡，而损伤的修复由成纤维细胞参与完成。

（二）巨噬细胞

巨噬细胞（macrophage）是体内广泛存在的一种免疫细胞，具有强大的吞噬功能，在机体防御疾病中发挥重要作用。

1．形态结构 巨噬细胞的形态可以随功能状态而改变，因此形态多样。一般为圆形或椭圆形，功能活跃者，常伸出较长的伪足，从而呈现出不规则形。巨噬细胞细胞核较小，圆形或椭圆形，有的也可以为肾形，染色较深。细胞质较为丰富，多呈嗜酸性，功能活跃时内含有许多颗粒或空泡。电镜下，巨噬细胞表面有许多皱褶、微绒毛和少数球形的隆起。胞质内含大量溶酶体、吞噬体、吞饮泡和残余体。细胞膜内侧有较多的微丝和微管（图 4-5）。

2．功能 疏松结缔组织中的巨噬细胞常沿胶原纤维散在分布，受到某些物质刺激后，可以变成游走的活化细胞。当巨噬细胞周围出现细菌产物、炎症变性蛋白等物质时，巨噬细胞受刺激伸出伪足，沿这些化学物质的浓度梯度，朝浓度高的部位定向移动，从而聚集到产生和释放这些化学物质的部位。巨噬细胞的这种特性称趋化性（chemotaxis），这类化学物质称为趋化因子（chemotactic factor）。趋化性是巨噬细胞发挥功能的前提。巨噬细胞行使多种功能参与免疫应答，主要如下。

（1）吞噬功能（phagocytosis）：巨噬细胞的吞噬功能可分为特异性吞噬和非特异性吞噬两种。特异性吞噬的前提是有抗原等识别因子识别和黏附被吞噬物，如细菌、病毒和异体细胞等，然后，巨噬细胞通过其表面的抗体受体与识别因子特异性结合，从而间接黏附识别吞噬物，启动吞噬过程。

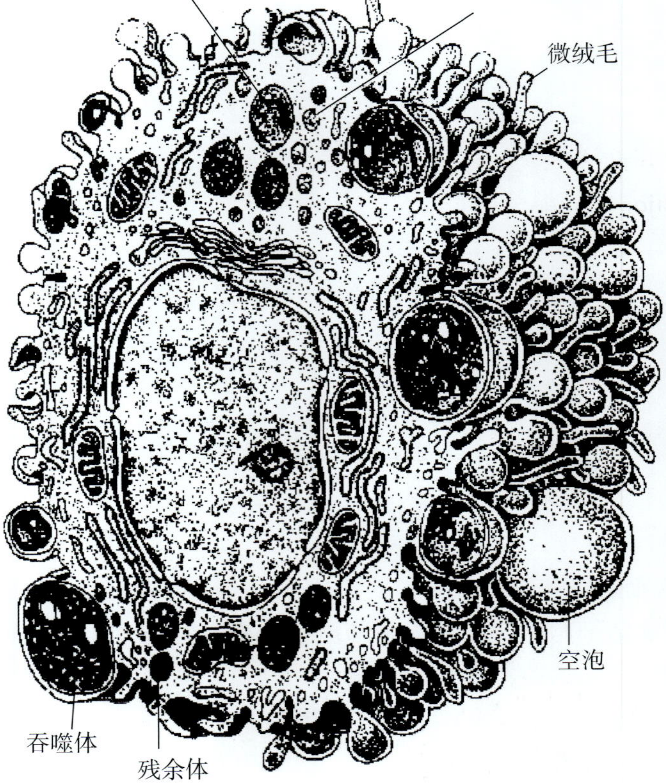

图 4-5 巨噬细胞超微结构立体模式图

非特异性吞噬则无须识别因子的中介，巨噬细胞直接黏附粉尘、颗粒、衰老死亡的自体细胞和某些细菌等，进而吞噬入胞体内。巨噬细胞黏附被吞噬物后，伸出伪足将其包裹，摄入胞体形成吞噬体（图 4-6）。吞噬体可与溶酶体融合，吞噬物被溶酶体分解后可形成残余体。

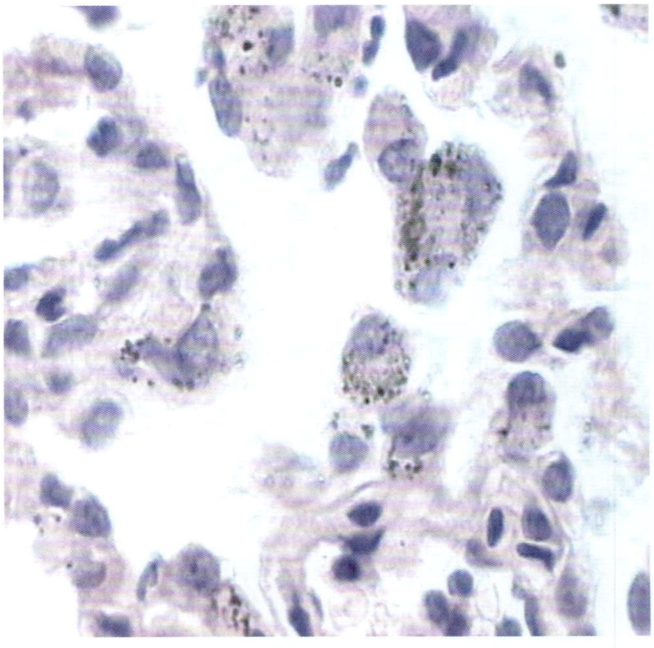

图 4-6 吞噬煤尘的肺泡巨噬细胞 HE 染色（×400）

（2）免疫功能：巨噬细胞能通过识别和捕捉侵入机体的病原微生物等抗原物质，发挥免疫功能。细胞、细胞外基质、细菌、病毒等都具有大量的抗原。每一个体的免疫系统能够识别自身抗原和外来抗原，对外来抗原（如侵入体内的细菌、病毒等）发动攻击。一些表面抗原发生变异的自身细胞（如肿瘤细胞和病毒感染的细胞），也被当作外来抗原对待。当巨噬细胞捕捉到这些抗原时，吞噬进溶酶体内进行分解，把其最特征性的分子基团（抗原决定基，一种短肽）予以保留，并将其与主要组织相容性复合体（major histocompatibility complex，MHC）Ⅱ类分子结合，形成抗原肽-MHC分子复合物。巨噬细胞将该复合物运送到细胞表面，当淋巴细胞接触到抗原肽后，便被激活，发生免疫应答（图4-7）。因此，巨噬细胞是一种抗原提呈细胞。另外，巨噬细胞还可通过分泌某些细胞因子参与调节免疫应答。

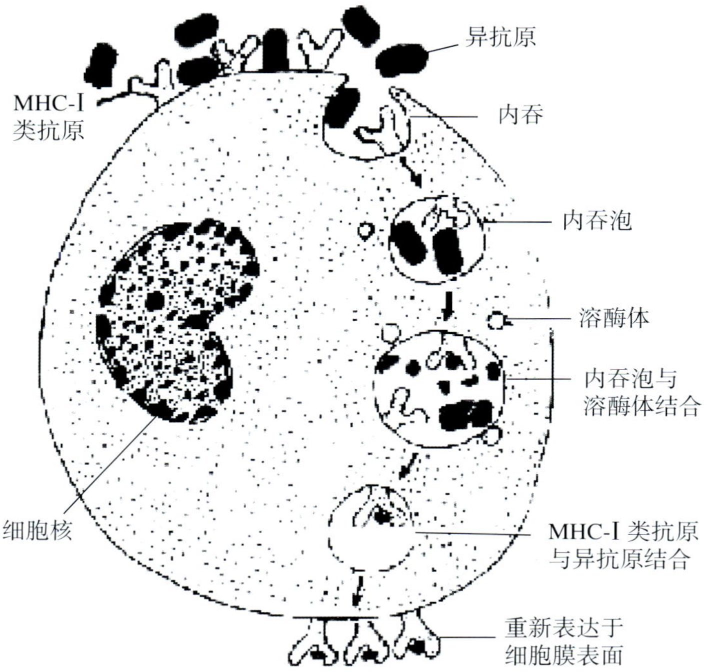

图 4-7 巨噬细胞处理抗原过程示意图

（3）分泌功能：巨噬细胞具有活跃的分泌功能，能合成和分泌上百种生物活性物质，包括溶菌酶（lysozyme）、补体（complement，C）、多种细胞因子（如白细胞介素1，interleukin-1）等。溶菌酶能分解细菌的细胞壁，以杀灭细菌。补体参与炎症反应、对病原微生物的溶解等过程。白细胞介素1能刺激骨髓中白细胞的增殖和释放入血。

（三）成纤维细胞

成纤维细胞（fibroblast，FB）是结缔组织中主要细胞类型，在间质合成、组织修复等方面发挥重要作用。

1. 形态结构 成纤维细胞常附着在胶原纤维上。功能活跃状态下，成纤维细胞体积较大，呈扁平星状，多突起，细胞核较大，椭圆形，染色浅，核仁明显；胞质较丰富，呈弱嗜碱性（图4-8）。电镜下可见细胞质内含有丰富的粗面内质网、游离核糖体和发达的高尔基复合体，在细胞质的周边近质膜部有微丝和微管。这些结构特点表明成纤维细胞具有旺盛的合成和分泌蛋白质的能力。

功能不活跃的成纤维细胞也称为纤维细胞（fibrocyte）。与成纤维细胞相比较，纤维细胞体积较小而狭长，一般呈梭形或扁平星状；细胞核较小，染色较深；细胞质较少，弱嗜酸性。电镜下可见胞质内粗面内质网少，高尔基复合体不发达。表明此时的纤维细胞处于功能不活跃状态。在组织受损或创伤后修复过程中，功能不活跃的纤维细胞可以转化为功能活跃的成纤维细胞，并向损伤部位迁移，形成新的细胞外基质，在组织修复过程中发挥重要作用。

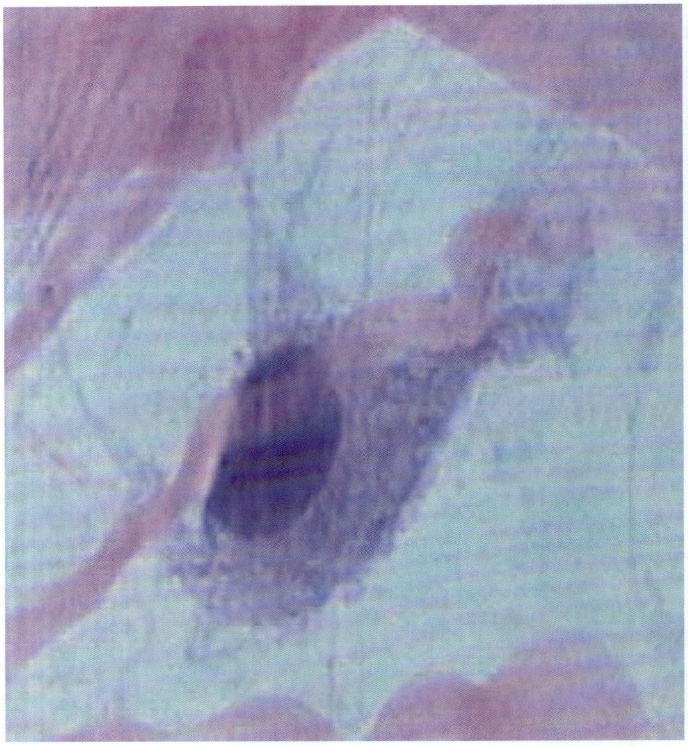

图 4-8 成纤维细胞，HE 染色，×200（粉红色为胶原纤维）

2．功能 成纤维细胞的功能是合成和分泌胶原蛋白、弹性蛋白和蛋白多糖等成分，以构建结缔组织中的胶原纤维、弹性纤维和基质等结构。

二、细胞因子作用

吞入 SiO_2 粉尘后，巨噬细胞被激活，活化的巨噬细胞亦分泌多种细胞因子，如血小板衍生生长因子（platelet-derived growth factor，PDGF）、转化生长因子β（transforming growth factor-β，TGF-β）、胰岛素样生长因子（insulin-like growth factor，IGF）、结缔组织生长因子（connective growth factor，CTGF）等。这些细胞因子经过复杂的信号转导分子网络和链式反应，作用于成纤维细胞，使其在损伤区发生形态和功能改变，导致细胞外基质的合成和（或）降解减少，最终引起细胞外基质（ECM）的堆积，形成纤维化。

纤维化的发生发展是细胞外基质合成与降解不平衡的结果。基质金属蛋白酶（matrix metalloproteinases，MMPs）是降解 ECM 的主要酶类，在细胞外基质的降解与重塑的病理生理发展过程中起关键性作用。在 MMPs 家族中，基质金属蛋白酶 2（MMP-2）和基质金属蛋白酶 9（MMP-9）的特异性底物是Ⅳ型胶原，后者是基膜的主要成分，而基膜损伤是肺纤维化病理变化的关键事件。因此，MMP-2 和 MMP-9 在肺纤维化中的动态变化有重要作用。

基质金属蛋白酶与尘肺

正常情况下，细胞外基质（extracellular matrix，ECM）处于不断产生和不断降解的动态平衡中。病理情况下，ECM 产生增多和（或）降解减少导致 ECM 动态平衡被破坏，从而引起 ECM 过多堆积，导致器官纤维化等疾病。多种酶类，特别是基质金属蛋白酶（matrix metalloproteinases，MMPs），参与 ECM 的代谢。基质金属蛋白酶是一类活性依赖于锌离子和钙离子的蛋白水解酶，主要生理功能是降解 ECM 成分，如胶原、明胶、弹性蛋白、纤维连接蛋白和蛋白聚糖等。从 1962 年发现第一个 MMP，至今人们已在动植物中找到 MMP 家族的 100 多个成员，在人类也已经发现 20 多种 MMP。

1．MMPs 结构 目前人们已经发现 20 多种人源性 MMPs 成员，构成 MMPs 超家族。各种 MMP 的分子量大小各异，细胞来源和作用底物亦不尽相同，但具有相似的结构。MMPs 共同的结构包括前肽区、催化区和羧基端区三个结构域。①前肽区含有 17 ～ 29 个氨基酸的一个疏水单序列区和 77 ～ 87 个氨基酸的一个序列。在此结构域中含一高度保守的 PRCG（V/N）PD 氨基酸序列，可维持酶原的稳定性；②催化区为锌离子结合位点区域，该区内有两个保守的组氨酸，它们是锌离子结合的配体，并含钙离子结合位点；③羧基端功能区，包括 C- 末端血红素结合蛋白样区和铰链区。基质溶解素是最小的 MMP，仅由前肽区和催化区组成，其他 MMPs 成员有血红素结合蛋白样区在 MMPs 的羧基端。在此区域，4 个重复序列约 200 个氨基酸决定其底物特异性，并参与 MMPs 与组织金属蛋白酶抑制剂（tissue inhibitor of metalloproteinase，TIMP）之间相互作用的调节。

MMPs 有以下理化性质：①可溶性 MMPs 均以酶原形式分泌。在细胞外，前肽结构域内的半胱氨酸与催化结构域内的配位键断裂，从而使前肽结构域自动剪切，暴露了酶的活性位点[1]，使酶原得以激活；②均含 2 个锌离子，其中一个位于催化结构域内，是酶原的激活所必需的辅助因子；③均含有 2 个钙离子，参与酶活性的激活，并为酶活性的稳定所必需；④均为内肽酶，能从肽链中间裂解底物；⑤酶活性能被相应的组织金属蛋白酶抑制剂（tissue inhibitor of metalloproteinase，TIMP）所抑制。

2．MMPs 的功能 MMPs 的功能主要有两个，其一是几乎能降解除多糖以外的全部 ECM 成分，其二是使别的 MMPs 激活，形成瀑布效应，该功能在胚胎发育、组织塑形中起着不可替代的作用。除分子量 72 000 的明胶酶和 MT-MMTs 外，MMPs 在正常组织中表达量很少，但在某些生理过程中表达量显著增高。这些过程包括月经、排卵、胚胎植入、分娩、产后子宫和乳腺的恢复、子代的滋养层移植、胚胎发育以及组织分化更新、炎症细胞转移、伤口愈合、血管生成和骨细胞吸收等。特定条件下，MMPs 活性调控机制失衡使 MMPs 活性异常升高或降低，导致多种疾病发生。MMPs 参与的病理过程包括肿瘤扩散和转移时组织的降解和重建，肝、肾、肺等器官的纤维化等。

3．MMPs 活性的调节 MMPs 活性的调节是一个多水平、多环节的复杂过程，包括基因表达水平的调控、酶原激活程序的调控、酶活性抑制，及酶自身代谢等的调节。

（1）MMPs 基因表达：MMPs 基因定位于人 11、14、16、20、22 号染色体，其中 MMP-1、MMP-3、MMP-10、MMP-12 簇集于人 11q22.3。它们的基因组由 10 个外显子和 9 个内含子组成。MMP-1 和 MMP-3 经常协同表达，其启动子由几个常见的调控序列组成：一个 TATA 盒，一个 TPA 反应元件和至少一个转录因子 PEA-3 的结合区。上述调控序列能被几种转录因子所识别，这些转录因子由原癌基因如 *c-fos* 和 *c-jun* 的表达产物所构成。大多数 MMPs 基因的表达具有“诱导性”。细胞因子、激素、生长因子、化学药物、生理应激、肿瘤细胞转化等都可以调控 MMPs 基因的表达。转化生长因子 α（TGF-α）和肿瘤坏死因子 α（TNF-α）能上调 MMPs 的基因表达，而转化生长因子 β（TGF-β）、干扰素 α、γ（INF-α、γ）、类固醇激素（包括糖皮质激素）和视黄醛则下调 MMPs 的基因表达。其中 TGF-β 可能是细胞因子调节的主开关。TGF-β 可完全抑制 TNF-α、IL-1、EGF、bFGF

对 MMP-1 和 MMP-3 的基因表达的上调作用。另外，TGF-β 可增强 TIMP-1 的基因表达，并促使胶原、纤连蛋白、蛋白多糖和糖胺多糖的产生。除上述各种因素外，细胞与基质、细胞与细胞间相互作用及 MMPs 自身的某些成分亦可调节 MMPs 的合成。

（2）MMPs 酶原的激活：可溶性 MMPs 以无活性的酶原形式（proMMP）分泌到细胞外，在细胞外被激活。MMPs 的激活机制目前比较公认的学说是"半胱氨酸开关"机制。该学说认为 proMMP 活性中心的锌离子除了与催化结构域中的三个组氨酸结合外，还与前肽中的一个保守半胱氨酸结合，前肽覆盖酶的活性中心维持酶原状态。某些激活剂可以打开半胱氨酸与锌离子之间的配位键，引起蛋白构象的变化，暴露了活性中心，导致了氨基端的前肽的自动剪切，使酶原得以激活。在体外，一系列完全不同的制剂（包括有机汞和歧化剂）可通过断裂半胱氨酸 - 锌离子键而激活 MMPs。丝氨酸蛋白酶通过降解维持半胱氨酸 - 锌离子稳定性的前肽序列而激活 MMPs，其中 MMP-1 可进一步被 MMP-3 所激活。体内最主要的 MMPs 激活系统是组织型纤溶酶原激活物（tissue-type or plasminogen activators，tPA）。纤溶酶能部分激活胶原酶原和基质溶解素原，激活的基质溶解素又能够激活胶原酶原。纤溶酶激活有赖于尿激酶型纤溶酶原激活物（urokinase plasminogen activators，uPA），uPA 活性受血浆纤溶酶激活物抑制物（plasminogen activator inhibitors，PAI）抑制。于是能够分泌 uPA 和 PAI 的细胞有从起点控制 MMPs 活性的能力，这种能力可能是与基因表达增加相适应的。

（3）MMPs 抑制剂对 MMPs 活性的调节

组织金属蛋白酶抑制剂（tissue inhibitor of metalloproteinase，TIMP）：TIMP 是组织中 MMPs 主要的内源性抑制因子，是一个低分子量分泌型蛋白质家族。目前已经发现 4 种成员，分别命名为 TIMP-1、TIMP-2、TIMP-3、TIMP-4。其 N- 末端与 MMPs 的活性中心锌离子结合，C- 末端与 MMPs 的其他部位结合，以 1∶1 的比例形成 MMP-TIMP 复合体，从而阻断了 MMPs 与底物的结合。TIMPs 还可以与 proMMP 形成复合体，调控 proMMP 的激活。TIMP-1 是一种分子量为 28.5000 的糖蛋白，广泛存在于体液和组织提取液中，特异性抑制 MMP-9 的活性。TIMP-2 是分子量为 21 000 的非糖基化蛋白质，是 MMP-2 的特异性抑制剂。在某些细胞（如成纤维细胞）中 TIMP-2 与 proMMP-2 形成复合物并被分泌至胞外，而在另一些细胞（如肺泡巨噬细胞）中则以非结合形式分泌出来。TIMP-3 是从乳腺癌 cDNA 文库中被克隆出来，与 TIMP-1、TIMP-2 仅有 25% 的同源性。TIMP-4 是从人心脏 cDNA 文库中获得，其表达具有器官特异性，具有抑制肿瘤侵袭转移的作用。

α2- 巨球蛋白：α2- 巨球蛋白对 MMPs 有广谱的抑制作用。由于 α2- 巨球蛋白分子体积较大，故其对 MMPs 的抑制作用在毛细血管通透性较高并允许大分子血浆蛋白渗出的炎症部位才得以发挥。由于 TIMPs 已被浸润的白细胞释放的丝氨酸蛋白酶灭活，α2- 巨球蛋白对 MMPs 的抑制作用变得较为重要。

另外，乙二胺四乙酸（EDTA）对 MMPs 亦有抑制作用。

4．MMPs 与肺纤维化 MMPs 在两个阶段参与肺纤维化过程：①在损伤阶段降解基底膜和 ECM 成分；②在继发的修复阶段参与异常的组织修复。在肺纤维化发生时，这种炎症损伤和异常修复很可能是同时发生的。在肺间质中，胶原的主要类型是Ⅰ型、Ⅲ型和Ⅴ型，而Ⅳ型胶原是构成肺泡上皮下基底膜的重要成分。胶原酶可以降解Ⅰ、Ⅲ型胶原，明胶酶可以降解Ⅳ型胶原。因此，在肺纤维化的发生发展过程中，MMPs 起了非常重要的作用。

（1）MMPs 与细胞因子：在肺纤维化发生发展的不同阶段，肺组织 ECM 合成代谢的程度是有所不同的。有实验显示，气管内滴入博来霉素 7 ~ 14 天后，肺组织羟脯氨酸和Ⅰ、Ⅲ型胶原显著增加，而且在第 70 天进一步增加，提示在肺损伤的早期 ECM 的合成代谢就开始增加，致肺组织重塑、纤维化阶段合成代谢进一步持续升高。不同种类的 MMPs 在肺损伤及肺纤维化中的作用有所差别，而且在肺纤维化的不同时期，MMPs 的表达是不同的。肺纤维化时，肺组织早期以 MMP-9 的活性升高为主，主要存在于渗出的中性粒细胞、巨噬细胞和支气管上皮细胞中，后期则以 MMP-2、proMMP-2 为主，主要存在于已增殖的肺泡上皮细胞和支气管上皮细胞中。

MMPs 与细胞因子相互作用是导致肺泡部位炎症发生发展及肺间质纤维化形成的重要因素。与肺纤维化形成重要相关的致病因素或细胞因子仅仅需要在肺间短暂性表达，就可以诱导驱动一个进行性纤维化的过程。提示致纤维化细胞因子可能在肺内启动了介于炎症细胞之间、炎症细胞与肺组织结构细胞之间以及细胞与细胞外基质之间维持验证持续进行性发展的“cross talking”。MMPs 在 ECM 的降解与重塑的病理生理发展过程中起关键性作用。MMPs 与细胞因子、生长因子之间的相互制约与激活，通过对 ECM 的降解连接了炎症细胞与肺结构细胞之间的信息交流，介导了肺泡炎症与进行性肺间质纤维化。在肺纤维化进程中，由于早期组织损伤，炎症变化导致一系列炎性细胞聚集，巨噬细胞、中性粒细胞及淋巴细胞等进入肺泡腔。这些细胞释放细胞因子、生长因子及其他介质等影响 MMPs 的合成与转化。在 SiO_2 所致的硅肺中，SiO_2 可激活肺泡巨噬细胞（alveolar macrophage），后者释放大量活性物质，作用于肺间质成纤维细胞，引起其增殖和胶原合成增加。

（2）肺内 MMPs 的来源：肺泡巨噬细胞是肺损伤早期 MMPs 的主要来源。人的肺泡巨噬细胞可表达 MMP-1、MMP-2、MMP-3、MMP-9 和 MMP-12。这些 MMPs 能降解Ⅰ、Ⅱ、Ⅲ、Ⅳ、Ⅴ、Ⅶ、Ⅹ型胶原，变性胶原，层粘连蛋白，纤维粘连蛋白，蛋白多糖和弹性蛋白等基质成分。另外，人巨噬细胞还表达 TIMP-1 和 TIMP-2。TIMP-2 是 MMP-2 的特异性抑制剂，TIMP-1 则主要抑制 MMP-1、MMP-3 和 MMP-9。未受刺激的人肺泡巨噬细胞对 MMP-1 有基础表达，但明显少于成纤维细胞，仅为其 20% 左右。LPS 和佛波豆蔻乙酯（phorbol myristate acetate，PNA）均可上调 MMP-1 的基因表达，地塞米松则下调其表达，IL-10 可抑制 LPS 对肺泡巨噬细胞 MMP-1 表达的上调作用。LPS 可上调肺泡巨噬细胞对 MMP-2 的表达，而 PNA 则不能。未受刺激的肺泡巨噬细胞不能表达 MMP-3，只有经 LPS 刺激后，肺泡巨噬细胞才产生 MMP-3，其产量为成纤维细胞的 10% 左右。PNA 不能诱导肺泡巨噬细胞表达 MMP-3，但能诱导成纤维细胞表达。大鼠实验表明，接受 SiO_2 粉尘刺激后，肺泡巨噬细胞 MMP-2、MMP-9 蛋白和 mRNA 表达均较对照组出现增高现象，但 MMP-2 的增高不如 MMP-9 明显[2-3]。

MMPs 的另外一个来源是肺成纤维细胞。成纤维细胞 MMP-1 基础表达量明显高于巨噬细胞，表达量可以达到巨噬细胞表达量的 4 倍。有动物实验研究采用经气管一次性注入 SiO_2 粉尘，分离培养 1、3、7、14、28 天的肺间质成纤维细胞，经测定肺成纤维细胞 MMP-2、MMP-9 表达增高，N- 乙酰 -L- 半胱氨酸（NAC）可以抑制这一现象[4-5]。在博来霉素诱导的实验性大鼠肺纤维化，博莱霉素作用后第 1 天，肺成纤维细胞 MMP-2 基因转录明显增强。分离来自特发性肺纤维化患者的肺成纤维细胞并进行体外培养，发现其具有较正常者成纤维细胞不同的、显著增高的 MMP-9 及转移生长因子 β（TGF-β）的分泌能力。近年来基础研究证实，在肺间质纤维化发生发展过程中，起主导作用的 TGF-β 能够上调 MMP-2 及 MMP-9 的水平，并且 MMP-2 和 MMP-9 能够水解剪切 TGF-β 的潜在非活性形式，这是 TGF-β 激活的另一条新途径。TGF-β 能显著增加成纤维细胞的 MMP-2 和 MMP-9 的表达，同时下调 TIMP-2 的表达。在博来霉素致纤维化模型中，TGF-β 作用后，大鼠肺成纤维细胞 MMP-2mRNA 及其蛋白表达增强。因而 TGF-β 及其他成纤维细胞生长因子与 MMPs 特别是 MMP-9 及 MMP-2 的相互作用、互相活化可能是肺泡炎与进行性肺间质纤维化形成的中心环节。

肺泡上皮细胞也是肺内 MMPs 的来源之一。在病变早期，炎性细胞分泌 MMPs 增加，MMPs 活性亦增强，能够溶解、破坏基底膜及 ECM。肺泡上皮细胞是致病因素首先损伤的对象，大鼠肺纤维化早期肺泡Ⅱ型上皮细胞 MMP-2 和 MT1-MMP mRNA 表达增强。肺泡上皮细胞不单是致纤维化因素的损伤对象，其损伤后活跃增生的肺泡Ⅱ型上皮细胞可以通过释放 MT1-MMP，催化 MMP-2，从而引起和（或）加重肺基底膜的损伤。从形态学观察，各种原因引起的肺纤维化中肺部最早期的改变主要是基底膜Ⅳ型胶原断裂、溶解和消失。随着炎症进展，肺间质纤维细胞及间充质细胞经损伤的基底膜穿入肺泡腔并增生，加上上皮细胞脱落和表面活性物质的丢失，最终导致了肺泡塌陷，肺泡腔过量胶原沉积严重影响了塌陷气腔的扩张。因此，上皮细胞和基底膜的损伤对于肺纤维化的形成是十分必要的。另外，MT1-MMP 本身具有蛋白水解作用，可促进局部 ECM 的降解。肺泡上皮细胞损伤脱落，继而的Ⅱ型上皮细胞增生是肺间质纤维化肺泡炎病理进程中的又一典型特点。这种肺泡炎缺乏自限性，呈现进行性发展，导致上皮细胞的严重破坏。研究表明，机械损伤或机械损伤联合免疫炎性因子刺激可诱导离体培养的气管上皮细胞表达 MMP-9。严重哮喘患者经纤维支气管镜活检，可发现损伤的上皮细胞呈现 MMP-9 免疫阳性染色，而在博来霉素致肺纤维化的大鼠模型给予 MMP 合成抑制剂，可显著减轻肺间质纤维化的病变程度及进程。炎症损伤的肺泡上皮细胞还出现了另外的一些表型改变，如在特发性肺间质纤维化的肺泡壁显著表达 IL-4 和 IL-13 等，这些细胞因子不仅自身可介导上皮下的重塑，同时还可诱导上皮细胞释放促纤维化的 TGF-β，增强 MMPs 的表达。这些表现损伤上皮细胞可通过持续性表达 MMPs，诱导不可逆的基底膜损伤断裂，阻碍了新生上皮重构肺泡腔。

（3）纤维化过程中 MMPs 的表达：组织损伤的同时，机体抵抗损伤修复也在进行之中。疾病发展到这一阶段，损伤与抗损伤的结果主要表现为基质重建。此阶段初期 MMPs 可能仍为高水平，之后由于多种因素的影响，MMPs 逐渐变为低水平。而且，MMPs 可能多来自基质细胞而非早期的炎性细胞。这些基质细胞起主要作用的可能有成纤维细胞，成纤维细胞产生 ECM，其中最丰富的成分是胶原。它还主动产生胶原酶，同时也产生 TIMPs。另外，上调 MMPs 的细胞因子等也上调 TIMPs。肺组织免疫组织化学研究提示在弥漫性肺泡损伤及特发性肺纤维化（IPF）患者中，成纤维细胞和上皮细胞表现出对 TIMPs、MMPs 的高反应性。博来霉素诱导的大鼠肺纤维化模型 MMPs 上调的同时 TIMPs 也明显上调。TIMPs 的上调一方面可以抑制 MMPs，使 MMPs 溶解基质的范围局限于产生 MMPs 的细胞周围，起保护基质的作用；另一方面，往往引起 MMPs/TIMPs 的比例失调，而 MMPs/TIMPs 比例失调可能是基质溶解活性下降的原因，从而发展为胶原的沉积、肺纤维化的发生和发展。

在细支气管阻塞性机化性肺炎（bronchiolitis obstructive organized pneumonia，BOOP）中，MMPs 占优势，MMP-2 活性 / 无活性的比值高可能组成了 BOOP 纤维化可逆的机制。但在 IPF 患者中，TIMPs 占优势可能是 ECM 稳定沉积和不可逆的肺结构重建的原因。IPF 患者中，低胶原酶加上高 TIMPs 是胶原分解代谢下降的原因。在对取自 IPF 及正常肺组织培养的成纤维细胞的研究显示，成纤维细胞的不同亚群产生 MMPs、TIMPs 时具有不同的潜力，低胶原酶分泌的成纤维细胞亚群占优势是肺纤维化发展的原因。IPF 患者中 TIMPs 的表达高于明胶酶，证实了在 IPF 患者中普遍存在一个不能降解的纤维性胶原微环境。博来霉素诱导的鼠肺纤维化模型中 MMP-2 和 MME 表达上调，MMP-9、MMP-3 和 MMP-13 无上调表现，而 TIMP-1 表达明显上调。对大鼠硅肺模型的研究发现，早期（15 天）MMP-2、MMP-9、MMP-13、TIMP-1、TIMP-2 均表达，晚期（60 天）MMP-2、MMP-9、MMP-13 表达明显减少，而 TIMP-1、TIMP-2 继续表达。在兔肺纤维化模型中发现，早期 MMP-9 的活性占优势，其定位于渗出的中性粒细胞、巨噬细胞、支气管和细支气管上皮细胞，肺泡上皮基底膜有断裂。晚期 MMP-2 的潜酶及其活性形式占优势，定位于增生的肺泡上皮细胞和细支气管上皮细胞，TIMP-2 定位于上皮细胞和纤维化部位的成纤维细胞。MMPs 之间的不协调变化也引起纤维化，其原因可能在于：虽然某些 MMPs 表达上调，而其他 MMPs 的活性不变或下调，加上

TIMPs 的增强（除了抑制 MMPs 外，尚能刺激多种细胞，包括成纤维细胞增殖），最终胶原等 ECM 成分的降解仍然是减弱的，病变向着纤维化的方向发展。

在肺纤维化发生、发展的不同阶段，MMPs 及 TIMPs 有着不同的变化；在同一阶段，不同类型 MMPs 之间也有着不同的表现。但有一种共同趋势，即凡是有纤维化的肺病均有 MMPs/TIMPs 比例失调，提示 MMPs/TIMPs 比例失调是导致肺纤维化的重要原因。胶原分解活性随着肺纤维化发展而下降的确切原因尚不清楚，因而不能确定其活性下调发生在基因转录水平、酶原激活水平，还是酶活性的抑制水平。所以，在研究 MMPs 与肺纤维化的关系时，不能以某种 MMP 的表达推论全部 MMPs，也不能以 mRNA 或蛋白质的表达推论其活性。应尽量多观察几个 MMP，并应同时观察 mRNA、蛋白质及其活性。在观察 MMPs 时，应结合 ECM 产生情况，同时观察 TIMPs，最好以 MMPs/TIMPs 比例进行评价和比较。

三、氧化应激与自由基

在尘肺纤维化发病过程中，肺泡巨噬细胞和成纤维细胞起重要作用。游离 SiO_2 粉尘进入机体以后，被肺泡内巨噬细胞吞噬，吞噬粉尘后的巨噬细胞一方面发生呼吸爆发和脂质过氧化，另一方面释放许多活性因子。这些因子通过复杂的细胞网络和信号转导，最终作用于成纤维细胞，引起成纤维细胞增殖和胶原合成增加，导致肺纤维化的形成。研究表明巨噬细胞吞噬粉尘后发生氧化损伤要先于活性因子的释放。如果巨噬细胞过氧化和释放活性物质之间有关联，那么阻断过氧化就可能影响活性物质的释放，从而影响成纤维细胞增殖和合成胶原，也就能干预肺纤维化发病过程。有研究表明，硅尘可以导致肺泡巨噬细胞氧化损伤。氧化损伤以及产生的氧自由基在硅肺纤维化中具有重要作用。

（一）SiO_2 粉尘能引起肺泡巨噬细胞氧化损伤

有研究[6]对 Wistar 大鼠进行支气管肺泡原位灌洗，获得灌洗液，通过贴壁法进行富集。实验组在巨噬细胞（AMs）培养液中加入 SiO_2 粉尘，终浓度为 200 μg/ml，同时采用酵母聚糖 A（zymosan A，OPZA），作为阳性对照，OPZA 终浓度为每 1×10^5AMs/ml 加 1 mg。两组标本均在培养 1 h 时，分别随机计数 600 个 AMs，记录其中 O_2^- 阳性细胞数，计算阳性百分率。以 ATPase 作为膜功能酶改变的反应，在亚细胞水平观察细胞形态结构。O_2^- 的阳性反应分布在细胞膜、吞噬物与细胞膜的交界处。两组 AMs O_2^- 的阳性率见表 4-1。两组 AMs O_2^- 的定量测定数值见表 4-2。膜 ATPase 分布在细胞质膜。实验组从 1 h 即见明显下降，到 5h 酶活性显著下降。对照组各时间段 ATPase 活性未见显著变化，结果见表 4-3。实验组肺泡巨噬细胞的 O_2^- 反应强度（30 min）与膜 ATPase 活性（5 h）呈负相关关系（$r = -0.6572$，$P < 0.01$）。

表 4-1　两组肺泡巨噬细胞 O_2^- 的细胞化学反应阳性率比较

分组	细胞数（个）	O_2^- 阳性率（%）
实验组	600	63.5 ± 2.41
对照组	600	45.6 ± 2.49*

注：* 与对照组比较，$P < 0.01$

表 4-2 两组肺泡巨噬细胞 O_2^- 细胞化学反应定量测定比较

分组	细胞数（个）	30 min	1 h	3 h	5 h
对照组	300	0.1933 ± 0.0011	0.2083 ± 0.0015	0.2015 ± 0.0012	0.2029 ± 0.0011
实验组	300	0.3719 ± 0.0011*	0.3157 ± 0.0012*	0.1554 ± 0.0014*	0.1252 ± 0.0014*

注：* 与对照组比较，$P < 0.05$，实验组 1 h、3 h、5 h 段分别与 30 min 段比较，$P < 0.05$

表 4-3 两组肺泡巨噬细胞 ATPase 细胞化学反应定量测定比较

分组	细胞数（个）	30 min	1 h	3 h	5 h
对照组	300	0.4012 ± 0.0011	0.4058 ± 0.0013	0.3641 ± 0.0012	0.3794 ± 0.0012
实验组	300	0.3918 ± 0.0013	0.2385 ± 0.0015*	0.1566 ± 0.0011*	0.1057 ± 0.0014*

注：* 与对照组比较，$P < 0.05$，实验组 1 h、3 h、5 h 段分别与 30 min 段比较，$P < 0.05$

电镜细胞化学显示，H_2O_2 呈高电子密度粗线状沉淀，分布在肺泡巨噬细胞的质膜、吞噬体（泡）膜、吞噬物与 AMs 交界处的细胞膜和部分溶酶体膜。实验组 H_2O_2 的反应强度在作用早期很强，随着作用时间的延长，逐渐减弱。同时肺泡巨噬细胞的形态结构损伤加重。作用 30 min，H_2O_2 呈强阳性，在细胞质膜有粗线状高电子密度沉淀物，作用 3 h，细胞已吞入大量 SiO_2 粉尘颗粒，H_2O_2 反应强度明显减弱，部分溶酶体膜模糊不清，提示已经有溶酶体酶外漏。作用 5 h，H_2O_2 阳性反应已经很弱，细胞质的基质空化、水肿。核膜断裂，核质均化，整个肺泡巨噬细胞呈破碎状（图 4-9A ～ C）。对照组 H_2O_2 反应强度较硅尘组 AMs 的形态结构无明显改变，从 30 min 到 5 h，H_2O_2 反应一直呈弱阳性，肺泡巨噬细胞形态结构未见显著损伤，可见含 OPZA 颗粒的吞噬体与溶酶体膜相融合，OPZA 的边界模糊，呈被消化的现象（图 4-9D ～ F）。

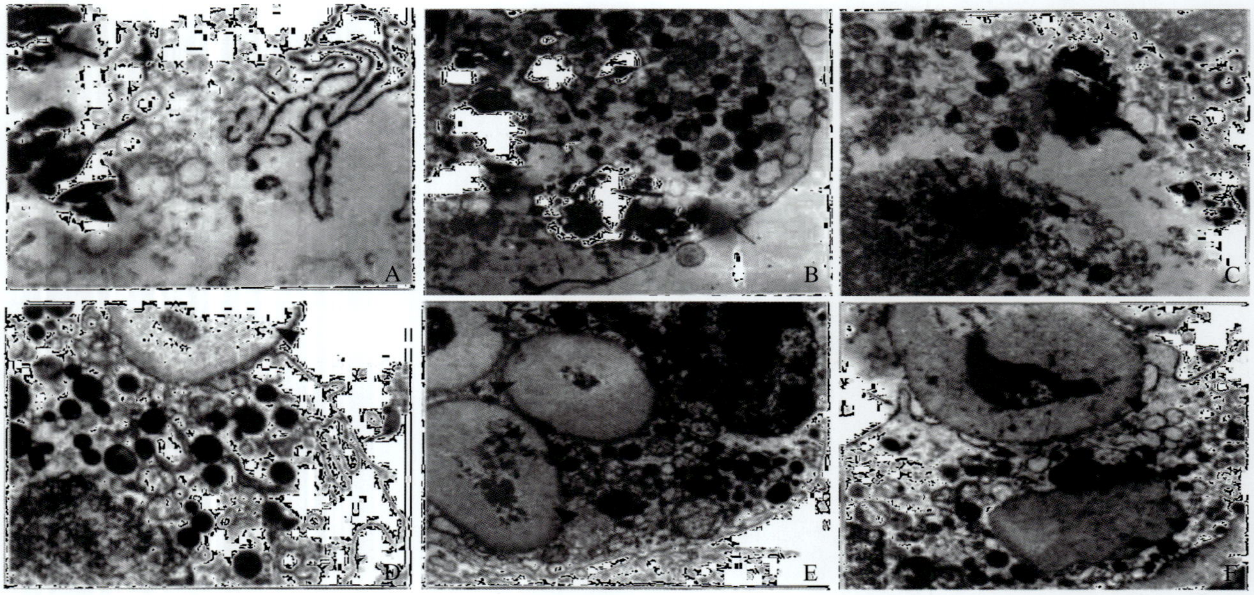

图 4-9 H_2O_2 电镜细胞化学显示及肺泡巨噬细胞超微结构
A ～ C 分别为实验组作用 30 min、3 h 和 5 h，D ～ F 分别为对照组作用 30 min、3 h 和 5 h

实验结果表明，细胞形态结构受损程度、膜的活性与矽尘致肺泡巨噬细胞早期产生的氧自由基活性直接相关。

（二）煤尘致肺泡巨噬细胞氧化损伤的细胞化学研究

有实验应用细胞化学法显示煤尘作用于肺泡巨噬细胞产生的 O_2^- 和 H_2O_2，并做定量测定及相关分析，以 Mg^{2+}-ATPase 组织化学染色作为检测膜变化的指标，探讨煤尘致肺泡巨噬细胞损伤过程中是否存在着氧化损伤。结果证明，煤尘致肺泡巨噬细胞产生的氧自由基较硅尘少，同时细胞的形态结构和膜酶的损伤程度也较低[7]。

实验选用成年雄性 Wistar 大鼠 40 只，以 25% 乌拉坦腹腔注射深度麻醉，股动脉放血致死。行支气管肺泡灌洗术，获取肺泡巨噬细胞，以贴壁法进行富集。实验分 3 组：① 实验组：培养液中加入煤尘（终浓度为 200 mg/L）；②正常对照组：培养液中加入生理盐水；③阳性对照组：培养液中加入硅尘（终浓度为 200 mg/L）。各组均在 37 ℃、CO_2 培养箱培养 30 min、1 h、3 h、5 h。运用光镜和电镜细胞化学技术分别显示超氧阴离子（O_2^-）和过氧化氢（H_2O_2）。结果显示，O_2^- 的阳性反应呈紫蓝色沉淀，均分布在肺泡巨噬细胞的质膜、吞噬物与肺泡巨噬细胞交界处的细胞膜上。正常肺泡巨噬细胞 O_2^- 反应强度很弱，大多数呈阴性；硅尘组肺泡巨噬细胞 O_2^- 反应强度在作用早期很强，随着作用时间的延长，反应强度逐渐减弱。煤尘组与硅尘组比较，肺泡巨噬细胞 O_2^- 反应强度为弱，但后期的减弱程度较小（表 4-4）。

表 4-4 各组肺泡巨噬细胞 O_2^- 细胞化学反应定量测定比较

分组	细胞数（个）	30 min	1 h	3 h	5 h
对照组	120	0.1451 ± 0.0015	0.1475 ± 0.0012	0.1427 ± 0.0012	0.1403 ± 0.0014
煤尘组	300	0.2426 ± 0.0078*	0.2218 ± 0.0065*	0.2048 ± 0.0094*	0.1701 ± 0.0069*
硅尘组	300	0.2644 ± 0.0085**	0.2369 ± 0.0062**	0.1675 ± 0.0058**	0.1475 ± 0.0088**

注：① *、** 分别与对照组比较，$P < 0.05$；② ** 与 * 比较，$P < 0.05$；③煤尘组 5 h 与 30 min 组比较，$P < 0.05$；④硅尘组 3 h、5 h 组分别与 30 min、1 h 比较，$P < 0.05$

H_2O_2 的阳性反应呈高电子密度线状沉淀，分布于细胞质膜、吞噬体 / 吞噬泡膜及部分溶酶体膜。正常肺泡巨噬细胞表面有不规则微绒毛，细胞核呈肾形，细胞质，尤其溶酶体丰富。硅尘组，作用 30 min 时，细胞已吞噬硅尘颗粒，细胞器丰富，部分溶酶体膜模糊不清，提示可能已有溶酶体酶外漏。H_2O_2 呈强阳性反应（图 4-10A、B）。作用 5 h，H_2O_2 阳性反应已很弱，细胞基质空化、线粒体水肿。核膜断裂，核质碎裂。整个肺泡巨噬细胞呈破碎状，形态结构损伤严重（图 4-10C）；实验组，与硅尘组比较，30 min 时 H_2O_2 反应强度弱并见吞噬体与溶酶体膜融合现象（图 4-10D）。作用 5 h，肺泡巨噬细胞的形态结构损伤程度也相应为低，H_2O_2 尚有一定的阳性反应（图 4-10E、F）。从 H_2O_2 的亚细胞定位观察来看，其反应状况与 O_2^- 的细胞水平图像分析定量结果是一致的。

Mg^{2+}-ATPase 定位于细胞质膜，呈棕黄色沉淀。煤尘组酶活性较对照组减弱，并随作用时间延长 Mg^{2+}-ATPase，活性渐弱。硅尘组较煤尘组活性更弱，随作用时间延长，Mg^{2+}-ATPase 活性递减更明显（表 4-5）。O_2^- 反应强度与 AM 膜 Mg^{2+}-ATPase 活性呈负相关，说明尘颗粒在早期致 AMs 产生的氧自由基越多，引发强烈的自由基连锁反应，AMs 膜酶活性下降越明显，AMs 形态结构和功能损伤则越严重。

表 4-5　各组肺泡巨噬细胞 Mg^{2+}-ATPase 细胞化学反应定量测定比较

分组	细胞数（个）	30 min	1 h	3 h	5 h
对照组	300	0.3936 ± 0.0021	0.3979 ± 0.0029	0.3565 ± 0.0019	0.3726 ± 0.0030
煤尘组	300	0.3768 ± 0.0045	0.2976 ± 0.0065*	0.2457 ± 0.0052*	0.2277 ± 0.0061*
矽尘组	300	0.3851 ± 0.0055	0.2306 ± 0.0075**	0.1500 ± 0.0083**	0.1379 ± 0.0091**

注：① *、** 分别与对照组比较，$P < 0.05$；② ** 与 * 比较，$P < 0.05$；③煤尘组 5 h 与 30 min 组比较，$P < 0.05$；④矽尘组 3 h、5 h 组分别与 30 min、1 h 比较，$P < 0.05$

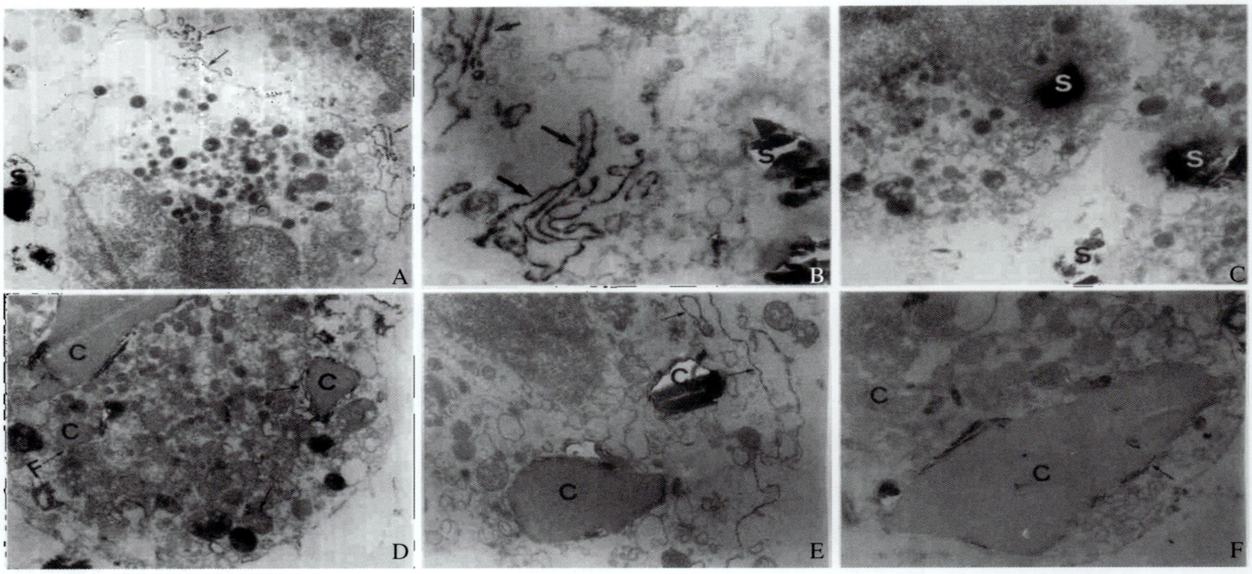

图 4-10　硅尘组与煤尘组肺泡巨噬细胞超微结构图

A．硅尘组，作用 30 min。S 示硅尘颗粒，↑示 H_2O_2 阳性反应产物 ×3300；B．硅尘组，作用 30 min。为 1 的局部放大 ×10 000；C．硅尘组，作用 5 h。H_2O_2 阳性反应很弱，细胞损伤严重。S 示硅尘颗粒 ×5000；D．煤尘组，作用 30 min。C 示煤尘颗粒，↑示 H_2O_2 阳性反应产物，较硅尘组反应弱。“↑ F”示溶酶体与吞噬体膜融合现象 ×5000；E．煤尘组，作用 5h。C 示煤尘颗粒，↑示 H_2O_2 阳性反应产物，细胞损伤较硅尘组轻 ×5000；F．煤尘组，作用 5h。C 示煤尘颗粒，↑示 H_2O_2 阳性反应产物，细胞损伤较硅尘组轻 ×8300

有关煤尘与自由基的关系报道较少。用电子自旋共振（electronic spin resonance，ESR）技术检测煤尘在劈裂过程中产生的自由基浓度和半衰期，结合煤矿工人尘肺流行病学调查资料分析，认为煤分子层结构是由碳氢化物的变形网格构成，机械破碎时，C = C 断裂，形成活泼的断片。煤尘在劈裂过程中，自由基浓度越高，半衰期越短者，其毒性就越大，患者病程进展也就越迅速，说明煤工尘肺的发病与煤破碎过程中产生的粉尘自由基活性有一定内在联系。然而煤尘作用于肺泡巨噬细胞时是否存在着氧化损伤机制，尚不清楚。该实验选用毒性较低的开滦煤尘，同时以毒性较大的硅尘为对照，以形态观察并结合定量测定和相关趋势进行综合分析。发现当煤尘与肺泡巨噬细胞作用时产生一定量的 O_2^- 和 H_2O_2，其产量虽不及矽尘所致肺泡巨噬细胞的多，但也在一定程度上造成了肺泡巨噬细胞形态结构和膜酶的损伤。说明煤尘致肺泡巨噬细胞形态结构和酶学损伤过程中，存在着自由基氧化损伤机制。

（三）氧自由基与肺纤维化

硅肺是因长期吸入 SiO_2 粉尘微粒所致的肺间质纤维化病变。SiO_2 粉尘被肺吸入后引发肺泡炎症，并刺激肺泡巨噬细胞（AM）、中性粒细胞等分泌各类活性介质，经过一系列信号转导，最终促进成纤维细胞增殖和胶原合成，引起肺纤维化。进一步研究证明，当机体吸入大量 SiO_2 时，AM 会因吞噬 SiO_2 粉尘而被激活。处于激活状态的 AM 合成并释放许多细胞因子，如 PDGF、TNF-α、IL-1 等；另一方面会产生大量氧自由基，从而损害肺组织结构和细胞。

1．肺纤维化过程中氧自由基　自由基（free radical，FR）是具有非配对电子的基团或分子，是正常生化过程中的中间产物。生物体内可以产生多种自由基，但在医学中占有重要地位的是氧自由基（oxygen free radical，OFR）。据估计，人体内约 95% 以上的自由基属于 OFR，它往往是其他自由基生成的起因。氧自由基外层轨道上电子不配对，很不稳定，易失去电子（氧化）或夺取电子（还原），特别是氧化作用强。氧自由基的特性非常活泼，极不稳定，半衰期极短，平均寿命 10^{-3} s，易产生连锁反应。目前认为氧自由基对机体的影响有两重性，即有利又有害。正常情况下，机体自由基的产生、利用和消除三者之间处于动态平衡，而且在很大程度上直接或间接地发挥有益的生物效应。但在病理状态下，自由基产生过多则会导致不利的生物效应，造成对机体的氧化损伤，从而发生机体的脂质过氧化作用，导致生物膜的破坏。氧自由基包括超氧阴离子（O_2^-）、羟自由基（OH·）、过氧化氢（H_2O_2），及单线态氧（$^1O_2$）。

超氧阴离子　超氧阴离子是通过酶促反应而产生的，常见的酶如黄嘌呤氧化酶、乙酰氧化酶、黄素脱氢酶，及过氧化物酶等，其主要方式是通过单电子还原。它可提供一个电子作为还原剂，如超氧阴离子可使氮蓝四唑（NBT）、高铁细胞色素 c 等还原，而自身氧化为氧分子（O_2）；也可接受一个电子作为氧化剂，如可氧化维生素 C、肾上腺素，而自身还原为水（H_2O）。超氧阴离子既是羟自由基的前体，也是过氧化氢和单线态氧的前体，所以羟自由基、过氧化氢和单线态氧所引起的作用均与超氧阴离子有关。

羟自由基　羟自由基主要是由超氧阴离子和过氧化氢在微量元素催化下所形成的。生理状态下羟自由基的产量极少，但却是化学活性最强的氧自由基，也是损伤力最强的氧自由基。如羟自由基可攻击细胞膜，破坏细胞膜的结构，使细胞膜通透性增加及导致细胞死亡。

过氧化氢　过氧化氢是氧分子在尿酸盐氧化酶、D- 氨基酸氧化酶、葡萄糖氧化酶，及黄嘌呤氧化酶等参与下双电子还原形成，也可由超氧阴离子自动氧化而产生。其氧化能力很强，易生成羟自由基。

单线态氧　单线态氧是基态氧吸收光量子变为激发态的产物，是一种激发态氧，易氧化为不饱和脂肪酸，是活性氧的一种。

2．氧自由基的清除系统　机体内存在清除氧自由基的系统，有酶类与非酶类两种。酶类包括超氧化物歧化酶（superoxide dismutase，SOD）、过氧化氢酶（catalase，CAT）、非特异性过氧化物酶、谷胱甘肽过氧化物酶（glutathione peroxidase，GSH-Px），及其他酶类。非酶类有：①脂溶性抗氧化剂包括维生素 E、类胡萝卜素、辅酶 Q、固醇类激素；②水溶性小分子抗氧化剂包括抗坏血酸、谷胱甘肽、尿酸、色氨酸代谢产物；③蛋白性抗氧化物包括铜蓝蛋白、清蛋白结合的胆红素、其他血浆蛋白。

3．氧自由基对肺组织的致病机制　氧自由基如果释放过多，或是机体清除氧自由基能力下降，氧自由基就会损伤组织细胞，而肺是易受损的靶器官之一，其损伤机制如下。

（1）脂质过氧化损伤：氧自由基易使不饱和脂肪酸发生过氧化。羟自由基可直接与脂类反应，夺取一个氢原子形成脂基团，在有氧情况下引发脂质过氧化连锁反应，产生过氧基和脂氢过氧化物。脂质过氧化导致脂肪酸链断裂，影响膜的流动性，增加膜的通透性，灭活膜受体及相关酶类，从而影响膜功能。它还可以增加花生四烯酸代谢合成物，如血栓素、前列腺素 E、白三烯 C_4，参与炎症过程。它也可与蛋白质，糖类等多种物质发生反应，抑制多种酶活性，从而损伤肺组织。

（2）蛋白质损伤：氧自由基与蛋白质中的甲硫氨酸、半胱氨酸、酪氨酸等残基直接发生反应，破坏蛋白质一级结构，使蛋白质功能受损和酶失活，引起肺结构改变。

（3）DNA 损伤：超氧阴离子及过氧化氢与 DNA 链中糖 - 磷酸盐反应，使 DNA 链断裂，并将双螺旋中的碱基暴露。用单细胞凝胶电泳分析发现，氧自由基引起细胞氧化性损伤，肺上皮细胞 DNA 链断裂的敏感性与胸膜间皮相似。线粒体 DNA 是细胞内氧自由基产生位点之一，由于结构和功能的特殊性，也是氧自由基攻击的主要靶标。氧自由基通过直接损伤肺组织的 DNA 最终导致细胞死亡。

（4）改变信号传导通路：自由基除直接损伤组织结构和生物大分子外，还以第二信使的作用参与细胞信号转导机制的调节 [8]。有研究表明，自由基含量与氧化介导的 Ca^{2+} 浓度变化有一定的关系。PKC（蛋白激酶 C）是一条重要的信号通路，PKC 能被氧自由基调节，低浓度的氧化剂使酶活化，而高浓度的则使酶灭活。过氧化氢等氧化剂可激活内皮细胞磷脂酶 D 和磷脂酶 A_2，产生环氧化物而刺激 Cl^- 释放，进一步造成氧化损伤。

4．氧自由基与硅肺纤维化 Gabor 等首先把自由基学说引入硅肺发病机制的研究，认为 SiO_2 可引发自由基反应，启动肺泡巨噬细胞膜的过氧化反应，产生过氧化脂质，从而使巨噬细胞膜结构破坏，表面电荷减少，膜通透性增强，细胞流动性降低，最终导致细胞破裂。而细胞破损后释放出的 SiO_2 又被重新吞噬，如此再破裂，再吞噬，反复循环，引起肺泡巨噬细胞大量增殖和集聚，为硅结节的形成和发展提供了基础。硅肺纤维化发生发展过程中的自由基理论已经引起了人们的广泛关注。

有研究显示石英粉尘进入机体后可引起呼吸爆发，产生大量的自由基，从而对机体造成损伤。也有研究显示，硅肺发病中的自由基可能来源于石英自身或来源于石英对肺组织的作用。有学者认为 SiO_2 粉尘对以 PAM 膜为主的生物膜的损伤是硅肺发病的主要起因，而二氧化硅引起膜脂质过氧化的增加被认为是导致膜损伤的主要原因。体外实验证明肺巨噬细胞接触无机粉尘（石棉、二氧化硅、煤尘）可引起代谢产物或氧自由基的释放。人肺巨噬细胞同无机粉尘相互作用过程中可对细胞膜产生脂质过氧化。利用电子自旋共振（electron spin resonance，ESR）技术首次检测 SiO_2 悬液中活性氧（reactive oxygen species，ROS）产物，证明 SiO_2 粉尘可激发肺泡巨噬细胞产生羟自由基，并引起细胞膜脂质过氧化，最终导致细胞损伤。煤硅肺发生与机体自由基代谢失衡有关，总趋势表现为自由基反应的增强和抗氧化能力的减弱。研究证实，在致巨噬细胞损伤过程中存在着氧化损伤机制 [9]。同时，石英粉尘与香烟雾吸收溶液联合作用可加重机体的氧化损伤 [10]。

目前认为在硅肺的发病机制中 SiO_2 可启动肺泡巨噬细胞膜表面的脂质过氧化自由基反应，从而使肺泡巨噬细胞受损，释放许多活性因子引起肺部纤维化是硅肺纤维化的最直接原因。石英粉尘可引发肺泡巨噬细胞内自由基链式反应，导致生物膜脂质过氧化，形成脂质过氧化物丙二醛（malondialdehyde，MDA），并能使膜上的不饱和脂肪酸交联成脂褐素。MDA 可与蛋白质和磷脂上的游离氨基酸共价结合，并可与 DNA 和 RNA 的碱基交联，使细胞结构破坏，代谢异常，功能受损，产生病理变化。

四、与肺纤维化有关的其他因素

（一）A 类清道夫受体 [11]

有研究以硅肺患者为对象，探讨硅肺患者肺泡巨噬细胞表面 A 类清道夫受体（scavenger receptor A，SR-A）的表达规律及其与 AM 凋亡、肺纤维化程度的关系，同时对 SR-A 信号转导途径分别给予不同的处理，以期初步阐明 SR-A 介导 AM 凋亡的机制，为硅肺的发生和防治提供新的思路和方法。

选取在中国煤矿工人北戴河疗养院尘肺科就诊，经当地尘肺诊断专家组依据我国 GBZ70-2009《尘肺病诊断标准》进行诊断，且无其他肺部疾病的 65 例矽肺患者（矽肺Ⅰ期患者 27 例、Ⅱ期患者 20 例和Ⅲ期患者 18 例）为研究对象。选取 4 例矽肺观察对象作为对照。采用面对面问卷式进行调查，调查研究对象的一般情况、职业史、接尘史、疾病史等。同时进行了实验室研究，收集矽肺患者及对照的大容量肺灌洗回收液，制成细胞悬液，用六孔板对肺泡巨噬细胞进行培养，Western blot 方法检测巨噬细胞受体蛋白清道夫受体 1（macrophage scavenger receptor 1，MSR1）和具有胶原结构的巨噬细胞受体（macrophage receptor with collagenous structure，MARCO）及凋亡蛋白 caspases-3 的表达水平。结果表明，①矽肺患者肺泡巨噬细胞凋亡程度高于观察对象，且随着矽肺期别增高凋亡程度加重。接尘工龄时间长，巨噬细胞凋亡程度加重，患者脱尘后凋亡标志蛋白 caspase-3 表达下调，说明及时脱离粉尘作业是保护矽肺患者的有效措施。②矽肺患者 A 类清道夫受体 MSR1、MARCO 的表达水平高于观察对象，随着肺纤维化程度的增加，MSR1、MARCO 表达水平均增高。发病工龄增加，MARCO 表达水平下降；脱尘后 MARCO 表达下调，未发现与其他粉尘暴露因素之间的关联。矽肺期别是影响 MSR1、MARCO 和 caspase-3 表达的重要因素。③用酪氨酸激酶抑制剂和活性氧清除剂能够分别抑制下游信号转导后，凋亡标志蛋白 caspase-3 表达下调；抗 MARCO 和抗 MSR1 处理组通过上调受体蛋白 MSR1、MARCO 的表达促进了凋亡标志蛋白 caspase-3 的表达。表明 A 类清道夫受体信号途径介导肺泡巨噬细胞凋亡在矽肺发生、发展中发挥重要作用。

（二）表皮生长因子[11]

有研究采用整群病例对照研究方法，选择已确诊的Ⅰ期尘肺患者作为病例组，同时选择与病例组在民族、性别、接尘性质和工种上相同，且年龄和累积接尘时间相近的工人为对照组，探讨表皮生长因子（epidermal growth factor，EGF）基因 3 个位点基因型与尘肺易感性的关系，筛检出可以作为粉尘作业高危人群易感标志物的表皮生长因子基因。

该研究选择 2265 名接触硅尘的工人和 2568 名接触煤工粉尘的工人为研究对象，以确诊的 228 例尘肺病患者为病例组（116 例Ⅰ期硅肺和 112 例Ⅰ期煤工尘肺）。选择与病例组性别及民族相同、同一工作车间或相同采掘工作面工作、年龄及累积接尘时间相近的非尘肺病接尘工人 279 例为对照组，排除其他胶原系统疾病。受检者知情同意后，取 1.5 ml 静脉血，加入 EDTA 抗凝，–20℃保存，用于提取 DNA 模板。盐析法提取 DNA，采用聚合酶链反应 - 限制性片断长度多态性（PCR-RFLP）的方法检测 EGF3 个多态位点（G-61A、R431K 和 D784V）的基因型。

该研究发现表皮生长因子基因 G-61A 位点的基因多态性与尘肺易感性存在关联，其中携带 GG 基因型的接尘工人患尘肺病的危险性相对增加。研究未发现表皮生长因子基因 D784V 位点的各基因型与尘肺易感性存在关联，但发现该位点的等位基因与尘肺易感性存在关联，其中携带 T 等位基因的接尘工人患尘肺病的危险性相对增加。另外，研究未发现表皮生长因子基因 R431K 位点的基因多态性与尘肺易感性存在关联。

（三）单核细胞驱化蛋白 -1 及其受体 CCR2[12]

研究以大鼠为实验对象，取乳鼠的肺成纤维细胞，用单核细胞趋化因子 -1（monocyte chemotactic protein-1，MCP-1）-siRNA 和趋化因子受体 2（chemokine receptor 2，CCR2）-siRNA 转染入大鼠肺成纤维细胞，并用矽肺大鼠的肺泡灌洗液刺激大鼠肺成纤维细胞，观察成纤维细胞中胶原的表达情况，进一步验证 MCP-1/CCR2 基因沉默可以减轻肺纤维化。

研究将大鼠分成实验组和对照组，实验组用非气管暴露法制作大鼠矽肺模型，对照组灌注等量生理盐水。通过肺支气管原位灌洗获得肺泡巨噬细胞，用含 SiO_2 的无血清培养基刺激 AM 18 h 后，收集上清。以 PGPU6/GFP/Neo-RatGAPDH 为载体构建大鼠 MCP-1 和 CCR2 基因的表达质粒以及相应的阳性和阴性对照质粒。两种 siRNA 以 lipofectamine2000 介导分别转染入肺成纤维细胞中，转染 48 h 后提取 mRNA，采用 real time PCR 和 Western-blot 方法检测出最佳干扰序列。培养大鼠肺成纤维细胞，用 SiO_2 粉尘刺激 18 h 的 AM 条件培养上清，制作体外矽肺模型（模型组），同时将筛选出最佳干扰序列的重组质粒转染肺成纤维细胞，目的基因沉默后，再加入经 SiO_2 粉尘刺激的 AM 条件培养上清（干扰组）。免疫细胞化学法检测胶原蛋白的表达，Western-blot 法检测胶原蛋白的表达。

结果提示，利用 RNAi 技术，分别将 MCP-1-siRNA、CCR2-siRNA 表达质粒转染肺 FB，可有效抑制 MCP-1、CCR2 基因的表达。将矽肺大鼠肺 FB 中差异表达上调的基因 MCP-1 和 CCR2 沉默后，在矽肺体外细胞模型中Ⅰ、Ⅲ型胶原蛋白表达减少。

（四）转化生长因子 β1 及其受体[13]

有研究培养大鼠肺成纤维细胞，探讨 TGF-β1 及其受体介导的 P38 MAPK 信号转导途径在肺成纤维细胞增殖与胶原表达方面的作用，同时观察 AcSDKP 能否通过对 TGF-β1/TGF-β 受体 /P38 MAPK/c-myc 信号转导途径的调节发挥其抑制肺成纤维细胞增殖与胶原表达的作用。

该研究取第四代肺成纤维细胞，分为 5 组，采用不同因素处理。①对照组：为 0.4% 血清浓度的 DMEM 培养液；② TGF-β1 刺激组：0.4% 血清浓度的 DMEM 培养液中，加入终浓度为 5 ng/ml TGF-β1 孵育细胞 45 min；③ TGF-β 受体阻滞剂（LY364947）干预组：为 0.4% 血清浓度的 DMEM 培养液中，加入终浓度为 59 nmol/L 的 LY364947 预孵育 3 h，再加入终浓度为 5 ng/ml TGF-β1 共同孵育细胞 45 min；④ P38 MAPK 特异性抑制剂（SB203580）干预组：为 0.4% 血清浓度的 DMEM 培养液中，加入终浓度为 10 nmol/L 的 SB203580 预孵育 45 min 后，再给予加入 5 ng/ml TGF-β1 共同孵育细胞 45 min；⑤ AcSDKP 干预组：为 0.4% 血清浓度的 DMEM 培养液中，加入终浓度为 10^{-8} mol/L AcSDKP 预孵育 45 min 后，再加入终浓度为 5 ng/ml TGF-β1 共同孵育细胞 45 min。采用 MTT 法检测大鼠肺成纤维细胞的增殖情况，Western blot 法检测大鼠肺成纤维细胞 TGF-β Ⅰ型受体、TGF-β Ⅱ型受体、P38 MAPK、phospho-P38 MAPK、c-myc 和Ⅰ型、Ⅲ型胶原蛋白的表达情况，免疫细胞化学法和激光扫描共聚焦显微镜检测大鼠肺成纤维细胞 phospho-P38 MAPK 蛋白的表达情况，real-time PCR 法检测大鼠肺成纤维细胞 TGF-β Ⅰ型受体、TGF-β Ⅱ型受体 mRNA 的表达情况。

MTT 法检测结果显示：TGF-β1 能够促进大鼠肺成纤维细胞的增殖，而分别给予 LY364947、SB203580 和 AcSDKP 干预后，细胞增殖均受到抑制。real-time PCR 结果显示：经 TGF-β1 刺激后，细胞的 TGF-β Ⅰ型受体、TGF-β Ⅱ型受体 mRNA 的表达明显增高，当给予 LY364947 和 AcSDKP 干预后，细胞中 TGF-β Ⅰ型受体、TGF-β Ⅱ型受体 mRNA 的表达均明显降低；而 SB203580 对细胞 TGF-β Ⅰ型受体、TGF-β Ⅱ型受体 mRNA 的表达无明显的抑制作用。Western blot 法检测结果显示：TGF-β1 刺激组大鼠肺成纤维细胞的 TGF-β Ⅰ型受体、TGF-β Ⅱ型受体、phospho-P38 MAPK、c-myc 蛋白以及Ⅰ型、Ⅲ型胶原蛋白的表达均增强；给予 LY364947 干预和 AcSDKP 干预后，大鼠肺成纤维细胞 TGF-β Ⅰ型、TGF-β Ⅱ型受体、phospho-P38 MAPK、c-myc 蛋白以及Ⅰ型、Ⅲ型胶原蛋白的表达均明显降低；给予 SB203580 干预后，大鼠肺成纤维细胞的 phospho-P38 MAPK、c-myc 蛋白以及Ⅰ型、Ⅲ型胶原蛋白的表达均明显降低，而对 TGF-β Ⅰ型受体、TGF-β Ⅱ型受体蛋白的表达无明显改变；各组间 P38 MAPK 蛋白的表达无明显改变。免疫细胞化学染色法检测结果显示：TGF-β1 刺激组中 phospho-P38 MAPK 蛋白的表达增加，与 TGF-β1 刺激组比较，TGF-β 受体阻滞剂组、P38 MAPK 特异性抑制剂组和 AcSDKP 干预组，phospho-P38 MAPK 蛋白的表达均有所下降。激光扫描共聚焦显微镜结果显示：经 TGF-β1 刺激后大鼠肺成纤维细胞胞浆中 phospho-P38 MAPK 荧光强度降低，胞核荧光强度明显增加；而应用 LY364947、SB203580 和 AcSDKP 进行干预后，胞浆中 phospho-P38 MAPK 荧光强度较 TGF-β1 刺激组强，而胞核中 Phospho-P38 MAPK 荧光强度均较

TGF-β1 刺激组明显减弱。

研究结果提示，TGF-β1 能够通过其受体介导的 P38 MAPK 信号转导途径，进而诱导大鼠肺成纤维细胞的增殖和Ⅰ、Ⅲ型胶原蛋白的表达。AcSDKP 能够通过阻断 TGF-β1 介导的 P38 MAPK 信号转导途径，从而抑制大鼠肺成纤维细胞的增殖和Ⅰ、Ⅲ型胶原蛋白的表达。这可能与 AcSDKP 抗矽肺纤维化的作用相关。

（五）白细胞介素 1 受体拮抗剂（IL-1RA）[14]

有研究通过体外染尘制备大鼠矽肺纤维化模型，探讨矽肺大鼠肺组织中是否存在自噬的激活；骨髓间充质干细胞（bone mesenchymal stem cells，BMSCs）对矽肺大鼠自噬的调控作用和调控自噬的分子机制。

该研究体外分离、培养大鼠 BMSCs。将大鼠随机分为对照组、模型组和 BMSCs 治疗组。采用非暴露式气管插管一次性灌注 SiO_2 粉尘混悬液（50 mg/ml，1.0 ml/ 只）法建立大鼠矽肺模型，对照组同法给予等量的无菌生理盐水灌注。BMSCs 治疗组于造模成功后 24 h 经尾静脉注入 BMSCs 悬液（3×10^6 个 /ml）。各组分别于造模后第 1、3、7、14 及 28 天处死大鼠。免疫组织化学法检测 IL-1RA、TNF-α 及 LC-3 的表达及分布；免疫印迹法检测 IL-1RA、TNF-α、mTOR 及 LC-3 的蛋白表达量；免疫荧光双标法检测 SRY 与 IL-1RA、LC-3 与 mTOR 的共定位表达。

肺组织形态学检测可见对照组大鼠肺结构清晰，肺泡壁薄，间质无明显炎细胞浸润，未见明显异常。染尘后 3 d 时部分区域炎症细胞渗出，肺泡间隔略增宽，7 d 时肺组织内有大量炎性细胞浸润，14 d 时可见明显矽结节形成。28 d 时肺泡结构破坏或消失，矽结节体积增大，数量增多，且出现融合现象。BMSCs 治疗组在各时间点的病理改变较模型组显著减轻。IL-1RA 阳性表达产物分布于胞浆及胞核中。对照组 IL-1RA 微量表达于肺泡间质。模型组较模型对照组在各时间点的阳性细胞表达增多，且表达变化呈现出时间依赖性，1 d 开始增多，7 d 表达至高峰，14 d 及 28 d 开始回落，但仍高于模型对照组的表达。BMSCs 治疗组较模型组在各时间点的表达均显著增多，但表达趋势未变，高峰仍位于 7 d。TNF-α、LC-3 阳性表达产物分布于胞浆中。对照组中偶见阳性细胞，定于肺泡间隔。模型组较对照组在各时间点的阳性细胞数量表达均增多，多数聚集在矽结节内，并且主要定位于炎性细胞和巨噬细胞的胞浆。表达变化呈现出时间依赖性，1 d 开始增多，14 d 表达至高峰，28 d 开始回落，但仍高于模型对照组的表达。BMSCs 治疗组较模型组在各时间点的表达均减少，但表达变化趋势未变。对照组 p-mTOR 仅有基础量表达，且表达量在各时间点无变化。模型组表达增高，1 d 开始降低，后续持续降低，至 14 d 达低峰，28 d 回升，但仍低于模型对照组的表达。BMSCs 治疗组较矽肺模型组在各时间点的表达均增高，介于正常对照组与矽肺模型组之间。激光共聚焦扫描显微镜观察可见 BMSCs 治疗 14 d 矽肺大鼠肺组织中 SRY 及 IL-1RA 的共定位表达。

结果提示，矽肺大鼠肺组织中存在自噬的激活；BMSCs 移植可部分阻断矽肺大鼠自噬的激活；BMSCs 移植后可定植于损伤区并旁分泌产生 IL-1RA；IL-1RA 可下调 TNF-α，进而调控 mTOR 转导通路，最终抑制自噬。

（六）白细胞介素 -4 和白细胞介素 -8 基因多态性[15-16]

有研究为探讨白细胞介素 4（IL-4）和白细胞介素 8（IL-8）基因多态性与尘肺患病的关系，以 2568 名粉尘作业工人和 1265 名接尘工人为研究对象，采用聚合酶链反应 - 限制性片段长度多态性（PCR- RLFP）实验方法检测 IL-4（-33、intron3、+45、+429、+448）5 个多态性位点和 IL-8（Met31Arg、781C/T、-251A/T、RA+860）位点基因型。

研究结果提示，IL-4（-33）位点基因多态性与尘肺发生有关联，尤其在接触矽尘人群中野生基因型（CC）为危险性基因型。IL-4（VNTR、+45）两位点存在基因多态性，但未发现该位点基因多态性与矽肺或煤工尘肺患病有关联。在研究人群中未发现 IL-4（+429、+448）两位点存在基因多态现象。研究结果同时提示，IL-8（Met31Arg）位点基因多态性与矽肺及煤工尘肺的易感性均有关联，携带 IL-8（Met31Arg）GT 基因型的接尘工人患尘肺的危险性增加。IL-8（-251A/T）位点的基因多态性与矽肺及煤工尘肺的易感性均有关联；携带 IL-8（-251）AA 基因型接尘工人患尘肺危险性降低。IL-8（781C/T）TT 基因型的接尘工人患尘肺的危险性增加。

（七）过氧化物还原酶 peroxirecdoxin I[17]

机体的氧化应激状态是导致矽肺纤维化过程中组织氧化过程的真正原因。抗氧化体系中的过氧化物还原酶（peroxiredoxin，Prx）家族属于抗氧化蛋白家族，该家族分为 2 个亚类，即 1-Cys Prx 和 2-Cys Prx。peroxiredoxin Ⅰ（Prx Ⅰ）蛋白属于 peroxiredoxin 家族成员之一，其参与氧化应激发生发展过程，在氧化应激条件下表达显著增高，以清除细胞内多余的活性氧分子。探讨 Prx Ⅰ蛋白、Ⅰ型胶原和Ⅲ型胶原在矽肺发生发展各时期的表达情况及其与矽肺发生发展的关系，可以为阐明肺纤维化、矽结节形成机制提供新的思路。有研究复制大鼠矽肺模型，观察大鼠肺组织内 Prx Ⅰ、Ⅰ型及Ⅲ型胶原的表达，分析三者间的相关性并探讨其与矽肺纤维化的关系，为矽肺发病机制的研究提供实验平台及一些理论与实验依据。

研究选用 Wistar 大鼠，随机将其分为染硅尘组和对照组。采用非气管暴露法染粉尘制作硅肺大鼠模型，对照组灌注生理盐水。以建模术时为 0 天记，模型建立后 1 周、2 周、3 周、4 周、6 周和 8 周的 6 个时间点分别采用免疫组织化学法、Western blot 法检测肺组织内 Prx Ⅰ、Ⅰ型胶原及Ⅲ型胶原表达情况，并进行相关分析。

结果表明，建模后 1 周时大鼠肺出现巨噬细胞性肺泡炎，2 周时可有小细胞性硅结节产生，3 周时形成较大的细胞性硅结节，4 周时细胞性硅结节可出现纤维化表现，6 周时硅结节向纤维 - 细胞性硅结节转变，8 周时细胞性矽结节明显纤维化，硅结节形成和发展连续且特征明显；对照组大鼠 Prx Ⅰ蛋白弱表达，染硅尘组各时间点 Prx Ⅰ蛋白的表达均高于对照组，染尘 1 周和 2 周时表达明显上调，3 周、4 周、6 周、8 周时表达又逐渐下降；对照组大鼠Ⅰ型胶原与Ⅲ型胶原弱表达，染矽尘组各时间点Ⅰ型胶原与Ⅲ型胶原的表达呈逐渐增加直线上升的趋势，染矽尘组与对照组之间差异有统计学意义；染硅尘组 Prx Ⅰ蛋白与Ⅰ型胶原、Ⅲ型胶原的表达之间存在一定的相关性。结果提示过氧化物还原酶 peroxiredoxin Ⅰ蛋白可能通过抗氧化功能起到抗肺纤维化的作用。

另有研究表明，在体外肺纤维化模型中发现过氧化物还原酶 -1 可能通过其抗氧化功能对矽肺纤维化中胶原合成有抑制作用。

（八）Ac-SDKP 与 RAS 靶向的调控对矽肺纤维化的影响[18]

N- 乙酰 - 丝氨酰 - 天门冬氨酰 - 赖氨酰 - 脯氨酸（N-acetyl-seryl-aspartyl-lysyl-proline，Ac-SDKP）具有抗矽肺纤维化的作用，能通过对肺内肌成纤维细胞分化这一关键环节的调节，发挥着防治矽肺纤维化的功能。同时，Ac-SDKP 是肾素 - 血管紧张素系统（renin-angiotensin system，RAS）重要的生理性调节肽。肺又是 RAS 的靶器官之一。因此，有关 Ac-SDKP 和 RAS 靶向轴——血管紧张素转化酶（angiotensin converting enzyme，ACE）- 血管紧张素（angiotensin，Ang）Ⅱ - 血管紧张素Ⅱ受体 1（Ang Ⅱ type 1 receptor，AT1）轴与 ACE2-Ang（1-7）-Mas 轴，参与器官纤维化特别是矽肺纤维化发生、发展的可能机制成为目前研究的热点。

1. 肌成纤维细胞分化在器官（包括肺）纤维化形成过程的重要作用 人体多种器官诸如肺、肝、肾、心血管等，在多种致病因素的影响下，器官内的免疫系统将被激活，随之发生炎症反应。适当的炎症反应是对组织器官的一种保护和修复过程，但是当这种修复过程过强或者失控时，将会导致细胞外基质增多异常或者沉积，最终导致器官的纤维化，因此目前认为纤维化的形成实质上是组织的过度修复或称为异常修复。纤维化作为多种疾病的共同病理过程，其生物学机制包括成纤维细胞的增殖、细胞外基质的沉积及上皮细胞凋亡引起的组织结构的萎缩，使器官失去正常的组织结构与功能，最终导致器官功能衰竭。

以往的研究认为，在致肺纤维化（包括矽肺纤维化）各种刺激因素的作用下，肺间质成纤维细胞的增殖与合成大量的细胞外基质（ECM，包括胶原蛋白）是肺纤维化发生发展的关键环节。近年来的研究发现，在肺纤维化形成过程中，纤维化病变的病灶内（包括矽肺病变）有一种特殊的细胞，其形态与特征介于成纤维细胞和平滑肌细胞之间，能特异性表达平滑肌肌动蛋白（α-smooth muscle actin，α-SMA），被称之为肌成纤维细胞。这类细胞其胞质内有大量平行排列的肌丝而具有较强的收缩和迁移能力，富含细胞器（如粗面内质网、线粒体、高尔基氏器和糖原颗粒等）而具有活跃的合成、分泌细胞外基质的功能。研究表明，在长期受到致纤维化因素的刺激时，上皮细胞和间质成纤维细胞将会发生表型转变，并分化成为肌成纤维细胞；而肌成纤维细胞其收缩、迁移和合成细胞外基质的能力与功能远远大于肺间质的成纤维细胞，被认为是器官纤维化形成过程中产生过量细胞外基质的最主要和最重要的细胞。同时，内皮细胞、来源于微血管的周细胞以及肺泡上皮细胞等在病理条件下可以转化为肌成纤维细胞。在组织损伤修复过程中，成纤维细胞转化为具有收缩能力和分泌细胞外基质的肌成纤维细胞，当此收缩功能过强、细胞外基质分泌过多时会严重影响组织器官的功能，引起增生性瘢痕、硬皮病、掌筋膜挛缩综合征、心脏纤维化和肾纤维化。多种因素包括细胞外基质机械应力的改变、炎症细胞的聚集和炎症因子的释放等均可以导致肌成纤维细胞的分化。

转化生长因子-β（transforming growth factor，TGF-β）是目前公认的最为重要的致矽肺纤维化的因子之一。它主要是通过：①在矽肺发生的早期促进肺内炎症的发生发展；②刺激间质细胞增殖，上调胶原和纤维粘连蛋白等细胞外基质的表达水平，促使细胞外基质沉积；③影响其他致纤维化细胞因子作用于靶细胞，促进矽肺纤维化的发生、发展。其可以通过Smad依赖的信号转导途径和非依赖的信号转导途径，如磷脂酰肌醇3激酶/蛋白激酶B（PI3K/Akt）途径；Rho相关卷曲螺旋形成蛋白激酶（ROCK）途径；细胞外信号调节激酶1/2（ERK1/2）途径等，诱导成纤维细胞、上皮细胞向肌成纤维细胞的转化，促进α-SMA表达的上调，使细胞具有更强的收缩、迁移和合成分泌细胞外基质如Ⅰ、Ⅲ型胶原的能力；而应用一些信号转导通路特异性抑制剂，如Y-27632、H1152（Rho/Rock通路抑制剂）、LY294002（PI3K/Akt通路抑制剂）和RNA干扰技术（如Rock-siRNA）等，均能够有效下调α-SMA蛋白表达，抑制间质细胞和上皮细胞向肌成纤维细胞的分化，并减轻了器官纤维化的程度。

在肝纤维化、肾纤维化、心脏纤维化和肺纤维化等器官纤维化病变中，都有一些文献报道，通过TGF-β介导的信号转导通路的激活，上调靶细胞α-SMA蛋白的表达，促进间质细胞（如皮肤成纤维细胞、心脏、肺、肾间质成纤维细胞、肝星状细胞等）和上皮细胞（如肾小管上皮细胞、肺支气管黏膜Ⅱ型上皮细胞等）向肌成纤维细胞的分化。如肾纤维化是肾慢性疾病如慢性肾小球肾炎、糖尿病肾病、高血压肾病等发展的共同途径，其特点是肾间质肌成纤维细胞的聚集和活化，以及细胞外基质的沉积。在肾纤维化中肾小管上皮细胞间质转变，即发生上皮-间质转化（epithelial mesenchymal transitions，EMT）和内皮细胞间质转变，及成纤维细胞的活化，被认为是肌成纤维细胞的主要来源，在慢性肾病和肾纤维化的发展中起到关键性作用；而EMT被认为是肾纤维化的重要发病机制，其中TGF-β1是研究最多、最重要的致肾小管上皮细胞间质转变的细胞因子，在其诱导下，肾小管上皮细胞上皮标记物E-钙黏蛋白、细胞角蛋白表达减少，而间质标记物α-SMA、波形蛋白等表达的增加，促进了肾纤维化的形成。

特发性肺间质纤维化、尘肺、博来霉素诱导的肺间质纤维化等多种肺纤维化疾病，其病理生理特点是在致病因素的作用下导致肺泡壁增厚、肺泡上皮细胞缺失、炎症细胞的浸润、肺间质肌成纤维细胞的分化、细胞外基质（包括胶原）产生过多与沉积。肌成纤维细胞的分化、聚集，合成大量细胞外基质（包括胶原）被认为是肺纤维化的重要病理生理过程。研究发现，在大鼠矽肺模型中矽结节和间质纤维化区域有较多 α-SMA 表达阳性细胞。给予胎鼠肺成纤维细胞 5 ng/ml TGF-β1 刺激 48 小时，可以使肺成纤维细胞转化为 α-SMA 表达阳性的肌成纤维细胞，且它具有较成纤维细胞更强的合成细胞外基质（包括胶原）的能力，其机制主要包括：①在早期矽肺中促进炎症的产生和发展；②促进间质细胞的增生，增加细胞外基质（胶原、纤维粘连蛋白、波形蛋白等）的合成与沉积；③促进致纤维化因子作用于靶细胞和矽肺纤维化的发展、发生。TGF-β 能够通过 PI3K/Akt、ERK1/2、Rho/ROCK 等多条信号转导通路诱导肌成纤维细胞分化；而给予肺泡Ⅱ型上皮细胞（A549）5 ng/ml TGF-β1 刺激后，该细胞原有的多角形或圆形变成了长梭形，细胞内基质增多，α-SMA 表达阳性；原有的折光性强的细胞连接消失了，既发生了肌成纤维细胞的分化（EMT），并且随着 TGF-β1 刺激时间的延长，这些变化更加明显。

2．肾素 - 血管紧张素系统（renin-angiotensin system，RAS）与矽肺的发生发展 研究表明，RAS 在心血管系统疾病（高血压、心肌梗死、糖尿病肾病、卒中、充血性心衰等）的形成中发挥着重要的作用，也是这些疾病在发生、进展过程中导致靶器官纤维化形成的重要调控系统。其中 ACE-Ang Ⅱ -AT1 轴与 ACE2-Ang（1-7）-Mas 轴的正、负动态调控的平衡在这个系统中起到了关键性的作用。越来越多的研究还显示，RAS 在其他系统疾病引起的器官纤维化（如硬皮病性肾硬化、肝纤维化、肺纤维化等）形成时也具有重要意义。

近些年研究发现，RAS 参与了矽肺发生、发展的多个环节，尤其是肺作为 RAS 靶器官，循环 RAS 与肺组织的局部 RAS 与肺纤维化发生发展关系密切。已有研究表明，循环系统中的 RAS 中关键调节肽，即 ACE 在矽肺患者血清中表达上调；而在染尘大鼠肺内 ACE 和肺泡灌洗液中 Ang II 含量升高。课题组前期研究也发现，矽肺大鼠肺组织内 ACE、Ang Ⅱ和 AT1 蛋白表达水平明显上调，血清中 Ang Ⅱ浓度升高。Ang Ⅱ能够通过其受体 AT1，活化多种信号转导通路，同时还能促进 TGF-β 的自分泌，形成 Ang Ⅱ-TGF-β1 交互作用，介导炎症反应和氧化应激反应，促进成纤维细胞增殖、肌成纤维细胞分化，导致细胞外基质沉积。同时诱导肺泡Ⅱ型上皮细胞凋亡，促进肺纤维化进程。提示循环中的和肺组织局部的 RAS 均有可能参与了矽肺的发生、发展，其中 ACE/Ang II/AT1 轴在此过程中起到重要的调控作用。ACE-Ang Ⅱ-AT1 轴关键调节肽的阻断，即抑制 RAS 最重要的活性肽 Ang Ⅱ的生物学效应，能有效发挥抑制肺纤维化的作用。如采用 ACE 抑制剂（ACE inhibitor, ACEI）卡托普利、依那普利、赖诺普利、培哚普利等，能够抑制博来霉素、辐照、胺碘酮、百草枯诱导的肺间质纤维化，而 AT1 抑制剂坎地沙坦、氯沙坦和 AT2 抑制剂 PD-123319 对辐照和博来霉素诱导的肺纤维化均有类似的抑制作用。

而 ACE2-Ang（1-7）-Mas 轴则起到相反的调控作用，ACE2 能够水解 Ang Ⅱ为 Ang（1-7），并通过其受体 Mas 发挥抗肺纤维化效应。采用 Ang Ⅱ诱导肺泡Ⅱ型上皮 MLE-12 细胞和博来霉素诱导原代培养的肺泡Ⅱ型上皮细胞，均能通过活化 Jun 氨基末端激酶（Jun N-terminal kinase，JNK）信号转导，促进天冬氨酸特异性半胱氨酸蛋白酶（cysteine-containing aspartate-specific proteases，caspase）-3、caspase-9 蛋白表达的上调，诱导细胞凋亡；而给予 Ang（1-7）预处理则能显著抑制上述的改变，同时加入 Mas 受体抑制剂 A779 则能够抑制 Ang（1-7）的抗纤维化作用。Ang（1-7）或过表达 ACE2 能够通过抑制促有丝分裂原活化蛋白激酶（mitogen-activated protein kinase，MAPK）/细胞核因子 -κB（nuclear factor-κB，NF-κB）信号的转导，抑制博来霉素诱导的肺间质纤维化，以及 Ang Ⅱ介导的肺部炎症和诱导的人胚肺 HFL-1 细胞的凋亡。显然，作为 RAS 负向调节的 ACE2-Ang

(1-7) -Mas 轴与器官纤维化（包括肺纤维化）的进展密切相关。

3．Ac-SDKP 与 RAS 靶向轴的交互调控参与矽肺发生、发展的可能机制 Ac-SDKP 是近年来发现的一种具有抗器官纤维化作用的短肽，在其基础分泌水平，就有抑制器官内胶原聚集的重要功能。在诸多器官纤维化动物模型中（如输尿管梗阻性肾纤维化、博来霉素诱导的间质性肺病），Ac-SDKP 均能够抑制靶器官（肾、肺、肝）胶原的沉积，减轻致病因素导致的器官纤维化的程度。体外研究也发现，Ac-SDKP 对心脏成纤维细胞、肺成纤维细胞、肾小球系膜细胞等特定的靶细胞，均能够抑制其增殖和胶原蛋白的合成或表达。部分学者认为，某些器官纤维化的发生、发展与体内 Ac-SDKP 表达水平的下调密切相关。

国内孙影[19]等研究发现 Ac-SDKP 具有抑制矽肺纤维化的作用。近年来，又发现 Ac-SDKP 在通过对 TGF-β1 介导的信号转导系统调控的基础上，还能够通过对 Ang Ⅱ信号转导系统的阻抑，抑制矽肺纤维化的形成。还有研究发现，Ac-SDKP 能够降低矽肺大鼠肺组织内 ACE、Ang Ⅱ和 AT1 蛋白表达水平，以及血浆中 Ang Ⅱ的浓度；同时，矽肺大鼠肺组织内总胶原含量和Ⅰ型、Ⅲ型胶原蛋白的表达下调。这提示 Ac-SDKP 作为 RAS 的活性肽，参与了对矽肺发生、发展的调控。

4．Ac-SDKP 与 RAS 靶向轴对肌成纤维细胞分化的调节与抗矽肺纤维化作用 肌成纤维细胞被认为是器官纤维化最主要和最重要的效应细胞，其特异表达 α- 平滑肌肌动蛋白（α-SMA），具有较强的收缩和迁移的能力和活跃的合成、分泌细胞外基质的功能。一般认为肌成纤维细胞分化主要来源于成纤维细胞和上皮细胞向间质细胞的转化。研究发现，α-SMA 在正常大鼠肺组织内只表达于血管、气管平滑肌，而在矽肺模型组中特异表达于矽结节和间质纤维化区域，提示肌成纤维细胞分化可能是矽肺纤维化关键环节之一，且与 TGF-β 和 Ang Ⅱ信号转导的调控有关。体外研究也证实，Ac-SDKP 能够通过抑制 TGF-β1 及其受体介导的 α-SMA 表达的上调，抑制肌成纤维细胞的分化，从而发挥抗矽肺纤维化的作用。来源于特发性间质肺纤维化（IPF）患者体外培养的肺成纤维细胞含有较多的肌成纤维细胞，与来源于正常对照肺组织体外培养的成纤维细胞相比较，血管紧张素原（angiotensinogen，AGT）和 TGF-β1 mRNA 表达水平增高，培养基中有更多的 AGT、Ang Ⅱ和活化的 TGF-β1 分泌；对正常的肺成纤维细胞给予 Ang Ⅱ或 TGF-β1 刺激，能够相互介导其分泌；同时在 IPF 患者肺内可见 AGT 蛋白定位于肺内肌成纤维细胞、上皮细胞和巨噬细胞中，提示 IPF 患者肺纤维化与 Ang Ⅱ和 TGF-β1 交互作用有关。Ang Ⅱ能够介导间质细胞（心肌成纤维细胞、肝星状细胞）向肌成纤维细胞分化，而过表达 ACE2 或给予 Ang（1-7）预处理，则能够抑制 Ang II 介导的炎症反应、氧化应激和胶原的沉积。

血清反应因子（serum response factor，SRF）是目前已知的 α-SMA 上游的转录调控因子，能够与 α-SMA 启动子结合调控其转录。SRF 是属于 MADS 家族的核转录因子，在细胞内以同源二聚体的形式与 DNA 的顺式作用元件 CArG-box（CC（A/T）6GG）相结合，由于其自身转录活性较低，需要与其他辅助因子相结合形成多蛋白复合物来控制 CArG-box 依赖性的转录。研究表明，Rho 信号能够通过调控 SRF 转录辅因子 myocardin 相关转录因子（myocardin-related transcription factors，MRTFs），介导 SRF 对靶基因的转录调控，这与肌动蛋白的形成密切相关。研究表明，TGF-β1 能够通过促进 SRF 的转录，从而诱导人肺成纤维细胞表达 α-SMA，向肌成纤维细胞的分化。在大鼠矽肺模型中，Ac-SDKP 能够通过下调 TGF-β1 及其受体表达，抑制 SRF 蛋白的表达并下调矽肺大鼠肺内矽结节中 α-SMA 蛋白的表达，从而抑制了矽肺大鼠肺内肌成纤维细胞的分化。

（九）热休克蛋白 70 在肺纤维形成中的作用[19]

热休克蛋白（heat shock protein，Hsp）作为一种细胞中最具有代表性的应激反应蛋白越来越得到重视，Hsp70 是热休克蛋白家族中最重要的一类。研究表明，Hsp70 作为分子伴侣通过抗氧化、抗炎、抗凋亡等作用保护细胞抵抗应激效应，从而参与多种疾病的发生发展过程。

有研究通过建立矽肺的大鼠时间 - 效应模型，探讨肺组织和血浆中 Hsp70 的表达变化规律；应用诱导剂提高大鼠 Hsp70 的水平，探讨 Hsp70 在矽肺的发生过程中的作用。采用非气管暴露法对大鼠进行染尘，建立矽肺时间效应 - 模型，用 50 mg/ml 浓度的粉尘经支气管注入肺内，左右肺各 0.5 ml，在染尘后第 7 d、14 d、21 d、28 d 处死大鼠，检测肺组织羟脯氨酸（hydroxyproline，HYP）水平、肺组织和血浆中 Hsp70 水平。结果表明，矽尘所致大鼠肺纤维化形成过程中，肺组织 Hsp70 水平呈现先升高后降低的抛物线形趋势。Hsp70 可能通过抑制 TGF-β 产生来阻抑肺纤维化对肺组织造成的损伤，提示肺组织中 Hsp70 能够延缓肺纤维化进程，对肺组织具有保护作用。

第三节 尘肺细胞信号转导过程

生物体的新陈代谢和生长发育主要受遗传信息及环境变化信息的调节控制。遗传基因决定代谢和生长发育的基本模式，其实现在很大程度上受控于环境的刺激；其中，对于细胞而言，环境刺激信息包括生物体的外界环境和体内环境信息两个方面。有人认为，在遗传密码破译及转录、翻译的基本规律获得突破之后，如何控制细胞的基因表达及增殖、分化、发育就成为生物学的最大挑战；环境刺激在此过程中起着重要的调节作用，这就是目前称之为“细胞信号转导”（cell signal transduction）研究的主要内容，它研究的中心问题是细胞感受、转导环境刺激的分子途径及其在生物个体发育过程中如何调节基因表达和代谢生理反应。

一、细胞信号

生物体内的大分子、细胞器、细胞、组织和器官在空间上是相互隔离的，生物体与环境之间更是如此。根据信息论的基本观点，两个空间隔离的组分之间的相互影响和相互协调一致，不管是采取何种方式，都必须有信息与信号的传输或交流。因此，生物体在新陈代谢时，不但有物质与能量的变化，即存在物质流与能量流外，还存在信息流。

我国著名生物学家贝时璋教授指出：“什么是生命活动？根据生物物理学的观点，无非是自然界三个量综合运动的表现，即物质、能量和信息在生命系统中无时无刻地在变化，这三个量有组织、有秩序的活动是生命的基础”。而正是这个信息流，起着调节、控制物质与能量代谢的作用。著名物理学家薛定谔在讨论“生命是什么”这个问题时，更是一针见血提出“生命的基本问题是信息问题”这一论点。高等生物中的内分泌激素系统、神经系统、免疫系统等是人们早已认知的生物信号系统，并曾称之为“细胞通信”。

自 20 世纪下半叶以来，一方面受到信息论、控制论等现代科学思想的影响；另一方面随着生物学本身对激素、神经递质等生物体内细胞间信号分子作用机制研究的深入，以及生物外环境——光、声、辐射、电磁场、温度、水分、气体，甚至病原微生物等对生物体代谢、生长发育在细胞及分子水平作用机制研究的深入，人们对生物信息流的认识有了长足的进步，如：20 世纪 60 年代，Sutherland 提出 cAMP 为第二信使学说以来，揭开了胞间激素信使向胞内信使转导过程研究的新篇章；20 世纪 70 年代初，Ca^{2+} 受体蛋白—钙调素（calmodulin，CaM）的发现及其功能研究使 Rasmussen 在 1978 年提出 Ca^{2+} 第二信使学说；而后，质膜肌醇磷脂代谢途径产生的另外两个胞内信使—IP_3 与 DG 也在 20 世纪 80 年代中期阐明；在此期间，激素、神经递质、生长因子、细胞因子等信号分子受体的研究，G 蛋白的发现，依赖胞内信使的蛋白质磷酸化的研究及其对基因表达调节作用等。可以说，“细胞信号转导”主要含义就是指胞间通信的激素等，以及外界环境刺激因子作用于细胞表面（或胞内受体）后，如何跨膜传递形成胞内第二信使，以及其后的信息分子级联传递、诱导基因表达和引起生理反应的过程。当然，细胞信号转导在应答环境刺激和调节基因表达、生理反应的同时，不仅维持着细胞正常代谢，而且最终决定了细胞增殖、生长、分化、衰老和死亡等生命的基本现象。

二、细胞信号的主要种类

从广泛意义上讲，细胞信号可以包括生物大分子（蛋白质、多糖、核酸）的结构信号，这种信号包含在决定大分子三维外形的亚基结构顺序信息之中。亚基的结构顺序靠强大的共价键保持长期稳定；而大分子外形主要靠非共价弱键（氢键、离了键、范德华力和疏水键）维持相对稳定，而且在分子内或分子间识别上起重要作用。

以生物大分子结构信号为基础的分子识别在细胞中有独特的功能。当结构信号在细胞内部交流时，大分子识别负责细胞成分的组装，决定细胞的基本结构和基本的代谢形式，指导着细胞代谢及其调节（如酶的催化反应及变构调节）。在细胞间交流时，大分子识别决定同种细胞的黏附（adhesion）、聚集（aggregation）及性细胞的融合等；而核酸的结构信号是在亲代细胞向子代细胞间传递遗传信息，并决定子代生长发育的最基本模式。

（一）蛋白质

蛋白质的结构信号在分子识别中起重要作用，它主要表现为形状和构象。蛋白质即便经温和热处理，也可逆转而自发地形成原来的构象，说明其形状、构象信息决定于蛋白质氨基酸序列本身。分子识别时，形状、构象的信息是由非共价弱键表达的。一般非共价健在水溶液中只比 37℃热碰撞平均能量稍强，单个键不足以忍受热运动的冲击。因而，两个分子如酶蛋白与底物或调节因子间的识别与结合，必须靠分子表面精确配合而形成大量非共价键。可见，蛋白质结构信号通过分子识别在代谢生化反应中，即酶的催化反应及其调节中起重要作用。

生物细胞的形态发生过程，从大分子水平来看是一个从一股不可见大分子组装为可见生物结构，即超分子结构（supermolecular units）如酶复合物、生物膜、病毒、细胞器的过程，这里以蛋白质为主的大分子自我组装起着重要作用。

处于蛋白质和细胞器之间的超分子结构，几乎都含多肽亚基，它们通过非共价键联合起来，如血红蛋白有 4 条多肽链亚基，天冬氨酸转氨甲酰酶共有 12 个亚基，烟草花叶病毒（TMV）有一分子 RNA 和 2200 个多肽亚基。生物体由亚基组成超分子而不是靠共价键连接成单个巨大的超分子，其优点在于：第一，可以建造大结构而节省 DNA；第二，可以减少蛋白质生物合成中的差错，因为可以在组装时将差错排除；第三，亚基组装时键多能量小，装卸容易，有利于完成快速生理反应。

许多超分子结构亚基可以自我组装，无须外界指导，其组装的信息主要存在于蛋白质自身结构中。即便亚基溶液中含有其他不同种蛋白质亚基或不同物种血红蛋白亚基，它们也不会交换成杂种，说明具有十分专一的结构信息。这里，形状和空间结构精确的互补性，保证了专一的组装。多肽亚基的氨基酸序列含有两个水平的信息：其一，决定了肽链的三维空间构象（即三级结构）；其二，每个肽链的三级结构必然含有一个或一个以上的识别和结合位点，靠专一的几何形状形成特殊的四级结构以至超分子结构。

最近还发现，微管、鞭毛、肌动球蛋白、多酶复合体、核糖体、膜系统及其结合的运输系统形成过程中都存在自我装配现象。但也不能说所有细胞结构都可以自我装配，因为有些复杂结构装配是在酶辅助或模板指导下完成的。

（二）多糖及糖蛋白、糖脂类

细胞表面糖被结构可能在细胞识别（cell recognition）中起重要作用。其中，动物细胞直接相互作用、相互识别的一个典型例子是所谓“接触抑制”。正常细胞组织培养时，如生长在固体表面（如玻璃）的细胞开始可以自由分裂、增长，当长成单细胞层相互接触时，细胞分裂即受到抑制。这种抑制显然不是由于某种信号物质远距离扩散造成的，而是接触后传递了某种信息。癌细胞增殖时失去接触抑制，因而生长堆积成数层细胞。

已有不少证据认为这种识别信号可能存在于细胞质膜外表面的糖被（glycocalyx）结构之中。这种糖被由糖蛋白与糖脂组成，即由寡糖链与膜蛋白和膜脂相连而成，有时还包括吸附在表面的糖蛋白。这些寡糖链虽很短，常不到 15 个单糖残基，但往往具有分支，其末端多为唾液酸残基，从而形成表面净负电荷。糖被结构可用一些染料如钌红来显示。糖被结构信息可能与接触抑制有关的间接证据有：正常细胞被致癌病毒（如 po1yoma 或 SV49）感染后转化为癌细胞，用钌红染色发现其表面糖被增加，细胞电泳迁移率也增加，这可能与糖被寡糖链终端唾液酸残基增加有关。当用分解唾液酸的酶——神经氨酸糖苷酶（neurominidase）处理后，糖被染色及电泳迁移率均减少。

（三）核酸

DNA 中的线性核苷酸序列携带着遗传信息。每一个 DNA 分子含有两条互补的核苷酸链，通过 G-C、A-T 碱基对的氢键而相互匹配。DNA 的复制就是遗传信息复制，它是通过一条新的互补链聚合于一条母链上实现的。DNA 复制在细胞周期中的 S 期里完成。通过细胞有丝分裂及减数分裂传递给子代细胞。遗传信息在子代细胞的表达涉及 DNA 中线性核苷酸序列转译成为蛋白质中线性氨基酸序列。此时细胞核内 DNA 的一个有限片断先被拷贝成 mRNA，然后转移传递到细胞质的核糖体大型复合体上；用于蛋白质合成的氨基酸与一族小 tRNA 分子相连，每个 tRNA 通过互补碱基配对相互作用以识别 mRNA 的三联核苷酸密码，从而将特定氨基酸连接到延伸的多肽链上，最后翻译为蛋白质。以上过程就是遗传结构信息通过 RNA 转换为蛋白质结构的信息流，它是控制调节生物体生长发育、新陈代谢的最基本的信息流。从中，我们可以看出，这个过程已不仅仅包含简单的分子识别，实际上已形成了一个完整的遗传信号传递系统。

尽管生物大分子结构包含信息，但还不能说它们都是信号分子，因为它们之中许多是结构物质，并不专司信号功能。狭义的细胞信号是指后述的物理化学信号，在化学信号分子中有上述大分子物质，也有其他许多小分子物质。应指出，对于那些大分子信号分子来讲，上述结构信息往往正是其执行信号功能的基础。

（四）物理信号

电场、磁场、光、声、辐射等物理因素是可以影响生物生长发育的重要外界环境因子，但目前已知其中电、光、磁场等也可以在生物体内器官、组织、细胞之间或其内起信号分子的作用。

电信号是生物体内最重要的物理信号。它主要指细胞膜静息电位改变时所引起动作电位的定向传播，它在外界刺激—细胞反应偶联中起重要作用。如果把蛙的坐骨神经和腓肠肌剥离出来，当神经一端受到刺激时，可观察到另一端的肌肉出现一次快速的收缩，传递这种刺激的信号就是动作电位（图 4-11）。

当用一个微电极插入一个未受刺激的细胞内时，可以记录到细胞内外有一电位差，称为静息电位。一般细胞中这种电位差为内负外正，在 -100 ~ -50 mv，即正常细胞一般都处于极化状态。当给予一个刺激时，只要能引起静息电位发生一定程度的去极化，即膜电位能降低到一个临界水平，就

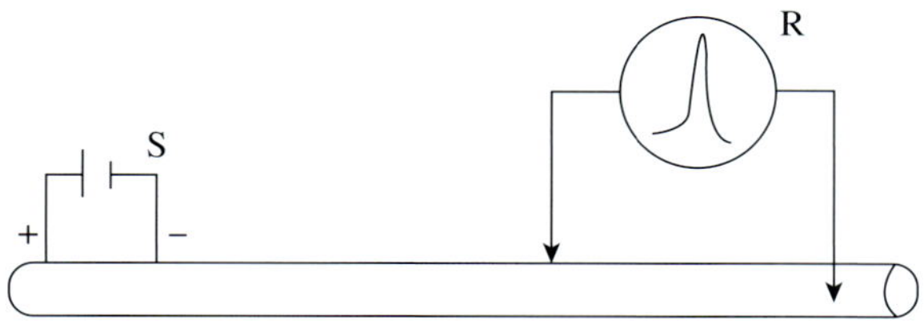

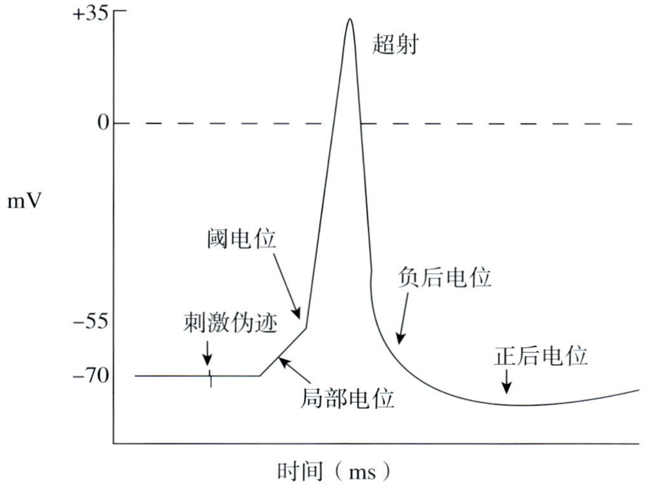

图 4-11　动作电位示意图

会产生一次瞬息即逝的内正外负的电位变化，称为动作电位。一次动作电位变化包括去极化、超射、复极化、超极化的过程。这个过程包括了膜上刺激点局部电流的变化。这种局部电流变化产生的刺激足以使邻近膜的静息区达到临界点去极化，因此邻近区也产生动作电位。以此膜区被依次去极化而形成动作电位定向的传播（图 4-12）。

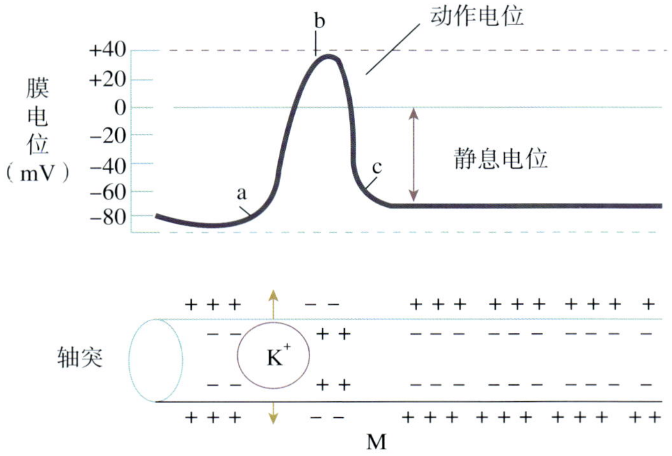

图 4-12　动作电位传导示意图

目前已了解，细胞膜内外静息电位与动作电位的产生是由于细胞内外离子浓度的差别以及各种电压门控的离子通道交互启闭所造成。对许多细胞来讲，K^+ 浓度细胞内高于胞外，而 Na^+、Cl^- 则相反。这一梯度是由 Na^+、K^+-ATP 酶（钠钾泵）消耗代谢能量维持的，它将 K^+ 泵入胞内的同时将 Na^+ 泵出胞外。在细胞处于静息状态下，K^+ 渗漏通道开放，Na^+ 通道关闭，因此 K^+ 扩散出胞外，形成内负外正电位差，从而达到电位—化学平衡。这种极化状态正是细胞感受外界刺激的基础。当细胞受到局部刺激，局部去极化达到一个临界水平时，电压门控 Na^+ 通道开放，造成 Na^+ 内流，导致进一步去极化与超射。当电位变化到峰值时，Na^+ 通道失活以至关闭，而 K^+ 通道继续开放，从而逐渐恢复到静息电位。

以电位传播这种物理信号并完成信号传递过程是神经细胞的主要特点，但其他动物细胞以至植物细胞中也可发生，如轮藻与拟轮藻。应指出，神经系统信息传递不仅需要物理信号，当信号在两个细胞（神经元）之间传递时，还需要化学信号——神经递质。

除细胞膜上动作电位外，目前已在动物和植物中都发现，两个相隔一定距离的细胞，当其中之一给以电刺激，可在另一个细胞产生电响应，这种高阻抗电信号传播现象可能与电场效应有关。此外，相隔离的两个细胞间还发现存在光通讯现象：用一片玻璃片的两面培养细胞。发现其中一面细胞生长受另一面细胞的影响，将其挡光后，相互影响便不存在（A1bMcht—Buehler 等，1992）。这些物理信号传播现象的本质都有待深入研究。

（五）化学信号

生物体内有许多化学物质，它们的主要作用既非营养，又非能源物质，也不是结构成分，其主要功能是在细胞间和细胞内传递信息。它们可以分为以下两种。

1．细胞间通讯的信号分子 最丰富的有内分泌激素、神经递质与神经肽、局部化学介导因子（如旁分泌激素、神经生长因子）等。免疫系统中的淋巴细胞在受到外界异物 - 抗原刺激后，分泌抗体及淋巴因子，然后经体液传送到靶细胞引起免疫反应，因此抗体与淋巴因子也可以说是一类传递胞间信息的化学信号物质。

2．细胞内通讯的信号分子 这方面的研究近二三十年进展迅速。一般公认环腺苷酸（cAMP）、环鸟苷酸（cGMP）、钙离子（Ca^{2+}）、肌醇三磷酸（IP3）及二酰甘油（DG）等为胞内信使，也有人认为质子（H^+）、花生四烯酸等也是细胞内通讯的化学信号分子。

胞间通讯的化学信号与胞内通讯化学信号在功能上是密切合作的。多细胞生物体受到刺激后，先产生胞间化学信号。到达细胞表面或胞内受体部位后，通过胞内信号将信息传递到胞内的特定效应部位而起作用，从而完成整个通讯过程。因此胞间信号分子又称第一信使，胞内信号分子又称第二信使。

细胞信号的上述分类，自然也是人为的。生物体的个体发育，既受到遗传基因的调节控制，又受到环境因子的影响，因此我们也可以将细胞信号分为遗传基因信号系统及环境刺激偶联细胞反应信号系统两大类。前者属于分子遗传学的范畴，后者是近些年来细胞生物学前沿研究领域取得巨大进展的部分。通过学习我们可以了解当代生物学家如何理解细胞信息流或信号系统，并弄清楚信号传递过程中的分子级联反应中的主要环节。

三、信号转导机制

细胞间通讯类型

细胞间通讯可分为以下三种类型：通过质膜表面结合分子的直接接触型、通过间隙连接通道的直接联系型、通过分泌化学信号分子的间接联系型（图 4-13）。其中，间接联系型最为重要。

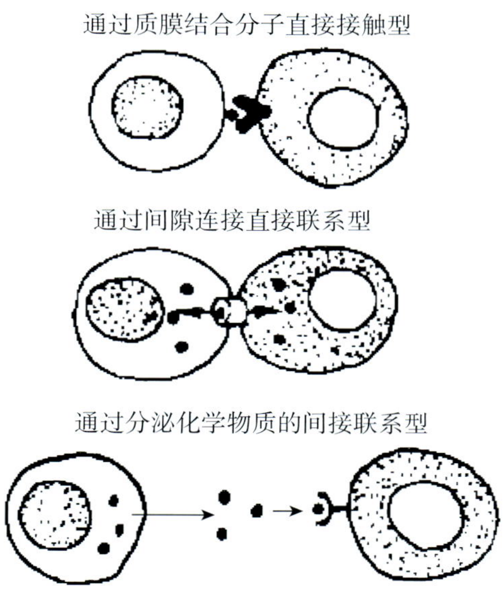

图 4-13 细胞间通讯的三种不同类型

1．直接接触 识别与黏合此类细胞间通讯的特点是借助质膜表面结合的分子直接进行胞间联系。但由于细胞质膜上结合分子与其他细胞表面游离分子没有明显的界限，而且要把质膜结合分子从膜上溶解下来纯化它在技术上也很不容易，因此要区别细胞接触后到底是通过结合在细胞膜外侧分子传递信息，还是通过分泌化学物质在小范围内介导，就很困难。

不同细胞之间的相互识别及黏合都有可能采取直接接触型胞间通讯。细胞识别指邻近细胞之间通过质膜表面特性而相互接受或排斥，相识的细胞可发生进一步的黏合。识别与黏合的细胞有的是同种同类（如低等生物细胞聚集、高等生物血小板聚集），或同种异类（如动植物性细胞受粉、受精），或异种同类（如输血与器官移植时），或异种异类（如病原微生物对寄主细胞的侵染）。因此，直接接触型胞间通讯无论对单细胞生物的摄食、性行为等，还是对多细胞生物的精卵结合、胚胎分化发育、形态发生细胞识别与黏合的研究表明，其机制十分复杂，细胞间以直接接触方式通讯在胚胎发育研究中十分重要。当然接触后往往需要胞内信号系统的配合才能完成调节功能，即细胞表面识别分子的物理接触，往往作为胞外信号去激活胞内信号系统产生细胞反应。

2．间隙连接 间隙连接在细胞多种连接（黏着连接、不透性连接、间隙连接）中，间隙连接分布最为普遍，而且具有细胞间通道作用，因此特别引起人们的注意。证明细胞中存在间隙连接，最初是发现两个神经细胞之间有电耦合现象：如将微电极插入相邻细胞，发现其电阻值（$< 100\ \Omega$）大大低于一般细胞内外电阻值（$500 \sim 1000\ \Omega$），这说明细胞间有通道可以允许无机离子自由通过，形成电耦合。用小分子荧光素注入一个细胞，可以发现它们能转移到相邻细胞，而在细胞外液中看不到，这进一步说明细胞间有直接联系通道。目前认为，间隙连接是由结合于质膜的蛋白质形成结构组成的“连接小体”。相邻两个细胞质膜的连接小体对接形成通道；每个连接小体由 6 个分子质量为 27 kDa 蛋白质亚单位（connexin）组成。其中间孔径为 1.5 nm 左右（图 4-14），每一个间隙连接包含上百个成簇的连接小体。间隙连接的亚组分可以在几分钟内装配形成。目前已有报道，可将大鼠肝细胞中提取的分子质量为 27 kDa 间隙连接蛋白质亚单位组装到人工磷脂双层中去，并有类似于完整间隙连接的功能。

间隙连接是一个动态结构，连接孔径受细胞膜电位、细胞内 pH、Ca^{2+} 的调节，某些细胞内膜电

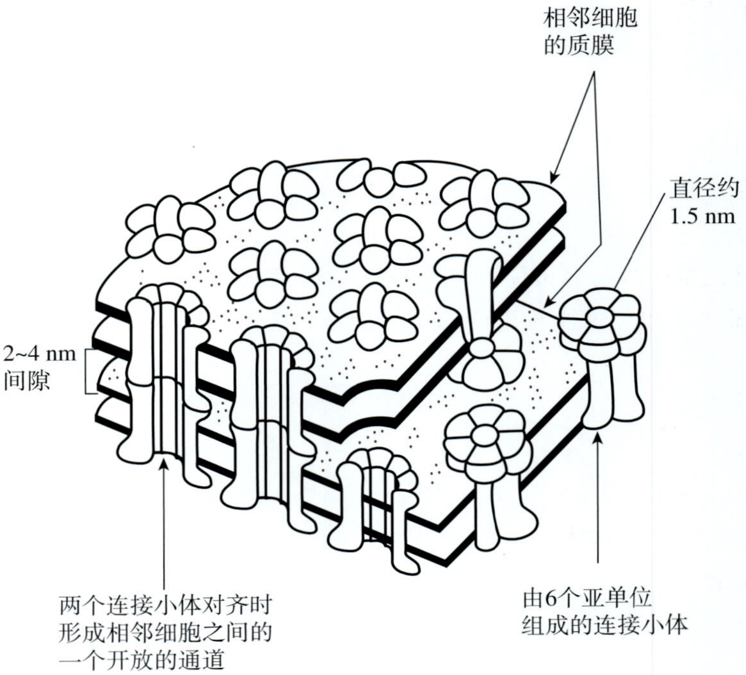

图 4-14 细胞间隙连接示意图

位降低、pH 下降或 Ca^{2+} 浓度升高都可使通道关闭。相邻细胞可通过间隙连接，以化学浓度差扩散形式交流物质，完成信息传播。这种胞间通讯途径在细胞功能调节上的重要作用，已成为细胞生物学家感兴趣的研究课题之一。

间隙连接的功能，表现在以下几个方面。

（1）电耦合传导：神经细胞间的电突触（有别于以递质传递的化学突触）可以使动作电位直接由一个细胞迅速地传到另一个细胞，而不必通过较缓慢的化学突触，这对一些动物在速度及准确性要求很高的逃生行为中是很重要的。电耦合也使心肌细胞和负责小肠蠕动的平滑肌细胞保持同步收缩。

（2）代谢的协调：间隙连接使细胞间可以共享某些代谢产物。例如，在组织培养中，缺乏胸苷激酶的突变细胞系不能将放射性标记的胸苷参入；但如将此类细胞与正常野生型细胞（含胸苷激酶）共培养，供给标记胸苷后，在放射自显影实验中，可发现前者已将标记胸苷参入 DNA 中。这说明含放射性标记胸苷的 DNA 前体小分子已从野生型透入与它们接触的突变系细胞。

在胚胎发育早期，如小鼠胚八细胞期，间隙连接已普遍建立。可能在血液循环系统发生前，胚胎细胞利用间隙连接分配营养，或者交换信息以保证姊妹分裂球之间代谢耦合。

（3）胚胎发育与分化：胚胎发育晚期，各种组织开始分化。在一些组织分化期间出现了不同组织细胞之间间隙连接特征消失现象，这种情况常与细胞分化的最后阶段相联系。如两栖类胚胎发育中的神经管细胞最初与覆盖其上的外胚层细胞间有耦合，待神经管闭合时耦合解除，似乎意味着分化的确定。有人提出：由胚胎细胞间隙连接建立起来的小分子物质浓度梯度，可以向细胞提供一个位置信息来控制决定细胞在胚胎中的身份和分化方向。也已经发现两栖类神经板的发育中细胞是电耦合的，神经板不同位置的细胞有不同的膜电位。间隙连接与形态建成关系的研究，目前十分引人注目。

（4）细胞增殖的调控：近年来这方面有许多研究报道。正常细胞群体，由于存在间隙连接可以正常传播与增殖有关的信号，细胞增殖保持同步，保持平衡，按一定基因程序进行；间隙连接的阻断，可能使细胞脱离周围正常细胞的控制，从而获得自主性，表现不受控制的增殖。已有报道相关癌基因转化的 NIH-3T3 细胞丧失接触抑制时，间隙连接功能下降；许多促癌剂如 TPA，可以抑制间隙连接的功能，因而间隙连接功能成为检测促癌剂的一个重要指标。至于间隙连接使增殖保持正常的机制，有人认为与传输和稀释了生长刺激信号有关，有人认为是传播了生长抑制信号，目前前者受到较多实验的支持。

植物的胞间连丝也是一种特殊的胞间联系通道，但与动物细胞间隙连接不同之处在于：在结构上胞间连丝是相邻细胞之间细胞质相连的通路，而不是质膜结构；其次胞间连丝有不同的开放态，它不仅仅让小分子通过，在某些情况下，它甚至可以让大分子、核物质、细胞质穿过，因而似乎成为细胞间大分子物质的运输通道。早就有人从胞间连丝的分布推测它与植物细胞分化有关，近年来有了一些证据，如玉米中分离的 knatted（KN1）蛋白，可自己或促进其 mRNA 快速通过胞间连丝，从叶片输导组织转移到叶肉甚至表皮，并作为转录因子影响发育过程。

3．间接联系　间接联系是细胞间通讯最主要的形式。此类胞间通讯的特点是相隔一定距离的细胞之间，靠分泌发放化学信号分子，并通过血液或体液进行相互联系与通讯。

（1）细胞分泌化学信号的类型及特性：细胞分泌化学信号是细胞间通讯的最主要的途径。外界刺激、其他细胞产生的刺激及高等动物中神经刺激都可以引起分泌细胞、神经细胞末梢等分泌化学信号到细胞外，通过长短不同距离的传输，到达靶细胞，完成胞间通讯。化学信号可分为内分泌激素、旁分泌和自分泌因子、神经递质及近年发现的气体信号分子四大类。

大多数动物的激素属于内分泌激素，它由体内各种特殊内分泌细胞分泌，释放入血液，随血流运输到生物体各部分。在血液中混合的各种激素到达靶细胞后，被其表面专一受体识别并从血液中“拖拽”出来，其作用距离很长。生长因子与细胞因子在被细胞分泌后，很快被吸收或破坏，因此只能对邻近细胞起作用。神经递质为神经元末梢在受到神经动作电位刺激时的分泌物，在神经细胞之间或神经细胞与靶细胞之间形成化学突触连接。一氧化氮则以气体形式从血管内皮细胞直接扩散到其周围细胞，并穿过其质膜作用于靶细胞内部。当然以上分类不是绝对的，同一种化学物质有时起着两种或更多种类的作用。例如去甲肾上腺素作为一种激素，由肾上腺分泌，起刺激心肌、骨骼肌收缩和肺支气管扩张的作用；但它又是一种神经递质，在交感神经中使血管收缩，从而升高血压。

（2）化学信号分子的特点和区别：特异性。胞间信号的特异性主要是指其与受体的特异结合。胞间信号分子（即配体）本身并不直接介导细胞活性，它既不具备酶活性，也不直接参与细胞的物质与能量代谢过程，只有在与靶细胞特异受体蛋白结合后改变受体蛋白的构象，转换为细胞内信号后才能调节细胞功能。胞间分泌信号分子只对能识别它的、具有其特异受体的靶细胞、靶器官起作用，如垂体促甲状腺激素只作用于甲状腺细胞。但这并不意味着一种信号分子只产生一种生理效应，许多激素可对全身多种细胞起作用，并产生多种效应，如甲状腺素及胰岛素等。

复杂性。生物体大部分细胞已分化成熟，执行某种特定功能。同一化学信号可对不同的特化细胞产生不同的效应。第一，不同靶细胞的受体蛋白不同，结果受体诱导的反应也不同。例如乙酰胆碱具有刺激骨骼肌细胞收缩的作用，但却降低心肌细胞的收缩速率和力量。目前已经了解这种反应差别是乙酰胆碱受体蛋白的不同，乙酰胆碱在骨骼肌终板内受体为 N 型（烟碱型），而在平滑肌、心肌和外分泌细胞上的受体为 M 型（毒蕈碱型）。但有时受体蛋白相同，同一化学信号分子仍产生不同的反应。例如乙酰胆碱在心肌、平滑肌里引起肌肉收缩的变化，而在分泌细胞中引起分泌，其受体蛋白是相同的，只是不同细胞受体接受化学信号后，由于细胞内其他受影响的蛋白质组成不同，因而各自按独有的程序和方式做出不同反应。第二，不同的信号分子在相同的细胞里可以产生相同的反应，如胰高血糖素与肾上腺素在肝细胞中与各自受体结合后都使糖原分解并释放入血液。第三，不同化学信号的时间效应各异。动物体内神经递质介导的反应最快，例如神经肌肉连接处，神经终端释放乙酰胆碱于几毫秒内就引起骨骼肌细胞的收缩和随后的再松弛，这对动物运动是十分重要的。多数分泌激素协调细胞代谢时，反应也比较快，例如血糖水平增加会刺激胰腺内分泌细胞向血液中分泌胰岛素，胰岛素浓度的增加又反过来刺激肝和肌肉利用更多的血液内的葡萄糖，使血糖水平下降，最后胰岛素的分泌速率和肝、肌肉利用葡萄糖的速率都恢复到原有水平，血糖浓度因之保持相对恒定。

在动物发育过程中，影响其细胞、组织器官分化的一些分泌化学信号，常常效应时间持久。例如青春期大量雌性自体激素雌二醇自卵巢中的分泌细胞产生后，传输到身体的各个不同部分，引起各种变化如乳房增大，这种效应持久，常以年计。第四，水溶性及脂溶性的胞间信号分子。大多数内分泌激素、神经递质、生长因子、细胞因子是亲水性的，只能与细胞表面受体结合，通过信号转换在细胞内起作用。它们分泌后往往在几秒，甚至几毫秒内被清除掉，或者进入血液中经几分钟后被清除掉，这类水溶性化学信号分子介导较为短暂的反应。甾类及甲状腺素等亲脂激素不溶于水，在血液中靠与特殊载体结合运转，在血液中常可停留较长时间（以小时计）；而且从血液中释放后，很容易穿过靶细胞质膜进入细胞，与胞内受体结合为复合体，作为转录因子的受体复合体与 DNA 结合，改变基因表达模式，影响生长分化与发育，表现为持续较长的效应。

四、常见化学信号分子及其作用方式

（一）内分泌激素

高等动物的内分泌激素虽然在血液或淋巴液中含量甚微，但在个体发育过程中起着重要的作用。众多的内分泌激素靠着各自分泌数量的变化，在运输过程中载体的消长、激素的结合与释放，激素与靶细胞特异受体的结合和转换，激素的失活和排除，及各种激素之间的相互协调作用、拮抗作用、调节和反馈效应等构成十分复杂而精致的激素信号系统，从而对细胞组织生长、分化、发育、繁殖，及生物体各种生理过程的“恒稳态”和生理周期现象，甚至情绪行为都起着准确有效的调控作用。

按内分泌激素的化学组成可分为含氮激素与甾类激素两种。含氮激素（肽激素）包括氨基酸衍生物及胺类（如肾上腺素、甲状腺素）、小肽类、蛋白质类、糖蛋白等。细胞生长因子及细胞因子某些化学信号物质分泌到细胞外液后很快被细胞吸收或被破坏，进入血液中的数量极少，因此只作用于邻近的细胞；但又不像神经递质那样由专一突触结构释放，这类物质既不同于激素，又不同于神经递质，而是旁分泌或自分泌胞间信号分子。大多数细胞因子及细胞生长因子都有旁分泌或自分泌的特点，它们是细胞产生的多肽，分泌后仅作用于附近的其他细胞，甚至分泌细胞自身。

（二）细胞因子

它们主要是参与高等动物细胞的造血反应和免疫反应，并对细胞增殖分化等多种功能有调节作用的多肽分子，主要有白细胞介素、干扰素、集落刺激因子、肿瘤坏死因子等。它们的数量增加很快，仅白细胞介素近几年来就发现从十多个到将近二十个。下面仅简单举例予以介绍。

白细胞介素：迅速增加的白细胞介素系列主要靠运用现代分子生物学技术而被发现，无疑它的数目还将不断增加。某些白细胞介素本身还可分几个亚群，如 IL-1 有两个不同形式：IL-1α 和 IL-1β，它们由不同的基因编码。IL-1α 和 IL-1β 都由较大的前体分子经由剪切后产生。IL-1α 是由 294 个氨基酸组成的前体分子经剪切为含有 159 个氨基酸的多肽分子，IL-1β 是由 269 个氨基酸组成的前体分子经剪切为含有 153 个氨基酸分子的多肽。其他的白细胞介素均有此特点。白细胞介素类细胞因子由各种不同的血细胞和免疫反应细胞产生。如 IL-2 和 IL-3 主要由 T 淋巴细胞产生，而 IL-6 则由各种细胞，如 T 细胞、巨噬细胞和成纤维细胞等分泌产生。

白细胞介素类细胞因子家族的生物学反应也极为多样。例如过去称为 p600 蛋白的 IL-13 可以诱导 B 细胞的生长和分化，并抑制巨噬细胞及其前体细胞产生细胞因子。IL-5 可导致嗜酸性粒细胞功能的激活，包括趋化性和嗜酸性粒细胞的分化。一些细胞因子有广泛的生物学活性，一个例子是 IL-6。它可刺激骨髓细胞系的分化，作为 B 细胞的生长因子调节干细胞对其他细胞因子的反应，还可作用于非造血细胞，如影响神经细胞发育。

（三）生长因子

生长因子主要是指具有较专一调节生长和分化的胞外信号分子。这里简介神经生长因子和表皮生长因子两种。

1．神经生长因子（nerve growth factor，NGF） Cohen 与 Leri-Montalcini 由于发现神经与表皮生长因子获得 1986 年诺贝尔生理及医学奖。他们用一种小鼠瘤（肉瘤 180）移植方法促进了鸡胚骨髓神经节交感神经纤维的生长，使交感神经节更肥大；随后发现肉瘤 180 分泌的扩散性因子也有同样的作用。后来在蛇毒和雄小鼠颌下腺提纯了这种蛋白质神经生长因子，并制备了抗体。现查明神经生长因子为两条各有 118 个氨基酸的相同多肽链组成的二聚体蛋白质，它由神经细胞的靶细胞所分泌。下列三方面实验结果表明，交感神经细胞存活依赖于它所支配的靶细胞分泌 NGF。第一，抗 NGF 抗体注入新生小鼠体内时，会有选择地使交感神经死亡；第二，在单一交感神经细胞培养条件下，培养液加入 NGF 会使未发育的交感神经细胞持久生存下去，而无 NGF 时则几天内就死亡；第三，正常情况下，那些没有与靶细胞发生突触联系的发育中的神经元会死亡；而加入 NGF 后则可存活下去。

此外，NGF 不仅对交感神经细胞的存活，而且对引导其生长到靶细胞的过程也有作用。如果将 NGF 注入新生小鼠脑中，发现它可引导交感神经纤维异常发育中的交感神经元的生存依赖于神经生长因子神经系统内。这种现象在体外实验中亦可看到。

近年来发现，NGF 不仅对外周神经系统的交感神经元有作用，而且对中枢神经系统的神经细胞的存活、维持其递质合成水平时也有作用。

2．表皮生长因子（epidermal growth factory，EGF） 表皮生长因子种类很多，数量很大，它除指 EGF 自身以外，还可包括转化生长因子（transforming growth factory）、肝素结合的表皮生长因子（heparin binding EGF）等。它们都是一些小肽，如兔 EGF 仅 5.2 kDa，但它的前体分子很大，实际上是一个由 1168 个氨基酸组成的跨膜蛋白，信号分子。生长因子其中 53 个氨基酸被切下成为细胞外有活性的 EGF 信号分子。生长因子特征是一条由数个芳香族氨基酸残基组成的、暴露于水介质中的肽链。这与一般蛋白质不同，它们大多是将其疏水侧链放到折叠的多肽结构的内部，而不是暴露于表面。有人认为这可能是这些芳香基团之间有相互作用，而且这些蛋白质表面的芳香基团对其功能十分重要。气体信号分子对细胞间分泌化学信号分子的研究历来集中于上述几类水溶性或脂溶性化学物质。20 世纪 80 年代后期发现，许多化学物质，如乙酰胆碱引起血管舒张时，血管内皮细胞合成一种自由基气体一氧化氮（NO）。开始对其生理功能不清楚，更怀疑其作为信号分子的可能性，主要是对其产生和作用方式不了解，而且气体分子作为信号分子也没有先例。近来研究表明，NO 的代谢特点及其作用方式符合信号分子的基本条件，当然也具有其特殊性。

NO 作为信号分子所调节的生理过程在内皮细胞依赖的血管舒张现象中研究得比较清楚，血管内皮细胞受化学物质如乙酰胆碱的刺激导致膜上 Ca^{2+} 浓度升高，通道开放，使胞内钙调素激活 NO 合酶（NOS）产生 NO。NO 作为气体分子迅速通过细胞膜在胞间传递并进入平滑肌细胞，通过鸟苷酸环化酶的激活引起 cGMP 合成增加，使平滑肌细胞松弛而使血管舒张。比如大家熟悉的硝酸甘油，是一种常用的缓解心绞痛的药物，虽然它的应用已有上百年历史，但其作用机制直到最近才弄清楚：它在体内转化成 NO，从而令心肌舒张，使血液在血管中恢复畅通。NO 的作用目前已知不仅限于血管功能的调节，它在许多类型的细胞，如脑细胞、神经细胞中都存在，其信号分子的作用是相当广泛的。

五、跨膜信号转导

受体是细胞表面或亚细胞组分中的一种天然分子，可以识别并特异地与有生物活性的化学信号物质（配体）结合，从而激活或启动一系列生物化学反应，最后导致该信号物质特定的生物效应。

基于质膜表面受体信号转换的共同作用机制和受体分子的共同结构特点，我们将其分为离子通道型受体、G 蛋白偶联受体、招募型受体、酶活性受体、核转移型受体，其中前四类较常见；它们结合不同的胞外刺激，介导不同的信号（表 4-6）。实际上由于交互使用某种共受体及下游效应器，许多受体激活的下游分子（如招募蛋白、酶、转录因子等）有时是重叠的。

表 4-6　细胞表面受体类型

膜受体类型	亚类及特征	功能特性	代表性配基
离子通道型受体	多亚基多跨膜	离子通道	离子，γ- 氨基丁酸等
G 蛋白偶联受体	7 跨膜的 G 蛋白偶联受体	招募第二信使	促性腺激素，缓激肽，多巴胺，促性腺激素释放激素，肾上腺素
招募型受体	7 跨膜的 Wnt 受体	招募接头蛋白	Wnt 信号
	整联蛋白受体	活化后簇集，招募激酶	细胞外基质
	细胞因子 I 受体	α，β，γ，gp1304 组亚基变异组合	生长激素，集落刺激因子（GM-CSF），IL-2
	细胞因子 Ⅱ 受体	受体异二聚体结合同源二聚体	IFN，IL-10，IL-22
	肿瘤坏死因子受体	含有死亡阈	肿瘤坏死因子
	T 细胞受体	与 CD4-CD8 共受体，Notch 协同作用	外源抗原
	Toll 受体	天然免疫反应识别，有 NF-κB 活化	细菌脂多糖
酶活性受体	酪氨酸激酶受体	近距离细胞间相互作用，远距离分泌信号	表皮生长因子（EGF）、血小板生长因子（PDEF）、纤维细胞生长因子（FGF）、血管内皮生长因子（VEGF）、转化生长因子 -β（TGF-β）、神经调节蛋白、胰岛素
	丝 / 苏氨酸激酶受体	2 或 3 个共受体	TGF-β，BMP，GDF
	鸟苷酸环化酶受体	cGMP 作为第二信使	钠尿肽
	蛋白酪氨酸磷酸酶受体	肝素结合细胞因子（midkine），多效生长因子（pleiotrophin）	多数是孤儿受体
核转移型受体	Notch	一次性受体	Delta

引自 Ben-Shlomo et al，Signaling receptome：a genomic and evolutionary perspective of plasma membrane receptors involved in signal transduction. Science’s stke. 2003，17（187）：9。

（一）离子通道型受体

此类受体共同特点是由多亚基组成受体 - 离子通道复合体，除有信号接受部位外，本身又是离子通道，其跨膜信号转导无须中间步骤，反应快，一般只需几毫秒；第二信使是它们在脑内信号传递的主要方式之一，如 Ca^{2+} 信号。它们分为两类，一类为电压依赖性复合体，它的构型依赖于膜两侧离子电荷差；另一类是配基依赖性复合体，它的构型依赖于与特异配基的结合，且这一配基不是穿越通道的溶质。

（二）G 蛋白偶联受体

G 蛋白耦合型受体，如 α 与 β 肾上腺素受体、毒蕈碱型乙酰胆碱受体（mAchR）和视网膜视紫红质（Rh）受体等都属此类，是受体中十分重要的一类。它们须与 G 蛋白耦合才能产生胞内信使如 cAMP、cGMP、DG、IP3 等，将信号传到胞内。对这些受体的分子结构研究发现，它们在跨膜区段的结构及信号传递机制方面有着惊人的相同之处。一个单肽链，形成 7 个 α 螺旋的跨膜结构，每个疏水跨膜区段由 20 ～ 25 个氨基酸组成。但各区段之间由数目不等的氨基酸组成的环状结构连接，其中 1-2（Ⅰ）、3-4（Ⅱ）、5-6（Ⅲ），环在胞内侧。2-3、4-5、6-7 环位于胞外侧。N 端由 30 ～ 50 个氨基酸组成，位于胞外侧，C 端氨基酸残基相差很大，位于胞内侧。现已知道比较大的 5-6 胞内侧环与 C 端都具亲水性，它们是与 G 蛋白相互作用的区域。小分子配体是结合在受体跨膜部的疏水区域，多肽配体结合区既与跨膜部分有关，也与胞外亲水环有关。以上此类受体结构上的相似之处，表明它们可能来自同一祖先基因，但也不能忽视此类受体各成员之间氨基酸顺序上的差别，例如 β1 和 β2 肾上腺素受体一级结构差别约 50%，α 与 β 受体的差别就更大了，这种差别显然与配体专一结合或它们和不同 G 蛋白类型相互作用特点有关。传统上认为，七跨膜结构是 G 蛋白耦合受体结构的基本特点，但也存在有功能的五跨膜结构 G 蛋白耦合受体。

（三）具有酶活性的受体

这类受体的特点是：受体本身是一种具有跨膜结构的酶蛋白，其胞外域与配体结合而被激活，通过胞内侧激酶反应将胞外信号传至胞内。此类受体中最重要的是动物细胞许多生长因子，如 PDGF、EGF 和胰岛素等的受体，它们本身具有酪氨酸蛋白激酶活性，整个分子分为三个结构区，即细胞外与配体的结合区、细胞内部具有激酶活性的结构区和连接此两个部分的跨膜结构区。这一结构既具有受体的功能，又具有把细胞外信号直接转化成胞内效应的能力，是一种“经济”有效的细胞信号过膜传递方式，也是在细胞信号系统研究中最活跃、最深入的领域之一。近年来发现膜上有丝 / 苏氨酸蛋白激酶活性的受体，它们是转化因子 β 受体超级家族成员，其胞外区短，胞内由丝 / 苏氨酸蛋白激酶完成跨膜信号转导。此外，细胞膜上的鸟苷酸环化酶（GC）也具有受体的功能，通过类似的方式完成跨膜信号转导。

（四）细胞表面受体的跨膜信号转换

细胞表面受体结合胞外信号分子后，将其转换为胞内信号才能影响靶细胞的细胞反应行为。因此细胞表面受体与甾类及甲状腺素的胞内受体不同，后者可以直接进入核内调节基因表达，前者只有跨膜转换为细胞内信号系统后才能影响细胞反应。质膜表面受体将胞外信号跨膜转换为胞内信号，有如下几种不同的方式。

1．产生细胞内第二信使　产生第二信使是最主要的、最基本的一种方式。胞外配体与质膜表面受体结合以后产生多种胞内第二信使，如 cAMP、cGMP、IP_3 与 DG、Cadpr Ca^{2+} 等（图 4-15）。

第二信使浓度在细胞内短暂的升高，激活了一种或数种靶酶或靶蛋白，通常是蛋白激酶，从而调节细胞活性，而受体本身并不跨膜进入细胞内。产生这些胞内信使的途径又包括以下两种：效应酶产生第二信使与离子通道开放产生第二信使。

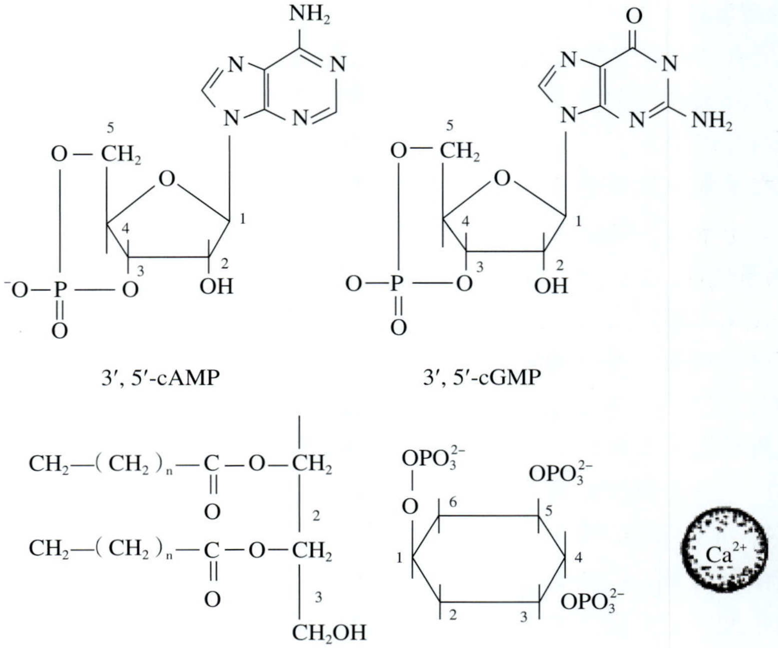

3′, 5′-cAMP　　3′, 5′-cGMP

1, 2-二酰甘油（DG）　　1, 4, 5-三磷酸肌醇（IP_3）

图 4-15　几种主要的胞内信使的结构

2．酶促信号直接跨膜转换　有些细胞表面受体在胞外 - 胞内信号转换时并不产生特殊的胞内信使物质，而是通过一种简单而直接的作用，即受体本身胞内域具有酶的催化活性，可以称这类受体为催化受体。前面介绍过，一个明显的例子是具有受体功能的酪氨酸蛋白激酶，它位于胞外的部分具有受体功能，接受外界信号后激活了胞内具有蛋白激酶活性的结构，从而使胞内某些蛋白质的酪氨酸残基磷酸化，进而在细胞内形成信号传递途径，调节某种生理反应。就这样，通过一种蛋白质完成了胞外胞内信号转换。一些生长因子和细胞因子都可通过这种方式起作用。

内在化作用

一些利用标记配体进行的实验表明，许多多肽信号进入靶细胞可能是借助于细胞受体介导的内吞作用（endocytosis）。例如，胰岛素与成纤维细胞表面呈弥散分布的受体相结合，几分钟内胰岛素受体合体就成簇地聚集在细胞凹陷处，形成包被坑，随后被摄入细胞的受体囊中。但受体囊并不与溶酶体融合而是到高尔基体区域，然后以某种方式将受体返回细胞表面。这种受体循环的意义有人认为与胰岛素调节功能有关，如认为受体的作用是简单地将胞外信号转移到胞内，起到胞内信号作用。但有人认为与胰岛素功能无关，因为胰岛素的抗原结合片段（antigen binding fragment，Fab）起胰岛素受体的内在化作用。因此，内在化作用在胞外信号转化为胞内信号中的作用仍有待研究。

（五）胞内信使

外界刺激（如激素等第一信使）被细胞表面受体接受后，主要是通过膜上蛋白耦合激活同样处于膜上的酶或离子通道，产生第二信使（胞内信使），才能完成跨膜信号转换，最终导致细胞反应。最早发现的是第二信使。本章将介绍环核苷酸胞内信使 cAMP 及 cGMP 的发现，信号产生、灭活、传递以及其所调节的细胞生理功能。

1．胞内信使 cAMP 的产生与灭活　从生化反应来看，cAMP 是在腺苷酸环化酶（AC）的催化下，由 ATP 脱去一个焦磷酸形成的。细胞内微量的 cAMP（仅为 ATP 的千分之一）在短时间内迅速增加数倍以至数十倍，从而形成胞内 cAMP 信号。而 cAMP 信号在 cAMP 特异的环核苷酸磷酸二酯酶（cAMP-PDE）催化下水解，产生 5′-AMP，将信号灭活。

2．细胞 cAMP 信号的产生　当动物做剧烈运动时，几乎所有组织都需要大量的葡萄糖及脂肪酸，以便将其分解产生能量。在哺乳动物中，葡萄糖及脂肪酸主要是由肾上腺素结合到肝细胞或脂肪细胞的 β 肾上腺素受体后，引发一系列糖代谢反应产生的。肾上腺素同样结合到多种肌细胞上的 β 肾上腺素受体上，引起肌肉收缩，如心肌收缩增加供血或横纹肌收缩产生运动。

AC 活化产生 cAMP 的过程，是肾上腺素与 β 肾上腺素受体结合后引发代谢反应的必要组分和中介步骤。这一观点首先可由下面一个现象得到初步证明：肾上腺素对 β 肾上腺素受体的半饱和浓度，与其引起细胞内 cAMP 增加到最大浓度一半时所需的浓度一致。体外重组试验则为此提供了进一步的证据：在用亲和层析法提纯 β 肾上腺素受体后，将其结合到脂质体上，然后令此脂质体与无 β 肾上腺素受体但有腺苷酸环化酶的突变体细胞融合，在外加肾上腺素的情况下，此融合细胞即可产生高浓度的 cAMP。这个实验还明确说明细胞质膜上的受体与腺苷酸环化酶是两种不同的蛋白质，而过去曾认为二者可能是一种具有两个亚基的单一蛋白质，即催化亚基为环化酶，调节亚基为受体。利用提纯的 β 受体、腺苷酸环化酶与 G 蛋白，重组具有完整肾上腺素激活的腺苷酸环化酶系统也已获得成功（图 4-16）。这说明细胞环化酶系统总共有三种成分，即除受体、腺苷酸环化酶外，还需要 G 蛋白。

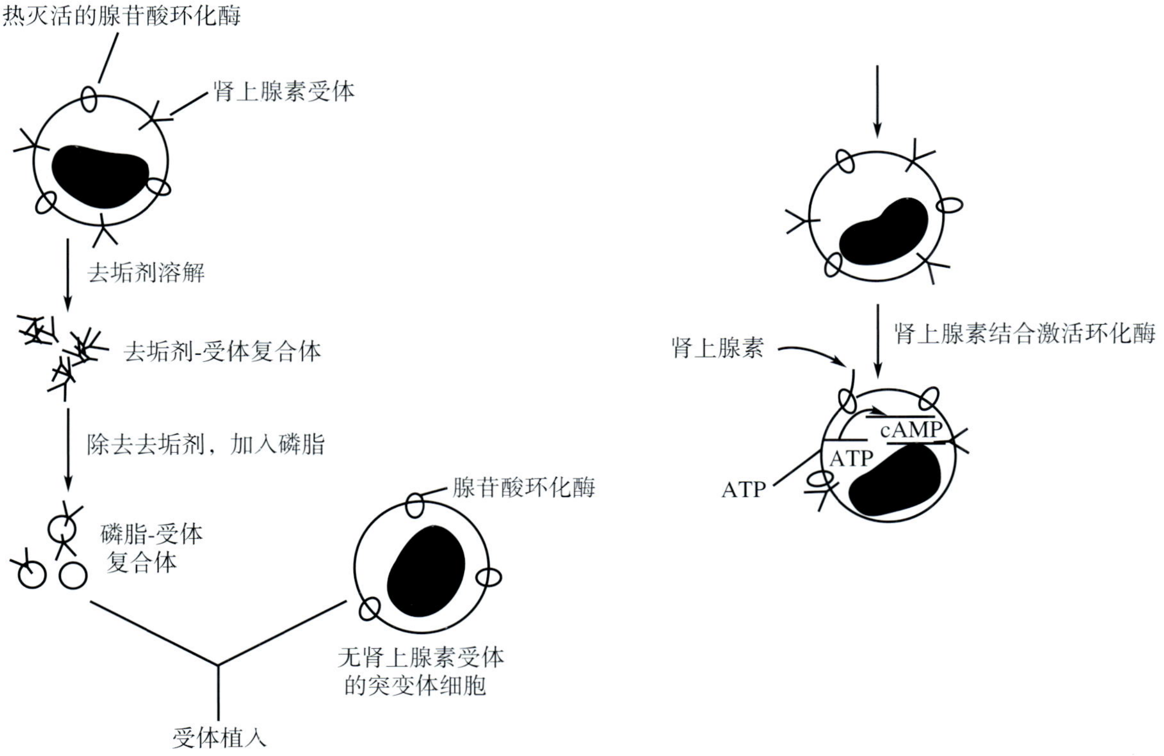

图 4-16　肾上腺素受体与腺苷酸环化酶在细胞内的重组

3．cAMP 信号的灭活　细胞溶质中的 cAMP 分子浓度增加，往往是短暂的，信号的灭活机制随之将其减少，此机制可能与受体的下行调节（受体内吞降解）和 AC 的失活有关，但更直接相关的是被 cAMP 专一的磷酸二酯酶（cAW—specific cyclic nucleotied phosphodiesterase，Ⅳ型 PDE）所分解。此酶属于哺乳类环核苷酸 PDE 超家族，该超家族目前已知有多个亚类（或称同工酶），每个亚类都是结构功能相似的家族，各有 2 ～ 6 个成员。

4．肌醇磷脂循环 肌醇磷脂信使途径模型是以肌醇磷脂代谢循环为基础的。质膜上的肌醇磷脂代谢循环可分为三个阶段：首先是 PIP2 在 PLCβ 作用下，产生 IP_3 和 DG 两个胞内第二信使；其次是这两个信使进一步代谢灭活；最后是双信使代谢产物再合成，重新生成 PIP2，为下一次信号过程打下基础，也避免质膜磷脂的过度降解破坏，保持其完整性。

肌醇磷脂信使信号传递途径十分复杂，如以 PLCγ 介导 PTK/PLCγ 信号系统、以为 PI-3K 为中心的信号途径等。但 PLCβ/IP_3/DG 途径仍是最基本的，PLCβ/IP_3/DG 途径最大的特点是胞外信号被膜受体接受后，通过 Gq 和 G 蛋白耦合激活 PLCβ，将 PIP2 分解为 IP_3 和 DG，同时产生两个胞内信使，然后分别激动两个信号和传递途径即 IP_3/Ca^{2+} 和 DG/PKC 通路，因此又把这一信号系统称之为“双信使系统”。IP_3 通过作用于内质网膜上特异的受体使其内部 Ca^{2+} 释放，引起胞内 Ca^{2+} 水平的增加，从而启动胞内 Ca^{2+} 信号系统。即通过依赖 Ca^{2+}、钙结合蛋白（如 CaM）的酶类活性变化来调节生理过程。

六、蛋白质磷酸化及其对基因表达的调控

磷酸化反应泛指把磷酸基团通过酶促反应转移到其他化合物的过程，如 NAD^+ 转化成 $NADP^+$。蛋白质的磷酸化则是指蛋白激酶催化的把 ATP 或 GTP_γ 位的磷酸基转移到底物蛋白质氨基酸残基上的过程，其逆转过程是由蛋白磷酸酶催化的，称为蛋白质的磷酸化（图 4-17）。

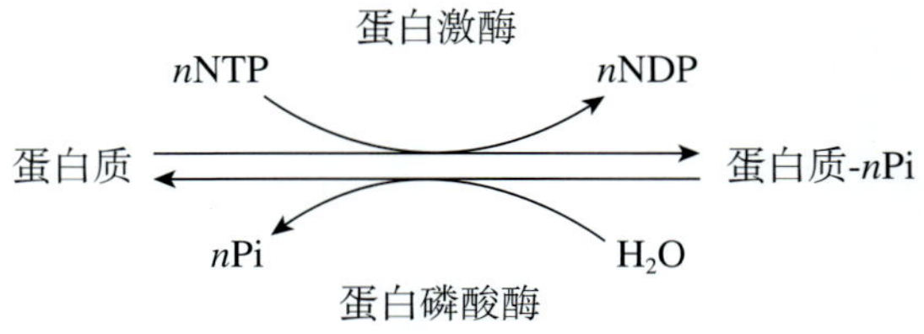

图 4-17 蛋白质的磷酸化

上式中的 NTP 代表 ATP 或 GDP 等，Pi 代表无机磷酸。被磷酸化的蛋白质发生构象和电荷的变化，从而改变其活性状态；而脱磷酸化则逆转磷酸化的效应。一般来讲，靶蛋白上有 1 个或几个特异氨基酸残基可被 1 个或几个激酶所磷酸化，而被磷酸化的位点上的磷酸基团又可被相应的磷酸酶所除去。

蛋白质的磷酸化与脱磷酸化在细胞内信号传递中具有特殊的优点。它们作为胞内信使的直接或间接的靶酶．通过控制信号传递途径中其他酶类或蛋白质的活性，使细胞对外界信号做出相应的反应。与细胞代谢的其他调节方式相比。蛋白质的磷酸化与脱磷酸化共价调节的特点表现在以下几方面：第一，这种方式在胞内介导胞外信号时具有专一应答的特点。第二，磷酸化与脱磷酸化可以控制细胞内已存在酶的“活性酶量”，使应答反应更有效。第三，蛋白质磷酸化在信号传递中一个最重要的特点是具有级联放大作用，因为它是以酶调节反应为基础的。第四，蛋白质磷酸化与脱磷酸化几乎涉及所有的生理过程，功能上具有多样性。第五，磷酸化与脱磷酸化在细胞对外界信号的持续反应中具有重要作用。

（一）蛋白质的磷酸化与基因表达调控

细胞基因的表达调控主要表现在四个不同的水平：转录、转录后、翻译和翻译后。以往对基因表达调控的认识多集中于基因的转录调节，认为对转录的调节是调控基因表达的最重要的环节。事实上，越来越多的实验证据表明，上述四个水平对基因的正确表达都有不可替代的重要作用。在基

因表达的调节过程中，蛋白质的可逆磷酸化是一种基本的调节机制，对基因表达的各个水平都有不同程度的调节作用，而且调节方式各不相同。

对组蛋白的修饰

基因的转录要求染色质上含有被转录基因的区域由凝集状态变为松散状态，使转录复合体可以与 DNA 结合，这就需要改变组蛋白与 DNA 的结合状态。对组蛋白的修饰是改变染色质高级结构的关键环节，其中磷酸化和脱磷酸化就是改变组蛋白与 DNA 结合程度的方式之一。核心组蛋白和连接组蛋白（H1）都有特定的丝氨酸和苏氨酸残基可以被磷酸化，组蛋白 H1 和 H3 的磷酸化是细胞周期依赖的，在 M 期磷酸化程度最高。多项研究结果表明，H1 的磷酸化参与基因转录。例如 MMTV 启动子的活化是与 H1 的磷酸化相关联的，H1 脱磷酸化后启动子失活；生长因子刺激的血清饥饿细胞中，H3 被快速磷酸化，与早期反应基因 *c-fos* 和 *c-fun* 的转录活化同时发生。对 H3 的磷酸化修饰导致染色质结构松散的机制目前不是很清楚，有可能是磷酸化的修饰增加了组蛋白上的负电荷，导致与 DNA 的结合不稳定而使染色质处于松散状态。

（二）对转录因子核转位的调节

基因的转录起始于转录因子与启动子序列的结合。真核生物的转录因子在完成其功能之后，或者被灭活，或者被降解。很多失活的转录因子是存在于胞质中的，这就首先需要将转录因子活化并转移到核内。细胞可以将转录因子以不同的方式保持在胞质中，但主要是磷酸化状态或脱磷酸化状态。那么对转录因子的活化也就是修饰的逆反应。例如在细胞因子刺激的 JAK/STAT 的信号转导途径中，受体上酪氨酸残基的自磷酸化使 STAT 通过其 SH2 结构域与受体结合，结合后的 STAT 被与受体结合的 JAK 磷酸化，从而与受体脱离。磷酸化后 STAT 的 SH2 结构域可以与另外一个磷酸化的 STAT 头尾形成二聚体，然后进入核内，激活转录。在前面提到的 NF-ATc，它的序列中同时存在核定位序列和核输出序列，被磷酸化的 NF-ATc 的 NLS 被掩盖，只有 NES 暴露在外，使得 NF-ATc 被排斥在核外。当 Cn 将其脱磷酸化后，NLS 暴露，使之可以迁移至核内。还有一种情况是转录因子并没有被修饰，只是结合了一个亚基，使其不能进入核内，如与转录因子 NF-κB 在胞质中被 IkB 结合，信号的刺激使这个亚基被磷酸化而与 NF-κB 解离，被释放出的 NF-κB 就可以顺利入核（图 4-18）。

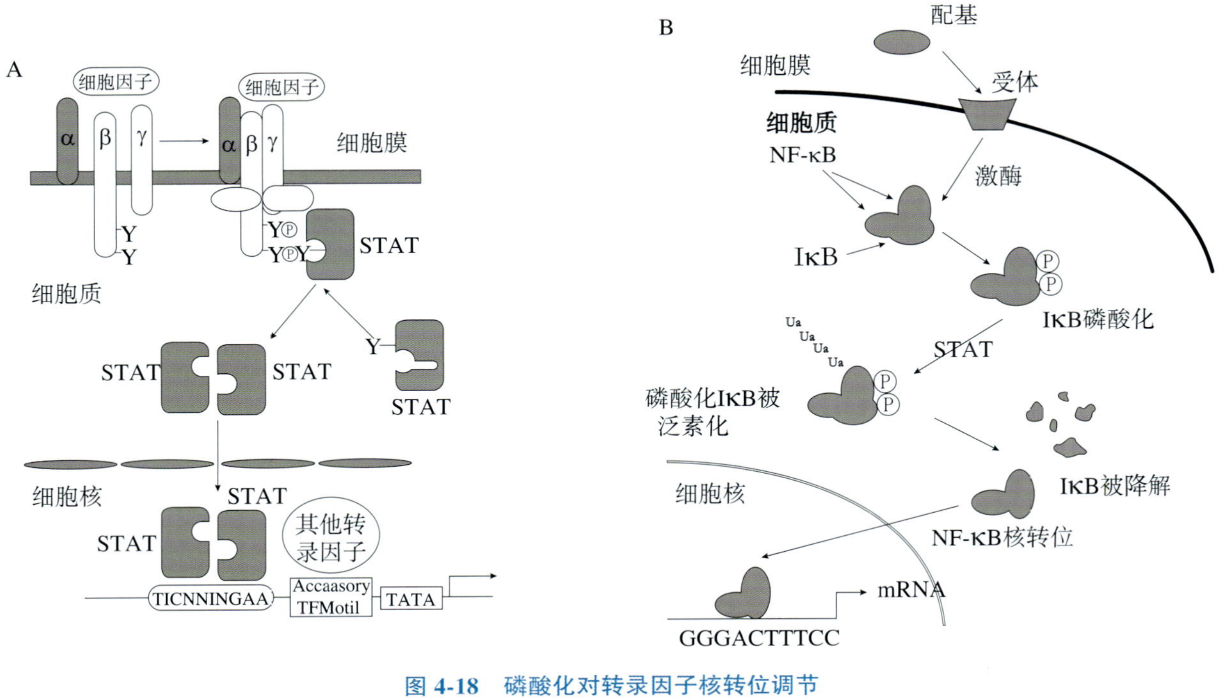

图 4-18　磷酸化对转录因子核转位调节

（三）对转录因子与 DNA 结合活性的调节

磷酸化对转录因子与 DNA 结合活性的调节，是细胞调节转录因子的重要机制之一。这种调控作用既可以是正向的，也可以是负向的；甚至磷酸化对同一个转录因子蛋白的不同位点的修饰都可以产生相反的效果。磷酸化可能只调节转录因子对 DNA 的结合活性，或只调节对转录复合物的结合活性，也可能同时调节对两者的结合。例如转录因子复合体 AP-1，它是由 Jun 和 Fos 蛋白家族的成员构成的二聚体。在许多类型的静止细胞中，c-Jun 二聚体上 DNA 结合结构域（DBD）的 N 端附近的 3 个氨基酸残基被 CsK-3 或 CK11 磷酸化，使其不能与启动子结合。受到生长因子等刺激时，c-Jun 被脱磷酸化，恢复与启动子的结合活性。这种磷酸化的调节机制往往是由于转录因子上的 DBD 或其附近残基被磷酸化后负电荷增加，从而增加了转录因子 DBD 和 DNA 序列的相互排斥作用。

磷酸化不仅可以调节转录因子与启动子的结合活性，某些情况下还可以通过促进与增强子的结合来促进转录活性。如图 4-19 所示的与 p62 血清反应元件（SRE）的结合。SRE 是启动子 cAMP 反应元件（CRE）的上游增强子，p62 在 NGF 的信号刺激下经一定的信号转导过程被磷酸化，及磷酸化的 p62 与 SRE 结合后，通过某些中介蛋白，可以增强下游转录因子 CREB 的转录活性（图 4-19）。这可能是 SRE 的下游基因大量表达所必需的调节机制之一。

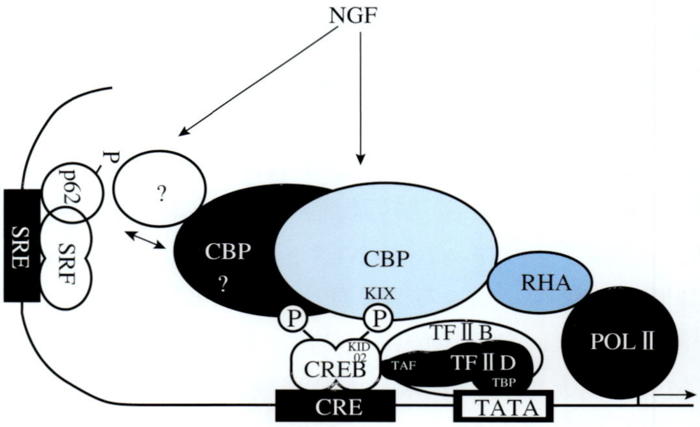

图 4-19 磷酸化对转录因子 CREB 的调节

（四）对转录因子转录活性的直接调节

转录因子一般具有 DNA 结合结构域（DBD）与转录激活结构域（TAD）两个部分。前面讨论的磷酸化对 DBD 与 DNA 结合的影响，这里将讨论磷酸化对转录活性的直接影响。除磷酸化对 c-Jun 结合活性的抑制外，磷酸化还可发生在 c-Jun 蛋白的其他位点，活化其转录活性。在这种情况下，c-Jun 通常是与磷酸化它的激酶 JNK/SAPK（MAPK 家族成员）紧密结合，但激酶却处于无活性的状态。在受到信号如细胞因子的刺激时，激酶活化，使 c-Jun 分子上位于反式激活结构域的 63 位和 73 位（人类）的丝氨酸被磷酸化，这一类结构域是转录因子与转录复合物的相互作用所必需的，对于 c-Jun 来说，反式激活结构域的磷酸化，使这一结构域与转录复合物的结合活性增加，从而促进了转录。同时，这两个位点的磷酸化可能导致 c-Jun 蛋白变构，使 DBD 附近被磷酸化的残基暴露而被蛋白磷酸酶脱磷酸化，从而增强了 DNA 的结合活性。

（五）对转录活化因子和转录抑制因子的调节

磷酸化对转录的另一种调节方式是调节与转录因子结合的转录活化因子或转录抑制因子的活性。例如 TGF-β 的信号传导途径中，TGF-β 活化后可以磷酸化其下游直接作用的 Smads 家族的成员（图

4-20）。Smads 的磷酸化导致其构象改变，使 N 端的 MH1 抑制结构域与 C 端的 MH2 结构域不再结合。这种构象的改变使 Smad 家族的各成员与通用的 Smad4 结合，并由胞质转移到核中，在核内的 Smads 可以与 DNA 直接结合，也可以通过与转录因子的结合而与启动子相互作用。当与启动子结合之后，Smad 复合物还可以与不同的转录活化因子或转录抑制因子结合而调节转录活性（图 4-20）。

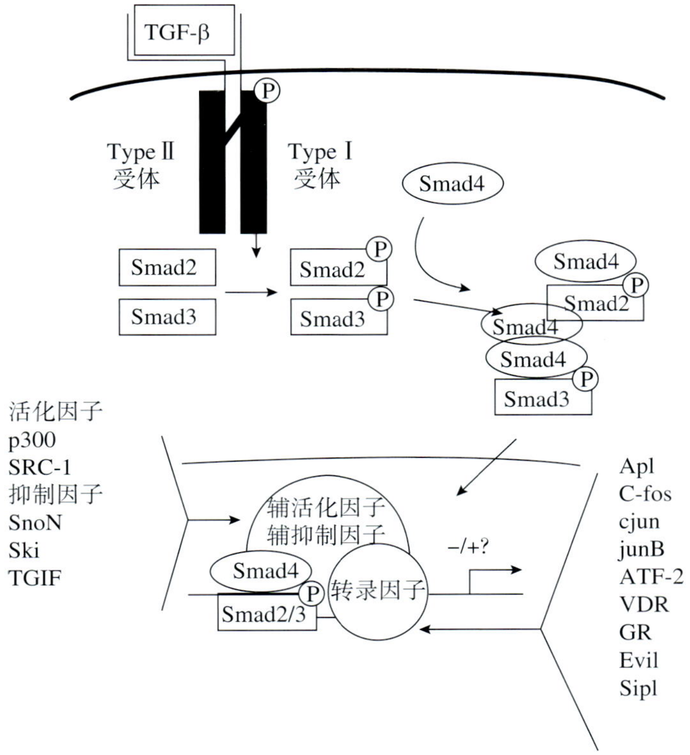

图 4-20　Smads 家族对转录的调节（据 M Datto）

（六）对 RNA 聚合酶Ⅱ的调节

mRNA 的合成由 RNA 聚合酶Ⅱ催化，转录起始后不久，RNA 聚合酶Ⅱ就受到负向转录伸长因子 N-TEFs 的调节，而只能合成很短的并且被快速降解的 mRNA 前体。转录由起始向延伸的转换需要正向转录伸长因子 b（P-TEFb）的作用。P-TEFb 是一个由催化亚基 Cdk9 和细胞周期素亚基 cyclinT1 构成的蛋白激酶，它可以催化 RNA 聚合酶Ⅱ C 末端结构域（CTD）的磷酸化。哺乳动物的 CTD 是 52 个重复序列，每个序列由 7 个氨基酸残基构成，这 7 个氨基酸中有两个丝氨酸残基可以被 P-TEFb 磷酸化。对 CTD 完全的磷酸化使这个结构域所带的电荷产生了巨大的变化，这种变化有可能导致某些蛋白质从转录起始复合物上释放，从而成为转录由起始向延伸转换的开关。HIV 病毒的基因能在宿主细胞中得到表达，就模拟了 P-TEFb 对 RNA 聚合酶Ⅱ的调节作用。

（七）蛋白质可逆磷酸化对翻译水平的调控

mRNA 的合成并不意味着有功能的蛋白质的出现，信号分子除了对转录有调节作用以外，对 mRNA 的剪切、稳定性以及翻译都有严格的调控作用。

蛋白质的翻译过程与转录一样，都受到多种蛋白因子的调节，尤其是翻译的起始，作为翻译过程的限速步骤，是细胞对翻译进行调控的重要作用位点。参与这一过程的蛋白因子中很多都受到磷酸化的调控。

七、自噬与信号转导

自噬（一般是巨自噬）是一种通过溶酶体降解途径处理受损细胞器和变异蛋白的细胞过程。自噬通过降解内源性大分子至其基本组成部分（即氨基酸、脂类等），确保饥饿的细胞存活下来维持一个自我平衡的功能。自噬是凋亡之外另一个在大多数哺乳动物中维持多种类型细胞基本稳态的细胞存活的机制，为细胞质细胞器和蛋白质的更新提供了一个途径。在这个过程中，新生的双层膜结构的自噬体或自噬泡（AV）包裹或隔离受损的细胞器（如线粒体、过氧化物酶体、内质网膜）、蛋白质聚合物或病原体。后期的自噬体与溶酶体融合形成单层膜结构的自噬溶酶体，这个单层膜结构被溶酶体酶（即组织蛋白酶）降解。这个降解过程中产生的代谢前体分子（如氨基酸、不饱和脂肪酸）被再利用从头合成大分子和产能。

肺是一个复杂的器官，其功能主要是气体交换，由不同类型的细胞组成（如内皮细胞、上皮细胞、间质细胞、炎性细胞）。在肺细胞中，自噬可能是一种对不同因素造成的普遍诱导损伤的适应性反应，包括缺氧、氧化损伤、炎症、缺血再灌注损伤、内质网应激、药品，或吸入异源物质（如空气污染、香烟烟雾）。在肺细胞中，自噬扮演一种诱导应激反应。引发自噬的特别是对肺细胞生物学相关的因素包括缺氧、尘粒和香烟烟雾暴露、炎症状态和促进内质网应激或氧化应激的条件。

（一）自噬途径

自噬的分子调控机制在酵母中已有广泛的研究，其次是在哺乳动物中的同源系统的鉴定，关于这个问题读者有极高的评价。自噬途径包括以下几个步骤：①形成一个隔离膜；②包裹内容物的自噬体形成；③自噬体与溶酶体融合；④溶酶体酶消化内容物的降解。一系列关键的自噬相关（Atg）基因序列已被确定，它们的基因产物调控自噬途径的诱导和进展。与 Bcl- 2 相互作用的蛋白 Beclin -1（酵母 Atg6 同源），与 PI-3K 形成一个大分子复合物。当细胞受到刺激时，通过这种复杂的调控机制磷酸化磷酸肌醇 -3 产生增多进而来促进新的自噬溶酶体形成。此外，自噬体形成也需要两个泛素样共轭系统的活化：Atg5- Atg12 共轭体系，LC-3（Atg8）共轭体系，其中 LC-3 与磷脂酰乙醇胺共轭。

在哺乳动物中，LC-3 的转换从 LC3-Ⅰ（胞浆可溶性形式）到 LC3-Ⅱ（磷脂共轭形式）被视为自噬体形成的关键步骤。有带绿色荧光点状印迹（GFP-LC-3）的细胞或组织被认为是自噬体形成的“金标准”。在自噬溶酶体阶段分别需要额外的胞浆和溶酶体蛋白，即 GTP 酶、Rab7 及溶酶体相关膜蛋白 -1/2。自噬过程的负调控信号通路包括Ⅰ型 PI-3K 和哺乳动物雷帕霉素靶点（mTOR）。

（二）自噬的功能意义

自噬涉及一系列的基本生物过程，包括老化、免疫、发生和分化[6]。通过细胞循环途径，自噬为细胞在饥饿时延长生存时间提供了一个内生机制。有实验研究已经证实，在饥饿时可以激活自噬，并在这方面提出了自噬的保护作用。例如，在 Atg5（$Atg5^{-/-}$）基因敲除的小鼠中，显示饥饿未能诱导自噬发生，心脏功能更容易受到损害。通过小分子 RNA 干扰（siRNA）定向敲除 Beclin-1 或 LC-3，或使用自噬抑制剂如 3-MA，自噬受到抑制，可是结果显示促进 HeLa 细胞凋亡和 caspase-3 的活化。这些研究普遍支持一个观点：自噬有延长细胞生存的作用，尤其是在细胞饥饿时。

自噬在致病状态的功能意义目前尚未完全理解。基于它在基础条件下自我平衡的作用和它对外界刺激的快速应激，细胞自噬可能在其受到严峻的毒性挑战和疾病进展初期对维持细胞功能提供了一个保护机制。发生在疾病晚期的自噬可能代表了对细胞应激的一个持续性的适应性反应或是对致病因素没有足够的防御能力。另一方面，在某些疾病中自噬可能参与了发病机制。在这种情况下，自噬的失调或过度激活可触发非凋亡性细胞死亡。自噬性细胞死亡（Ⅱ型程序性细胞死亡）以自噬体积累和蛋白酶激活增多为特点，这是区别于细胞凋亡的（Ⅰ型程序性细胞死亡）。发生自噬的细胞伴随着自噬体数量的增多。细胞凋亡的特点是细胞骨架塌陷和核浓缩，自噬性细胞死亡有细胞器的损失，但细胞骨架和染色质保存完整。有证据支持在凋亡受损（蛋白酶抑制）的细胞中自噬性细胞死亡包括自噬体形成增多和细胞死亡增多。在最近的研究中，多数表明一个“中介”存在于同时调控细胞自噬和凋亡的基本机制中。例如，Atg5 可以和凋亡蛋白 FADD［一组死亡诱导信号复合物（DISC）］相互作用，这意味着 Atg5 有调控外源性凋亡途径的作用。过表达的 Beclin-1 通过抑制细胞凋亡促进细胞存活，而通过抑制 Bcl-2 的表达抑制细胞凋亡，可以增加自噬性细胞死亡。从这些类似的研究中达成的共识是，无论自噬是能促进细胞的存活或细胞死亡，是由具体的刺激、环境条件和细胞类型决定的。自噬在疾病的发病机制中的功能意义，可能同时涉及适应性和适应不良的结果，是依据疾病的状态、活化程度、性质、对有害刺激的持续时间和其他方面考虑的。

（三）肺组织中影响自噬的潜在因素

1．内质网应激反应　内质网是一个重要的细胞器，它执行重要的细胞职能，包括翻译后加工、折叠、转运新合成的蛋白质、调节细胞内钙离子流。各种不利的化学和环境条件可能干扰这个器官的正常功能，导致内质网应激与错误折叠蛋白聚集。这些因素包括钙离子载体、氧化应激、蛋白质糖基化抑制剂。未折叠蛋白反应（Unfolded protein，UPR）作为一个对内质网应激的自适应代偿反应，以雌激素受体蛋白分子伴侣（即 Bip/GRP78）合成上调、蛋白质翻译的减少、雌激素受体相关降解系统活化为特点。在内质网相关的降解途径中，错误折叠或变性的蛋白质从内质网腔暴露到细胞质，随后被蛋白酶降解。未折叠反应蛋白可以被几种调控分子调节，这几种分子在基础条件下可以与 Bip/GRP78 形成复合物，包括 IRE-1、激活转录因子 -6、蛋白激酶 R 类雌激素受体激酶，并在之后的应激条件下激活信号转导级联反应。

在内质网中，Bip/GRP78 作为未折叠反应蛋白的分子伴侣可以防止蛋白质的聚集。因此，UPR 的感应为保护细胞免于内质网应激提供了一个自我平衡的功能。然而，过度的内质网应激可能会通过激活 caspase（即 caspase-12、caspase-9、caspase-8）、转录因子、C/EBP 的同源蛋白 / 生长抑制 DNA 损伤诱导的 153 基因导致细胞凋亡。内质网应激反应在正常或转化肺细胞或成纤维细胞作为对香烟烟雾的应激反应可以被激活，在药物试剂相关的急性肺损伤（ALI）如氧、细菌内毒素引起的炎症小鼠也可以被激活。

内质网应激和自噬激活之间的关系近年来在一些细胞中被阐明。例如，在神经母细胞瘤细胞中内质网应激增加自噬（如自噬体增加）和 LC3-Ⅱ的积累。在这些细胞中内质网应激诱导自噬继而延长细胞的存活，这个过程需要 IRE1 和 C-Jun 氨基末端激酶信号途径。在酵母中，内质网应激导致自噬相关蛋白 Atg1 的激活。自噬被内质网应激反应产生的化学诱导剂激活，在转化细胞系中促进细胞存活，但在相应的未转化细胞系中促进细胞死亡。在后者的研究中，自噬调控细胞形态特异性的机制并不完全清楚，可能与自噬的鉴别能力有关，对抗应激的状态取决于细胞类型。由内质网应激诱导的自噬，特别是在肺细胞中，已被证实。在这些研究中，WI38 肺上皮成纤维细胞中可观察到内质网应激产生化学物质（如胡萝卜素、蛋白酶体抑制剂 MG132），同时显示 LC3-Ⅱ的活化增加和 UPR 的积累。DHC 抑制 WI38 肺细胞增殖并诱导内质网应激与 Bip/GRP78 表达、IRE1、C/EBP 同源蛋白、caspase-4 的活化有关。在这些细胞中 DHC 诱导自噬以 AV 形成为特点，这个过程可以被 3-MA 阻断和被巴佛洛霉素 -A1 促进。被 3-MA 阻断的 DHC 诱导的自噬可以增强蛋白酶依赖的细胞凋亡。敲除 IRE1 的 siRNA，可以减弱内质网应激信号，进而减少 LC3-Ⅱ在 DHC 处理后的蛋白表达。DHC 处理后 LC3-Ⅱ的积累也涉及了 C-Jun 氨基末端激酶和细胞外信号调节激酶丝裂原活化蛋白激酶途径。这些研究，总的来说，表明在转化肺细胞中内质网应激反应可以影响自噬。内质网应激诱导的自噬目前被认为是聚合蛋白的毒素堆积的降解途径。进一步的研究将需要更好地界定肺组织中的内质网应激通路和自噬之间的关系，包括正常肺细胞或原发性肺癌细胞的研究。还需要更多的工作来确定环境的变化和细胞类型决定因子决定自噬在肺损伤模型中的功能意义。

2．氧化应激 作为氧气吸入的路径，肺，尤其是分布在气道的上皮细胞，特别容易受到氧中毒。为了抵御氧化应激，肺拥有抗氧化损伤的内源性的主要和次要的防御系统。肺中对抗这种损伤的第一线防御屏障，包括抗氧化酶和化学抗氧化系统，可以清除或解毒活性氧（ROS），当有代谢压力或有毒物质刺激时它可能会发生作用。抗氧化物质包括水和脂溶性化合物（如谷胱甘肽、抗坏血酸、维生素 E、尿酸、β-caroteine）。肺内具有抗氧化活性的酶包括超氧化物歧化酶、过氧化氢酶，并且过氧化物酶可催化活性氧转化为衍生物形式。作为第二道防御屏障，肺细胞可通过上调应激蛋白的水平来回应氧化应激，进而限制了损伤的扩散。其中，低分子量应激蛋白、血红素加氧酶 -1（HO-1）保护肺细胞免受氧化性损伤。

研究表明，氧化应激或增高的自由基水平可促进自噬的激活；用过氧化氢（H_2O_2）治疗转化或癌症细胞系可促进 caspase 非依赖性细胞死亡与自噬激活有关。用自噬抑制剂 3-MA，或敲除特定的自噬基因（即 Beclin-1、Atg5、Atg7），可防止过氧化氢诱导的自噬性细胞死亡。同样，用线粒体呼吸抑制剂如鱼藤酮（复合物 -1）和 TTFA（复合物 -Ⅱ）治疗转化的细胞株提高了细胞内活性氧的产生，诱导自噬，导致 caspase 非依赖性细胞死亡。

虽然 ROS 过表达时可以诱发自噬，如暴露于过氧化氢，但低水平的内源性活性氧也可能参与信号通路，导致自噬。例如饥饿，经典的自噬激活因素，在 CHO 细胞和 HeLa 细胞内诱导自噬与 ROS 产生增加有关。用抗氧化剂（即 N- 乙酰半胱氨酸）和过氧化氢酶治疗 CHO 细胞可减少饥饿诱导的自噬体形成。作者认为 Atg4 是活性氧的潜在靶位，并提出了调控这种蛋白质活性的氧化还原机制。Atg4A（Cys^{81}）和 Atg4B（Cys^{78}）都载有一种关键的半胱氨酸残基参与调控蛋白质氧化还原反应。这种氨基酸残基的突变消除了外源性过氧化氢对自噬的调控。最近的研究是使用一组抑制剂，提出饥饿诱导的自噬主要是受细胞内产生的超氧阴离子调控。

相反，很少有研究探讨肺细胞中氧化应激和自噬之间的关系。在最近的研究发现，用水溶液香烟烟雾提取物（cigarette smoke extract，CSE）处理人支气管上皮细胞（Beas-2B）可增加细胞内 ROS 的产生。CSE 处理体外的肺上皮细胞也引起自噬，电子显微镜下可见自噬体形成增加。CSE 引起 LC-3 的表达增多，而巴佛洛霉素 -A1 和蛋白酶抑制剂进一步增加了 LC-3。在此背景下，用 N- 乙酰半胱氨酸和 apopcynin（一种减少烟酰胺腺嘌呤二核苷酸磷酸酶的抑制剂）治疗 Beas-2B 细胞：氧化酶依赖性超氧阴离子产生减少，CSE 诱导的 LC-3B 激活减弱。此外，抗氧化应激蛋白 HO-1 可以调控自噬激活。过表达的 HO-1 抑制 CSE 处理后 LC3-Ⅱ的表达，并抑制 Beclin-1 的基础表达。在这个模型中，HO-1 的过表达与细胞死亡减少有关，特别是与外源性细胞凋亡程序衰减有关。相应的，敲除 HO-1 基因的 CSE 暴露的鼠 LC-3 的表达增多，同时促进 caspase-8 依赖的细胞死亡。需要进一步的实验阐明 HO-1 调节自噬的机制和发挥保护细胞功能时自噬蛋白的表达。虽然在体外特定情况下香烟的烟雾暴露时自噬激活促进了上皮细胞死亡，但需要进一步的实验，以解决涉及肺细胞的氧化损伤模型的其他形式的吞噬功能意义。

3．缺氧 除了氧化应激，自噬对缺氧也特别敏感。因呼吸障碍和线粒体中超氧阴离子产生的增加，缺氧已经被看作是一种促氧化状态。缺氧诱导因子 -1（HIF-1）是哺乳动物中对缺氧反应的主要调节因子。研究表明，缺氧时 HIF-1 是对自噬的主要调节因子。利用基因敲除 HIF-1a 的小鼠胚胎成纤维细胞，有研究发现 HIF-1a 在调节缺氧诱导的自噬和受损线粒体的更新方面有重大作用。这些研究还指出 HIF-1 的靶基因、Bcl-2 家族成员 Bcl-2/BNIP3 在低氧条件下对自噬的调节作用。在缺氧时，一些培养的肿瘤细胞株中也被证明自噬水平上调。在肿瘤细胞株中过表达或敲除 BNIP3 基因可以调节缺氧诱导的自噬。有实验证明，si-RNA 依赖的 BNIP3、BNIP3L 基因敲除抑制了缺氧诱导的自噬，而过表达的 BNIP3 在正常大气压下促进自噬。这些作用完全取决于蛋白质的 BH3 结构域。这些研究，综合考虑，认为 HIF-1/BNIP 信号通路在缺氧时为细胞的一种生存机制。Azad 等的研究也提出 BNIP3 可以调控自噬，虽然他们的结论是在长时间的缺氧时这条通路可以导致缺氧性自噬性细胞死亡。这些不同结果的原因尚不完全清楚，但强调了自噬对细胞存活或细胞死亡潜在的双重作用，这取决于实验条件和刺激的持续时间。最近的研究还提出一个新的蛋白激酶 -C（protein kinase C，PKC）δ- 依赖的信号通路对缺氧诱导的自噬的调控。尽管事实上肺组织和肺血管是缺氧的主要目标，但迄今为止没有公开的报道探讨自噬在急性或慢性肺缺氧疾病中的作用。

4．炎症　急性肺损伤由不同的致病因素引起，如高氧应激或细菌内毒素暴露引起的内毒素血症，是以大量中性粒细胞渗入到肺、肺水肿、炎性因子的产生为特点的炎症反应。虽然自噬、炎症和 Toll 样受体（TLR）信号通路激活之间的关系最近已有研究，但自噬在具体 ALI 模型中的作用，如吸入内毒素，在很大程度上仍然未知。在诱导自噬产生和自噬体聚集过程中已被证实有 TLRs 的激活。在巨噬细胞中，脂多糖可以诱导细胞自噬，这个过程涉及 TLR4 的配体、TRIF、受体相互作用蛋白 -1、p38 丝裂原激活蛋白激酶（MAPK）信号通路。还有报道指出自噬可以被 TLR3 和 TLR7 的配体激活。在巨噬细胞中 TLR4 的激活可以诱导自噬，而 TLR4 的激活依赖于吞噬减少烟酰胺腺嘌呤二核苷酸磷酸氧化酶 -2 产生的 ROS。最近在培养的心肌细胞中也发现 LPS 刺激可以诱导自噬，它依赖于 ROS 产生的增多。因为这些过程预计在肺中也起作用，特别是在肺泡巨噬细胞，所以进一步的研究须确定自噬在肺部或在 ALI 模型中的功能意义。

5．香烟烟雾暴露后自噬功能的作用　自噬被认为在饥饿和缺氧状态下可以促进细胞生存。然而，自噬与凋亡有时同时被激活。在最近的研究报告中，我们观察到 CSE 处理后的肺上皮细胞中自噬和凋亡水平同时上调。CSE 启动外源性凋亡通路涉及 Fas 相关的 DISC 的聚集，caspase-8 的活化，以及 caspase-3 在上皮细胞的活化。CSE 也引起了 LC3-Ⅱ的表达增多，并增加上皮细胞内 AV 的形成。培养的上皮细胞中定向敲除自噬调节蛋白质的 siRNA 抑制了 CSE 诱导的细胞凋亡，这个实验明显地指出了这两个过程的相互作用。具体来说，在 CSE 处理的上皮细胞中敲除 Beclin-1 或 LC-3B 的基因抑制了 DISC 的形成。在细胞凋亡信号通路的启动活动中，如 DISC 的激活，发生在 CSE 处理后 1 小时内，并先于 LC-3B 激活。另一方面，在自噬过程中也伴随着凋亡因子 caspases 的活化。因此，CSE 处理后的上皮细胞中自噬与凋亡同时激活，但是两种过程的关系仍不清楚。CSE 处理后自噬的激活可能代表了“xenophagy”的具体情况，即自噬是对细胞内累积的异物蛋白清除不彻底的一种反应。因此，尽管自噬激活，细胞凋亡在自噬充分保护细胞免于刺激诱导过程中发生不是一个意外。

香烟烟雾诱导自噬发生的分子调控机制：早期生长反应蛋白 -1（Egr-1）可能发挥潜在的作用。迄今为止，对调节自噬基因转录的机制还知之甚少。此前，Egr-1 已被认为是一个对各种细胞应激做出迅速反应的早期反应蛋白，它可以调控促凋亡和抗凋亡、炎症和氧化途径。对 LCB 启动子的分析表明 Egr-1 和 E2F 的转录因子有共同的结合位点。通过染色质免疫共沉淀实验证实上皮细胞暴露 CSE 后两种因子同时结合到 LC-3B 启动子上。CSE 刺激后 Egr-1 和 E2F4 形成复合物。这些结果意味着 E2F4 作为一个共同激活 LC-3B 基因的 Egr-1 依赖性的调控因子。CSE 诱导的氧化应激激活自噬和 Egr-1 与组蛋白去乙酰化酶活性下调相关。组蛋白去乙酰化酶的一般抑制剂与曲古霉素 A 合用也引起自噬和 Egr-1/E2F4 与 LC3B 启动子的结合。在 CSE 诱导的自噬中 Egr-1/E2F4 的作用通过敲除 Egr-1 或 E2F4 基因抑制 LC-3B 的表达所证实。

体内香烟烟雾暴露的实验表明 Egr-1$^{-/-}$ 小鼠抗凋亡和抗自噬。由于慢性香烟烟雾暴露并没有进一步增加 Egr-1$^{-/-}$ 小鼠肺损伤的蔓延，这些小鼠显然耐受烟损伤。体外实验中鉴于 Egr-1 在香烟烟雾诱导的自噬与凋亡中的重要作用，这一因子显然在维持肺部稳态和增长方面起主导作用。因此，Egr-1$^{-/-}$小鼠在基础条件下达到一定的临界值后，香烟烟雾引起的进一步组织学变化不会在体内观察到。

（四）自噬在其他肺病中的作用

1．自噬在慢性阻塞性肺疾病中的作用 慢性阻塞性肺疾病（COPD）是一种复杂的疾病过程，是对吸入颗粒的不良反应（如香烟的烟雾），包括组织的破坏（肺气肿）、支气管炎和纤维化。最近，我们发现在COPD患者的临床标本中相对于正常组织自噬水平增强，通过检查形态和生化标志物所证实。这些证据包括观察电子显微镜下的细胞形态，及自噬调控蛋白（如LC-3B、Beclin-1、Atg5、Atg7）表达和活化上调。在长期吸入香烟烟雾的小鼠的肺部也观察到自噬增强。最早研究人肺组织中的自噬是从一系列临床肺疾病患者开始的，发现在COPD中自噬最强。有意思的是，在遗传性变异性肺气肿中，α_1-抗胰蛋白酶缺乏症中也观察到了自噬增强，所以颗粒异物吸入并不是必然的致病因素。与COPD标本不同的是，提取了有吸烟史的标本、无吸烟史并且α_1-抗胰蛋白酶正常的患者。然而，这些意见可能表明，在COPD中除了香烟烟雾的直接刺激外，内在因素如增加基质蛋白水解、改变信号通路，也可能有助于激活自噬。相反，从其他类型的肺疾病的标本中未发现自噬活化，包括特发性肺纤维化、囊肿性纤维化、结节病、全身硬化症。这些研究认为增强的自噬可能是选择肺疾病状态的一种形态标志物。在临床COPD患者的标本中，疾病进展早期阶段自噬标记升高，而疾病进展后期阶段蛋白酶激活。这些研究结果意味着，自噬可作为一个对慢性香烟烟雾刺激的普遍反应能促进细胞凋亡。

2．自噬在吸入颗粒导致的急性肺损伤中的作用 吸入颗粒（如二氧化硅、柴油油烟、粉尘）可能会导致急性肺损伤和（或）纤维化肺部疾病。除此之外重点放在香烟烟雾吸入，迄今为止很少有研究直接说明自噬在吸入颗粒后的作用。对于生物技术中纳米技术的问世创造了吸入毒理学特性不明的新的化合物。这些工业制造产物的增加，为卫生环保工作提出了新问题。在最近的报告中，李等通过小鼠气管内灌注纳米粒子制剂PAMAMG3的实验阐明纳米粒子可引起急性肺损伤与对肺细胞自噬激活有关。将自噬抑制剂3-MA注入小鼠体内缓解了PAMAM诱导的急性肺损伤，如减轻肺水肿。通过检测LC3-Ⅱ的蛋白表达，PAMAM也可诱导培养的肺A549细胞发生自噬。这种上调是由于在A549细胞中PAMAM下调了哺乳动物雷帕霉素靶位蛋白（mTOR）的水平。

3．自噬在肺癌中的作用 自噬在肿瘤的发病机制和药物治疗中发挥了重要功能。Bcl-2的相互作用蛋白Beclin-1，是自噬的主要调控因子，在许多人类癌症中经常单等位基因的缺失，包括乳腺癌、卵巢癌和前列腺癌。Beclin-1的职能是一个单倍不足的肿瘤抑制基因。Beclin-1$^{-/-}$小鼠表现出高频率自发的恶性肿瘤，包括淋巴癌、肝癌和肺肿瘤。

原则上，自噬在肿瘤细胞有可能是在缺氧状态下的一种生存机制，这也可能减轻化疗的疗效。另一方面，过度自噬也可能伴随着肿瘤细胞的死亡。在这方面，自噬增强可导致细胞自噬性死亡，可能是化疗药物发挥疗效的基础。因此，自噬的作用无论是正面还是负面的，都可能为癌症的治疗带来曙光。尽管很少有研究自噬在肺癌中的作用，但最近的一项规定为研究人类肺癌细胞自噬奠定了基础。一些实验研究了自噬在化疗药物用于培养的人A549肺腺癌细胞中的作用。有趣的是，奈非那韦，一种艾滋病毒蛋白酶抑制剂，最近被证实可以抑制肺癌细胞的增殖活性。这些化合物产生强烈的内质网应激反应，这与自噬激活有关。

自噬是目前公认的在大多数哺乳动物细胞类型中维持自身稳态的基本过程，它可以确保细胞在饥饿或缺氧状态保持自身平衡和生存。自噬已经被证实与几种人类疾病有关，包括癌症、神经退行性疾病和炎症性肠道疾病。由许多类似研究得出一个普遍认同的结论，自噬在掌控细胞的命运中起着双重作用，既有适应性的有利作用，又有失调导致的不利后果。自噬和细胞死亡调控之间的关系仍然不能完全理解，以及对这些关系的进一步研究可能揭示疾病的发病机制。自噬的结果确定死亡或生存可能是一个重要的变数，其中自噬可能影响肺部疾病的发病机制，从而授予目标细胞群抵抗不良刺激（如低氧）的耐受力或清除受损细胞数（如香烟烟雾暴露）。调控自噬或它的组件调控蛋白可能是一种预防或治疗人类疾病的新的治疗策略。尽管研究发现很多因素激活自噬可以引起肺部损伤，如氧化应激、缺氧、炎症，正如本文综述的这样，令人惊讶的一些研究已经在肺细胞或人类肺疾病中完成。一些研究试图将自噬与人类肺疾病的发病机制联系起来以致把我们的看法只限制在自噬在 COPD 中的作用。需要进一步的研究来确定自噬是否在肺纤维化的发病机制中有致病作用。

第四节　尘肺病理

一、尘肺的病理改变

（一）病理变化

尘肺典型的病理改变是肺泡炎及肺间质纤维化，并可见煤斑。

1. 早期病理改变　即引起肺泡炎的病理变化，包括：肺泡腔内中性粒细胞、淋巴细胞、巨噬细胞的渗出增多，同时碎裂的细胞成分增多，肺泡壁及间隔内也可见急慢性炎细胞浸润、毛细血管的扩张、充血等改变，肺泡腔内可见较多吞噬了尘粒的尘细胞，随染尘时间延长，肺间质内可见尘粒的沉积，及吞噬尘粒的间质巨噬细胞。

2. 煤斑　病变肉眼观，胸膜表面和肺切面的黑斑为其主要特征，煤斑直径 1 ～ 4 mm，质地软，色黑，融合后可增大并联合成片，形成肉眼可见的尘斑。肺切片显示煤斑集中在细支气管周围的小叶中央及肺泡内，其沉着处常使支气管平滑肌因受压萎缩，致使小叶中心部的气道扩张，进而导致小叶中心型肺气肿的形成。镜下煤斑呈星芒状，由大量巨噬细胞组成，其中交织大量网织纤维及少量胶原纤维，伴有扩大的支气管腔。煤斑分布于全肺，以肺上叶数量最多，大量煤斑时构成煤尘灶，故“煤斑”“煤尘灶”及“小叶中心性肺气肿”形成典型病变特征。

3. 结节性病变　除前述“煤尘灶”外，可见“煤矽结节”和“矽结节”，煤矽结节有“煤肺”和“矽肺”两者的特征。结节较大，直径 2 ~ 5 mm，黑色、圆形或不规则形，中心稍隆起，质较硬。镜下分典型与不典型两种。前者中心为典型的矽结节，胶原纤维呈放射状，葱皮样排列，周围煤尘沉积，裂隙相隔，界限清楚，整个结节如一枚中心嵌有红宝石的勋章，是“煤矽肺”的特征病变。不典型者较煤尘纤维灶大，胶原纤维超过组成的一半，也可见少量“矽结节”。

4. 尘性间质纤维化　多量煤尘沉积在肺泡间隔、小叶间隔、肺泡道、小血管，及小支气管周围，引起数量不等的纤维增生，使之增厚，形成弥漫性纤维网络。

5. 大块纤维化　开始主要出现于上叶的后段或下叶的上段，右肺多于左肺，尸解时可见病变呈黑色大团块，常与胸壁粘连，团块硬度似橡胶，界限通常不清，很大时可占肺叶大部分，形似裂隙状空洞，其中充满墨汁样坏死物质。肺切面尚见广泛的尘灶团或小叶中心肺气肿，也可出现难以分类的肺实质不规则破坏。团块可引起气管的显著变性和血管的完全闭塞。镜下团块病变显示不规则的纤维组织、煤尘和在组织间出现的明显坏死区，常少有或无细胞反应。充满粉尘的小梁从团块中央向四周呈放射状排列，伸入周围的肺结缔组织，其间常有死亡的吞噬细胞，病变呈星芒状。

（二）肺功能的变化

随着尘肺病变程度的加剧，会逐渐引起肺功能的变化，其影响因素主要是慢性支气管炎、肺气肿及肺纤维化，表现为肺残气量增多及低氧血症，可能与限制性通气障碍和（或）阻塞性通气障碍、通气 / 血流比失调、肺间质纤维化肺泡 - 毛细血管膜增厚而致弥散功能障碍等多种因素相关。

二、尘肺的病理类型和诊断

根据我国尘肺病理诊断标准，分为三型：①结节型尘肺病变以尘性胶原纤维结节为主，伴有其他尘性病理改变的存在，如最常见的矽肺和以矽尘为主的其他混合型粉尘所致的尘肺；②弥漫纤维化型尘肺病变以肺的尘性弥漫性胶原纤维增生为主，伴有其他尘性病变，如石棉肺及其他硅酸盐肺和其他含矽量低的粉尘所致的混合型尘肺；③尘斑型尘肺病变以尘斑伴有灶周肺气肿为主，并有其他尘性病变的存在，如单纯性煤肺和其他碳系尘肺，及一些金属尘肺。

尘肺的病理诊断和尘肺的 X 线诊断一样，必须严格按照国家标准的规定来执行。首先是定性诊断，即根据职业史和病变的性质进行尘肺的命名及病理分类；其次，根据标准作出尘肺的分期；再次，作出相关的并发病的诊断。

鉴于尘肺的诊断涉及国家劳保规定、职业病待遇，政策性强，诊断时要严格执行国家《职业性尘肺病的病理诊断》(GBZ 25-2014)。诊断者应该是从事该专业的病理工作者，并能熟练掌握尘肺病理诊断的内容和标准，工作中可以参考尘肺病理诊断标准片，必要时通过会诊来作出符合实际的正确诊断。

我国的《职业性尘肺病的病理诊断标准》是根据多年来我国职业病病理工作者汇集尘肺尸检病例的材料进行研究后制定的，其涉及 23 种粉尘作业工种，基本反映了我国工业生产中无机粉尘的危害性质和粉尘吸入后的肺部反应。由于暴露粉尘的性质不同，粉尘浓度的高低、接尘时间的长短及个体易感性的差别，肺组织纤维化的表现形式有所不同，诊断时主要依据肺组织纤维化的形态来分类，以结节病变为主的称为结节型尘肺；以尘斑为主的称为尘斑型尘肺；以弥漫性纤维化病变为主的称为弥漫纤维化型尘肺。然后再按主要病变的损害程度与分布范围分为Ⅰ、Ⅱ、Ⅲ期。“尘肺病理诊断标准”是我国从病理上诊断尘肺的唯一依据，它适用于我国规定的 12 种尘肺，并与我国尘肺 X 线诊断标准相呼应，具有实用性。应该指出的是，本标准仅适用于尸体解剖和外科肺叶切除标本，根据 GBZ 25—2002 标准规定的病理诊断要求，可作为病因学诊断参考，不能作为病理形态学诊断的标本。

（王海涛　李　冉　高俊玲）

参考文献

[1] 张宇新，卢鹤翔，高俊玲，等．大鼠肺巨噬细胞 iNOS 电镜细胞化学定位显示法 [J]．电子纤维学报，2001，20（3）：248-250.

[2] 王海涛，高俊玲，田艳霞，等．N- 乙酰 -L- 半胱氨酸对矽肺模型大鼠肺泡巨噬细胞基质金属蛋白酶 2、9 表达的影响 [J]．中华结核和呼吸杂志，2006，29（1）：36-46.

[3] 王海涛，刘昊，田艳霞，等．SOD 对染矽尘大鼠肺泡巨噬细胞 MMP-2、MMP-9 表达的影响 [J]．环境与职业医学，2006，23（5）：416-418.

[4] 王海涛，高俊玲．N- 乙酰 -L- 半胱氨酸对矽肺纤维化大鼠肺间质成纤维细胞 MMP-2、-9 表达的影响［D］．华北煤炭医学院，2005.
[5] 王海涛，高俊玲，田艳霞，等．N- 乙酰 -L- 半胱氨酸对二氧化硅致大鼠肺成纤维细胞基质金属蛋白酶表达升高的抑制［J］．中华劳动卫生职业病杂志，2006，24（9）：514-517.
[6] 高俊玲，田艳霞，崔建忠，等．矽尘致肺泡巨噬细胞氧化损伤的超微结构和细胞化学研究．解剖学杂志，2000，23（2）：126-131.
[7] 高俊玲，田艳霞，张宇新，等．煤尘致肺泡巨噬细胞氧化损伤的细胞化学研究．解剖学报，2000，31（2）：160-163.
[8] 黄娜．A 类清道夫受体介导矽肺患者肺泡巨噬细胞凋亡的机制研究［D］．河北联合大学，2013.
[9] 高俊玲，崔建忠，田艳霞，等．锌对 SiO_2 致大鼠肺泡巨噬细胞氧化损伤的保护作用 . 中国职业医学，2000，27（6）：6-8.
[10] 张艳淑，姚林，王广增，等．石英粉尘与香烟雾吸收液致大鼠氧化损伤的实验研究 . 中国职业医学，2002，29（3）：32-33.
[11] 江冬萍．表皮生长因子多态性与尘肺易感性研究［D］．河北联合大学，2014
[12] 白珊珊．MCP-1/CCR2 基因沉默对矽肺大鼠Ⅰ、Ⅲ型胶原表达的实验研究［D］．河北联合大学，2013.
[13] 程华．AcSDKP 对 TGF-β1 介导的 P38 通路调节在大鼠肺成纤维细胞胶原合成中的作用［D］．河北联合大学，2011.
[14] 赵曼曼．BMSCs 通过旁分泌 IL-1RA 抑制矽肺大鼠自噬激活的体内研究［D］．河北联合大学，2013.
[15] 方国峰．白细胞介素 -4 基因多态性与尘肺易感性研究［D］．河北联合大学，2011.
[16] 孙迪 . 白细胞介素 -8 基因多态性与尘肺易感性研究［D］．河北联合大学，2011.
[17] 刘佳麒．过氧化物还原酶 Peroxiredoxin Ⅰ在矽肺大鼠肺纤维化过程中的作用［D］．河北联合大学，2012.
[18] Sun Y，Yang F，Yan JB，et al. New anti-fibrotic mechanisms of N-acetyl-seryl-aspartyl-lysyl-proline in silicon dioxide-induced silicosis［J］. Life Sciences. 2010，87（7-8）：232-239.
[19] 王剑波．热休克蛋白 70 在矽肺所致肺纤维化形成中的作用［D］．河北联合大学，2011.

第五章

尘肺并发感染与免疫

第一节　尘肺并发感染

一、尘肺并发感染概述

尘肺病是由于在职业活动中长期吸入生产性粉尘并在肺内潴留而引起的以肺组织弥漫性纤维化为主的全身性疾病[1]。由于尘肺患者长期接触生产性粉尘，损伤了呼吸系统的防御功能，大大降低了尘肺患者的抵抗力，在同一环境中较健康者更易发病。常常并发各种不同的并发症[2]。尘肺患者常见的并发症就是呼吸系统感染，主要是肺内感染。

肺内感染是尘肺患者最常见的并发症。由于长期接触粉尘，在粉尘的化学和物理作用的刺激下，呼吸道黏膜损伤，常合并慢性支气管炎，呼吸道分泌物增加，致使呼吸系统的清除自净功能严重下降。肺部广泛的纤维化，使肺组织损伤，通气功能下降，纤维化组织的收缩、牵拉，使细支气管扭曲、变形、狭窄，引流受阻；加之慢性长期的病程，患者抵抗力降低，都是尘肺患者易于发生肺内感染的原因。

院外感染以流感嗜血杆菌和肺炎双球菌为多见，其次是葡萄球菌、卡他球菌、链球菌等，亦有大肠埃希菌、铜绿假单胞菌等革兰氏阴性杆菌。部分尘肺患者长期住院极易发生院内感染，治疗往往更困难。院内感染主要是患者相互交叉感染和医源性感染，以革兰氏阴性杆菌为多见，其中铜绿假单胞菌和大肠埃希菌最多。医疗用品消毒不彻底，特别是尘肺患者常用的雾化吸入装置、吸氧设备等是发生院内感染的主要原因。长期、反复滥用抗生素和激素，是导致复杂多菌群感染、微生物产生耐药性，及造成临床治疗困难的主要原因。

二、尘肺并发细菌性感染

（一）概述

由于尘肺患者机体抵抗力降低以及两肺弥漫性纤维化，使得支气管狭窄，引流不畅，易发细菌和病毒等感染。呼吸系统感染可以表现为经常咳嗽、咳痰、反复感冒、发热，多为冬春换季时出现，感冒可以导致症状加重。胸片常显示肺纹理增粗，甚至斑片状阴影，有的因为呼吸系统反复感染导致慢性炎症。

尘肺患者 10% ~ 20% 合并肺结核，硅肺和硅煤肺发病率较高，可能原因为粉尘颗粒可以携带多种病原菌，导致机体感染，硅肺患者 T 细胞免疫力下降等。合并肺结核时，可以出现无明显诱因的乏力、下午低热、夜间盗汗等，有一部分患者可以出现咯血或痰中带血。

（二）细菌的致病机制

一定种类的病原菌在一定的条件下，能在宿主体内引起感染的能力称为致病性（pathogenicity）。病原菌致病力的强弱程度称为毒力，同一细菌的不同菌株，其毒力不一样，因此，毒力是菌株的特征。

1．定植（colonization）　细菌感染第一步是体内定植，前提是细菌要黏附在宿主消化道、呼吸道、生殖道、尿道，及眼结膜等处，以免被肠蠕动、黏液分泌、呼吸道纤毛运动等作用所清除。凡具有黏附作用的细菌结构成分，统称为黏附素（adhesin），通常是细菌表面的一些大分子结构成分，主要是革兰氏阴性菌的菌毛，其次是非菌毛黏附素，如某些外膜蛋白（outer membrane protein，OMP）以及革兰氏阳性菌的脂磷壁酸（lipoteichoic acid，LTA）等。有些黏附素无宿主特异性及组织嗜性，如 F1（1 型菌毛）能与细胞表面的 D 甘露糖残基结合；大多数黏附素具有宿主特异性及组织嗜性，如大肠埃希菌的 F4（K88）菌毛仅黏附于猪的小肠前段，F6（987P）仅黏附于猪的小肠后段。细胞或组织表面与黏附素相互作用的成分称为受体（receptor），多为细胞表面糖蛋白，部分黏附素受体为蛋白质，最有代表性的是细胞外基质（extracellular matrix，ECM）。

2．干扰或逃避宿主的防御机制　病原菌黏附于细胞或组织表面后，必须克服机体局部的防御机制，特别是要干扰或逃避局部的吞噬作用及分泌抗体介导的免疫作用，才能建立感染。几种主要的作用方式有抗吞噬作用、抗体液免疫机制、内化作用（internalization）、在体内扩散。

通过抗吞噬作用干扰或逃避宿主的防御机制是指细菌不与吞噬细胞接触，如通过外毒素破坏细胞骨架以抑制巨噬细胞的作用，如链球菌溶血素等；抑制巨噬细胞的摄取，如荚膜、菌毛和链球菌的 M 蛋白；在巨噬细胞内生存，如沙门菌的某些成分可抑制溶酶体与吞噬小体的融合；再如李氏杆菌被吞噬后，很快从吞噬小体中逸出，直接进入细胞质；杀死或损伤吞噬细胞，细菌通过分泌外毒素或蛋白酶来破坏巨噬细胞的细胞膜，或诱导细胞凋亡，或直接杀死巨噬细胞。

细菌通过抗体液免疫机制作用干扰或逃避宿主的防御机制是指抗原伪装或抗原变异，抗原伪装主要是在细菌表面结合机体组织成分，如金黄色葡萄球菌通过细胞结合性凝固酶结合血纤维蛋白，或通过 SPA 结合免疫球蛋白。分泌蛋白酶降解免疫球蛋白，嗜血杆菌等可分泌 IgA 蛋白酶，破坏黏膜表面的 IgA。通过 LPS、OMP、荚膜及 S 层等的作用，逃避补体，抑制抗体产生。

通过内化作用干扰或逃避宿主的防御机制是指某些细菌黏附于细胞表面之后，能进入吞噬细胞或非吞噬细胞内部的过程。细菌通过这种移位作用进入深层组织，或进入血循环，从感染的原发病灶扩散至全身或较远的靶器官。宿主细胞为进入其内的细菌提供了一个增殖的小环境和庇护所，使细菌逃避宿主免疫机制的杀灭。

细菌在宿主体内增殖是感染的核心问题，增殖速度对致病性极其重要，如果增殖较快，细菌在感染之初就能克服机体防御机制，易在体内生存。反之，若增殖较慢，则易被机体清除。铁是许多细菌生长所必需，然而宿主体内无游离铁存在，细菌通过获铁系统为细菌生长提供所需的铁，获铁系统包括生产和利用铁载体或直接利用宿主的含铁化合物，如血红转铁蛋白、乳铁蛋白等。

细菌的种类不同，有助于其在体内扩散物质也不同。细菌分泌的蛋白酶称为胞外蛋白酶

（extracellular proteinase），它们具有多种致病作用，例如激活外毒素、灭活血清中的补体等，有的蛋白酶本身就是外毒素。此外，最主要的是作用于组织基质或细胞膜，增加其通透性，利于细菌扩散。此类常见的有透明质酸酶（hyaluronidase），分解结缔组织的透明质酸，葡萄球菌、链球菌等可产生；胶原酶（collagenase），主要分解 ECM 中的胶原蛋白，见于梭菌、气单胞菌等；神经氨酸酶（neuraminidase），主要分解肠黏膜上皮细胞的细胞间质，霍乱弧菌及志贺菌可产生；磷脂酶（phospholipase），可水解细胞膜的磷脂，产气荚膜梭菌可产生；卵磷脂酶（lecithinase），分解细胞膜的卵磷脂，产气荚膜梭菌等产生；激酶（kinase），能将血纤维蛋白溶酶原激活为血纤维蛋白溶酶，包括链球菌产生的链激酶和葡萄球菌等产生的激酶，以分解血纤维蛋白，防止形成血凝块；凝固酶（coagulase），细菌在体内的扩散也可通过内化作用完成。特别是细胞结合性凝固酶，可为细菌提供抗原伪装，使之不被吞噬或机体免疫机制所识别，见于致病性金黄色葡萄球菌。

3．毒素（toxin） 细菌毒素按其来源、性质和作用等的不同，可分为内毒素（endotoxin）和外毒素（exotoxin）。在大多数情况下，外毒素一般简称毒素。外毒素是某些病原菌在生长繁殖过程中所产生的对宿主细胞有毒性的可溶性蛋白质。大多数外毒素在菌体内合成后必须分泌于胞外，故名“外毒素”。但也有少数外毒素存在于菌体细胞的胞周间隙，只有当菌体细胞裂解后才释放至胞外。多种细菌能产生外毒素，如肉毒梭菌、破伤风杆菌、白喉棒状杆菌、炭疽杆菌、大肠埃希菌、霍乱弧菌。毒素具有菌种特异性，如破伤风梭菌产生破伤风毒素、炭疽杆菌产生炭疽毒素、霍乱弧菌产生霍乱毒素等。

毒素的毒性强，如 1 mg 纯化的肉毒毒素能杀死 2000 万只小鼠。外毒素的毒性往往具有高度的特异性。破伤风毒素选择性地作用于脊髓前角运动神经细胞，引起肌肉的强直性痉挛；肉毒毒素选择性地作用于眼神经和咽神经，引起眼肌和咽肌麻痹；也有一些毒素具有相同的作用，霍乱弧菌、大肠埃希菌、金黄色葡萄球菌等许多细菌均可产生作用类似的肠毒素。

外毒素具有良好的免疫原性，可刺激机体产生特异性的抗体，而使机体具有免疫保护作用，这种抗体称为抗毒素（antitoxin），可用于紧急治疗和预防。外毒素在 0.4% 甲醛溶液作用下，经过一段时间可以脱毒，但仍保留原有抗原性，称之为类毒素（toxoid）。类毒素注入机体后，仍可刺激机体产生抗毒素，可作为疫苗进行免疫接种。多数外毒素不耐热，一般在 60 ～ 80℃经 10 ～ 80 min 即可失去毒性，但也有少数例外，如葡萄球菌肠毒素及大肠埃希菌热稳定肠毒素（ST）能耐 100℃，30 min。

外毒素是蛋白质，易被热、酸及蛋白水解酶灭活，具有很高的生物学活性，并具有特异性。大多数外毒素由 A、B 两种亚单位组成。A 亚单位为毒素的活性中心，称活性亚单位，决定毒素的毒性效应。B 亚单位称结合单位，能使毒素分子特异性地结合在宿主易感组织的细胞膜受体上，并协助 A 亚单位穿过细胞膜。A、B 亚单位单独均无毒性，A 亚单位必须在 B 亚单位的协助下，结合至受体释放到细胞内，才能发挥毒性作用，因此毒素结构的完整性是其致病的必备条件。B 亚单位可单独与细胞膜受体结合，并阻断完整毒素的结合，B 亚单位可刺激机体产生相应的抗体，从而阻断完整毒素结合细胞，可作为良好的亚单位疫苗。

内毒素特指革兰氏阴性菌外膜中的脂多糖（LPS）成分，细菌在死亡后破裂或用人工方法裂解菌体后才释放。革兰氏阴性菌内毒素的毒性作用都大致相同，引致发热、血循环中白细胞骤减、弥散性血管内凝血、休克等，严重时亦可致死。内毒素耐热，加热 100 ℃经 1 h 仍不被破坏，必须加热 160 ℃经 2 ～ 4 h，或用强酸、强碱或强氧化剂煮沸 30 min 才失活。不能被甲醛脱毒成类毒素。

此外，内毒素的抗原性较弱，将内毒素注入机体可产生针对其中多糖抗原的相应抗体，但此抗体并无中和内毒素毒性的作用。

4．细菌的Ⅰ型至Ⅶ型分泌系统　细菌分泌的蛋白是决定细菌致病性的重要因素之一。这些蛋白由细菌合成并分泌之后，或者存在于细菌表面，或者释放到细菌的外环境中，或者进入到宿主细胞里。分泌蛋白如含有典型信号序列则由经典的分泌途径介导分泌，而其他一些蛋白的分泌则是由分泌旁路途径或精氨酸易位系统实现。分子微生物学已经揭示了革兰氏阴性细菌分泌蛋白的多种机制，其中涉及六个分泌系统，即Ⅰ、Ⅱ、Ⅲ、Ⅳ、Ⅴ和Ⅵ型分泌系统。革兰氏阳性细菌与革兰氏阴性细菌在结构上有明显的不同，革兰氏阴性细菌有质膜和脂多糖两层膜包被，但革兰氏阳性细菌有质膜和肽聚糖形成的单层膜包被，所以两类细菌分泌蛋白的机制也不一样。

细菌的分泌系统的发现是近年细菌致病机制研究的重要进展，细菌为了生存和进入真核宿主细胞，经过长期进化逐步形成了入侵宿主细胞的特异性机制，其中最显著的机制就是细菌的Ⅲ型分泌系统。细菌的Ⅲ型分泌系统可以将细菌效应蛋白直接注入宿主细胞中。最初细菌的Ⅲ型分泌系统知识在少数的致病菌中发现，后来在人类、动物和植物的共生菌或益生菌中都有发现。细菌的Ⅲ型分泌系统与动植物的许多革兰氏阴性病原菌的毒力因子的分泌最为相关。在病原菌与宿主细胞接触后，这一系统得以启动，具有接触介导的特征。启动后细菌分泌与毒力有关的多种蛋白质，与相应的伴侣蛋白（chaperone）结合，从细菌的胞浆直接进入宿主细胞胞浆，发挥毒性作用。

最近研究表明，在分枝杆菌中发现了细菌的Ⅶ型分泌系统。

（三）细菌性感染的传播

尘肺患者合并了细菌感染，即该患者体内有病原微生物存在，如果能将病原物排出体外，该患者就是传染源。病原微生物从传染源体内排出后，经不同的方式到达易感者所经的道路称为传播途径。传播途径一般可以分为：①空气传播，如肺结核等；② 经水传播，如伤寒、菌痢等；③ 饮食传播，如肠道感染、肠寄生虫病和个别呼吸道感染病结核等；④ 接触传播，可以分为直接（如性病等）和间接（通过污染的手和日常用品等）两类；⑤ 虫媒传播，经节肢动物如蚊子、蝇、虱、蚤等媒介传播的疟疾等；⑥ 土壤传播，土壤中的感染期蚴（蛔虫、钩虫等）或者芽孢（破伤风杆菌、炭疽杆菌等的芽孢）可以钻入皮肤或者玷污皮肤伤口而引起感染。而尘肺患者由于职业和工作关系与病原微生物的接触机会较多，免疫力又低下，因而易获感染。

（四）细菌性感染的类型

尘肺是一种以肺纤维化为主的职业性肺部疾病，主要表现为限制性通气功能障碍，导致劳动能力的丧失和生活质量的下降，目前尚无有效的治疗方法，且常因并发症导致病情进一步加重甚至死亡。尘肺并发症以肺部感染最多见，是导致尘肺患者死亡的主要原因。所以积极防治尘肺并发症特别是肺部感染是提高尘肺患者生活质量挽救生命的主要措施。治疗尘肺并发肺部感染，及早获得病原学诊断及药敏试验结果对治疗有指导意义；在尚未获得病原学诊断时，应先行经验性治疗。有文献报道，在 245 例尘肺合并肺部感染患者中，革兰氏阴性杆菌感染最为常见，痰标本培养分离出致病菌 441 株，革兰氏阴性杆菌占 82.3%，其中铜绿假单胞菌 114 株（25.9%），肺炎克雷伯杆菌 79 株（17.9%），大肠埃希菌 66 株（14.9%），鲍曼不动杆菌 45 株（10.2%），阴沟肠杆菌 37 株（8.4%），流感嗜血杆菌 22 株（4.99%）。革兰氏阳性球菌占 12%，其中肺炎链球菌 35 株（7.9%），金黄色葡萄球菌 18 株（4.1%）。真菌 25（5.7%）株。151 病例为混合感染。

可见很多尘肺肺部感染患者多为混合感染。尘肺的严重程度与肺部感染的发生发展密切相关。尘肺期别越高，感染机会及住院次数越多，病情会更为复杂，混合感染和多重耐药菌感染可能性加大，好转及治愈率越低。因此对尘肺并发肺部感染的治疗，随着尘肺病情的加重，强力抗生素的联合应用及疗程的适当延长可以改善预后。

三、尘肺并发病毒性感染

尘肺患者由于机体的抵抗力降低以及两肺弥漫纤维化，使支气管狭窄，引流不畅，除了容易继发细菌感染外，还会继发病毒感染。

四、尘肺并发真菌性感染

尘肺患者由于机体的抵抗力降低以及两肺弥漫纤维化，使支气管狭窄，引流不畅，除了容易继发细菌和病毒感染外，还会继发真菌感染。

五、尘肺合并结核感染

（一）病因与发病机制

肺结核是尘肺最常见的并发症，发生率为 20% ～ 50%。尸检较生前 X 线片上发现得更多，为 36% ～ 75%，随着尘肺病情加重，肺结核的发生率逐渐增高，合并肺结核常促使患者死亡。20 世纪 90 年代，我国尘肺流调显示，硅肺患者（死于呼吸系统疾病）中 59.34% 死于肺结核，并成为晚期尘肺的主要死因之一。依据国内外报道，死于合并肺结核者占 46.3% ～ 50.8%。

尘肺是由于长期吸入含大量游离二氧化硅的粉尘所引起的肺部疾病。游离二氧化硅结晶是由中心一个硅离子和四个角上附有氧离子组成的四面体结构，其表面的电荷被认为具有致纤维化的活性。游离二氧化硅颗粒进入肺泡，被聚集在肺淋巴管起始部位的肺巨噬细胞所吞噬。二氧化硅粉尘开始处于巨噬细胞吞噬体内，作用于吞噬体膜，使吞噬体破裂，二氧化硅粒子游离于细胞质，溶酶体酶被释放，巨噬细胞死亡，二氧化硅粒子排出细胞外。溶解的巨噬细胞和释放的二氧化硅粒子刺激更多的巨噬细胞聚集，成纤维细胞增生，胶原产生，硅结节形成。由上可见二氧化硅粉尘蓄积部位也是巨噬细胞聚集和破坏部位。

抗结核免疫力主要是 T 淋巴细胞介导的巨噬细胞免疫反应。二氧化硅降低巨噬细胞抑制结核菌生长的能力，并促进结核菌的活力和毒性，而且尘肺病变所引起的血液和淋巴循环淤滞，有利于结核菌的生长繁殖。这就是为什么尘肺患者易患结核病的原因。

此外，尘肺患者之所以容易合并结核感染，还可能与下列因素有关：尘肺患者抵抗力降低，容易受结核菌感染；肺间质广泛纤维化，导致血液淋巴循环障碍，降低了肺组织对结核菌的防御功能；粉尘对巨噬细胞有一定毒性，消弱了巨噬细胞吞噬和杀菌能力，促使结核菌在肺组织生长和播散。

反过来，结核亦可促进尘肺病程的加剧发展，结核作为一种触发力量可使潜在性尘肺病变显著化，同时结核病变会影响肺对粉尘的廓清作用，有助于粉尘在肺内潴留和尘肺的发生。

由此可见，尘肺与结核互相影响、互为因果，构成对肺组织的严重损害，使尘肺结核的病变进展，出现显著的临床症状。

（二）尘肺结核的特点

1．尘肺患者是肺结核发病的高危人群，尘肺并发结核受下列诸多因素的影响：①尘肺的病期和类型；②人群中结核感染率；③患者的年龄、营养状况；④结核的防治措施及诊断、治疗水平。

2．尘肺与结核并存后，两种病变互相促进，加速恶化，肺结核病灶促进尘肺结节融合和肺纤维化进程，甚至出现尘肺的“跳期”现象。而大块的尘肺结核病灶内，又极易出现空洞。

3．尘肺结核的症状和合并症多且严重，死亡率高。尘肺结核最常见的合并症，亦是主要的死亡原因，如肺部感染、咯血、呼吸衰竭、痰窒息、气胸及纵隔气肿、肺心病、心衰等。

4．尘肺结核的痰结核菌检阳性率并不高，一些学者认为是因为结核病灶为尘肺纤维化所包围，结核菌不易进入支气管由痰液排出。

5．尘肺结核的抗结核效果较差，主要表现为痰菌阴转率低，容易复发，肺内空洞难以闭合，病灶吸收好转慢。究其原因是尘肺并发结核后肺组织广泛纤维化，肺血管床受到破坏，组织供血不良，抗结核药物难于渗透到病灶内，局部药物不易达到有效抑菌浓度；再加上尘肺患者细胞吞噬功能减低，也会影响结核治疗效果。

（三）尘肺结核的临床与病理

尘肺结核临床症状重且复杂，并随尘肺期别的递增而加重。

1．临床症状

（1）咳嗽、咳痰：咳嗽是尘肺结核患者最常见的症状，早期尘肺患者可无咳嗽咳痰，仅有胸闷或胸痛。长时间咳灰黑色脓性痰，提示尘肺结核进展。由于尘肺结核患者存在不同程度的粉尘性支气管炎，纤毛上皮细胞被破坏，所以也可表现为干咳或有痰不易咳出。

（2）呼吸困难：以Ⅱ、Ⅲ期尘肺结核患者为甚，当合并感染、肺心病、气胸等时，呼吸困难可以突然加剧，甚至危及患者生命。

（3）发热：尘肺结核病患者没有其他细菌感染时，其热型与肺结核热型一致，表现为午后低热，体温不超过 38℃。如果同时合并普通细菌感染，可表现为高热，热型不定。

（4）胸痛：尘肺结核病患者胸痛症状突出，由于Ⅱ期以上尘肺合并结核时，胸膜广泛增厚粘连所致。大多表现为钝痛，持续时间长，深呼吸和咳嗽时加重。此外还可有盗汗、乏力、食欲不振、消瘦等结核中毒症状，咯血为尘肺结核恶化的症状之一。

还有部分Ⅰ期尘肺患者合并结核时，无任何临床症状，仅在体检时被发现。

2．体征　Ⅰ期尘肺合并轻症结核时，临床上可无阳性体征。

Ⅱ期及以上尘肺结核患者，部分可闻及固定的湿啰音，出现并发症如气胸、纵隔气肿、肺大泡等，并可出现相应体征。

3．尘肺结核的病理　尘肺结核的病理改变，既不同于尘肺，又有别于结核，其形态结构复杂化。

（1）尘肺结核结节：尘肺结核结节是在尘肺结节基础上感染结核而形成，呈圆形，直径在 3 ~ 5 mm。大体观察可见周围有一层灰白色包膜，内含黑色尘粒和干酪坏死灶，质脆易剥离。镜下系多尘肺结节及干酪坏死物连接而成，外层有纤维结缔组织，其内可见伊红淡染的无结构的坏死物。在结节周边亦可发生结核性肉芽肿或结核性渗出物。

（2）尘肺结核团块：一般先患有尘肺，在尘肺的病变基础上发生结核，病灶融合，扩大形成尘肺结核大团块，体积一般大于 2 cm × 2 cm × 2 cm。常有两种表现形式，一是球形干酪灶，类似结核瘤，较少见；二是大块纤维化，类似尘肺块。大体观呈灰黑、灰白或灰黄间的干酪坏死灶。

（3）尘肺结核空洞：肺结核的空洞有其特点，空洞形状多为不规则形，如“哑铃状”“多角形”等。尘肺结核洞有如下特点：空洞数目多，彼此易于贯通，多较巨大，直径可达 9 cm；形状不整；洞壁厚薄不一，但一般较厚，可达数厘米，洞周常有泡性气肿、肺不张、纤维团块等病变；内壁凹凸不平，如岩洞，常可见壁上结节。镜下观察洞壁由内向外分为坏死层、肉芽组织层、纤维组织层。

（4）尘肺结核的胸膜改变：单纯Ⅰ期或Ⅱ期尘肺胸膜不增厚，一旦合并结核，胸膜均有增厚，其增厚程度与结核病变的严重程度有关。大体观察，可见增厚的胸膜呈乳白色，质地坚韧，镜下所见为大量粗大的胶原纤维和少许纤维细胞。

（四）尘肺结核的病原学检查和其他检查

1．痰结核菌检查 痰菌对于尘肺结核的诊断、疗效判定是极为重要的，必须进行反复多次检查。痰结核菌的培养价值更大。由于检查方法、技术水平和患者留痰的质量不同，尘肺结核病患者痰菌阳性率的报告差别较大，从10%到80%不等，涂片抗酸染色镜检快速而简便，在我国非典型分枝杆菌尚属少见，抗酸杆菌阳性结核感染即基本成立。直接厚涂片阳性率优于薄涂片，是目前普遍采用的涂片方法。镜下见细菌数与每毫升标本含菌数的对应关系大致是：每1000、100、10和1个视野中检出一个结核分枝杆菌时，痰标本含菌数分别为10^2、10^3、10^4和10^5，每视野检出10和100个菌时，则高达10^6和10^7。观察视野数与检查的可信度有关，每张涂片观察视野应当不少于100个，阴性时应该继续观察到300个视野。由于一些抗酸染色颗粒难以辨认，当发现一个或者少数“抗酸菌”时列为可疑，应该重复检查。集菌法涂片和应用金胺染色荧光镜检可以提高阳性率，但是假阳性有所增加。培养虽然费时，但是精确可靠，特异性高。对于无痰患者推荐采用导痰，必要时还可以采用经气管穿刺吸引采样。

尘肺结核病患者化疗中，痰抗酸杆菌常发生涂片阳性，但是培养阴性的现象。分析可能的原因是：①硅尘与结核菌互为抗原，互为佐剂，患者肺组织损害严重，广泛纤维包裹干酪样病灶，并形成厚壁空洞；②由于肺间质纤维化，支气管扭曲变形，引流不畅，发生间断排菌；③形成L型细菌和非典型抗酸菌，在常规培养基上难于生长、鉴定；④不规则化疗影响结核菌的生长活力。

2．红细胞沉降率（血沉）检查 在结核病的诊断上应用较广。尘肺结核患者由于体液免疫增强，血浆中球蛋白增高，故血沉增快常超过20 mm/h以上。

3．血、尿羟脯氨酸 尘肺病变以肺部弥漫性胶原结节纤维化为特征，人体的胶原蛋白中约14%的氨基酸是羟脯氨酸，尘肺合并结核时，胶原代谢活跃，故血清及尿羟脯氨酸含量明显增加。但血清及尿羟脯氨酸在其他胶原病和恶性肿瘤、组织损伤时亦可增高，必须注意加以鉴别。

4．免疫学检查 尘肺使机体的体液免疫功能增强，细胞免疫功能降低，主要表现在外周血T细胞减少、血浆中白蛋白减少、γ-球蛋白增高、A/G比倒置，血清抗结核抗体阳性有助于活动性肺结核的诊断。

5．血清铜蓝蛋白 尘肺结核患者血清铜蓝蛋白显著高于单纯尘肺患者，中国医学科学院卫生研究所测得的Ⅰ～Ⅲ期尘肺为256 U，而尘肺结核患者为365 U，这对尘肺结核的诊断有一定价值。

6．其他 经纤维支气管镜检查、支气管肺泡灌洗液、经皮肺活检、浅表淋巴结活检等，对于确诊尘肺结核有较大帮助。

六、尘肺合并肿瘤

引起尘肺的各类粉尘中，有的粉尘具有致癌性，例如石棉是国际上公认的致癌物，长期吸入大量的石棉粉尘引起的尘肺，即石棉肺。石棉肺患者容易并发呼吸道感染，合并肺结核的发病率较硅肺低，约10%，且病情进展缓慢。但石棉肺患者的严重并发症不是呼吸道感染，而是肺癌。青石棉致癌性比温石棉大6倍。我国的尘肺流行病学调查资料显示，622例石棉肺患者死因分析表明死于肺癌者占27.17%。接触石棉这一与肺癌发病有关的特殊物质可以使肺癌发生危险性增高3～30倍。从接触到发生肺癌的实践与暴露的程度有关，通常超过10年。吸烟对石棉接触者的肺癌发生起协同作用，吸烟的石棉肺工人比不吸烟不接触石棉者肺癌相对危险度增加24.6倍。间皮瘤是极少见的肿瘤，但在石棉工人中发病率很高，主要发生在胸膜和腹膜。一般在接触石棉尘35～40年后发病，发病与工龄长短以及粉尘浓度关系密切，但与吸烟无关。以青石棉和铁石棉引起的间皮瘤较多，可能与其坚硬挺直而易穿透到肺的深部有关。

七、尘肺并发呼吸系统感染的病原学检查

近年来，随着现代分析和分子生物学技术的发展，使得病原学检查向标准化、微量化和快速简便等方面发展，而且在此基础上进一步发展成系列化、机械化和自动化。

（一）涂片光镜检查

对于尘肺患者，临床微生物标本采用涂片光镜直接形态学检查是诊断感染性疾病病原的最基本和最快速的方法。

临床微生物标本可以是血液、尿液、粪便、脑脊液、脓液、各种分泌物和皮肤瘀点等，均可制成涂片，行革兰氏染色或者特殊染色，于普通显微镜下直接观察。抗酸染色对于鉴定分枝杆菌相当有价值。对于临床标本进行直接涂片检查，对快速诊断或者提示某些感染有十分重要的实用价值，比如经气管镜或者纤维支气管镜获取的分泌物应该常规涂片，可以找到分枝杆菌属、军团菌属和卡氏肺孢菌等；另外，还可确定是否系单纯细菌感染还是复合细菌感染，后者常伴厌氧菌感染。

中段尿镜检，如每一油镜下见到两个或者更多细菌，提示每毫升尿液中至少含细菌 10^5 CFU（colony forming unit）。高速离心下的沉渣，如果抗酸染色阳性，还需要排除非结核分枝杆菌的可能。泌尿生殖道分泌物涂片可以检查是否有淋病奈瑟球菌、杜氏嗜血杆菌、念珠菌和阴道滴虫等。

腹泻患者粪便的常规镜检有数量很多的白细胞时，提示肠道致病菌如沙门菌属、志贺菌属和弯曲菌属等感染。也可能为非侵袭性和产毒素的肠道致病菌如霍乱弧菌和致病性大肠埃希菌感染。除此之外，还可以用显微镜检查虫卵、尾蚴、包囊等。

以伤口分泌物和脓肿或者蜂窝织炎抽取分泌液作革兰氏染色，可以鉴别葡萄球菌属、链球菌属和产气荚膜杆菌等感染。

（二）分离培养和鉴定

病原菌的培养检出不仅是对感染性疾病的确证，而且还可以使治疗有的放矢。依据临床要求，送检标本的性质和培养的目的，选取适合不同细菌生长的培养基和培养条件。可以体外人工培养的还有真菌和支原体等。病毒、立克次体和衣原体等，则需要用活体细胞方能进行分离培养，包括动物接种、鸡胚培养和细胞培养等技术。

在临床微生物实验室，目前对于细菌的鉴定主要是检测细菌的酶系统以及代谢产物的生化试验。根据细菌的生化表型特征可将细菌鉴定到“属”和“种”。

（三）动物接种

选择合适的动物，接种临床标本或者已经分离得到的细菌，可以对某些细菌性感染作出鉴别诊断，如结核、鼠疫、霍乱、白喉、炭疽、破伤风、气性坏疽、肉毒杆菌、布鲁菌病、梅毒、立克次体病、葡萄球菌食物中毒、艰难梭菌引起的假膜性结肠炎、肺炎链球菌肺炎等。

（四）免疫学试验

依据细菌的不同结构，如菌毛、鞭毛、荚膜或者毒性产物的抗原性差异，应用特异性抗血清与测定对象或者其他产物作凝集、沉淀、琼脂扩散、补体结合酶标等免疫学方法，来鉴定细菌的种、群或型。玻片凝集试验、荧光抗体试验以及其他免疫学技术能快速、特异性地检测血清、尿液等各种体液中的病原体。目前已经有多种商品化试剂供应。免疫学试验常有辅助诊断的价值。

（五）细菌与酵母菌的生化鉴定

依据不同病原菌对糖水化合物的发酵反应、不同酶系统和代谢产物或者菌液生长浊度等指标，

选择一种生化反应体系鉴定细菌。将待检细菌的纯培养经稀释后接种于含各种水化试剂、指示剂和培养基的塑料板小孔中，培养 4 ～ 24 小时后观察结果。此种系列生化反应指标多，操作简便，结果可靠，重复性好。国外已经商品化的有 API 系列、MICRO-ID、Vitek 系统（AMS 系统）、Walk Away 系统和 ATB 系统等 20 多种。其中某些试剂盒与产品提高了生化试验的敏感性和菌液浓度，孵育 4 ～ 6 小时就可以判断结果，可以满足临床快速诊断和早期治疗的需要。当然也存在不足之处，比如 API 法的缺点是肉眼判读结果存在主观因素，编码长而且烦琐，价格较高，目前尚难以在一般医院实验室普遍采用，但是可以用于疑难菌株的鉴定。

在微量快速试验的基础上，又发展了自动化操作系统、自动读出机，数据由计算机处理后显示最终的处理结果。有的仪器还把细菌鉴定和自动化药物敏感试验系统（大多数为微量稀释板）组合在同一台仪器内，这样就可同时获得细菌鉴定和药物敏感试验结果［定性结果为 S（敏感）、I（中度敏感）、R（耐药）或定量 MIC］，一般情况下 4 ～ 18 小时内即可获知结果。

（六）免疫诊断法

免疫诊断法通常有两种，一种方法是特异性微生物抗原的检测，可以从标本中直接测定其中特异性微生物抗原，或者将标本培养后检测某一病原微生物，另外一种方法是测定微生物抗原的特异性抗体。标记抗体技术的应用，不仅使得免疫诊断方法的特异性和敏感性都有所提高，而且简单、快速。

1．免疫荧光显微镜技术　是用荧光色素代替染色液标记抗原或者抗体，与病原微生物的抗原或抗体结合后用荧光显微镜取代光学显微镜检查荧光素标记的显微检查技术。该方法又分为直接法和间接法两种，直接法是用荧光素标记各种微生物的特异性抗体，用于检测对应的抗原；间接法标记的是抗特异抗体球蛋白的抗体，可以用于已知抗原涂片检测人血清中的对应抗体，此时要用标记的兔抗人免疫球蛋白抗体。

2．酶免疫技术　是用酶作标记物和指示剂标记抗体检测抗原（酶标抗体染色或者双抗体法）或抗体（间接法）的综合技术。为了增强抗原的吸附进而提高检测的敏感度，在有的酶免疫测定中加入非特异性吸附剂，即酶联免疫吸附测定（ELISA）法。在酶免疫测定方法的基础上加用生物素和抗生物素蛋白。在检查中，特异性抗体用生物素标记后与已经被固定的抗原起反应，用酶标记的抗生物素蛋白为指示剂系统。生物素和抗生物素蛋白形成高度亲和力的复合物，经指示系统即可显示抗原抗体反应，目前已有多种酶标记以及荧光标记的抗生物素蛋白试剂盒供应。酶标记抗原可以用于测定多种病毒感染患者血清中的 IgM 抗体，比如 HIV 病毒、巨细胞病毒、EB 病毒、甲肝和乙肝病毒、诺瓦克病毒和某些立克次体感染等。

（七）单克隆抗体技术

应用单克隆抗体可以检查细菌的种、型和亚型，特异性强，不会发生交叉反应，荧光标记单克隆抗体可以用于沙眼衣原体、梅毒螺旋体、嗜肺军团菌等抗原检查，以及多种病毒抗原的检查。

（八）气相色谱和高效液相色谱仪分析

利用气相色谱仪分析微生物的代谢产物，如各种挥发性和非挥发性的脂肪酸和其他成分，有助于鉴别各种专性厌氧菌、铜绿假单胞菌、奈瑟球菌、军团菌和分枝杆菌等。

气相色谱仪可与质谱分析仪、磁共振仪或者红外分光光度计联合应用，薄层层析仪或者质谱仪也可以与高效液相色谱仪等联合应用，可以大大提高分析和检测的水平。

（九）DNA 探针杂交技术

对于临床标本中大量存在，但是应用传统的培养方法生长极为缓慢的病原微生物或者目前还不能培养的病原，比如结核分枝杆菌或者其他分枝杆菌、伯氏疏螺旋体和欧立希菌属（Ehrlichia sp）、惠普尔病（Whipple disease）的 Tropheryma whippelii 菌，及病毒、衣原体、支原体和原虫等，核酸探针技术有特殊诊断价值。本法具有特异性强、灵敏度高等优点，缺点是操作程序较复杂，并且多数探针使用放射性核素标记物，所以很难在实验室推广使用。

（十）多聚酶链反应

近年来，利用多聚酶链反应（polymerase chain reaction，PCR）的核酸扩增技术，可使单个 DNA 分子在数小时（2 ～ 4 小时）内扩增 2^{30} 倍以上，使之达到可以检查的数量水平，故而可以用聚丙酰凝胶或者印迹法（southern blot）等方法检测出来。PCR 技术灵敏度高，特异性强，快速、简便，并且检测前核酸成分不需要提纯，可以用临床标本或者已经固定的组织标本直接检测。

（十一）基因芯片技术

基因芯片技术是基于碱基互补原理，在固定芯片表面按着一定的点阵集成大量的基因探针，与待测样品 DNA 进行杂交反应；通过检测目的单链上的荧光信号来识别、提取信息，进而对大量基因进行平行瞬时分析检测的技术。

基因芯片技术与其他基因诊断方法相比较具有检测系统微型化、自动化、高度平行性和多样性的显著特点，近年来在临床诊断中日益受到重视和研究。

目前已经研究开发了检测多种病毒（如 HIV、HCV 和 CMV）、细菌（如分枝杆菌、脑膜炎奈瑟球菌、表皮葡萄球菌和幽门螺杆菌）和酵母等的基因芯片。

基因芯片技术与传统杂交技术相比，虽然具有很多优点，但是该技术还存在一些问题，比如说技术成本高、探针制备过程中可能渗入错误核苷酸及混入杂质，导致特异性降低、杂交条件较为复杂和检查的灵敏度不够高等。

第二节　尘肺并发感染免疫基础

煤工尘肺患者机体抵抗力降低，肺间质广泛纤维化，造成支气管牵拉狭窄、引流不畅及血液淋巴循环障碍，降低了肺组织对各类病原体的防御功能，导致其在组织中生长、繁殖、播散，容易继发支气管、肺部感染。受患者自身的基础性疾病影响，及免疫抑制剂和抗生素的联合使用，尘肺患者合并真菌感染的发生率近年来也不断提高。人体免疫系统在防御病原微生物的侵袭、保持机体内环境稳定过程中起重要作用，如何保持自身免疫系统的完整性和免疫功能的正常发挥，是预防和治疗尘肺并发感染的一个关键问题。

一、抗感染免疫概述

早在 2000 多年前，人类就发现曾在瘟疫流行中患过某种传染病但幸运康复的人，对这种疾病的再次感染具有抵抗力，这种现象称为“免疫”（immunity）[3]。随着医学微生物学、细胞生物学、分子免疫学和遗传学等学科的不断发展和与免疫学的交叉和渗透，免疫的概念已远远超出了抵抗传染病的范畴。目前免疫内容涉及研究人体免疫系统的结构和功能，阐明免疫系统识别抗原和危险信号后发生免疫应答及其清除抗原异物的规律，探讨免疫功能异常所致病理过程和疾病发生发展的机制，及为诊断、预防和治疗某些免疫相关疾病提供理论基础和技术方法等。机体免疫功能目前可以概括为免疫预防（immune defense）、免疫监视（immune surveillance）和免疫自身稳定（immune homeostasis）三个方面[4]。抗感染免疫是机体免疫防御功能的一项重要内容，简单来说，抗感染免疫指机体抵抗病原微生物侵入的能力，即我们日常所说的“抵抗力”“体质”等。

抗感染能力的强弱，除与遗传因素、年龄、性别有关外，还取决于机体的营养、健康状态等。抗感染免疫包括抗细菌免疫、抗病毒免疫、抗真菌免疫、抗寄生虫免疫等，抗感染免疫的首要条件是人体有一个完善的免疫系统，如同一个国家要有一支建制完善的军队；其次是这支“军队”要有足够强的战斗力，即免疫应答反应，防止外界病原体的入侵及清除已入侵的病原体和其他有害物质。尘肺病是我国目前最主要的职业病，尘肺患者大都免疫力低下，是呼吸道感染的易感人群。尘肺患者不仅在肺局部有病变，而且也存在免疫组织和细胞的损坏以及免疫功能的紊乱，体现在固有免疫应答和适应性免疫应答两个方面。

二、免疫器官和组织

人体免疫系统是执行免疫功能的机构，由免疫器官和组织、免疫细胞及免疫分子所组成（表5-1）。免疫器官又称为淋巴器官，根据功能的不同可分为中枢免疫器官和外周免疫器官两类，也分别称为初级和次级淋巴器官。免疫组织又称为淋巴组织，在人体广泛分布，其中呼吸道、胃肠道、泌尿生殖道等黏膜相关淋巴组织含有大量淋巴小结，在黏膜抗感染免疫中发挥重要作用。中枢免疫器官和外周免疫器官通过血液循环和淋巴循环互相联系并构成免疫系统的完整网络。

表 5-1　人体免疫系统的组成

免疫器官和组织		免疫细胞	免疫分子	
中枢	外周		膜型	分泌型
骨髓	脾	淋巴细胞	TCR	抗体
胸腺	淋巴结	单核 / 巨噬细胞	BCR	补体
	黏膜相关淋巴组织	树突状细胞	黏附分子	细胞因子
		自然杀伤细胞	CD 分子	
		粒细胞	MHC	
		肥大细胞		
		其他		

（一）中枢免疫器官

中枢免疫器官是免疫细胞发生、分化和成熟的场所，人和其他哺乳动物的中枢免疫器官包括骨髓和胸腺。

1．骨髓　骨髓是造血器官，从结构上分为黄骨髓和红骨髓，其中，红骨髓含有大量的造血细胞和基质细胞，具有活跃的造血功能。骨髓中各阶段造血细胞不断在完成更新、增殖、分化和成熟等发育过程，其原始阶段细胞为多能造血干细胞（hematopoietic stem cell，HSC）。HSC 具有高度自我更新能力和多能分化潜能，可以形成红细胞、粒细胞、巨噬细胞等，及 B 淋巴细胞和 T 淋巴细胞。人 HSC 的主要表面标志分子为 CD34 和 CD117。骨髓基质细胞包括内皮细胞、巨噬细胞、成纤维细胞等，具有分泌多种造血生长因子如白细胞介素（IL-3、IL-4、IL-6、IL-7）、细胞集落刺激因子（SCF、M-CSF、GM、CSF）等。骨髓基质细胞与细胞外基质共同构成了造血细胞赖以生长发育和成熟的环境，称为造血诱导微环境（hematopoietic inductive microenvironment，HIM）。

骨髓的功能主要体现在两个方面。首先，骨髓是各类血细胞和免疫细胞发生的场所。在骨髓造血诱导微环境中，HSC 最初定向分化为髓样造血干细胞和淋巴样造血干细胞，髓样造血干细胞最终分化为粒细胞、单核细胞、红细胞和血小板等。淋巴干细胞分化为祖 B 细胞和祖 T 细胞，祖 B 细胞继续在骨髓中分化发育为成熟 B 细胞，而祖 T 细胞经血液循环到达胸腺进一步分化为成熟 T 细胞。其次，骨髓是 B 细胞分化成熟的场所和体液免疫应答发生的场所，如前所述，B 细胞在骨髓内发育成熟，随血流迁移至外周免疫器官，如遇抗原性物质就会活化生成浆细胞并产生抗体，同时也产生记忆 B 细胞。记忆 B 细胞如再次遇到抗原激活，可经血液和淋巴液回迁至骨髓，并分化为浆细胞，持久产生大量抗体。骨髓功能缺陷时，不仅会严重损坏机体的造血功能，而且导致严重的细胞免疫和体液免疫功能缺陷。

2．胸腺　胸腺位于前纵隔，胸骨后，分为左右两叶，外包结缔组织被膜，被膜伸入胸腺实质内形成隔膜，将胸腺分成许多小叶。小叶的外周部分称为皮质，中央部分称为髓质。胸腺的细胞组成包括胸腺细胞和胸腺基质细胞。胸腺细胞包括原始 T 细胞向成熟 T 细胞分化过程中各种不同阶段的细胞，胸腺基质细胞包括上皮细胞、巨噬细胞、树突状细胞、抚育细胞、成纤维细胞和网状细胞等，这些细胞一方面构成胸腺组织的支架，另一方面构成胸腺细胞营养和分化的微环境。

胸腺是 T 细胞分化、发育、成熟的主要场所。从骨髓迁入胸腺的 T 细胞前体首先定位于胸腺的皮质外层，这些形体较大的细胞为双阴性（$CD4^-/CD8^-$，DN）T 细胞，约占胸腺细胞总数的 10%。外层细胞在胸腺微环境中迅速增殖，并推动细胞不断向内层迁移，个体形态逐渐变小，细胞表型也由双阴性变为双阳性（$CD4^+/CD8^+$，DP）细胞。双阳性细胞约占胸腺细胞总数的 80%。为过渡态细胞，其中 90% 以上在皮质内经历阳性选择后发生凋亡，少部分胸腺细胞获得自身耐受和 MHC 限制性抗原识别能力，并迁移至皮髓交界处及髓质区，成为单阳性（$CD4^+$ 或 $CD8^+$，SP）细胞。SP 细胞与胸腺巨噬细胞、树突状细胞等表面的自身抗原肽 -MHC Ⅰ类分子复合物或自身抗原肽 -MHC Ⅱ类分子复合物相互作用，经历阳性选择过程后，只有那些不与自身抗原发生应答的 SP 细胞存活成为成熟 T 细胞，进入外周免疫器官。

此外，胸腺上皮细胞能产生多种激素和细胞因子，如胸腺素、胸腺生成素、SCF、IL-7 等。这些激素和细胞因子一方面具有促进胸腺细胞增殖、分化和发育等功能，另一方面也选择性地发挥免疫调节作用。目前临床应用的胸腺素就是从动物胸腺中提取出来的。

（二）外周免疫器官和组织

外周免疫器官和组织是成熟淋巴细胞和其他免疫细胞定居、增殖以及产生免疫应答的场所，包括淋巴结、脾和黏膜相关淋巴组织。

1．淋巴结（lymph node）　淋巴结是结构最完备的外周免疫器官，广泛分布于全身非黏膜部位的淋巴通道汇集处。淋巴结表面覆盖有致密的结缔组织被膜，被膜结缔组织深入实质，构成小梁（trabecula），作为淋巴结的支架。被膜外侧有数条输入淋巴管（afferent lymphatic vessel），输出淋巴管（efferent lymphatic vessel）则由淋巴结门部离开。淋巴结的实质分为皮质区和髓质区两个部分（图 5-1）。

（1）皮质：皮质区分为浅皮质区和深皮质区。靠近被膜下为浅皮质区，是 B 细胞定居的场所，称为非胸腺依赖区（thymus-independent area）。在该区内，大量 B 细胞聚集形成淋巴滤泡（lymphoid follicle），或称淋巴小结（lymph nodule）。未受抗原刺激的淋巴滤泡无生发中心，称为初级淋巴滤泡（primary lymphoid follicle），主要含静止的初始 B 细胞；受抗原刺激后，淋巴滤泡内出现生发中心（germinal center，GC），称为次级淋巴滤泡（secondary lymphoid follicle），内含大量增殖分化的 B 淋巴母细胞，后者可向内转移至淋巴结中心部髓质，分化为浆细胞并产生抗体。

浅皮质区与髓质之间的深皮质区又称副皮质区（paracortical area），是T细胞定居的场所，称为胸腺依赖区（thymus-dependent area）。深皮质区有许多由内皮细胞组成的毛细血管后微静脉（postcapillary venule，PCV），也称高内皮小静脉（high endothelial venule，HEV），在淋巴细胞再循环中起主要作用。随血流来的淋巴细胞由此部位进入淋巴结。

（2）髓质：髓质区由髓索和髓窦组成。髓索由致密聚集的淋巴细胞组成，主要为B细胞和浆细胞，也含部分T细胞及巨噬细胞（Mφ）。髓窦内富含Mφ，有较强的滤过作用。

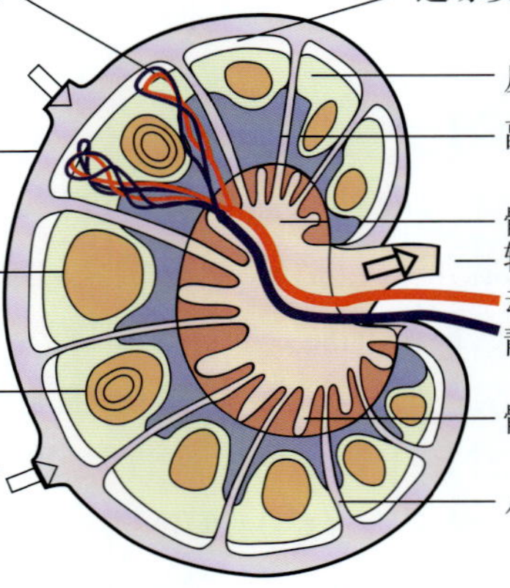

图5-1 淋巴结结构模式图。淋巴结表面覆盖有结缔组织被膜，浅皮质区可见由B细胞组成的初级滤泡，受抗原刺激后，形成生发中心（次级滤泡）；副皮质区可见高内皮小静脉淋巴细胞由此从血循环进入淋巴结

（3）淋巴结功能：淋巴结功能主要包括四个方面。

1）T细胞和B细胞定居的场所。淋巴结是成熟T细胞和B细胞的主要定居部位。其中，T细胞约占淋巴结内淋巴细胞总数的75%，B细胞约占25%。

2）免疫应答发生的场所。巨噬细胞或树突状细胞等抗原处理及提呈细胞在周围组织中摄取抗原后可迁移至淋巴结，并将经加工、处理的抗原肽提呈给T细胞，使其活化、增殖、分化为效应T细胞。淋巴结中的B细胞可识别和结合游离的或被滤泡树突状细胞（follicle dendritic cell，FDC）捕获的抗原，通过T、B细胞的协同作用，B细胞增殖、分化为浆细胞，并分泌抗体。效应T细胞除在淋巴结内发挥免疫效应外，更主要的是与抗体一样，随输出淋巴管，经胸导管进入血流，再分布至全身，发挥免疫应答效应。故淋巴结是发生免疫应答的主要场所之一。

3）参与淋巴细胞再循环。淋巴结深皮质区的HEV在淋巴细胞再循环中起重要作用，来自血液循环的淋巴细胞穿过HEV进入淋巴结实质，然后通过输出淋巴管汇入胸导管，最终经左锁骨下静脉返回血液循环。

4）过滤作用。侵入机体的病原微生物、毒素或其他有害异物，通常随组织淋巴液进入局部引流淋巴结，淋巴液在淋巴窦中缓慢移动，有利于窦内巨噬细胞吞噬、清除抗原性异物，从而发挥过滤作用。

2．脾 脾是胚胎时期的造血器官，自骨髓开始造血后，脾演变成人体最大的外周免疫器官。脾外层为结缔组织被膜，被膜向脾内伸展形成若干小梁，脾实质可分为白髓和红髓。

（1）白髓（white pulp）：白髓为密集的淋巴组织，由围绕中央动脉而分布的动脉周围淋巴鞘、淋巴滤泡和边缘区组成。脾动脉入脾后，分支随小梁走行，称小梁动脉。小梁动脉分支进入脾实质，称为中央动脉。中央动脉周围有厚层弥散淋巴组织，称为动脉周围淋巴鞘（periaterial lymphoid sheaths，PALS），主要由密集的T细胞构成，也含有少量树突状细胞及巨噬细胞，为T细胞区。在动脉周围淋巴鞘的旁侧有淋巴滤泡，又称脾小结（splenic nodule），为B细胞区，内含大量B细胞及少量巨噬细胞和滤泡树突状细胞（FDC）。未受抗原刺激时为初级淋巴滤泡，受抗原刺激后中央部出现生发中心，为次级淋巴滤泡。

（2）红髓：红髓分布于被膜下、小梁周围，及白髓边缘区外侧的广大区域，由脾索和脾血窦（splenic sinusoid）组成。脾索为索条状组织，主要含B细胞、浆细胞、巨噬细胞和树突状细胞。脾索之间为脾血窦，其内充满血液。脾索和脾血窦壁上的巨噬细胞能吞噬和清除衰老的血细胞、抗原抗体复合物或其他异物，并具有抗原提呈作用。

白髓与红髓交界的狭窄区域为边缘区（marginal zone），内含T细胞、B细胞和较多巨噬细胞。中央动脉的侧支末端在此处膨大形成边缘窦（marginal sinus），内含少量血细胞。边缘窦内皮细胞之间存在间隙，血细胞可经该间隙不断地进入边缘区的淋巴组织内，是淋巴细胞由血液进入淋巴组织的重要通道。T细胞经边缘窦迁入PALS，而B细胞则迁入脾、脾索或脾血窦。白髓内的淋巴细胞也可进入边缘窦，参与淋巴细胞再循环。

（3）脾的功能：脾的功能包括如下几点。

1）T细胞和B细胞定居的场所。脾是各种成熟淋巴细胞定居的场所，其中B细胞约占脾淋巴细胞总数的60%，T细胞约占40%。

2）免疫应答发生的场所。脾是机体对血源性抗原产生免疫应答的主要场所。血液中的病原体等抗原性异物经血液循环进入脾，可刺激T、B细胞活化、增殖，产生效应T细胞和浆细胞，并分泌抗体，发挥免疫效应。脾是体内产生抗体的主要器官，在机体的防御、免疫应答中具有重要地位。

3）合成某些生物活性物质。脾可合成并分泌某些重要生物活性物质，如补体成分等。

4）过滤作用。体内约90%的循环血液要流经脾，脾内的Mφ和网状内皮细胞均有较强的吞噬作用，可清除血液中的病原体、衰老的红细胞、白细胞、免疫复合物和异物，从而发挥过滤作用，使血液得到净化。

3．黏膜相关淋巴组织 黏膜相关淋巴组织（mucosa-associated lymphoid tissue，MALT）亦称黏膜免疫系统，主要指呼吸道、肠道及泌尿生殖道黏膜固有层和上皮细胞下散在的无被膜淋巴组织，以及某些带有生发中心的器官化的淋巴组织，如扁桃体、小肠的派氏集合淋巴结及阑尾等。人体黏膜的表面积约400 m^2，是病原微生物等抗原性异物入侵机体的主要门户，故MALT是人体重要的防御屏障。另外，机体近50%的淋巴组织存在于黏膜系统，因此，MALT又是发生局部特异性免疫应答的主要部位。MALT主要包括肠相关淋巴组织、鼻相关淋巴组织和支气管相关淋巴组织等。

（1）肠相关淋巴组织（gut-associated lymphoid tissue，GALT）：包括派氏集合淋巴结、淋巴小结（淋巴滤泡）、上皮细胞间淋巴细胞、固有层中弥散分布的淋巴细胞等。GALT的主要作用是抵御侵入肠道的病原微生物感染。

1）M细胞。在肠集合淋巴小结处，局部肠黏膜向肠腔呈圆顶状隆起，此部位无绒毛和小肠腺，在派氏集合淋巴滤泡上皮内含有散在的M细胞（图5-2）。M细胞是一种特化的抗原转运细胞（specialized antigen transporting cell），其顶部胞质较薄，细胞核位于基底部，细胞基底部质膜内陷形成一较大的穹隆状凹腔，内含多个淋巴细胞（T、B细胞）、巨噬细胞和DC，M细胞可通过吸附、胞饮和内吞等方式摄取肠腔内抗原性异物，并以囊泡形式转运给凹腔内的巨噬细胞或DC，再由它们将抗原提呈给淋巴细胞。淋巴细胞进入黏膜淋巴小结和肠系膜淋巴结，其中B细胞在Th细胞辅助下分化为幼浆细胞，后者经淋巴细胞再循环途径，大部分返回至肠黏膜固有层并转变为浆细胞。肠黏膜固有层浆细胞主要产生IgA，后者与肠黏膜吸收细胞基底面或侧面上的膜表面相应受体结合，并经胞吐转运过程分泌至小肠黏膜表面，形成大量分泌型IgA（secretory IgA，sIgA），从而执行黏膜免疫

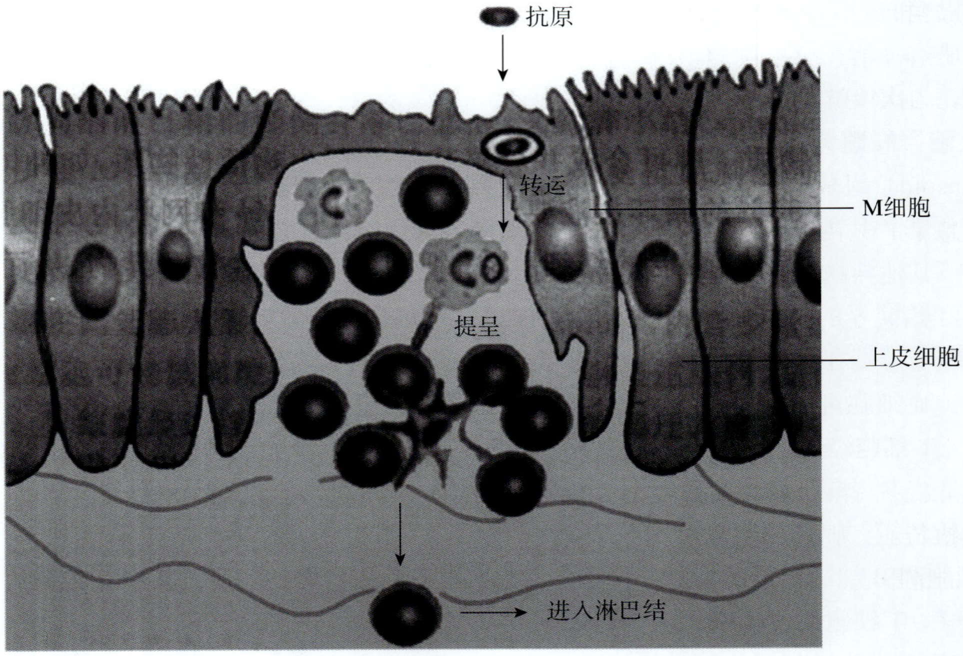

图 5-2　肠黏膜 M 细胞的功能示意图。肠黏膜 M 细胞可通过吸附、胞饮或内吞摄入抗原，以囊泡形式转运并传递给巨噬细胞或 DC，再由这些 APC 将抗原提呈给淋巴细胞

应答。部分幼浆细胞可经血液循环进入唾液腺、呼吸道黏膜、女性生殖道黏膜和乳腺等部位，产生 sIgA，发挥相似的免疫作用，使肠道免疫成为全身免疫的一部分。

2）上皮内淋巴细胞。上皮内淋巴细胞（intraepithelial lymphocyte，IEL）是存在于小肠黏膜上皮内的一类独特的细胞群，IEL 可能存在两种不同的细胞来源。

胸腺依赖性 IEL 约占 40%，其表型与外周血 T 细胞相同，由 αβ + T 细胞组成。这类细胞可能是派氏集合淋巴结中的 T 细胞受抗原刺激后增殖，然后通过淋巴循环和血液循环迁移至肠上皮。因此，其数量多少与抗原的刺激有关。

胸腺非依赖性 IEL，约占 60%，主要为 γδ + T 细胞。这类 T 细胞可能以造血前体细胞形式，不经胸腺，而直接由骨髓迁移至肠上皮，并在肠上皮提供的微环境中分化成熟。γδ + T 细胞属固有性免疫细胞，具有较强的细胞毒作用，并能分泌多种细胞因子。因此，IEL 在免疫监视和细胞介导的黏膜免疫中具有重要作用。

（2）鼻相关淋巴组织：鼻相关淋巴组织（nasal-associated lymphoid tissue，NALT）包括咽扁桃体、腭扁桃体、舌扁桃体及鼻后部其他淋巴组织，它们共同组成韦氏环（Waldeyer's ring），其主要作用是抵御经空气传播的病原微生物的感染。NALT 与淋巴结的结构相似，由淋巴滤泡及弥散的淋巴组织组成。NALT 表面覆盖有上皮细胞，但无结缔组织被膜，也无输入淋巴管。抗原和异物陷入淋巴上皮隐窝中，然后被送至淋巴滤泡。淋巴滤泡主要由 B 细胞组成。受抗原刺激后增殖，在滤泡内形成生发中心。

（3）支气管相关淋巴组织：支气管相关淋巴组织（bronchial-associated lymphoid tissue，BALT）主要分布于各肺叶的支气管上皮下，其结构与派氏集合淋巴结相似，滤泡中的淋巴细胞受抗原刺激后增殖，形成生发中心，其中主要是 B 细胞。

MALT 的功能　包括：①参与黏膜局部免疫应答。MALT 在肠道、呼吸道及泌尿生殖道黏膜构成了一道免疫屏障，是参与局部特异性免疫应答的主要部位，在黏膜局部抗感染免疫防御中发挥关键作用。②产生分泌型 IgA。MALT 中的 B 细胞多为产生分泌型 IgA（sIgA）的 B 细胞，这是因为表达 IgA 的 B 细胞可趋向定居于派氏集合淋巴结和固有层淋巴组织；另外，与淋巴结和脾相比，派氏集合淋巴结含有更多可产生大量 IL5 的 Th2 细胞，而 IL5 可促进 B 细胞分化并产生 IgA。B 细胞在黏膜局部受抗原刺激后所产生的大量 sIgA，经黏膜上皮细胞分泌至黏膜表面，成为黏膜局部抵御病原微生物感染的主要机制。

三、免疫细胞

免疫细胞（immuncyte）是指参与免疫应答或与免疫应答有关反应的所有细胞，按其参加免疫应答反应的类型，分为固有免疫细胞和适应性免疫细胞，按其功能不同可分为初始免疫细胞、效应免疫细胞、抗原提呈细胞、免疫调节细胞等。免疫细胞产生后通过血液循环和淋巴循环在体内各处巡游，持续地执行识别和排除抗原性异物的功能。既相互协作，又相互制约，使免疫应答既能有效地又能在适度的范围内进行。

（一）参与固有免疫细胞

固有免疫细胞主要包括单核细胞 / 巨噬细胞、中性粒细胞、树突状细胞、NK 细胞、NKT 细胞、γδT 细胞、B1 细胞、肥大细胞、嗜酸性粒细胞和嗜碱性粒细胞等。固有免疫细胞不表达特异性抗原识别受体，可通过模式识别受体或有限多样性抗原识别受体对病原体及其感染细胞或衰老损伤细胞和畸变细胞表面某些共有特定表位分子的识别结合[5]。

1．单核 - 巨噬细胞系统（mononuclear phagocyte system） 包括血液中的单核细胞和组织中固定或游走的巨噬细胞，在功能上都具有吞噬作用。单核 - 巨噬细胞均起源于骨髓干细胞，在骨髓中经前单核细胞分化发育为单核细胞，进入血液，随血液流到全身各种组织，进入组织中随即发生形态变化，如肝中的枯否细胞（Kupffer cell）、中枢神经系统中的小胶质细胞（microglialcells）、骨组织中的破骨细胞、肺中的尘细胞（dust cells）、结缔组织中的组织细胞（histocytes）、脾和淋巴结中的固定和游走巨噬细胞等。当血液中的单核细胞进入组织转变为巨噬细胞后，一般不再返回血液循环。巨噬细胞在组织中虽有增殖潜能，但很少分裂，主要通过血液中的单核细胞补充。

（1）单核 - 巨噬细胞膜受体：单核 - 巨噬细胞膜表面有许多功能不同的受体分子，如模式识别受体（pattern recognition receptor，PRR）、调理性受体和细胞因子受体等。模式识别受体主要包括甘露糖受体（mannose receptor，MR）、清道夫受体（scavenge receptor，SR）和 Toll 样受体（Toll like receptor，TLR），它们介导单核 - 巨噬细胞对病原体的吞噬作用。调理性受体主要包括 Fc 受体和补体分子的受体（CR）。这两种受体通过与 IgG 和补体结合，能促进巨噬细胞的活化和吞噬功能。单核 - 巨噬细胞无抗原识别受体，不具有特异识别功能。此外，巨噬细胞表达多种与其趋化和活化相关的细胞因子受体，如单核细胞趋化蛋白 -1 受体（MCP-1R）、单核细胞炎症蛋白受体（MIP-R）、单核细胞集落刺激因子受体（M-CSF）和干扰素以及某些白细胞介素受体。

（2）单核 - 巨噬细胞功能：单核 - 巨噬细胞具有多方面的生物功能，主要可以概括为以下几个方面：①非特异免疫防御。当外来病原体进入机体后，在激发免疫应答前就可被单核 - 巨噬细胞通过以下两种途径杀伤清除。一是氧依赖途径，即单核 - 巨噬细胞在吞噬作用的激发下生成超氧阴离子（O_2^-）、游离羟基（OH^-）、一氧化氮（NO）等杀菌和细胞毒性物质，杀伤病原体；二是通过氧非依赖途径，如生成酸性环境、溶菌酶、抗菌肽及多种水解酶类，消化降解病原体。②非特异免疫监视。清除胞内寄生菌和肿瘤细胞。③参与炎症反应。巨噬细胞可通过分泌 MIP、MCP-1、IL-1、IL-8 等趋化因子和炎症因子参与和促进炎症反应。④加工递呈抗原启动适应性免疫应答，即当外来抗原进入机体后，首先由单核 - 巨噬细胞吞噬、消化，将有效的抗原决定簇和 MHC Ⅱ类分子结合成复合体，这种复合体被 T 细胞识别，从而激发免疫应答。⑤免疫调节作用。巨噬细胞可分泌多种细胞因子发挥免疫调节作用，如 IFN-γ 可上调 APC 表达 MHC 分子，增强抗原提呈能力；IL-12、IL-18 促进 T 细胞分化，增强 NK 细胞杀伤活性等。

2．中性粒细胞 中性粒细胞（neutrophil）占白细胞总数的 60% ～ 70%，其细胞表面表达多种趋化因子受体（如 IL-8R、C5Ar）、模式识别受体和调理性受体。其胞质颗粒中含有大量酶类如酸性磷酸酶、碱性磷酸酶、髓过氧化物酶、溶菌酶等。与单核 - 巨噬细胞相似，中性粒细胞主要通过氧依赖和氧非依赖途径杀伤病原体，具有很强的趋化和吞噬能力，中性粒细胞具有活跃的变形运动和吞噬功能，可迅速穿越血管内皮进入感染部位，吞噬杀伤病原体，起重要的防御作用。其吞噬对象以细菌为主，也吞噬异物。中性粒细胞在吞噬、处理了大量细菌后，自身也死亡，成为脓细胞。中性粒细胞从骨髓进入血液，停留 6 ～ 8 小时，然后离开，在结缔组织中存活 2 ～ 3 天。

除了在抗感染中起重要的防御作用外，中性粒细胞可引起感染部位的炎症反应并参与寄生虫感染引发的变态反应，从而引起免疫病理损害。抗体直接作用于组织或细胞上的抗原，中性粒细胞通过其 Fc 受体与靶细胞表面的 IgG Fc 段结合，发挥 ADCC 作用，从而导致细胞毒型变态反应损害；抗原抗体比例适合而形成 19S 大小的免疫复合物，不易被吞噬，沉积于毛细血管壁，激活补体，吸引中性粒细胞至局部。中性粒细胞通过 Fc 受体和 C3b 受体与免疫复合物结合并吞噬之。吞噬过程中脱颗粒，释放出一系列溶酶体酶类，造成血管和周围组织的损伤；在 IgE 介导的速发型变态反应的部位，也有中性粒细胞的聚集，说明中性粒细胞也参与了速发型变态反应导致的病理损害[6]。

3．树突状细胞 树突状细胞（dendricti cells，DC）是由加拿大学者 Steinman 于 1973 年发现的，是目前所知的功能最强的抗原提呈细胞，因其成熟时伸出许多树突样或伪足样突起而得名（图 5-3）。

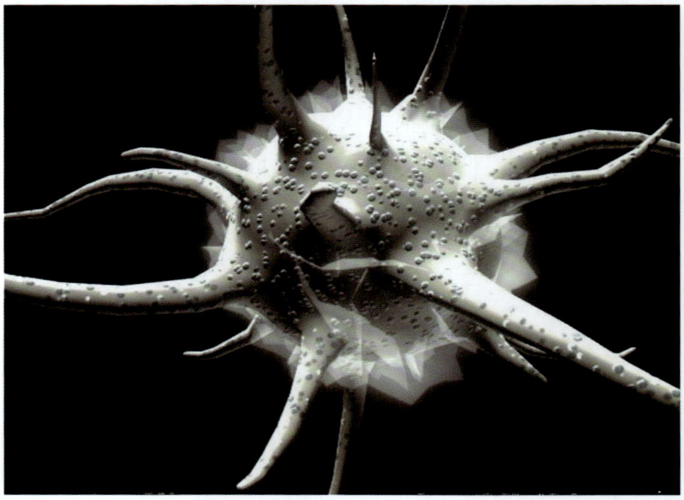

图 5-3 树突状细胞扫描电镜图

DC 通常少量分布于与外界接触的皮肤（黏膜）部位，主要为皮肤（在皮肤上的称为 Langerhans 细胞）、鼻腔、肺、胃与肠的内层。血液中也可发现它们的未成熟形式。它们被活化时，会移至淋巴组织中和 T 细胞与 B 细胞互相作用，以刺激与控制适当的免疫反应。

人树突状细胞起源于造血干细胞。DC 的来源有两条途径：①髓样干细胞在 GM-CSF 的刺激下分化为 DC，称为髓样 DC，与单核细胞和粒细胞有共同的前体细胞，包括朗格汉斯细胞（Langerhans cells，LCs）、间皮（或真皮）DCs，及单核细胞衍生的DCs等；②来源于淋巴样干细胞，称为淋巴样DC或浆细胞样DC，与T细胞和NK细胞有共同的前体细胞。DC尽管数量不足外周血单核细胞的1%，但表面具有丰富的抗原提呈分子（MHC Ⅰ和MHC Ⅱ）、共刺激因子（CD80/B7-1、CD86/B7-2、CD40、CD40L等）和粘附因子（ICAM-1、ICAM-2、ICAM-3、LFA-1、LFA-3等），是功能强大的专职抗原提呈细胞（antigen presenting cells，APC）。DC自身具有免疫刺激能力，是目前发现的唯一能激活未致敏的初始型T细胞的APC。

人体内大部分DC处于非成熟状态，表达低水平的共刺激因子和粘附因子，体外激发同种混合淋巴细胞增殖反应的能力较低，但未成熟DC具有极强的抗原吞噬能力，在摄取抗原（包括体外加工）或受到某些因素刺激时即分化为成熟DC，而成熟的DC表达高水平的共刺激因子和粘附因子。DC在成熟的过程中，由接触抗原的外周组织迁移进入次级淋巴器官，与T细胞接触并激发免疫应答。DC作为目前发现的功能最强的APC，能够诱导特异性的细胞毒性T淋巴细胞（cytotoxic T lymphocyte，CTL）生成。近年来研究表明，应用肿瘤相关抗原或抗原多肽体外冲击致敏DC，回输或免疫接种于载瘤宿主，可诱发特异性CTL的抗肿瘤免疫反应。

4．自然杀伤细胞　自然杀伤细胞（nature killer cells，NKs）是机体重要的免疫细胞，不仅与抗肿瘤、抗病毒感染和免疫调节有关，而且在某些情况下参与超敏反应和自身免疫性疾病的发生。NK细胞确切的来源还不十分清楚，一般认为直接从骨髓中衍生，其发育成熟依赖于骨髓的微环境。小鼠和人的体外实验表明[7]，胸腺细胞在体外IL-2等细胞因子存在条件下培养也可诱导出NK细胞。小鼠脾在体内IL-3诱导下可促进NK细胞的分化。NK细胞主要分布于外周血中，占PBMC的5%～10%。人NK细胞具有TCR-mIg-CD56+ CD16+表型，而NK1.1和ly49是小鼠NK细胞的特异标志。NK细胞不表达特异抗原识别受体，而是通过其表面抑制性受体（killer inhibitory receptors，KIR）和活化性受体（killer activated receptors，KAR）识别“自身”和“非己”，并直接杀伤某些肿瘤细胞和病毒感染的靶细胞。NK细胞表面具有IgG Fc受体，也可通过ADCC作用杀伤肿瘤细胞和病毒感染靶细胞。NK细胞表达多种与其趋化和活化相关的细胞因子受体，可被招募到肿瘤或病毒感染部位，在IFN-γ和IL-12等细胞因子作用活化。活化NK细胞还可通过分泌IFN-γ和TNF-α等细胞因子发挥免疫调节作用。

生理条件下，NK细胞通过其抑制性受体与自身组织细胞表达的MHC Ⅰ类分子相结合，可抑制其各种杀伤活化性受体的作用，因此NK细胞不能杀伤自身正常组织细胞。发生病毒感染或细胞癌变时，病毒感染细胞或肿瘤细胞表面MHC Ⅰ类分子表达下调或缺失，同时其表面某些可被NK细胞杀伤活化性受体识别的非MHC Ⅰ类分子配体，如MICA和MICB表达增加，NK细胞被激活并通过释放穿孔素、颗粒酶、TNF-α和表达FasL等作用方式杀伤病毒感染和肿瘤细胞等靶细胞。

5．自然杀伤性T细胞　自然杀伤性T细胞（nature killer T cells，NKT）因其表面既表达有限多样性的T细胞受体（TCR）α链（小鼠：Vα14-Jα18；人：Vα24-Jα18）和Vβ链（小鼠：Vβ8.2、Vβ7、Vβ2；人：Vβ11），同时又表达NK细胞表面受体CD56和NK1.1（小鼠）而命名。NKT细胞由胸腺产生，但在胸腺和外周免疫器官均可发育、成熟。在外周免疫器官，NKT细胞可特异识别由MHC Ⅰ类样分子CD1d提呈的脂类抗原，并迅速活化产生应答，也可被IL-12、IFN-γ等细胞因子激活迅速产生应答[8]。

活化NKT细胞可通过分泌穿孔素、颗粒酶或Fas/FasL途径杀伤病原体感染细胞或肿瘤细胞；也可通过产生大量Th1和Th2型细胞因子如IFN-γ和IL-4，参与免疫调节，促进细胞免疫应答和体液免疫应答，增强机体的抗感染和抗肿瘤能力[9]。

6．γδT细胞　γδT细胞表面的TCR由γ和δ链组成。此类T细胞也在胸腺中分化、发育，主要分布于肠道、呼吸道，及泌尿生殖道等黏膜和皮下组织，在外周血中只占 CD3+T 细胞的 0.5% ~ 1%。其 TCR 缺乏多样性，可直接识别某些完整的多肽抗原。γδ T 细胞所识别的抗原种类有限：如①感染细胞表达的热休克蛋白（HSP）；②感染细胞表面 CD1 分子提呈的脂类抗原；③某些病毒蛋白或表达于感染细胞表面的病毒蛋白；④某些肿瘤细胞表面的 MICA 和 MICB 分子。

活化 γδ T 细胞可通过释放穿孔素、颗粒酶或表达 Fas/FasL 等方式杀伤病原体感染细胞或肿瘤细胞；还可分泌 IL-17、IFN-γ 和 TNF-α 等细胞因子介导炎症反应或参与免疫调节。同时，由于 γδ T 细胞主要分布于皮肤和黏膜组织上，因此对于黏膜方面的癌症治疗效果突出，比如消化道、呼吸道、生殖系统方面的癌症效果显著。

7．B1 细胞 B1 细胞是一群细胞表面表达 CD5 的 B 细胞，占 B 细胞总数的 5% ~ 10%。B1 细胞在个体发育胚胎期产生，主要定居于胸膜腔、腹膜腔和肠道固有层中，具有自我更新能力。B 细胞表达的免疫球蛋白可变区相对保守，主要针对碳水化合物（如脂多糖）产生应答，无须 Th 的辅助，产生低亲和力的 IgM 抗体，在免疫应答早期发挥作用。B1 细胞也能产生多种针对自身抗原的抗体，与自身免疫病的发生有关。

8．肥大细胞和嗜碱性粒细胞 肥大细胞（mast cell）和嗜碱性粒细胞（basophil）在形态学上非常相似，均来源于骨髓髓样前体细胞。肥大细胞主要分布于呼吸道、胃肠道和泌尿生殖道的黏膜上皮及皮肤下的结缔组织中。嗜碱性粒细胞主要分布在外周血中，数量较少。两种细胞均高水平表达 IgE 受体 FcεR Ⅰ，参与Ⅰ型超敏反应。此外，肥大细胞还表达模式识别受体（PRRs）、Toll 样受体（TLRs）、Nod 样受体（Nodlike receptors）、C 类凝集素样受体（CLRs），及糖基磷脂酰肌锚定蛋白 CD48 等；而嗜碱性粒细胞亦表达多种其他受体如细胞因子受体、Toll 样受体（TLRs）、补体受体等。肥大细胞和嗜碱性粒细胞胞质中含有嗜碱性颗粒，颗粒中贮存肝素、白三烯（leukotriene，LT）、组胺和嗜酸性粒细胞趋化因子等生物活性物质。细胞活化后肥大细胞和嗜碱性粒细胞释放的炎性介质分为两类，一类为预先合成物质，即为脱颗粒的内容物质，如组胺、类胰蛋白酶、糜蛋白酶、羧肽酶，及某些细胞因子（如 TNF-α）等。另一类为重新合成物质，包括多种细胞因子、趋化因子、脂质介质等，如 IL-4、IL-6、IL-8、IL-l0、IFN-γ、巨噬细胞炎性蛋白（MIPs）等。因此，肥大细胞和嗜碱性粒细胞不仅参与过敏反应，而且在固有性免疫及免疫调节方面也发挥重要作用[10]。

9．嗜酸性粒细胞 嗜酸性粒细胞（eosinophil）来源于髓样前体细胞，主要分布在呼吸道、消化道和泌尿生殖道的黏膜上皮下的结缔组织内，外周血中仅少量存在。某些细胞因子如 IL-5、CC 亚族趋化因子与细胞表面相应受体结合，可刺激嗜酸性粒细胞活化表达 FcεR Ⅰ并诱导内含颗粒脱出，释放一系列生物活性介质如嗜酸性粒细胞阳离子蛋白、主要碱性蛋白、过氧化物酶、血小板活化因子（PAF）等，除参与Ⅰ型超敏反应外，这些生物活性介质还可杀伤寄生虫和病原微生物，参与机体的固有免疫应答。

（二）参与适应性免疫细胞

适应性免疫应答是指体内 T、B 淋巴细胞通过其特异抗原识别受体识别“非己”物质后，活化、增殖、分化为效应细胞，产生一系列生物学效应的全过程，包括细胞免疫应答和体液免疫应答。

1．T 淋巴细胞（T cell） T 淋巴细胞来源于胸腺。成熟 T 细胞定居于外周免疫器官的胸腺依赖区，主要介导适应性免疫应答中的细胞免疫应答，同时活化的 T 细胞也可辅助胸腺依赖性抗原诱导的体液免疫应答。因此，T 细胞在适应性免疫应答中发挥核心作用。成熟 T 细胞表面表达大量重要的膜分子，它们不仅参与 T 细胞介导细胞免疫应答的不同阶段，也有一些膜分子还是区分 T 细胞及细胞亚群的重要标志。

（1）T 细胞抗原受体（TCR）-CD3 复合物：TCR 是 T 细胞识别和结合抗原的跨膜分子，是由两条肽链构成的异二聚体。构成 TCR 的肽链有 α、β、γ、δ 四种，并由此分为 αβ T 细胞和 γδ T 细胞。其中，αβ T 细胞占 T 细胞总数的 95% 以上，是参与细胞免疫应答的主体细胞。TCR 不能直接识别和结合抗原分子，只能特异性识别抗原提呈细胞（APC）或靶细胞提呈的抗原肽 -MHC Ⅰ类分子复合物或抗原肽 -MHC Ⅱ类分子复合物。CD3 分子是由五条肽链组成的跨膜蛋白，其跨膜区通过盐桥与 TCR 连接，形成 TCR-CD3 复合物。CD3 分子胞质区含有免疫受体酪氨酸激活基序（immunoreceptor tyrosine-based activation motif，ITAM），ITAM 的磷酸化和与 ZAP70 的结合是 T 细胞活化信号转导过程的早期的重要生化反应之一。由此，CD3 分子的功能是转导 TCR 识别抗原所产生的活化信号。

（2）CD4 和 CD8 分子：成熟 T 细胞只表达 CD4 或 CD8，由此也可将 T 细胞分为 $CD4^+$ T 细胞和 $CD8^+$ T 细胞。CD4 和 CD8 可分别与 MHC Ⅱ和 MHC Ⅰ类分子结合，增强 T 细胞与 APC 或靶细胞间的相互作用并辅助 TCR 识别抗原。

（3）共刺激分子：共刺激分子是为 T（或 B）细胞完全活化提供共刺激信号的细胞表面分子及其配体。T 细胞遇到抗原后完全活化需要两种活化信号的协同作用。第一信号（或抗原刺激信号）由 TCR 识别 APC 提呈的抗原肽 -MHC 分子复合物而产生，CD4 或 CD8 起辅助作用；第二信号即共刺激信号，由 APC 或靶细胞表面的共刺激分子与 T 细胞表面的共刺激分子相互作用产生。T 细胞表面的共刺激分子主要有 CD28、诱导共刺激分子（ICOS）、CD40 配体（CD40L）、淋巴细胞功能抗原（LFA）等，通过与 APC 细胞表面相应配体分子如 CD80/CD86、CD40、ICOSL、细胞间黏附分子 1（ICAM-1）结合，使 T 细胞完全活化。

（4）丝裂原受体及细胞因子受体：T 细胞表达多种丝裂原（mitogen）受体，丝裂原可非特异性直接诱导静息 T 细胞活化或增殖。刀豆蛋白 A（concanavalin，Con A）和植物血凝素（phytohemagglutinin，PHA）是最常用的 T 细胞丝裂原。此外，T 细胞活化后还表达多种与其活化、增殖和分化密切相关的细胞因子受体，如 IL-1R、IL-2R、IL-4R、IL-12R、IFN-γR 等。

（5）抑制性受体：CTLA-4 表达于活化的 $CD4^+$ 和 $CD8^+$ T 细胞，其配体是 CD80 和 CD86，但 CTLA-4 与配体的亲和力显著高于 CD28。由于 CTLA-4 胞内段含有 ITIM 基序，所以传递抑制性信号。通常 T 细胞活化并发挥效应后才表达 CTLA-4，目的在于下调或终止 T 细胞活化。PD-1 也表达于活化的 T 细胞，配体是 PD-L1 和 PD-L2，PD-1 与配体结合后，可以抑制 T 细胞的增殖和细胞因子的产生，也抑制 B 细胞的增殖、分化和抗体的分泌。

2．B 淋巴细胞（B cell） B 淋巴细胞是由动物骨髓或禽类腔上囊（法氏囊）中的淋巴样干细胞发育而来。成熟 B 细胞主要定居于外周淋巴器官的淋巴滤泡内，约占外周淋巴细胞总数的 20%。B 细胞不仅能通过产生抗体发挥特异性体液免疫功能，同时也是重要的抗原提呈细胞，并参与免疫调节。B 细胞表面有众多的膜分子，在其分化和功能执行中有重要作用。

（1）B 细胞抗原受体（BCR）复合物：B 细胞表面最重要的分子是 BCR 复合物，由识别和结合抗原的膜免疫球蛋白（mIg）和传递抗原刺激信号的 Igα/Igβ 异二聚体组成。mIg 是 B 细胞的特征性表面标记，以单体形式存在。mIg 能特异结合抗原，但由于其胞质区短，需 Igα/Igβ 分子的辅助才能将抗原刺激信号传递到 B 细胞核内。Igα 和 Igβ 均为跨膜蛋白，由胞外区、跨膜区和相对较长的胞质区组成，并在胞外区借二硫键相连。Igα/Igβ 胞质区含有 ITAM 序列，通过募集下游信号分子、转导抗原，与 BCR 结合产生信号。B 细胞不仅通过其 BCR 与抗原结合激活自身，还可以进一步将抗原信息传递给 T 细胞，发挥抗原提呈细胞（APC）的作用。

（2）B 细胞共受体（co receptor）：B 细胞表面的 CD19、CD21 和 CD81 以非共价相连的形式构成 B 细胞的多分子共受体。共受体能增强 BCR 与抗原结合的稳定性，并可以和 Igα/Igβ 一起传递 B 细胞的抗原刺激信号。在共受体分子复合物中，CD21（CD2）可以结合补体裂解片段 C3d，形成

CD21-C3d- 抗原 -BCR 复合物，发挥 B 细胞共受体的作用，而 CD19 则负责传递活化信号。共受体的作用在于促进 BCR 对抗原的识别及 B 细胞的活化。

（3）共刺激分子：和 T 细胞相似，B 细胞的完全活化也需要双信号刺激，第一信号来自抗原与 BCR 结合，产生的信号经 Igα/Igβ 分子传至细胞内。第二信号（共刺激信号）主要由辅助性 T 细胞（T helper cell，Th）和 B 细胞表面的共刺激分子间的相互作用产生。在共刺激信号的作用下，B 细胞达到完全活化，同时，B 细胞作为 APC 可以通过共刺激分子促进 T 细胞的进一步活化和增殖。B 细胞表面表达的共刺激分子主要有 CD40、CD80/CD86，及黏附分子 ICAM（CD54）、LFA-1（CD11a/CD18）等。

（4）抑制性受体：FcγRⅡb、CD22 是表达于 B 细胞表面的抑制性受体，二者均是跨膜糖蛋白，其胞内端带有 ITIM 基序，向细胞内传递活化抑制信号。FcγRⅡb 发挥抑制作用需要与 BCR 发生交联。CD22 特异表达于 B 细胞，能负调节 CD19/CD21/CD81 共受体的作用。

（5）其他表面分子：B 细胞细胞表面表达丝裂原受体，可以接受某些丝裂原如商陆丝裂原（pokeweed mitogen PWM）的刺激而活化。CD20 是 B 细胞特异性标志，也是治疗性单抗的靶分子。此外，B 细胞也表达细胞因子受体。

四、免疫分子

免疫分子（immune molecule）是机体免疫系统的重要组成部分，由各种免疫细胞产生。免疫分子在适应性免疫应答和固有免疫应答过程中发挥对“非己”物质的直接识别、杀伤作用或参与免疫调节。免疫分子主要是蛋白质分子，包括分泌型免疫分子和膜型免疫分子。分泌型免疫分子包括抗体（antibody）、补体（complements，C）、细胞因子（cytokines）等；膜型免疫分子主要有抗原受体分子，人类白细胞抗原（human leukocyte antigen，HLA）分子、黏附分子（adhesion molecule）等。

（一）抗体（antibody，Ab）

抗体指机体的免疫系统在抗原刺激下，由 B 淋巴细胞或记忆细胞增殖分化成的浆细胞所产生的、可与相应抗原发生特异性结合的免疫球蛋白。主要分布在血清中，也分布于组织液、外分泌液，及某些细胞膜表面。

1．抗体的结构 抗体是具有 4 条多肽链的对称结构，呈“Y”字形。其中包括 2 条较长、相对分子量较大的相同的重链（heavy chain，H 链）和 2 条较短、相对分子量较小的相同的轻链（light chain，L 链）。链间由二硫键和非共价键相连，构成一个 Ab 单体分子。每条肽链分别由 2 ~ 5 个约含 110 个氨基酸，序列相似但功能不同的结构域。H 链分子量为 50 ~ 75 kD，由 450 ~ 550 个氨基酸组成，根据 H 链抗原性的差异可将其分为 μ、δ、γ、ε 和 α 五种，与轻链组成完整的抗体分子后分别称为 IgM、IgD、IgG、IgE、IgA。L 链分子量约为 25 kD，由约 214 个氨基酸组成，轻链有 κ 和 λ 两型，一个天然 Ab 分子上两条 L 链的型别总是相同的，但一个个体内可存在分别带有 κ 和 λ 链的抗体分子。

整个 Ab 分子可分为可变区（V 区）和恒定区（C 区）两部分。可变区位于“Y”的两臂末端（氨基端），由轻链可变区（VL）和重链可变区（VH）借二硫键相连组成。可变区内有一小部分氨基酸残基变化特别强烈，这些氨基酸的残基组成和排列顺序更易发生变异，此区域称为 Ab 分子的高变区。高变区一般有 3 个，位于 Ab 分子可变区末端，最多由 17 个氨基酸残基构成，少则只有 2 ~ 3 个。高变区氨基酸序列决定了该抗体结合抗原的特异性，因此又称为互补决定区（complementarity determining region，CDR）。V 区中 CDR 之外氨基酸组成和排列顺序相对变化不大的区域称为骨架区（fragment region，FR）。

恒定区位于“Y”的底端（羧基端），每条轻链有一个恒定区（CL），每条重链有 3 个或 4 个恒定区（CH1、CH2、CH3）。在给定的物种中，针对同一抗原的不同类别的 Ab，尽管可变区各异，但恒定区都具有相同的或几乎相同的氨基酸序列。在 CH1 和 CH2 之间，有一段易伸展弯曲的区域，称为 Ab 分子的铰链区（hinge region）。铰链区易被某些蛋白酶如木瓜蛋白酶或胃蛋白酶水解，产生不同的水解片段。木瓜蛋白酶从铰链区的近 N 端将 Ab 分子水解成两个完全相同的抗原结合片段（antigen-binding fragment，Fab）和一个可结晶片段（crystallizable fragment，Fc）。抗体借助 Fc 片段与细胞表面的 Fc 受体结合，发挥多种生物学效应。

2．抗体的功能 抗体结构与其功能密切相关，抗体分子的 V 区和 C 区氨基酸组成和顺序不同，决定了它们在功能上的差异。V 区和 C 区的作用，构成了抗体的生物学功能。

（1）特异性结合抗原：抗体本身不能直接溶解或杀伤带有特异抗原的靶细胞，通常需要补体或吞噬细胞等共同发挥效应以清除病原微生物或导致病理损伤。然而，抗体可通过 V 区与病毒或毒素的特异性结合，直接发挥中和病毒的作用。

（2）激活补体：补体与相应抗原结合后，可因构型改变使其 CH2 和 CH3 结构域内的补体结合位点暴露，从而通过经典途径激活补体，产生多种补体的效应功能。

（3）通过与细胞 Fc 受体结合发挥多种生物效应：如细菌特异性的 IgG 抗体，以其 Fab 段与细菌抗原结合，以其 Fc 段与巨噬细胞或中性粒细胞表面的 FcR 结合，通过 IgG 的桥联，促进吞噬细胞对细菌的吞噬，称为调理作用。抗体也可以其 Fc 段与 NK 等杀伤细胞表面的 FcR 结合，介导杀伤细胞对病毒感染细胞或肿瘤细胞的杀伤，称为抗体依赖的细胞介导的细胞毒作用（antibody-dependent cell-mediated cytotoxicity，ADCC）。

（4）可通过胎盘及黏膜：IgG 能通过胎盘进入胎儿血流中，使胎儿形成自然被动免疫。IgA 可通过消化道及呼吸道黏膜，是黏膜局部抗感染免疫的主要因素。

（5）介导Ⅰ型超敏反应：IgE 为亲细胞抗体，可通过其 Fc 段与肥大细胞和嗜碱性粒细胞表面的高亲和力 IgE 受体（FcεRI）结合，使其致敏，如果相同变应原再次进入机体与致敏靶细胞表面的特异 IgE 结合，即可促使这些细胞合成和释放生物活性物质，引起Ⅰ型超敏反应。

（二）补体

补体（complement，C）是存在于正常人和动物血清与组织液中的一组经活化后具有酶活性的蛋白质，经一系列酶促级联反应激活后可辅助和补充特异性抗体，介导免疫溶菌、溶血作用。补体是由 30 余种可溶性蛋白、膜结合性蛋白和补体受体组成的多分子系统，故称为补体系统（complement system）。

1．补体的组成 根据激活途径不同，补体可大体分为 3 种组分。

第 1 组分包含 9 种补体成分组成，分别命名为 C1、C2、C3、C4、C5、C6、C7、C8、C9。其中 C1 是由三个亚单位组成，命名为 Clq、Clr、Cls，第 1 组分参与补体经典途径（classical pathway）的激活。第 2 组分通过旁路活化途径（alternative pathway），这些因子包括 B 因子、D 因子、P 因子，其他成分与经典途径相同。第 3 组分为甘露糖结合凝集素（mannose-binding lectin，MBL）途径的参与成分，主要包括血浆中甘露聚糖结合凝集素以及 MASP-1、MASP-2、C4、C2、C3 等。此外，补体系统包含多种参与控制补体活化的抑制因子或灭活因子，如 CI 抑制物、Ⅰ因子、H 因子、C4 结合蛋白、过敏毒素灭活因子等。这些因子可控制补体分子的活化，对维持补体在体内的平衡起调节作用，称为补体调节蛋白。

2．补体的活化

（1）经典活化途径：补体经典活化途径的激活物是抗原 - 抗体复合物，以 IgG 和 IgM 形成的复合物为主，参与的补体成分包括 C1 ~ C9。按其在激活过程中的作用，人为地分成三组，即识别单位（Clq、Clr、Cls）、活化单位（C4、C2、C3）和膜攻击单位（C5 ~ C9），分别在激活的不同阶段即识别阶段、活化阶段和膜攻击阶段发挥作用。在识别阶段，C1q 首先与抗体分子上两个以上的补体结合点相结合，然后依次激活 C1r 和 C1s，即完成识别阶段，并进入活化阶段。在 Mg^{2+} 存在下，活化的 C1s 分别使 C4 和 C2 裂解为 C4a 和 C4b 以及 C2a 和 C2b 各两个片段。随后 C4b 与 C2a 结合成 C4b2a，即为经典途径的 C3 转化酶。C3 转化酶裂解 C3 形成 C3a 和 C3b 两个片段，C4b2a 与 C3b 结合形成 C4b2a3b，即为经典途径的 C5 转化酶。C5 转化酶裂解 C5 后，继而作用于后续的其他补体成分，在细胞膜上形成 C56789 复合物，即膜攻复合物（membrane attack complex，MAC），并最终导致靶细胞的裂解。

（2）旁路活化途径：旁路激活途径与经典激活途径不同之处在于激活是越过了 C1、C4、C2 三种成分，直接激活 C3 继而完成 C5 至 C9 各成分的连锁反应，还在于激活物质并非抗原抗体复合物，而是细菌的细胞壁成分——脂多糖、多糖、肽聚糖、磷壁酸和凝聚的 IgA 和 IgG4 等物质。旁路激活途径在细菌性感染早期，尚未产生特异性抗体时，即可发挥重要的抗感染作用。旁路途径起始于血浆中游离存在的少量 C3b，当存在适当的激活物时 C3b 在 Mg^{2+} 的存在下可与 B 因子结合形成 C3bB。D 因子作用于 C3bB，可使此复合物中的 B 因子裂解，形成 C3bBb 和 Ba 游离于液相中。C3bBb 即旁路途径的 C3 转化酶，可进一步使 C3 裂解为 C3a 和 C3b，更多的 C3b 结合 C3bBb 形成 C3bnBb，即 C5 转化酶，并由此激活后续其他补体成分。

（3）MBL 激活途径：甘露糖结合凝集素是先天免疫系统的一种血浆蛋白，可辨认出病原体表面甘露糖、甘露糖胺等为末端的糖结构，并借此结构与病原体结合。甘露糖结合凝集素在补体激活过程中扮演的角色类似经典途径的 C1q 蛋白质，另与 MASP-1 和 MASP-2 两种酵素蛋白（类似 C1r 和 C1s）组成激活补体的复合物，继续进行类似经典途径的反应。

3．补体的功能 补体系统是人和某些动物种属，在长期的种系进化过程中获得的非特异性免疫因素之一，它也在特异性免疫中发挥效应，它的作用是多方面的。补体系统的生物学活性，大多是由补体系统激活时产生的各种活性物质（主要是裂解产物）发挥的。

（1）杀菌作用：补体能溶解红细胞、白细胞，及血小板等。当补体系统的膜攻击单位 C5 ~ C9 均结合到细胞膜上，细胞会出现肿胀和超微结构的改变，细胞膜表面出现许多直径为 8 ~ 12 nm 的圆形损害灶，最终导致细胞溶解。补体还能溶解或杀伤某些革兰氏阴性菌，如霍乱弧菌、沙门菌及嗜血杆菌等，革兰氏阳性菌一般不被溶解，这可能与细胞壁的结构特殊或细胞表面缺乏补体作用的底物有关。

（2）调理作用：补体裂解产物 C3b 与细菌或其他颗粒结合，可促进吞噬细胞的吞噬，称为补体的调理作用。C3 裂解产生出的 C3b 分子，一端能与靶细胞（或免疫复合物）结合；其另一端能与细胞表面有 C3b 受体的细胞（单核细胞、巨噬细胞、中性粒细胞等）结合，在靶细胞与吞噬表面之间起到桥染作用，从而促进了吞噬。IgG 类抗体借助于吞噬细胞表面的 IgG-Fc 受体也能起到调理作用，为区别于补体的调理作用而称其为免疫（抗体）的调理作用。

（3）清除免疫复合物：免疫复合物激活补体之后，可通过 C3b 而黏附到表面有 C3b 受体的红细胞、血小板或某些淋巴细胞上，形成较大的聚合物，可能有助于被吞噬清除。

（4）抗病毒作用：在病毒与相应抗体形成的复合物中加入补体，则明显增强抗体对病毒的中和作用，阻止病毒对宿主细胞的吸附和穿入。

（5）炎症介质：炎症也是免疫防御反应的一种表现，感染局部发生炎症时，补体裂解产物可使毛细血管通透性增强，吸引白细胞到炎症局部。其中，C2a 能增加血管通透性，引起炎症性充血，具有激肽样作用，故称其为补体激肽；C3a、C5a 均有过敏毒素作用，可使肥大细胞或嗜碱性粒细胞释放组胺，引起血管扩张、毛细血管通透性增加及平滑肌收缩等；另外，C5a 还有趋化作用，故又称为趋化因子，能吸引具有 C5a 受体的吞噬细胞游走到补体被激活（即趋化因子浓度最高）的部位发挥作用。

（三）细胞因子

细胞因子（cytokines）是由免疫细胞（如单核细胞、巨噬细胞、T 细胞、B 细胞、NK 细胞等）和某些非免疫细胞（内皮细胞、表皮细胞、纤维母细胞等）经刺激而合成、分泌的一类具有广泛生物学活性的小分子可溶性蛋白质，通过结合相应受体调节细胞生长、分化和效应，调控免疫应答。细胞因子在体内通过旁分泌、自分泌或内分泌等方式发挥作用，具有多效性、重叠性、拮抗性、协同性等多种作用方式。

1．细胞因子的分类　细胞因子种类繁多，已发现 200 余种人细胞因子，根据结构和功能可分为七类。

（1）白细胞介素（interleukin，IL）：1979 年开始命名。是由淋巴细胞、单核细胞或其他非单个核细胞产生的细胞因子，在细胞间相互作用、免疫调节、造血，及炎症过程中起重要调节作用，凡命名的白细胞介素的 cDNA 基因克隆和表达均已成功，已报道有三十余种（IL-1 ～ IL-38）。

（2）集落刺激因子（colony stimulating factor，CSF）：根据不同细胞因子刺激造血干细胞或分化不同阶段的造血细胞在半固体培养基中形成不同的细胞集落，分别命名为 G（粒细胞）-CSF、M（巨噬细胞）-CSF、GM（粒细胞、巨噬细胞）-CSF、Multi（多重）-CSF（IL-3）、SCF、EPO 等。不同 CSF 不仅可刺激不同发育阶段的造血干细胞和祖细胞增殖和分化，还可促进成熟细胞的功能。

（3）干扰素（interferon，IFN）：是 1957 年发现的细胞因子。最初发现某一种病毒感染的细胞能产生一种物质可干扰另一种病毒的感染和复制，因此而得名。根据干扰素产生的来源和结构不同，可分为 IFN-α、IFN-β 和 IFN-γ，它们分别由白细胞、成纤维细胞和活化 T 细胞所产生。各种不同的 IFN 生物学活性基本相同，具有抗病毒、抗肿瘤和免疫调节等作用。

（4）肿瘤坏死因子（tumor necrosis factor，TNF）：最初发现这种物质能造成肿瘤组织坏死而得名。根据其产生来源和结构不同，可分为 TNF-α 和 TNF-β 两类，前者由单核 - 巨噬细胞产生，后者由活化 T 细胞产生，又名淋巴毒素（lymphotoxin，LT）。两类 TNF 基本的生物学活性相似，除杀伤肿瘤细胞外，还有免疫调节、参与发热和炎症的发生等作用。大剂量 TNF-α 可引起恶液质，因而 TNF-α 又称恶液质素（cachectin）。

（5）转化生长因子 -β 家族（transforming growth factor-β family，TGF-β family）：由多种细胞产生，主要包括 TGF-β1、TGF-β2、TGF-β3、TGFβ1β2，及骨形成蛋白（BMP）等。

（6）生长因子（growth factor，GF）：如表皮生长因子（EGF）、血小板衍生生长因子（PDGF）、成纤维细胞生长因子（FGF）、肝细胞生长因子（HGF）、胰岛素样生长因子 -Ⅰ（IGF-Ⅰ）、IGF-Ⅱ、白血病抑制因子（LIF）、神经生长因子（NGF）、抑瘤素 M（OSM）、血小板衍生的内皮细胞生长因子（PDECGF）、转化生长因子 -α（TGF-α）、血管内皮细胞生长因子（VEGF）等。

（7）趋化因子家族（chemokine family）：包括两个亚族：① C-X-C/α 亚族，主要趋化中性粒细胞，主要的成员有 IL-8、黑素瘤细胞生长刺激活性（GRO/MGSA）、血小板因子 -4（PF-4）、血小板碱性蛋白、蛋白水解来源的产物 CTAP- Ⅲ和 β-thromboglobulin、炎症蛋白 10（IP-10）、ENA-78；② C-C/β 亚族，主要趋化单核细胞，这个亚族的成员包括巨噬细胞炎症蛋白 1α（MIP-1α）、MIP-

1β、RANTES、单核细胞趋化蛋白 -1（MCP-1/MCAF）、MCP-2、MCP-3 和 I-309。

2．细胞因子的功能 细胞因子在免疫细胞的发育、分化、免疫应答，及其免疫调节中扮演重要角色。

（1）调控免疫细胞的发育、分化和功能发挥：多种细胞因子如白细胞介素、集落刺激因子、趋化因子等既刺激免疫细胞在中枢免疫器官的发育、分化，也调节免疫细胞在外周免疫器官的活化、增殖、分化和功能发挥。

（2）调控机体的免疫应答，发挥抗感染、抗肿瘤和诱导细胞凋亡作用：如在细菌感染时可刺激巨噬细胞产生和释放 IL-1、TNF-α、IL-6、IL-8、IL-12 等细胞因子，引起局部和全身炎症反应，促进对病原体的清除。IL-2、IL-4、IL-5、IL-6 可分别促进 T、B 细胞活化、增殖、分化为效应细胞和抗体产生细胞，IL-12 活化 NK 细胞等，共同清除病原体感染细胞和病原体；在病毒感染时，感染细胞产生 IFN-α、IFN-β，诱导病毒感染细胞和邻近未感染细胞产生抗病毒蛋白酶而发挥抗病毒作用。TNF-α 和 LT 可直接杀伤病毒感染细胞。IFN-α、IFN-β 和 IFN-γ 还可刺激 NK 细胞和 CTL 细胞，在病毒感染早期有效杀伤感染细胞。多种细胞因子可直接或间接发挥抗肿瘤作用，如 TNF-α、LT、IFN-γ 等。另外，TNF-α、LT，及 Fas、FasL 等诱导细胞凋亡。

（3）其他作用：细胞因子还具有刺激造血、促进组织损伤修复、促进血管生成等功能。

（四）人类白细胞抗原

主要组织相容性复合体（major histocompatibility complex，MHC）是一组决定移植组织是否相容、与免疫应答密切相关、紧密连锁的基因群。哺乳动物都有 MHC，人的 MHC 称为人类白细胞抗原（human leukocyte antigen，HLA）基因复合体，其编码产物为膜分子，称为 HLA 分子。经典的 HLA 分子分为 HLA Ⅰ和 HLA Ⅱ类分子，它们在组织分布、结构和功能上各有特点。

1．HLA 分子的分布和结构特点 HLA 分子为跨膜蛋白分子。其中。HLA Ⅰ类分子由重链（α链）和 β2 微球蛋白（β2m）组成，分布于所有核细胞表面。HLA Ⅱ类分子由 α 链和 β 链组成，仅表达于淋巴组织中一些特定的细胞表面，如专职抗原提呈细胞（包括 B、巨噬细胞、树突状细胞）、胸腺上皮细胞和活化的 T 细胞等。HLA Ⅰ类分子重链（α 链）胞外区有 3 个结构域，分别称为 α1、α2、α3；其中 α1、α2 结构域负责与抗原肽结合，而 α3 负责与 CD8 分子结合；HLA Ⅱ类分子的 α 链和 β 链各有两个胞外结构域（α1、α2 和 β1、β2），其中 α1 和 β1 结构域负责结合抗原肽，而 α2 和 β2 结构域与 CD4 分子结合。

2．HLA 分子的功能 经典 HLA Ⅰ和 HLA Ⅱ类分子主要功能是参与抗原提呈。HLA Ⅰ和 HLA Ⅱ类分子可以通过其胞外远端结构域结合抗原肽并提呈给 T 淋巴细胞。其中由 MHC Ⅰ类分子提呈的抗原肽只能由 $CD8^+$ T 细胞识别并结合，而由 MHC Ⅱ类分子提呈的抗原肽只由 $CD4^+$ T 细胞识别并结合，由此形成了 T 细胞对抗原识别的 MHC 限制性，即 T 细胞只能识别由自身 MHC 分子提呈的抗原肽。

（五）黏附分子

细胞黏附分子（cell adhesion molecule，CAM）是一类介导细胞间、细胞与胞外基质间相互接触和结合的膜表面糖蛋白。黏附分子以配体 - 受体结合的形式发挥作用，参与细胞识别、信号转导，及细胞活化、增殖、分化与移动等，是免疫应答、炎症反应、凝血、创伤愈合，及肿瘤转移等一系列重要生理与病理过程的分子基础。在体内，一种细胞可能同时表达多种黏附分子，一种黏附分子也可以表达于多种不同的组织细胞，而细胞间的相互黏附作用又可能由多对黏附分子受体 / 配体共同参与，单从某一对黏附分子的作用难以了解细胞黏附作用的全过程。根据其结构特点，细胞黏附分子可分为免疫球蛋白超家族、整合素家族、选择素家族、钙黏素家族等。

1．免疫球蛋白超家族（Ig-superfamily，Ig-SF） 免疫球蛋白超家族包括分子结构中含有免疫球蛋白（Ig）样结构域的所有分子，一般不依赖于 Ca^{2+}。免疫球蛋白样结构域系指借二硫键维系的两组反向平行 β 折叠结构。除免疫球蛋白外，还包括 T 细胞受体、B 细胞受体、MHC，及细胞黏附分子（Ig-CAM）等。有的属于亲同性 CAM，如各种神经细胞黏附分子（NCAM）及血小板 - 内皮细胞黏附分子（PE-CAM）；有的属于亲异性 CAM，如细胞间黏附分子（ICAM）及脉管细胞黏附分子（VCAM）等。

ICAM 及 VCAM 的配体都是整合素。NCAM 有 20 余种异型分子，它们在神经发育及神经细胞间相互作用上有重要作用。ICAM 及 VCAM 在活化的血管内皮细胞表达，炎症时，活化的内皮细胞表面的 ICAM 可与白细胞表面的 αLβ2 及巨噬细胞表面的 αMβ2 相结合；VCAM 则可与白细胞的 α4β1 整合素相结合，使在内皮上滚动的白细胞固着于炎症部位的脉管内皮，并发生铺展，进而分泌水解酶而穿出脉管壁。

2．整合素家族（integrin family） 整合素是由 α 和 β 两个亚单位形成的异二聚体，主要介导细胞与细胞外基质间的相互作用，其作用依赖于 Ca^{2+}。迄今已发现 18 种 α 亚单位和 8 种 β 亚单位，并以 β 亚单位的不同将整合素分为 8 个组（β1 ～ β8 组），各组中 β 亚单位均相同，α 亚单位不同。β1 亚家族又称为 VLA（very late activation antigen）家族，含有 VLA-1 ～ 6 种整合素。VLA-1、2 作为 T 细胞的后期活性化抗原而先被认定；而后的 VLA-3、VLA-4、VLA-5、VLA-6 因有同样的 β 链故称 VLA-3、VLA-4、VLA-5、VLA-6。而实际上 VLA-4、VLA-5 在静止期的淋巴细胞中最高。β1 亚单位的整合素主要介导细胞与细胞外基质成分之间的黏附。含 β2 亚单位的整合素主要存在于各种白细胞表面，故又称白细胞整合素（leukocyte integrin）。

β2 整合素包括三类糖蛋白：①淋巴细胞功能相关抗原 -1（LFA-1）：即 CDⅡa/CD18，是白细胞上的黏附受体，参与白细胞与内皮细胞的黏附过程，能识别 ICAMs。LFA-1 与 ICAMs 的黏附受细胞激动的调节，参与中性白细胞、单核细胞和淋巴细胞向血管内皮的黏附。LFA-1 还参与细胞毒性细胞与其靶细胞、NK 细胞与其靶细胞的相互作用。②巨噬细胞分化抗原 -1（Mac-1）：Mac-1（CR3、CD11b/CD18）能与补体蛋白 C3bi 相作用，能识别纤维蛋白原和内皮细胞上 1 个尚未被鉴定的配子 X 及几种微生物抗原。③ p150.95（CD11c/CD18）：其配体特异性还不清楚，但知其可参与细胞与内皮和细胞与表面结合的纤维蛋白原的相互作用。如缺乏可造成白细胞与内皮细胞黏附障碍，患者往往发生反复感染，严重者可发生致命性的难以控制的败血症而死亡[11]。

β3 亚家族又称为细胞黏附素（cytoadhesin），含人玻璃黏蛋白受体（VNR）和血小板的 gpⅡb/Ⅲa。β3 亚单位的整合素主要存在于血小板表面，介导血小板的聚集，并参与血栓形成。

3．选择素家族 选择素（selectin）属亲异性 CAM，其胞外区由三个结构域构成：N 端的 C 型凝集素结构域、EGF 样结构域、重复次数不同的补体结合蛋白结构域。选择素通过凝集素结构域来识别糖蛋白及糖脂分子上的糖配体，主要参与白细胞与脉管内皮细胞之间的识别与黏合，其作用依赖于 Ca^{2+}。已知选择素有三种：E 选择素、P 选择素，及 L 选择素。

E 选择素及 P 选择素所识别与结合的糖配体为唾液酸化及岩藻糖化的 N- 乙酰氨基乳糖结构（sLeX 及 sLeA）。sLeA 结构存在于髓系白细胞表面分子中。多种肿瘤细胞表面也存在 sLeX 及 sLeA 结构。P 选择素贮存于血小板的 α 颗粒及内皮细胞的 Weibel-Palade 小体。炎症时活化的内皮细胞表面首先出现 P 选择素，随后出现 E 选择素。它们对于召集白细胞到达炎症部位具有重要作用；E 选择素存在于活化的血管内皮细胞表面，炎症组织释放的白细胞介素Ⅰ（IL-1）及肿瘤坏死因子（TNF）等细胞因子可活化脉管内皮细胞，刺激 E 选择素的合成。

L 选择素广泛存在于各种白细胞的表面，参与炎症部位白细胞的出脉管过程。白细胞表面 L 选择素分子上的 sLeA 与活化的内皮细胞表面的 P 选择素及 E 选择素之间的识别与结合，可召集血液中快速流动的白细胞在炎症部位的脉管内皮上减速滚动（即通过黏附、分离、再黏附……，如此循环往复），最后穿过血管进入炎症部位。炎症一开始即启动白细胞的功能变化，各种选择素均使血管中白细胞的运动减慢而形成滚动状态，其中 P- 选择素和 L- 选择素在缺血 - 再灌注过程中的作用更大。

4. 钙黏素家族 钙黏素（cadherin）属亲同性 CAM，为单链糖蛋白，由胞浆区、穿膜区和胞膜外区三部分组成。其胞膜区有数个重复功能区，并含有由 3 ～ 5 个氨基酸残基组成的重复序列。近膜部位含有 4 个保守的半胱氨酸残基，分子外侧 N 端的 113 个氨基酸残基构成钙黏素分子的配体结合部位。此外，胞膜外部分具有结合钙离子的作用。钙黏素分子的胞膜内部分高度保守，并与细胞内骨架相连。

目前已知钙黏素家族共有三个成员，E-cadeherin、N-cadherin 和 P-cadherin。不同的钙黏素分子在体内有其独特的组织分布，它们的表达随细胞生长发育状态的不同而改变。钙黏素分子以其独特的方式相互作用，其配体是自身相同的钙黏素分子。钙黏素通过不同的连接蛋白质与不同的细胞骨架成分相连，如 E- 钙黏素通过 α- 连锁蛋白、β- 连锁蛋白、γ- 连锁蛋白（catenin），及黏着斑蛋白（vinculin）、锚蛋白、α 辅肌动蛋白等与肌动蛋白纤维相连；桥粒中的 desmoglein 及 desmocollin 则通过桥粒致密斑与中间纤维相连。

钙黏素的作用主要有以下几个方面：①介导细胞连接，在成年脊椎动物，E- 钙黏素是保持上皮细胞相互黏合的主要 CAM，是黏合带的主要构成成分。桥粒中的钙黏素就是 desmoglein 及 desmocollin。②参与细胞分化，钙黏素对于胚胎细胞的早期分化及成体组织（尤其是上皮及神经组织）的构筑有重要作用。在发育过程中通过调控钙黏素表达的种类与数量可决定胚胎细胞间的相互作用（黏合、分离、迁移、再黏合），从而通过细胞的微环境，影响细胞的分化，参与器官形成过程。③抑制细胞迁移，很多种癌组织中细胞表面的 E 钙黏素减少或消失，以致癌细胞易从瘤块脱落，成为侵袭与转移的前提。因而有人将 E 钙黏素视为转移抑制分子。

五、免疫应答

免疫系统将入侵的病原微生物以及机体内突变细胞和衰老、凋亡细胞认为是“非自”物质，免疫应答（immune response）就是指免疫系统识别和清除“非自”的整个过程。根据免疫应答识别的特点、获得形式，及效应机制，可分为固有免疫（innate immunity）和适应性免疫（adaptive immunity）两大类。固有免疫亦称为先天性免疫或非特异性免疫，适应性免疫亦称获得性免疫或特异性免疫。

（一）固有免疫

固有免疫是生物在长期进化中逐渐形成的，主要由组织屏障、固有免疫细胞和固有免疫分子组成。固有免疫具有先天具备、作用快而广泛、初次与抗原接触即能发挥效应而无记忆性等特点；固有免疫是机体的第一道免疫防线，也是特异性免疫的基础。

1. 屏障作用 皮肤黏膜及其附属成分所组成的物理、化学和微生物屏障是机体阻挡和抗御外来病原体入侵的第一关。首先，由致密上皮细胞组成的皮肤和黏膜组织具有机械屏障作用，可有效阻挡病原体侵入人体。其次，呼吸道黏膜上皮细胞纤毛定向摆动及黏膜表面分泌液的冲洗作用，均有助于清除黏膜表面的病原体。最后，皮肤和黏膜分泌物中的杀菌、抑菌物质（如乳酸、脂肪酸、胃酸和酶等）和寄居在皮肤和黏膜表面的正常菌群（如唾液链球菌、大肠埃希菌）阻挡和抵御外来病原体的入侵。临床长期大量应用广谱抗生素，可抑制和杀伤正常菌群，导致耐药性葡萄球菌或白色念珠菌大量生长，引发葡萄球菌或白色念珠菌性炎症。

2．固有免疫细胞作用　参与固有免疫的细胞有单核 - 巨噬细胞、树突状细胞、粒细胞、NK 细胞、NK T 细胞、γδ T 细胞、B1 细胞等。固有免疫细胞不表达特异性抗原识别受体，而是通过模式识别受体（PRR）或有限多样性抗原识别受体，对病原体及其感染细胞或衰老损伤和畸变细胞表面某些共有特定表位分子如病原体相关模式分子（pathogen associated molecular pattern，PAMP）进行识别和结合，产生非特异性抗感染抗肿瘤保护作用，同时参与适应性免疫应答的启动和效应过程。

（1）模式识别受体（PRR）和病原相关分子模式（PAMP）：PRR 主要是指存在于固有免疫细胞表面的一类能够直接识别结合病原微生物或宿主凋亡细胞表面某些共有的特定分子结构的受体。表达于固有免疫细胞膜表面的 PRR 称为膜型 PRR，来自不同组织部位的同一类型固有免疫细胞（如巨噬细胞）均表达相同的 PRR，具有相同的识别特性。PAMP 是 PRR 识别结合的配体分子，主要是指病原微生物表面某些共有的高度保守的分子结构，也包括宿主凋亡细胞表面某些共有的特定分子结构。膜型 PRR 识别结合的 PAMP 数量有限，但这些配体分子在病原微生物中分布广泛，主要包括 G^- 菌的脂多糖，G^+ 菌的肽聚糖和脂磷壁酸，分枝杆菌和螺旋体的脂蛋白和脂肽、细菌和真菌的甘露糖，细菌非甲基化 DNA CpG 序列，病毒双股 RNA（dsRNA），及宿主凋亡细胞表面的磷脂酰丝氨酸等。

上述 PAMP 中，除细菌非甲基化 CpG 序列和病毒 dsRNA 能以游离形式存在外，其余通常只表达于某些特定病原微生物和宿主凋亡细胞表面，而不存在于正常宿主细胞表面。借此，固有免疫细胞可通过表面 PRR 区分“自身”与“非己”成分，并对表达上述配体分子（PAMP）的病原微生物和宿主凋亡细胞，以及作为 PAMP 的某些病原微生物的产物发生应答。存在于血清中的 PRR 称为分泌型 PRR，主要包括某些急性期蛋白如甘露聚糖结合凝集素和 C 反应蛋白。上述分泌型 PRR 分别能与病原微生物表面的甘露糖残基和磷酸胆碱结合，并通过激活补体产生溶菌和调理作用。

（2）吞噬细胞的杀伤作用：具有吞噬能力的固有免疫细胞主要包括单核吞噬细胞和中性粒细胞两大类。单核吞噬细胞包括血液中的单核细胞和组织器官中的巨噬细胞。当病原体穿透皮肤或黏膜到达体内组织后，吞噬细胞首先从毛细血管中逸出，聚集到病原体所在部位。以病原菌为例，吞噬、杀菌过程分为三个阶段，即吞噬细胞和病菌接触、吞入病菌、杀死和破坏病原菌。吞噬细胞内含有溶酶体，其中的溶菌酶、髓过氧化物酶、乳铁蛋白、防御素、活性氧物质、活性氮物质等能通过“呼吸爆发”机制杀死病菌，而蛋白酶、多糖酶、核酸酶、脂酶等则可将菌体降解。最后不能消化的菌体残渣，将被排到吞噬细胞外。

病菌被吞噬细胞吞噬后，其结果根据病菌类型、毒力和人体免疫力不同而不同。化脓性球菌被吞噬后，一般经 5 ～ 10 min 死亡，30 ～ 60 min 被破坏，这是完全吞噬；而结核分枝杆菌、布鲁菌、伤寒沙门菌、军团菌等，则是已经适应在宿主细胞内寄居的胞内菌。在无特异性免疫力的人体中，它们虽然也可以被吞噬细胞吞入，但不被杀死，这是不完全吞噬。不完全吞噬可使这些病菌在吞噬细胞内得到保护，免受机体体液中特异性抗体、非特异性抗菌物质或抗菌药物的有害作用；有的病菌尚能在吞噬细胞内生长繁殖，反使吞噬细胞死亡；有的可随游走的吞噬细胞经淋巴液或血流扩散到人体其他部位，造成广泛病变。此外，吞噬细胞在活化、吞噬过程中，可通过分泌 MIP、MCP-1、IL-8 等趋化因子和 IL-1 等促炎症因子，参与和促进炎症反应。溶酶体释放出的多种水解酶也能破坏邻近的正常组织细胞，造成对人体不利的免疫病理性损伤。

（3）其他固有免疫细胞的杀伤作用：病毒感染细胞可高表达 NKG2D 和自然细胞毒性受体（NCR）配体，NK 细胞可通过此类杀伤活化受体选择性地杀伤病毒感染细胞，而不攻击正常组织细胞。NKT、γδ T 细胞通过其有限多样性抗原识别受体，可直接识别某些病原体所共有的特定表位分子，活化后通过释放穿孔素、颗粒酶和表达 FasL 等形式杀伤病原体，感染细胞。另外，此类细胞还分泌 IL-4、IFN-r、TNF-α 等细胞因子介导炎症反应或参与免疫调节。

3．固有免疫分子作用

（1）补体系统：补体系统是参与固有免疫的重要效应分子。补体旁路途径或 MBL 途径激活后产生多种补体裂解片段。C3b、C4b 具有调理作用和免疫黏附作用，可促进吞噬细胞对病原体和抗原 - 抗体复合物的清除；C5a 具有趋化作用，可吸引中性粒细胞到达感染部位，并使之发挥抗感染作用。

（2）细胞因子：细胞因子是参与固有免疫和适应性免疫的重要效应分子，如 IFN-α/β 可诱导细胞产生抗病毒蛋白，抑制病毒的复制或扩散；IFN-r、IL-12 和 GM-CSF 可激活巨噬细胞和 NK 细胞，有效杀伤肿瘤和病毒感染的靶细胞；IL-1、IL-6 和 TNF-α 等促炎细胞因子和 IL-10、TGF-β 等抗炎细胞因子可调节炎症反应；IFN-r 和 IL-4 可诱导初始 T 细胞向 Th1 或 Th2 细胞分化，参与体液和细胞免疫应答；IL-17 刺激上皮细胞和角质细胞分泌防御素等抗菌物质，在固有免疫中发挥重要作用。

（3）其他分子：抗菌肽主要由中性粒细胞和小肠帕内特细胞产生，与病原体表面脂多糖、磷壁酸或病毒囊膜脂质结合形成跨膜离子通道，促进病原体裂解；乙型溶素是血浆中的一种碱性多肽，在血浆凝固时由血小板释放，可作用于 G^+ 菌细胞膜，产生非酶性破坏效应。

4．固有免疫的作用时相

（1）瞬时固有免疫应答阶段：瞬时（即刻）固有免疫应答发生于感染 0 ～ 4 h 之内。皮肤黏膜及其分泌液中的抗菌物质和正常菌群作为物理、化学和微生物屏障，可阻挡外界病原体对机体的入侵，具有即刻免疫防卫作用。当少量病原体突破机体屏障结构，进入皮肤或黏膜下组织后，可及时被局部存在的巨噬细胞吞噬清除。有些病原体如 G^- 菌可通过直接激活补体旁路途径而被溶解破坏；补体活化产物 C3b/C4b 可介导调理作用，显著增强吞噬细胞的吞噬杀菌能力；C3a/C5a 则可直接作用于组织中肥大细胞，使之脱颗粒释放组胺、白三烯和前列腺素 D_2 等血管活性胺类物质和炎性介质，导致局部血管扩张通透性增强。中性粒细胞是机体抗细菌、抗真菌感染的主要效应细胞，中性粒细胞浸润是细菌感染性炎症反应的重要特征。在感染部位组织细胞产生的促炎细胞因子（IL-8、IL-1 和 TNF 等）和其他炎性介质作用下，局部血管内中性粒细胞可被活化，并迅速穿过血管内皮细胞进入感染部位，发挥强大吞噬杀菌效应，通常绝大多数病原体感染终止于此时相。

（2）早期固有免疫应答阶段：早期固有免疫应答发生于感染后 4 ～ 96 h 之内。此时，在某些细菌成分如脂多糖（LPS）和感染部位组织细胞产生的 IFN-γ、MIP-1 α 和 GM-CSF 等细胞因子作用下，感染周围组织中的巨噬细胞被募集到炎症反应部位，并被活化，以增强局部抗感染免疫应答能力。与此同时，活化巨噬细胞又可产生大量促炎细胞因子和其他低分子量炎性介质如白三烯、前列腺素和血小板活化因子等，进一步增强扩大机体固有免疫应答能力和炎症反应，产生以下主要反应。

1）在低分子量炎性介质作用下，使局部血管扩张通透性增强，有助于血管内补体、抗体等免疫效应分子和吞噬细胞进入感染部位发挥抗感染免疫作用。

2）在 MIP-1 a/β 和 MCP-1 等趋化性细胞因子作用下，使血管内单核细胞和周围组织中更多的吞噬细胞聚集至感染部位，使局部抗感染免疫作用显著增强。

3）TNF 和血小板活化因子可使局部血管内皮细胞和血小板活化，引起血凝形成血栓，封闭血管，从而有效阻止局部病原体进入血流向全身扩散。

4）促炎细胞因子 TNF-α、IL-1 和 IL-6 作为内热源，可作用于下丘脑体温调节中枢引起发热，对体内病原体的生长产生抑制作用。

5）促炎细胞因子也是引发急性期反应的主要物质，可促进骨髓细胞生成并释放大量中性粒细胞入血，以提高机体抗感染免疫应答能力；还可刺激肝细胞合成分泌一系列急性期蛋白，如 C- 反应蛋白（CRP）、MBL 和脂多糖结合蛋白（LBP）等。其中 CPR 和 MBL 可激活补体，进一步增强调理作用和产生溶菌效应。此外，B1 细胞接受某些细菌共有多糖抗原，如脂多糖、荚膜多糖等刺激后，可在 48 h 之内产生相应以 IgM 为主的抗菌抗体，此种抗体在血清补体协同作用下，可对少数进入血流的表达上述共有多糖抗原的病原菌产生杀伤溶解作用；NK 细胞、γδT 细胞和 NK T 细胞则可对某些病毒感染和胞内寄生菌感染的细胞产生杀伤破坏作用，在早期抗感染免疫过程中发挥作用。

（3）适应性免疫应答诱导阶段：适应性免疫应答诱导阶段发生于感染 96 h 之后。此时，活化巨噬细胞和 DC 作为专职 APC，可将摄入的病原体等外源性抗原或内源性抗原加工处理为具有免疫原性的小分子多肽，并以抗原肽 -MHC 分子复合物的形式表达于细胞表面，同时表面协同刺激分子（如 B7 和 ICAM 等）表达上调，为特异性免疫应答的启动做好准备；然后经淋巴、血液循环进入外周免疫器官。通过与抗原特异性淋巴细胞之间的相互作用，诱导产生特异性免疫应答。

（二）适应性免疫（adaptive immunity）

适应性免疫应答或称特异性免疫应答（specific immune response），是指体内抗原特异性 T/B 淋巴细胞接受抗原刺激后，自身活化、增殖、分化为效应细胞，产生一系列生物学效应的全过程。根据参与免疫应答细胞种类及其机制的不同，可将适应性免疫应答分为 T 细胞介导的细胞免疫应答和 B 细胞介导的体液免疫应答两种类型。

1．T 细胞介导的免疫应答　T 细胞介导的免疫应答是一个连续的过程，分为对抗原的识别、增殖分化和产生效应三个阶段。发育成熟的初始 T 细胞从胸腺达到外周免疫器官，通过其 TCR 与 APC 表面的抗原肽 -MHC 复合物（pMHC）结合，其中，$CD4^+$ T 细胞主要识别由 MHC Ⅱ类分子提呈的外源性抗原肽，而 $CD8^+$ T 细胞主要识别由 MHC Ⅰ类分子提呈的内源性抗原肽。T 细胞活化需要双信号刺激，它们与 pMHC 的结合给 T 细胞活化提供第一活化信号，T 细胞与 APC 表面多对共刺激分子（例如 CD28、CD80、CD86、ICOS 等）相互作用，提供了 T 细胞活化的第二信号。另外，T 细胞完全活化后，还有赖于多种细胞因子（IL-1、IL-2、IL-4、IL-6、IL-10、IL-12、IFN-γ 等）作用才能使 T 细胞进一步活化增殖。

活化增殖的 T 细胞进一步在不同细胞因子的作用下分化成为效应 T 细胞，效应 T 细胞主要包括辅助型 T 细胞（Th）和细胞毒性 T 细胞（CTL）。Th 依据其功能不同又可分为 Th1、Th2、Th3、Th17 等亚群。Th1 细胞主要分泌 IL-2、IFN-γ、IFN-α、TNF-β 等，主要介导细胞毒和局部炎症有关的免疫应答，辅助抗体生成，参与细胞免疫及迟发型超敏性炎症的发生，故称为炎症性 T 细胞，可被视为相当于迟发型超敏反应 T 细胞（TDTH 细胞）。因而，Th1 细胞在机体抗胞内病原体感染中发挥重要作用。Th2 细胞主要分泌 IL-4、IL-5、IL-6 和 IL-10 等，主要功能为刺激 B 细胞增殖并产生抗体，与体液免疫有关。另外，Th2 分泌的细胞因子可激活肥大细胞、嗜酸性粒细胞和嗜碱性粒细胞，参与超敏反应性炎症和寄生虫感染。少数 Th 细胞被称为 Th3 细胞，它除分泌大量的 IL-4 和 IL-10 外，主要高表达 TGF-β，但是不分泌 IL-2 和 IFN-γ，可以下调抗原递呈细胞及 Th1 细胞的活性，起免疫抑制作用。Th17 是由初始 T 细胞在 IL6 和 IL23 的刺激下分化而成的辅助性 T 细胞，主要分泌 IL17、IL22 等促炎症因子，RORγ 是其重要的转录因子。TH17 细胞主要为对抗细胞外细菌及霉菌的免疫反应，并在炎症性疾病和自身免疫病中起重要的作用[12]。

CTL 能高效、特异地杀伤胞内病原体（病毒和某些胞内寄生菌）感染细胞、肿瘤细胞等靶细胞，而不损害正常细胞。CTL 的效应过程包括识别与结合靶细胞、细胞极化、颗粒释放和靶细胞崩解。CTL 主要通过以下两种机制杀伤靶细胞：一是穿孔素 / 颗粒酶途径。穿孔素在靶细胞上形成内径约为 16 nm 的孔道，颗粒酶等毒性颗粒进入细胞，诱导靶细胞凋亡。二是 CTL 表达 FasL，与靶细胞表面上 Fas 和 TNF 受体结合，诱导细胞凋亡。

2．体液免疫应答 抗原进入机体后诱导相应的抗原特异性 B 细胞活化、增殖，最终分化为浆细胞，产生特异性抗体进入体液，发挥免疫效应，由于抗体存在于体液，故称此过程为体液免疫应答。B 细胞介导的体液免疫应答分为抗原的识别、增殖分化和产生效应三个阶段。BCR 对抗原的识别与 TCR 识别抗原不同：一是 BCR 不仅能识别蛋白质抗原，还能识别多肽、核酸、多糖类、脂类抗原；二是 BCR 对抗原的识别不需 APC 的加工和提呈，亦无 MHC 限制性。

与 T 细胞相似，B 细胞完全活化和增殖也需双信号刺激和细胞因子的辅助。特异性抗原刺激提供第一信号启动 B 细胞活化，而由 Th 细胞与 B 细胞表面多对共刺激分子相互作用则向 B 细胞传递活化的第二信号。活化的 B 细胞表达多种细胞因子受体，在 Th 细胞分泌的细胞因子（如 IL-4、IL-5、IL-21）作用下大量增殖并最终分化为产生抗体的效应细胞——浆细胞。另外，还有一小部分 B 细胞成为记忆细胞，该细胞可以在体内抗原消失数月乃至数十年以后，仍保持对抗原的记忆。当同一种抗原再次进入机体时，记忆细胞就会迅速增殖、分化，形成大量的效应 B 细胞，继而产生更强的特异性免疫反应，及时将抗原清除。

在效应阶段，抗原成为被作用的对象，效应 B 细胞产生的抗体可以与相应的抗原特异性结合，发挥免疫效应。例如，抗体与入侵的病菌结合，可以抑制病菌的繁殖或是对宿主细胞的黏附，从而防止感染和疾病的发生；抗体与病毒结合后，可以使病毒失去侵染和破坏宿主细胞的能力。在多数情况下，抗原抗体结合后会发生进一步的变化，如形成沉淀或细胞集团，进而被吞噬细胞吞噬消化，等等。

第三节 尘肺并发感染的免疫机制

呼吸性粉尘进入肺组织后，受刺激的 T 细胞尤其是 T 辅助细胞对所有 T 依赖抗原有过度反应性。这些抗原存在于组织中并完成它们的免疫功能，引起巨噬细胞肺泡炎、尘细胞肉芽肿等。随之，产生一系列人体免疫应答反应，导致自身组织损害，出现组织广泛弥漫性纤维化，使支气管扭曲、变形、狭窄，通气及引流受阻，加之呼吸道分泌物增加，肺组织弹性减弱，支气管及终末细支气管引流不畅，痰液阻塞，发生肺部感染的机会增加。尘肺患者由于肺感染反复发作，长期使用广谱抗生素，造成耐药菌群产生；临床用于平喘的肾上腺皮质激素不恰当地长期使用，影响免疫功能。同时，尘肺患者由于长期慢性缺氧，细胞、组织功能进一步下降，合并肺部感染的机会及每次感染的病程均增加。

尘肺患者易合并肺部感染，引起感染的微生物可能为细菌、病毒、支原体、衣原体、真菌，及寄生虫等。

一、抗结核免疫

结核菌入侵宿主体内，从感染、发病到转归与多数细菌性感染有显著不同，宿主反应在其发病、临床过程和转归上具有特殊意义。结核杆菌感染引起宿主的反应可以分为四期，即起始期、T 细胞反应期、共生期及细胞外增殖和播散期。①在起始期，伴随着微小飞沫吸入而入侵呼吸道的结核菌被肺泡巨噬细胞吞噬。因为结核菌的数量、毒力和宿主巨噬细胞非特异性杀菌能力的不同，被巨噬细胞吞噬的结核菌的命运各异。如果在出现有意义的细菌增殖和宿主细胞之前结核菌被杀灭，那么就不留下任何感染痕迹或感染证据。如果结核菌在肺泡巨噬细胞内存活和复制，就使得结核菌扩散至邻近非活化的肺泡巨噬细胞并形成早期感染灶。② T 细胞反应期，结核菌在巨噬细胞内的最初生长、形成中心呈固态干酪样坏死的结核灶，它能限制结核菌的复制。由 T 细胞介导的细胞免疫和迟发性变态反应在此期形成，并且对结核菌发病、演变和转归产生决定性影响。③共生期，多数患者发展到 T 细胞反应期，仅有少数发生原发性结核病。大部分感染者结核菌可以持续存活，细菌与宿主处于共生状态。纤维包裹的坏死灶干酪性中央部分被认为是结核菌持续存在的主要场所。低氧、低 pH 和抑制性脂肪酸的存在使得结核菌不能增殖。患者的免疫抑制也是抑制结核菌增殖的重要原因，如果免疫损伤就可以引起受抑制的结核菌重新活动和增殖，而在无免疫缺损的患者结核菌的存在和局部活动可能有益无害，因为其间断的推动作用有助于激发和维持 T 细胞的免疫记忆。④细胞外增殖和播散期，固体干酪灶中包含具有生长能力但是不繁殖的结核菌。干酪灶一旦液化就给结核菌的增殖提供了理想的环境。即使是免疫功能健全的尘肺患者，从液化干酪灶释放的大量结核菌也足以突破局部免疫防御机制，引起播散。

（一）细胞免疫

细胞免疫是患者获得性抗结核免疫力的最主要免疫反应，它包括巨噬细胞吞噬结核菌以及处理与抗原呈递、T 细胞对抗原的特异性识别与结合，及因此而增殖与分化、细胞因子释放和杀菌等步骤。

1．巨噬细胞与结核菌的黏附和吞噬 巨噬细胞表面有很多受体，结核菌可与巨噬细胞补体受体 CR1（CD35）、CR3（CD11b/CD18）结合，很容易被黏附于巨噬细胞表面，然后被巨噬细胞吞噬和卷入膜结合空泡或者吞噬体内并于溶酶体融合。结核菌可以在其中复制，但是能否复制要视菌株而异。吞噬体和溶酶体融合后，溶酶体内容物如蛋白水解酶和其他杀菌物质释放至吞噬体内，这样导致吞噬体酸化，为发挥杀菌活性提供了酸性环境条件，但是酸化本身对杀灭结核菌的重要性还不是很清楚。溶酶体对结核菌的非特异性杀菌作用常常被结核菌的抗吞噬杀菌机制所抵消，使得结核菌可以在吞噬细胞内生存。

2．抗原处理与呈递 抗原在巨噬细胞内被裹入包内体而内在化，在酸性环境下大部分抗原被降解，部分与细胞体内的Ⅰa 分子偶联成复合物而免被溶酶体酶消化，并转移至细胞膜，提交给 Th 细胞，作为引起 Th 细胞反应的第一信号。在这一过程中还伴随淋巴细胞激活因子（LAF）即 IL-1 的产生，成为激活 Th 细胞的第二信号。这两种信号共同启动 T 细胞免疫免疫应答反应。

3．淋巴细胞活化和效应分子的产生 T 淋巴细胞的受体（TCR）有 4 种多肽链，分别构成 αβTCR 和 γδTCR，前者再进一步区分为 $CD4^+$ 细胞和 $CD8^+$ 细胞。激活的 $CD4^+$ 细胞分泌多种细胞因子放大免疫反应，从而对结核菌感染起到保护作用。近年来，对于 γδTCRT 淋巴细胞在结核病免疫反应中的作用引起了重视。γδTCRT 淋巴细胞在结核病免疫反应中的作用表现在以下几个方面。

（1）γδTCRT 细胞常常存在于一些器官与外环境的界面处，如肺、肠道黏膜和皮肤等，广泛接受环境微生物的刺激，加上它无须致敏的自然反应性和前期反应性，在感染结核菌后 3 周即可见到 γδTCRT 细胞的扩增和活化，而 αβTCRT 细胞仅在免疫建立阶段才被活化，这两种免疫细胞在抗结核免疫反应的时序上起互补作用。

（2）γδTCRT 细胞能够识别 αβTCRT 细胞不能识别的抗原。

（3）γδTCRT 细胞刺激肉芽肿的形成，并具有与 $CD8^+$ 相当的细胞毒作用，能溶解感染结核菌的靶细胞。

（4）γδTCRT 细胞不能介导迟发性变态反应，但是能识别自身抗原导致组织损伤，可能参与结核灶干酪性坏死的发生。介导结核病免疫反应的效应分子主要是 T 细胞和巨噬细胞产生的各种细胞因子。

4．巨噬细胞活化与杀菌 活化的淋巴细胞产生的巨噬细胞活化因子（MAF）和 IFN-γ 等，能促进巨噬细胞膜表达抗原。这些被活化的巨噬细胞除递呈抗原外，吞噬功能也增强。在革兰氏阴性杆菌脂多糖、分枝杆菌以及霍华德 T 细胞释放的多种细胞因子的作用下，巨噬细胞进一步被激活为充分活化的巨噬细胞，后者释放大量的溶解细胞的蛋白、溶酶体酶、肿瘤坏死因子、过量的超氧阴离子、过氧化氢和反应性氧中间产物，杀灭、消化和清除被吞噬的结核菌。如果刺激过度或者长时间持续刺激，巨噬细胞过分活化而转化为抑制性巨噬细胞。

（二）迟发性变态反应

近年来随着免疫学的发展，大量的研究表明，迟发性变态反应和由 T 细胞介导的细胞免疫是两种不同的免疫学反应，虽然有些过程和现象相似，但是两者有着本质的不同。

1．刺激两种反应的抗原不同 结核菌核糖体 RNA 能够激发 T 细胞介导的细胞免疫，但是不产生迟发性变态反应；结合蛋白及脂质 D 仅引起迟发性变态反应，而不产生 T 细胞介导的细胞免疫。

2．介导两种反应的 T 细胞亚群不同 迟发性变态反应是由 TDTH 细胞（delay type hypersensitivity，DTH）介导的，而介导细胞免疫的是 Th 细胞。Tc 在两种反应中都可以参与作用。

3．菌量和抗原负荷差异和 Th1/Th2 偏移 感染结核菌后机体可以同时产生 Th1 和 Th2 介导的免疫反应，在菌量少、毒力低或者感染早期 Th1 型反应起主导作用，表现为细胞免疫，但是菌量大、毒力强或者感染后期，就会向 Th2 型反应方向偏移，出现以迟发性变态反应为主的反应。

4．起调节作用的细胞因子不同 调节细胞免疫的细胞因子很多，而引起组织坏死的主要是肿瘤坏死因子。

5．对结核菌的作用方式不同 细胞免疫通过激活巨噬细胞来杀灭细胞内吞噬的结核菌，而迟发性变态反应则通过杀死含菌但是没有被激活的巨噬细胞及其邻近的组织细胞以消除十分有利于结核菌生长的细胞内环境。有关迟发性变态反应是否有抗结核保护作用或者参与作用，这在很大程度上取决于迟发性变态反应的程度。轻度迟发性变态反应可以动员和活化免疫活性细胞，并且能直接杀伤靶细胞，使得感染结核菌的宿主细胞死亡从而达到杀菌功效，比较剧烈的迟发性变态反应则造成组织溃烂、坏死液化和空洞形成，已经被吞噬的结核菌被释放到细胞外获取养料，从而进行复制和增殖，并引起播散。所以迟发性变态反应虽然参与抗结核免疫，但是总体上迟发性变态反应的免疫损失超过免疫保护作用，人们正在努力探索能增强 T 细胞介导的细胞免疫反应而避免迟发性变态反应的新的免疫预防措施和方法。

二、抗病毒免疫

病毒感染后诱导的细胞免疫和体液免疫除了有免疫保护作用外，还可以通过杀伤靶细胞、抗体介导的对细胞的损伤，及组成免疫复合物等启动免疫病理作用而损伤组织和器官。此外，某些病毒感染后因组织或者细胞发生了抗原性的改变，还可以使机体产生针对自身的免疫应答。有时即使病毒已经不再复制，或者甚至已经被清除，但是自身免疫构成的损伤依然可持续。

抗病毒免疫包括天然免疫和特异性免疫。

（一）天然免疫

在抗病毒感染中，除了与抗其他种类微生物感染相同的自然免疫机制外，NK 细胞、干扰素和细胞凋亡起重要作用。动物实验显示当去除 NK 细胞后，多种病毒感染均可出现严重疾病。在病毒感染的早期，一般为 2 ~ 3 日，NK 细胞的活性显著增加，以后 NK 细胞数量降低。NK 细胞不杀伤正常细胞，只杀伤病毒感染的细胞或者肿瘤细胞。NK 细胞杀伤的是不表达 MHC Ⅰ类抗原，不会呈递抗原给 CTL，不被免疫 T 细胞所识别，只能依靠 NK 细胞杀伤。NK 细胞有两套受体，一套受体与细胞表面的 MHC Ⅰ类抗原相互作用，另一套受体与细胞表面的活性分子作用。很多病毒具有下调细胞表面 MHC Ⅰ类抗原的作用得以逃逸免疫监测，这个时候就依赖 NK 细胞清除病毒感染的细胞。

病毒感染细胞后，病毒在细胞内复制会直接破坏宿主细胞，使宿主细胞裂解造成损伤。有些病毒会以非裂解细胞的方式释放病毒，这些病毒在复制过程中可以改变细胞对离子的通透性，用来破坏细胞的骨架或者形成包涵体等方式改变细胞的正常组分而导致细胞死亡。当属于机体的重要组织、器官，如脑、免疫系统等受损就可以导致严重的后果。

由病毒诱发的细胞凋亡从本质上看，也是机体的一种非特异性免疫机制，这是因为病毒的生物学特征中最突出的特点是：病毒只有一种核酸作为其基因组（DNA 或 RNA），而且各种病毒的核酸又可以单链、双链、分节段等不同的形式存在。因此病毒必须在活细胞中增殖才能显示其生命活性。所以被病毒感染的细胞死亡可以破坏病毒复制的场所，从而抑制病毒复制。例如 DNA 病毒可以造成细胞周期紊乱，使细胞进入 S 期，细胞通过 p53 介导细胞凋亡。RNA 病毒复制很快，宿主细胞凋亡并不能有效阻止 RNA 病毒复制。但是在 RNA 病毒向周围细胞扩散时，由于细胞被破坏，破坏的细胞成分被完整地细胞所摄取后，也可出现凋亡。有些病毒如大 DNA 病毒痘类病毒、腺病毒等具有对抗凋亡的机制。因为这些病毒的蛋白可以抑制细胞凋亡，如腺病毒的 E1B 蛋白，一方面 E1B 蛋白可以与促进凋亡的 Bax 蛋白结合，阻断 caspase 被激活；另一方面干扰一些激活 caspase 的分子，从而逃逸细胞凋亡。虽然病毒感染可以诱导细胞产生干扰素和其他抗病毒的细胞因子，但是有一些病毒可以产生对抗上述因子的蛋白，包括针对多种细胞因子的可溶性受体，使抗病毒的细胞因子不能与细胞上的受体结合而发挥作用。如痘苗病毒编码以一种可溶性蛋白，能与 IL-1B 结合。

（二）特异性免疫

T 细胞是诱发特异性免疫应答的中心，同时在多数病毒感染中起到识别与破坏病毒感染细胞的功能。对于 T 细胞在抗病毒感染中的重要作用，主要是通过动物模型来获得。可以利用基因敲除（knock out）小鼠选择性地去除不同亚群的 T 细胞、不同的细胞因子及其受体，就可以阐明它们的作用。还有一种技术使用单抗选择性地干扰细胞或细胞因子来研究它们的功能。由于已经建有纯品系小鼠，可进行动物间的免疫细胞或者因子的被动转移，从而通过动物实验，全面了解不同病毒感染中不同细胞组分的作用。

病毒进入人体后，与其他抗原物质的呈递过程相同，即首先由抗原呈递细胞摄取进入内吞体（endosomes），经过蛋白酶降解后，内吞体和带有 MHC Ⅱ类分子的囊泡在细胞膜上融合。MHC Ⅱ类分子是先在内质网合成，并和无变异链（invariant chain）组成复合体。当囊泡与内吞体融合时，MHC Ⅱ类分子和无变异链解离，形成病毒抗原，约 15 个氨基酸形成结合体。存在于抗原呈递细胞表面的这个结合体可以被机体 T 细胞表面的 CD4 和 T 细胞受体所识别。除此之外，还有一系列其他组分在抗原呈递细胞与 T 细胞受体之间参与相互作用，如：B7、CD28、LFA-1、ICAM-1/2、LFA-3 和 CD2，通过信号传递产生 IL-2 和 IL-2 受体，从而启动 T 辅助性细胞的作用，从而发挥对 CD8 杀伤性 T 细胞、NK 细胞及巨噬细胞的作用。这些应答都属于 T 细胞依赖性免疫应答。这个过程被称为外源性抗原呈递途径。在病毒感染的过程中，当病毒复制后释放出子代病毒，或者当已经产生病毒基因编码的病毒抗原被抗原呈递细胞摄取后，就是通过外源性抗原呈递途径激活免疫应答的。

$CD8^+$ T 细胞识别病毒感染细胞表面的过程，则是通过内源性抗原呈递途径进行。在病毒感染的细胞内，由病毒的指令新合成的病毒蛋白由复杂的蛋白酶体（proteosome）水解成短肽，转移至内质网后修饰成约 9 个氨基酸长的短肽并与 MHC Ⅰ类分子结合，再加上 β 微球蛋白分子组成三重分子的复合体后转移至感染细胞的表面。$CD8^+$ T 细胞可以识别这一复合体而发挥杀伤作用。这种通过内源性抗原呈递的途径激活 CD8 杀伤细胞的优点是机体在细胞内感染病毒的早期，甚至在病毒合成合成新的子代病毒前就已经被识别并很快被清除。因为 MHC Ⅰ类抗原存在于几乎所有有核细胞的表面，病毒感染的细胞所以很难逃脱被 CD8 杀伤细胞杀灭的后果。有的病毒通过进化，可以获得逃逸内源性抗原呈递的措施。比如 EB 病毒编码的 EBNA-1 蛋白中的甘氨酸 - 丙氨酸重复序列，具有不能被蛋白，水解酶所降解的特性。疱疹病毒 -1（HSV-1）的一种早期蛋白可以阻碍短肽的转移，而腺病毒的 E3 蛋白具有在内质网中滞留并与 MHC Ⅰ类分子结合的能力，这些都可以对抗内源性的抗原呈递。

T 细胞亚群在不同剂量感染的病毒、不同年龄的机体及感染的不同途径中所起的作用各不相同。各种 T 细胞或其他细胞所产生的细胞因子在各种病毒感染中所起的作用也需要作具体的分析和研究。

针对病毒的特异性抗体，最重要的是 IgG 和 IgA 抗体。抗体一般在感染后 5 ～ 7 天出现，是病毒再次感染的主要防御机制。在体内，抗体与补体的活化起协同作用，并且通过 Fc 受体与巨噬细胞和淋巴细胞合作发挥作用。抗体的中和作用十分复杂。虽然一般认为中和抗体可以起到阻断病毒配体与细胞受体的作用，但实际上这样的作用并不常见，原因是这需要极大量的抗体才能阻断病毒表面为数众多的配体。在鼻病毒中抗体确实作用于配体 - 受体，但是其作用是通过对鼻病毒结合于细胞的 ICAM-1 受体的沟边缘点的构型位阻而发挥的；并且在感染的早期，抗体的亲和性并不高，此时通过与补体的协同可增强中和作用，即使对已经进入细胞的病毒，有时抗体仍可有中和作用。有文献报道，血凝抑制抗体可以阻断流感病毒的血凝素和内吞体的融合过程。腺病毒和灰髓炎病毒的中和抗体则作用于衣壳蛋白，通过分子转换阻碍病毒脱衣壳。IgA 抗体在中和中起到阻断病毒入侵黏膜细胞的重要作用。此外，IgA 抗体还可以通过 poly-Ig 的受体由体腔进入黏膜细胞中和病毒。

值得注意的是，在病毒诱生的细胞免疫和体液免疫有免疫保护作用外，还可以通过杀伤靶细胞，抗体介导对细胞的损伤以及形成免疫复合物等启动免疫病理作用而损伤组织和器官。此外，某些病毒感染后因为组织或者细胞发生了抗原性的改变，还可以使机体产生针对于自身的免疫应答。有时即使病毒已经不再复制，或者已经被清除，但是自身免疫造成的损伤依然可以持续。在病毒感染所致的免疫病理致病作用中包括抗体增强反应。如：黄病毒科的登革热病毒，在亚中和量抗体存在的情况下可以促进病毒在巨噬细胞内的增殖，成为抗体依赖性的病毒感染增强性（antibody-dependent enhancement of virus infection，ADE）。这一增强反应可以引起单个核细胞大量释放抗凝血因子，从而出现休克或者出血性疾病；还有呼吸道合胞病毒也有类似的过程。

三、抗真菌免疫

随着抗生素、皮质类固醇激素、免疫抑制剂的广泛应用，真菌感染特别是机会感染呈明显上升趋势，尘肺患者的真菌感染率大幅增长。作为机体防御菌感染的第一道防线，免疫系统利用其免疫分子和细胞，通过相应的机制，抑制真菌在宿主体的增殖和侵袭。机体对致病真菌感染的免疫反应基于免疫细胞的功能可塑性，一方面成熟细胞可以在感染刺激的作用下发生功能群的转换，另一方面多功能干细胞发生有目的的分化，形成所需功能的细胞群。免疫细胞可以根据其表型分为几个功能群甚至亚群，但是由于其功能可塑性，这种表型分群是相对的，至少在体外实验中 T 细胞亚群之间可以相互转换，因此对于免疫细胞无论是个体还是群体，表型或者功能特征都具有可变性。

抗真菌感染中涉及的免疫细胞有巨噬细胞、肥大细胞、中性粒细胞、T 细胞等。

（一）巨噬细胞

1．巨噬细胞来源 血液循环中的单核细胞，进入组织后成熟为巨噬细胞，在骨中为破骨细胞，在脑中为小胶质细胞，在肺中为肺泡巨噬细胞，在肠道中为组织细胞，在肝中为枯否细胞。巨噬细胞能够对病原体、死亡细胞及碎片进行吞噬消化，对受损组织进行重塑。

2．巨噬细胞类型　巨噬细胞可以分为 M1 亚群（加强宿主防御和抗肿瘤免疫）、M2 亚群（抑制宿主防御和抗肿瘤免疫、调节伤口愈合）及调节性巨噬细胞亚群，包括白介素 -10（IL-10）分泌型巨噬细胞、肿瘤相关性巨噬细胞、骨髓来源抑制性细胞（myeloid-derived suppressor cells，MDSCs）。M2 和调节型巨噬细胞亚群功能有些类似，都是免疫抑制效应，因此巨噬细胞大体可以分为两大亚群：加强宿主防御、抗肿瘤、促进炎症反应亚群和功能相反的亚群。

3．巨噬细胞功能　巨噬细胞在体内起到哨兵的作用，其表面表达的模式识别受体（pattern recognition receptors，PRR）可以识别真菌感染，吞噬真菌，并有抗原递呈的作用，参与特异性免疫。在天然免疫反应中，自然杀伤细胞（nature killer cells，NKs）能通过产生干扰素 γ（IFN-γ）促进 M1 亚群分化，M1 通过产生细胞因子如肿瘤坏死因子（tumor necrosis factor，TNF）和 IL-1，加强自身的天然抗真菌能力，并趋化中性粒细胞聚集，促进炎症反应。M1 产生大量的 TNF、IL-12 和 IL-23，促进抗原特异性 $CD4^+$ 辅助型 T 淋巴细胞 1 型（$CD4^+$ type 1 helper T cells，Th1）和 17 型（Th17）反应。随着特异性免疫的建立，Th1 和 Th17 细胞产生的 IFN-γ 反过来刺激 M1 数量和功能的增强，这样就形成了一个正反馈加强 M1 杀伤真菌的能力。Th2 通过产生 IL-4、IL-13、IL-10、IL-21 等细胞因子促进 M2 细胞亚群分化，平衡 M1 亚群的促炎杀伤作用，使炎症反应趋于缓和，修复受损组织。

（二）肥大细胞

肥大细胞在真菌感染免疫反应中发挥重要的生物学作用。

1．肥大细胞的来源与分布　肥大细胞来源于造血干细胞，其成熟细胞一般不在循环中出现，在进入组织中才分化成熟为肥大细胞。肥大细胞一般分布于暴露于环境的组织中，如皮肤、呼吸道、胃肠道和生殖泌尿道等。

2．肥大细胞的功能　肥大细胞与巨噬细胞有类似的功能，如寿命较长，能在环境刺激下增殖，细胞表面表达 PRR，有吞噬功能，也有抗原递呈作用。此外，肥大细胞还有自己独特的功能，如细胞表面表达高亲和性 IgE（FcεR Ⅰ），通过与 IgE 抗体和抗原结合，可以促使肥大细胞迅速脱颗粒；产生脂质介质如白三烯和前列腺素；持续性分泌各种细胞因子、趋化因子和生长因子。在天然免疫中，肥大细胞的主要作用是加强中性粒细胞聚集，这不仅强化了宿主防御，也导致了病理过程。在特异性免疫中，肥大细胞可以表现为增强或抑制免疫反应。在 Th2 相关的过敏反应中，循环中高浓度的 IgE 刺激肥大细胞在细胞膜表面表达 FcεR Ⅰ，增强 IgE 依赖性的过敏反应。而 IgG1 抗体可以通过肥大细胞膜表面 FcεR Ⅲ受体，刺激肥大细胞产生 IL-10，抑制过敏反应。肥大细胞产生广泛的细胞因子作用于其他细胞，产生的 TNF 可以影响到巨噬细胞和中性粒细胞的功能，产生的 IL-4 和 IL-13 可以诱导 M2 巨噬细胞表型。

与细菌等病原一样，真菌亦侵入机体与外环境交界的部位，如皮肤、呼吸道和消化道等，这些部位富含肥大细胞，且很多感染特征及宿主感染免疫机制与细菌、原虫感染等类似，故推测肥大细胞可能在宿主抗真菌免疫反应中具有重要作用及相似的作用机制。肥大细胞主要通过表达 TLR2（toll-like receptor 2）及 TLR4（toll-like receptor 4）作为 PRRs，以结合真菌表面不同的病原相关分子模式（pathogen-assoeiated molecular patteers，PAMP），从而对真菌抗原进行识别并诱发后继宿主免疫反应。

肥大细胞表面还有 C 类凝集素样受体（c-type lectin receptors，CLRs）树突状细胞相关性 C 型植物血凝素 1。目前认为，树突状细胞相关性 C 型植物血凝素 1 是天然免疫细胞识别真菌细胞壁成分 β- 葡聚糖的主要受体，可特异性识别 β-1、3- 葡聚糖或 β-1、6- 葡聚糖，在真菌识别的天然免疫过程中起关键作用。临床上很多重要的真菌病原的识别都涉及树突状细胞相关性 C 型植物血凝素 1，如烟曲霉、白念珠菌和卡氏肺囊虫等。尽管树突状细胞相关性 C 型植物血凝素 1 能够单独完成信号识别，但其更常作为 TLR2 的共受体来发挥作用，介导感染免疫的细胞因子释放。树突状细胞相关性 C

型植物血凝素 1 在肥大细胞识别酵母聚糖后产生活性氧（ROS）过程中也发挥了重要作用，而 ROS 是宿主免疫效应细胞杀伤真菌的一种重要手段。目前认为，树突状细胞相关性 C 型植物血凝素 1 介导了肥大细胞对真菌成分酵母聚糖的识别，同时调控不同类型细胞因子产生。

树突细胞相关凝集素 2 通过激活 Fc 受体 γ 链来识别真菌抗原并诱导免疫反应，从而导致真菌复合物内化并诱导肥大细胞分泌 TNF-α。树突细胞相关凝集素 2 可识别许多种真菌的甘露糖成分，包括白念珠菌、酵母菌、荚膜组织胞浆菌、巴西副球孢子菌、红色毛癣菌，及烟曲霉等。该受体还可诱导对白念珠菌的宿主防御免疫反应，并诱导 T 辅助细胞 17 分化。

真菌感染后肥大细胞介导的炎性反应：肥大细胞活化后释放的炎性介质分为两类，一类为预先合成物质，即为脱颗粒的内容物质，如组胺、类胰蛋白酶、糜蛋白酶、羧肽酶及某些细胞因子，如 TNF-α 等。另一类为重新合成物质，包括多种细胞因子、趋化因子、脂质介质等，如 IL-4、IL-6、IL-8、IL-10、IFN-γ、巨噬细胞炎性蛋白（macrophage inflammatory protein，MIP）-1α 及 MIP-1β 等。预先合成物质的释放即为肥大细胞脱颗粒的过程。

在肥大细胞脱颗粒后释放的生物学物质中，TNF-α 仅可募集中性粒细胞，在细菌感染免疫中起到重要的清除细菌的作用。已证实真菌感染后 TNF-α 可由人单核细胞和树突细胞产生。TNF-α 为多功能细胞因子，肥大细胞产生的 TNF-α 既作为真菌感染的保护因子，也作为致病因子存在；申克孢子丝菌可刺激肥大细胞活化产生 TNF-α，故其在申克孢子丝菌感染中起调节作用。

细菌感染的宿主防御主要依靠肥大细胞释放预合成介质，即脱颗粒产物（组胺、蛋白聚糖和蛋白酶）。而与其不同的是，在真菌感染中，尽管某些情况下预合成介质也起到十分重要的作用，但肥大细胞释放新合成的炎性介质则具有更重要的保护防御作用。真菌感染一般以 Th1 型反应为主，Th2 型往往有害。诱导 Th1 型细胞反应的细胞因子主要包括 IL-2、IFN-γ，及 TNF 等，而诱导 Th2 型细胞反应的细胞因子主要包括 IL-4、IL-5、IL-6，及 IL-13 等。一项申克孢子丝菌感染研究发现，肥大细胞对申克孢子丝菌的免疫反应既存在 Th1 型又存在 Th2 型，体内证实 Th1 型起保护作用，而 Th2 型则会加重病情。真菌感染时肥大细胞的炎性介质多在感染的宿主反应中起保护作用。

IFN-γ 的主要生物学活性为免疫调节作用。已有实验证实，IFN-γ 在侵袭性烟曲霉的感染控制中起关键性作用。IL 为白细胞或免疫细胞间相互作用的淋巴因子，其和血细胞生长因子同属细胞因子，两者相互协调、相互作用，共同完成造血和免疫调节功能。申克孢子丝菌可刺激肥大细胞活化，产生 IL-6。IL-6 通过激活中性粒细胞，刺激 T 细胞生长和增强抗感染功能来发挥宿主防御功能。

白三烯是花生四烯酸在白细胞中的代谢产物，作用炎性介质可以介导变态反应，尤其在呼吸道炎性反应中起着重要作用。

很多物质可以刺激肥大细胞产生 ROS，如 IgE/Ag、钙离子载体 A23187、金复合物、Compound 48/80、青霉胺及神经生长因子等。ROS 包括超氧阴离子（O_2^-）、过氧化氢（H_2O_2）、羟自由基（OH^-）等。已知 ROS 是中性粒细胞杀菌过程中形成杀菌网格中的重要环节，ROS 既能识别白念珠菌孢子，也能识别菌丝，且在肥大细胞中也有类似机制。发生胞吞作用或 NETs 后产生的 ROS 是杀伤病原的重要物质，ROS 的产生也被证实与肥大细胞脱颗粒有关，抑制 ROS 的产生可导致肥大细胞脱颗粒物质（如组胺和 LTC4）减少。

真菌感染与肥大细胞变态反应 肥大细胞对真菌感染产生的免疫反应除了抗感染免疫外，在少数情况下还会引起机体对真菌抗原的变态反应。真菌是一种较常见变应原，临床常进行的点刺试验就包括针对真菌抗原的检测，其本质是肥大细胞对真菌抗原产生的Ⅰ型变态反应。真菌所致变态反应的机制至今已较为明确，即当机体对真菌抗原发生重复接触时，该抗原与肥大细胞表面的高亲和力受体（FcεRⅠ）结合的特异性 IgE 抗体相互作用，进而活化肥大细胞，使其释放组胺等炎性介质，产生风团、哮喘等临床表现。肥大细胞在真菌引起的变态反应中可能还有其他作用。

3．中性粒细胞　中性粒细胞由骨髓产生并以成熟形式释放入血，循环中的中性粒细胞可以认为是发育中断的细胞，在炎症或感染部位被活化内皮细胞捕获后，中性粒细胞进入组织中活化并进一步发育，表达IL-8、趋化因子CC型配体3（chemokine C-C motif ligand 3，CCL3）、趋化因子CXC型配体2（chemokine C-X-C motif ligand 2，CXCL2）、血管内皮生长因子（vascular endothelial growth factor，VEGF）和IL-1β。外周血中性粒细胞＜500个/μl被认为是真菌易感因素。中性粒细胞在真菌感染时，通过PRR接受感染信息，激活细胞核因子κB（nuclear factor-kappa beta，NF-κB），也可以通过巨噬细胞分泌的TNF和IL-1β激活NF-κB，活化的NF-κb可以增强中性粒细胞合成一氧化氮，释放促炎因子IL-8、TNF、IL-6、IL-1β，促进脱颗粒和呼吸爆发。

通常认为在真菌感染中中性粒细胞起到了重要的抗感染作用，在哨兵细胞释放的趋化因子诱导下，中性粒细胞聚集在感染部位，通过吞噬、脱颗粒及中性粒细胞外陷阱（neutrophil extracellular traps，NET）三种方式来清除病原体，NET是由中性粒细胞分泌的网状DNA结构和其中的丝氨酸蛋白酶构成，能够在细胞外捕获杀死真菌。活化中性粒细胞释放的ROS和精氨酸酶Ⅰ能抑制T细胞功能。感染信号传递到骨髓，使中性粒细胞的表型发生抗感染方向转化。

4．$CD4^+$ T淋巴细胞　$CD4^+$ T淋巴细胞可分为Th1群（以分泌IFN-γ调控细胞内病原生物的宿主防御为主）、Th2群（以分泌IL-4调控体液免疫为主）、Th17群（以分泌IL-17A、IL-17F、IL-21、IL-22调控细胞外病原生物的宿主防御为主）和调节型T细胞群（regulatory T cell，T reg），以控制免疫反应程度和抑制自身免疫为主。Th1分泌的IFN-γ对于加强中性粒细胞抗真菌活性十分重要，在IFN-γ基因敲除老鼠，容易感染播散性白念珠菌病；在呼吸道曲霉感染中IFN-γ也起到重要的防御作用。

5．$CD8^+$ T淋巴细胞　一般认为$CD8^+$ T淋巴细胞在$CD4^+$ T细胞调控下起到细胞免疫作用，但是在没有$CD4^+$ T细胞的实验中，$CD8^+$ T细胞可以通过产生IFN-γ，协助巨噬细胞清除新生隐球菌和肺孢子菌。在黏膜抵抗真菌感染中，γδ型T细胞亚群起到重要的作用。在白念珠菌刺激下，γδ型T细胞能增殖并产生IFN-γ和IL-17，强化宿主黏膜免疫；另一方面，IFN-γ细胞的某一亚群能产生IL-10和TGF-β，起到调节B细胞反应的作用。

综上所述，人体针对真菌感染的本能反应是通过游走在组织中巡查的巨噬细胞和肥大细胞，通过PRR识别感染，活化并产生细胞因子、趋化因子和生长因子等细胞信号分子，趋化中性粒细胞、淋巴细胞聚集。中性粒细胞通过三种方式直接杀伤真菌，淋巴细胞通过加强巨噬细胞吞噬消化能力控制真菌感染并且调控特异性免疫反应。感染后期M2型巨噬细胞、T reg型淋巴细胞进一步平衡免疫反应，使促炎反应趋于缓和，组织得以修复。抗真菌感染最佳免疫反应的结果在于促炎和抗炎反应的平衡、细胞免疫和体液免疫的平衡。

（甄永占　郑全辉　高俊玲）

参考文献

[1] Tsai W，Morgan WK. The pneumoconiosis [J]. Curr Opin Pulm Med. 1996，2（2）：116-120.

[2] Wang XR，Christiani DC. Occupational lung disease in China [J]. Int J Occup Environ Health，2003，9（4）：320-325.

[3] 金伯泉．医学免疫学［M］．5版．北京：人民卫生出版社，2008.

[4] 杨贵贞．医学免疫学［M］．5 版．北京：高等教育出版社，2003.

[5] 曹雪涛．医学免疫学［M］．6 版．北京：人民卫生出版社，2013.

[6] Ley K，Hoffman HM，Kubes P，et al. Neutrophils：New insights and open questions［J］. Sci Immunol. 2018，3（30）：eaat4579.

[7] Becker PS，Suck G，Nowakowska P，et al. Selection and expansion of natural killer cells for NK cell-based immunotherapy［J］. Cancer Immunol Immunother，2016，65（4）：477-484.

[8] Zheng Q，Zhou L，Mi QS. MicroRNA miR-150 is involved in Vα14 invariant NKT cell development and function［J］. J Immunol，2012，188（5）：2118-2126.

[9] 郑全辉 . 肿瘤免疫学研究进展［M］. 上海：上海交通大学出版社，2018.

[10] Chirumbolo S. State-of-the-art review about basophil research in immunology and allergy：is the time fight to treat these cells with the respect they deserve？［J]. Blood Transfus，2012，2（10）：148-164.

[11] Schneider JG，Amend SR，Weilbaecher KN. Integrins and bone metastasis：integrating tumor cell and stromal cell interactions［J］. Bone，2011，48（1）：54-65.

[12] Bedoya SK，Lam B，Lau K，et al. Th17 cells in immunity and autoimmunity. Clin Dev Immunol，2013：986789. doi：10.1155/2013/986789.

第六章

尘肺实验模型

第一节　实验动物及特点

一、小鼠

小鼠（mouse）属哺乳纲（mammalia）、啮齿目（rodentia）、鼠科（muridae）、小鼠属（mus）。染色体 2n = 40

（一）行为和习性

1．小鼠胆小，易于受惊，对外界环境的改变反应敏感。

2．小鼠在人工驯养条件下，性情温顺易于捕捉，一旦逃出笼外过夜则恢复野性，行动敏捷，难以捕捉。

3．小鼠喜欢阴暗，固定一处睡眠营巢。傍晚活动加强，夜间更加活跃，其进食、交配、分娩多发生在夜间。

4．小鼠是典型的啮齿动物，门齿终生生长。

5．小鼠为群居动物。

6．雄鼠群居时易发生斗殴（“理发师”）。

7．雄鼠具有分泌醋酸胺臭气的特性，是小鼠饲养室内特异臭气的主要原因。

8．小鼠对外界温度的变化特别是低温非常敏感，由于运输、环境改变而致低温，可很快引起小鼠死亡。

除了臭气之外，混杂在这些气体之中还有一种气体对动物的繁殖有很大影响，这种气体叫信息素（pheromone）或叫引物信息素，这是动物释放的一种性信息素。性信息素对小鼠的繁殖有三个方面的效应。

Lee-Boot 效应，是指小鼠群养时常常发生假性妊娠和发情周期混乱的现象。

Whitten 效应，是指由于雄性动物分泌的信息素促使雌性动物的发情周期出现有规律的现象。

Bruce 效应，是指怀孕初期的雌性小鼠与交配对象以外的雄性接近或同居时产生的中止妊娠反应。动物室内信息素含量的异常，会影响动物的生殖内分泌系统出现反应，继而影响动物实验反应的结果。

（二）解剖学特点

1．外观 小鼠体形小，90日龄的昆明小鼠体长为90～110 mm，体重为35～55 g。近交系如615小鼠体长为85～94 mm，体重为24～35 g。一般雄鼠大于雌鼠。

小鼠嘴尖，头呈锥体形，嘴脸前部两侧有触须，耳耸立，呈半圆形。

尾长约与体长相等，成年鼠尾长约150 mm。尾有四条明显的血管，背腹面各有一条静脉，两侧各有一条动脉。尾有平衡、散热和自卫等功能。

被毛颜色有白色、野生色、黑色、肉桂色、褐色、白斑等。健康小鼠被毛光滑，紧贴体表，四肢匀称，眼睛亮而有神。

2．骨骼系统 小鼠上下颌各有两个门齿和六个臼齿，齿式为2（1003/1003）= 16。门齿终身不断生长。下颌骨喙状突较小，髁状突发达，其形态有品系特征，可采用下颌骨形态分析技术进行近交系小鼠遗传质量的监测。

小鼠的脊椎由55～61个脊椎骨组成，包括颈椎7个、胸椎12～14个、腰椎5～6个、荐椎4个、尾椎27～30个。肋骨有12～14对，其中7对与胸骨接连，其他5～7对呈游离状态，胸骨6块。前肢由肩胛骨、锁骨、肱骨（上腕骨）、桡骨、尺骨、腕骨和指骨组成。后肢由髋骨、大腿骨、胫骨、腓骨、跗骨、趾骨组成。

小鼠骨髓为红髓，终身造血。

3．内部脏器 胸腔内有气管、肺、心脏和胸腺，心尖位于第4肋间。腹腔内有肝、胆囊、胃、肠、肾、膀胱、脾等器官。

小鼠为杂食动物。食道细长，约2 cm，胃分前胃和腺胃，有嵴分隔，前胃为食管的延伸膨大部分。胃容量小（1.0～1.5 ml），功能较差，不耐饥饿。与豚鼠、家兔等草食性动物相比，肠道较短，盲肠不发达，肠内能合成维生素C。有胆囊。

胰腺分散在十二指肠、胃底及脾门处，色淡红，不规则，似脂肪组织。肝是腹腔内最大的脏器，分左、右、中、尾四叶组成，具有分泌胆汁、调节血糖、贮存肝糖和血液、形成尿素、中和有毒物质等功能。

肺分左右两叶，右肺分为四叶（尖叶、心叶、膈叶、副叶），左肺为一整叶。左肺有一条不太深的沟，将其分成两段，似不完全的整叶。

胃分贲门、幽门、胃底及胃体。幽门内壁黏膜，呈皱褶状。

肠分小肠与大肠，小肠包括十二指肠、空肠和回肠，小肠长50～65 cm。大肠包括盲肠、结肠、直肠，大肠12～17 cm。

4．淋巴系统 淋巴系统很发达，包括淋巴管、淋巴结、胸腺、脾、外周淋巴结，及肠道派伊尔淋巴结集。性成熟时胸腺最大。脾可贮存血液并含有造血细胞，包括巨核细胞、原始造血细胞等，这些造血细胞组成造血灶，有造血功能。雄鼠脾明显大于雌鼠。小鼠没有腭或咽扁桃体。外来刺激可使淋巴系统增生。

5．生殖系统 雌鼠的生殖器官有卵巢、输卵管、子宫、阴道、阴蒂腺、乳腺等。雌性子宫呈“Y”形，分为子宫角、子宫体、子宫颈。卵巢为系膜包绕，不与腹腔相通，故无宫外孕。阴蒂腺在阴蒂处开口，左右各一。阴道在出生时关闭，从断奶后至性成熟才慢慢张开。乳腺发达，共有5对，3对位于胸部，可延伸至颈部和背部；腹部有2对，延续到鼠蹊部、会阴部和腹部两侧，并与胸部乳腺相连。

雄鼠的生殖器官有睾丸、附睾、储精囊、副性腺（凝固腺、前列腺、尿道球腺、包皮腺）、输精管，及阴茎等。雄性为双睾丸，幼年时藏存于腹腔内，性成熟后则下降到阴囊，其表面为纤维结缔组织，内部由许多曲细精管和间质组织所组成。精子在通过附睾期间成熟，并与副性腺分泌物一同在交配时射入雌鼠阴道内。前列腺分背、腹两叶。凝固腺附着于精液腺内侧，是呈半透明的半月形器官。副性腺分泌物有营养精子、形成阴道栓等作用。

雌雄鉴别：

雄鼠的阴囊明显；雌鼠可见阴道开口和五对乳头。

幼鼠或仔鼠则主要从外生殖器与肛门的距离判定，近者为雌，远者为雄。

另外，雌鼠肛门和生殖器之间有一无毛小沟，而雄鼠则在肛门和生殖器之间长毛。

（三）生理学特性

1．生长发育 小鼠生长发育的快慢与品系、营养状况、健康状况、环境条件、母鼠哺乳只数和哺乳能力及生产胎次均有密切关系。

小鼠卵在输卵管壶腹部受精后开始分裂发育，至桑葚胚（约3天）进入子宫，形成囊胚（约第5天）开始着床，妊娠期为19～21天。

胎鼠产出后母鼠撕破羊膜，咬断脐带，吃掉胎盘。新生小鼠赤裸无毛，皮肤肉红色，不开眼，双耳与皮肤粘连。初生小鼠即可发声，嗅觉和味觉敏感。3日龄仔鼠脐带脱落，皮肤由红转为白色，开始长毛并出现胡须，有色品系仔鼠可看出毛色。4～6日龄双耳张开耸立。7～8日龄四肢发育，开始爬动游走，被毛逐渐浓密，下门齿长出。9～10日龄有听觉，被毛长齐。12～14日龄睁眼，长出上门齿，开始采食及饮水。3周龄可离乳独立生活。4周龄，雌鼠阴腔张开。5周龄，雄鼠睾丸降落至阴囊，开始生成精子。60日龄体成熟。

健康小鼠寿命可达18～24个月，最长可达3年。近交系小鼠与普通小鼠相比，一般生活能力弱，寿命较短。

就动物体重与年龄（日龄或周龄）的相关关系可以画出动物的生长曲线。也可按体重和年龄数据列出其体重增长情况（表6-1）。生长曲线和体重增长情况表是动物饲养管理和健康状况多种因素综合性评价的重要指标。一般雄鼠比雌鼠体重增长快，普通小鼠比近交系小鼠生长快。

表6-1 不同周龄小鼠体重的增长情况

品（种）系 周龄	昆明小鼠（g）		615小鼠（g）		C3H小鼠（g）	
	♂	♀	♂	♀	♂	♀
初生	1.90	1.70	1.58	1.58	1.44	1.44
1	6.40	5.70	4.64	4.64	4.40	4.40
2	9.77	8.35	7.96	7.96	7.00	7.00
3	12.70	12.50	9.83	9.83	9.70	9.70
4	20.00	17.50	19.00	15.75	13.30	12.10
5	29.50	24.00	22.58	20.75	17.20	15.20
6	32.50	28.50	25.96	21.88	20.00	17.80
7	36.00	30.00	27.96	23.12	21.20	18.00
8	38.00	33.00	28.83	24.16	22.30	19.27
9	40.00	34.00	28.88	24.80	25.30	20.85
10	41.00	35.00	29.79	25.28	25.80	22.10

2．体温与水的调节 小鼠的体温调节因日龄的增长而不同。新生小鼠在40日龄前其体温是被动调节的，特别是新生乳鼠，在被毛长齐以前，主要依靠母鼠维持体温。40日龄后，体温自动调节，正常情况下保持恒定。

小鼠体表面积相对较大，环境温度的波动常可引起小鼠发生明显的生理学反应。小鼠对寒冷的应答反应为不发抖产热作用。寒冷状态下小鼠产生的热量相当于基础代谢率的3倍，比任何其他动物的变化都大。小鼠汗腺不发达，不能加大喘气，唾液分泌能力有限。在运输途中或实验室内如环境温度升高则以体温升高、代谢率下降及耳血管扩张来加快散热。

研究发现，小鼠在21 ~ 25℃环境温度区内生长较快，产仔多，活力强。

小鼠可通过呼出的气体在鼻腔内冷却以及尿液的高度浓缩来保持水分。与大多数哺乳动物相比，小鼠对饮水量不足更为敏感，因为小鼠水分代谢的半衰期仅为1.1天，比大的哺乳动物要快得多，因此，对小鼠需要供给充足的饮水。小鼠饮水量为4 ~ 7 ml/d。环境温度、湿度变化太大时，都会影响小鼠健康，从而发生疾病。

3．正常生理生化常数

（1）一般生理值

体重：近交系成年小鼠24 ~ 35 g；昆明成年小鼠35 ~ 55 g

寿命：2 ~ 3年

性周期：4 ~ 5天

心率：600（328 ~ 780）次/分

呼吸量：0.09 ~ 0.23 ml/次

饮水要求量：4 ~ 7 ml/只/天

排尿量：1 ~ 3 ml/d

体成熟：60 ~ 90天

哺乳期：18 ~ 23天

体温：37.5 ~ 38.8℃

呼吸数：163（84 ~ 230）次/分

饲料要求量：3 ~ 7 g/只/天

排便量：1.4 ~ 2.8 g/d

（2）血液指数

血压：95 ~ 125 mmHg/67 ~ 90 mmHg

总血量：7.78（4.9 ~ 12.1）ml/100 g体重

红细胞：9.3（7.7 ~ 12.5）$\times 10^6/mm^3$ 血

红细胞压积：41.5 ml/dl血

血红蛋白浓度：14.8（10 ~ 19）g/dl血，32（30 ~ 35）g/dl红细胞

白细胞：8.0（4.0 ~ 12.0）$\times 10^3/mm^3$ 血

嗜中性粒细胞：25.5（12 ~ 44）%，2.0（0.7 ~ 4.0）$\times 10^3/mm^3$ 血

嗜酸性粒细胞：2（0 ~ 5）%，0.15（0 ~ 0.5）$\times 10^3/mm^3$ 血

嗜碱性粒细胞：0.5（0 ~ 1）%，0.05（0 ~ 0.1）$\times 10^3/mm^3$ 血

单核细胞：4（0 ~ 15）%，0.3（0 ~ 1.3）$\times 10^3/mm^3$ 血

淋巴细胞：68（54 ~ 85）%，5.5（3 ~ 8.5）$\times 10^3/mm^3$ 血

血小板：157 ~ 260 $\times 10^3/mm^3$ 血

（3）血液生化指标

血浆总蛋白：5.5（5.2 ~ 5.7）g/dl

白蛋白：1.6 ~ 1.7 g/dl

球蛋白：3.8（3.5 ~ 4.1）g/dl

钙：9.8 ~ 10.6 mg/dl

钠：335 ~ 370 mg/dl

全血糖：147 ~ 171 mg/dl

钾：30 ~ 31 mg/dl

4．生殖生理

（1）性成熟：小鼠性成熟早，5 周龄雄鼠睾丸出现精子，45 ~ 60 日龄性发育成熟。雌鼠 20 日龄后阴道皮肤逐渐变薄，阴道开口，其阴道开口与卵巢功能活动相一致。一般雌鼠 36 ~ 50 日龄，具有生殖能力。小鼠的性成熟因品系和饲养条件不同而有所差异。

（2）发情：全年多发情动物，性周期 4 ~ 5 天，交配后 10 ~ 12 小时雌性阴道口有白色的阴道栓，产后发情，交配可受孕。

（3）交配：小鼠体成熟一般多为 60 ~ 90 天，是适宜的配种日龄。一般发情后 2 ~ 3 小时即可排卵，排卵期 3 ~ 4 天，但在排卵期仅数小时内才允许公鼠交配。

（4）妊娠：妊娠期 19 ~ 21 天，妊娠期的长短与小鼠品系及个体、环境因素、排卵数量、受精卵种植率、胎次等有关。

（5）分娩：小鼠的分娩多在夜间进行。产前不安，不停地整理产窝，约 4 分钟产仔一只，1 分钟后胎盘产出，母鼠将胎盘嚼食。整个过程经 1 小时。有时可出现因受精卵种植延迟导致的产后 3 ~ 5 天又产仔的现象。

小鼠每胎产仔 6 ~ 15 只，产仔数取决于品系、胎次、饲养条件、营养条件等。第 2 ~ 6 胎产仔数较多，一般 7 胎后产仔数逐渐下降。

（6）哺乳：哺乳期 18 ~ 23 天，小鼠带仔数一般为 8 ~ 10 只，因母鼠营养状况、体质状况、生产能力等因素的不同而变化。母鼠哺乳仔数太多可导致仔鼠发育不均。如带仔数不足时可将其他多余的同龄仔鼠放入寄奶代乳，但放入前应使其感染新窝的气味，以免被代乳母鼠咬死。留种仔鼠可适当延长哺乳期到 23 天。

（四）饲养环境

1．一般要求

气候环境：GB14925-2001（实验动物环境与设施）。

笼具：不锈钢、塑料材料，无毒、耐酸碱、耐高压。

垫料：无毒、无粉尘、吸水性强、起保暖做窝作用。

2．饲料和饮水

（1）饲料：小鼠应饲喂全价营养颗粒饲料，饲料中应含一定比例的粗纤维，使成型饲料具有一定的硬度，以便小鼠磨牙。同时应维持营养成分相对稳定，任何饲料配方或剂型的改变都要作为重大问题记入档案。

不同种类的小鼠有不同的营养标准，如纯系小鼠和种鼠的饲料所含蛋白质成分高于一般小鼠，DBA 小鼠需要高蛋白质低脂肪的饲料。

（2）饮水：小鼠的水代谢相当快，应保证足够的饮水。普通级动物饮水标准应不低于城市生活饮水的卫生标准。清洁级动物的饮水须经灭菌处理。也可用盐酸将水酸化（pH 2.5 ~ 3.0），使小鼠饮用酸化水，酸化水在一定程度上可抑制细菌的生长并杀死它们，其灭菌效果可达到要求。SPF 和无菌级动物饮水用高压高温方法灭菌。

3．一般饲养管理　小鼠的饲养管理非常烦琐，要求饲养人员具有高度的责任心，随时检查小鼠状况，出现问题立即加以纠正。为了使饲养工作有条不紊，必须将各项操作统筹安排，建立固定的操作程序，使饲养人员不会遗漏某项操作，同时也便于管理人员随时检查。

（1）饲喂：小鼠胃容量小，随时采食，是多餐习性的动物。成年鼠采食量一般为 3 ~ 7 克 / 天，幼鼠一般为 1 ~ 3 克 / 天。应每周添料 3 ~ 4 次，在鼠笼的料斗内应经常有足够量的新鲜干燥饲料，在小鼠大群饲养中，每周应固定两天添加饲料，其他时间可根据情况随时注意添加。

（2）给水：用饮水瓶给水，每周换水 2 ~ 3 次，成年鼠饮水量一般为 4 ~ 7 毫升 / 天，要保证饮水的连续不断，应常检查瓶塞，防止瓶塞漏水造成动物溺死，或饮水管堵塞使小鼠脱水死亡。小鼠在吸水过程中，口内食物颗粒和唾液可倒流入水瓶。为避免微生物污染水瓶，换水时应清洗水瓶和吸水管。

严禁未经消毒的水瓶继续使用。

（3）清洁卫生和消毒：每周应至少更换两次垫料。换垫料时将饲养盒一起移去，在专门的房间倒垫料，可以防止室内的灰尘和污染。一级以上动物的垫料在使用前应经高压消毒灭菌。

要保持饲养室内外整洁，门窗、墙壁、地面等无尘土。

坚持每月小消毒和每季度大消毒一次的制度，即每月用 0.1% 新洁尔灭喷雾空气消毒一次，室外用 3% 来苏尔消毒，每季度用过氧乙酸（0.2%）喷雾消毒鼠舍一次。笼具、食具至少每月彻底消毒一次，鼠舍内其他用具也应随用随消毒。可高压消毒或用 0.2 % 过氧乙酸浸泡。

应有周转用房，在饲养室使用一年时，将小鼠全部移入，原饲养室彻底整修消毒。

（4）动物健康的外观检查：这是检查动物健康状况的一项常规工作。外观判断小鼠健康的标准是：①食欲旺盛；②眼睛有神，反应敏捷；③体毛光滑，肌肉丰满，活动有力；④身无伤痕，尾不弯曲，天然孔腔无分泌物，无畸形；⑤粪便黑色呈麦粒状。

（五）常用品种及品系

1．远交群

（1）昆明小鼠（KM）：白色。1926 年美国 Rockfeller 研究所从瑞士引入白化小鼠培育成瑞士种小鼠（Swiss）。1946 年，我国从印度 Haffkine 研究所将瑞士种小鼠引入云南昆明，1952 年由昆明引入北京生物制品所，1954 年推广到全国各地。该小鼠特点是高产、抗病力强、适应性强，常见的自发肿瘤为乳腺癌，发病率约 25%。国内各地昆明小鼠遗传背景不很一致。

（2）NIH：白色。由美国国立卫生研究院培育而成，曾有一段时间的近交历史。繁殖力强，产仔成活率高，雄性好斗致伤。广泛用于药品的药理和毒理研究及生物制品检定。

（3）LACA：白色。1935 年，英国 Carworth 公司由美国 Rockfeller 研究所引进，经 20 代近交培育后，采用随机交配繁殖，命名为 CFW。后又引入英国实验动物中心（LAC），改名为 LACA。我国 1973 年由英国实验动物中心引进。

2．近交系

（1）BALB/c：白化，毛色基因为 AbcD。特性：乳腺癌发病率低，与其他品系相比血压较高，对慢性肺炎敏感，对放射线特别敏感，繁殖期较长。用于生物制品检定和产单抗。

（2）C3H：野生色、赤褐色，毛色基因为 ABCD。特性：繁殖小鼠和幼年小鼠乳腺癌发病率高。对肝致癌物质感受性强，对炭疽杆菌有抵抗力。母性不强，繁殖困难。

（3）C57BL：黑色，毛色基因为 aBCD。特性：乳腺瘤发病率低，对化学致癌剂不敏感。全身照射后淋巴瘤发病率 90% ～ 100%。干扰素产量高。常被认作“标准”的近交系，为许多突变基因提供遗传背景。

（4）DBA：灰色，毛色基因为 abCd。DBA/1 特性：对许多 DBA/2 的肿瘤有抗性，75% 一年以上的繁殖母鼠或有些 18 月龄以上的处女鼠产生乳腺瘤；红细胞压积高；对结核杆菌敏感，全部老雌鼠都有钙质沉着，对鼠伤寒 C5 敏感。DBA/2 特性：肿瘤发病率在不同鼠群有差异。血压相对低。听源性癫痫发病率为 35 日龄 100%，55 日龄为 5%。大约一半动物产生肝颗粒细胞瘤；红细胞压积高。对鼠伤寒 C5 有抵抗力，乳腺癌发病率繁殖雌鼠为 66%，育成雌鼠为 30%；白血病发病率雌鼠为 6%，雄鼠为 8%。

（5）TA1（津白Ⅰ）：白化，毛色基因为 abc。1955 年天津医学院由市售杂种白化小鼠和昆明小鼠近交培育而成。特性：繁殖母鼠乳腺癌发病率为 1%，处女鼠和公鼠为 0。卵巢癌发病率为 9.5%；肺癌发病率为 2.4%；淋巴性白血病发病率为 1%。对慢性肺炎敏感。平均寿命：雄性 555 天，雌性 673 天。平均体重（43 天）：雄性 21 克，雌性 20 克。

（6）TA2（津白Ⅱ）：白化，毛色基因为 aBcd。1963 年由天津医学院将市售杂种白化小鼠和昆明小鼠近交培育而成。特性：乳腺癌发病率在繁殖雌鼠为 81.4%，在处女鼠为 41.4%，雄性鼠为 3.2%。肺癌发病率为 2.7%；卵巢癌发病率为 4.4%；淋巴性白血病为 1.3%。寿命：雌性 416 天，雄性 479 天。平均体重：雄性 22 克，雌性 21 克（56 天）。

3．突变系

（1）裸鼠 nu nude（裸体）：20 世纪 60 年代后期发现，是八号染色体上的隐性基因突变所致。

当 nu 基因纯合时，小鼠表皮无毛，胸腺先天性缺陷，发育不全，T 淋巴细胞缺损，缺乏免疫应答性，致使免疫功能低下，易受外界细菌和病毒的侵染而发生疾病，因此需在无菌或无特定病原体的条件下饲养。纯合的新生仔鼠无鼻毛或有少量卷曲鼻毛，其寿命与环境控制密切相关，普通环境下存活 14 ～ 30 天，SPF 及无菌条件下寿命达 1 年以上，最长 2 年。

（2）dw：是侏儒（dwarf）的缩写。这种小鼠由于缺乏脑下垂体前叶的生长素和促甲状腺激素，生长发生障碍，小鼠出生 7 天后，可看到小鼠体形相对小。两性均不育。这种动物可以作为研究内分泌的动物模型。

（3）ob：obese（肥胖症）。是六号染色体上的隐性基因纯合所致。ob 小鼠出生后 4 ～ 6 周即显示肥胖症，9 ～ 10 周出现高血糖，不育，可作为人类肥胖症（obesity 或 diabetes）的疾病模型。

（六）小鼠的主要用途

遗传学和遗传性疾病的研究

肿瘤学研究

传染性疾病的研究

药物研究

免疫学研究

内分泌疾病的研究

老年学研究

其他

二、大鼠

大鼠（rat），属于哺乳纲，啮齿目，鼠科大鼠属，为野生褐色大鼠的变种。

生物学特性

1．行为和习性

（1）大鼠性情温顺，易于捉取，但当粗暴操作或营养缺乏时可攻击人或互相撕咬，严重时可致死。

（2）大鼠是杂食动物，随时采饮。喜食煮熟的动物肉，甚至是同类的肉。对营养缺乏敏感，特别是维生素和氨基酸缺乏。

（3）大鼠喜欢夜间活动，白天常挤在一起闭目休息，进食、交配、分娩多在夜间发生。

（4）大鼠对空气中的粉尘、氨气、硫化氢等极为敏感，易引发呼吸道疾病。大鼠对各种刺激很敏感，环境条件的微小变化即可引起大鼠的应激反应，强烈的噪音可导致大鼠恐慌、互相撕咬、吃仔等现象。对空气相对湿度耐受性差，如空气过于干燥，相对湿度低于30%时，常发生环尾症。

（5）大鼠具有群居优势，同笼多个饲养比单个饲养的大鼠体重增长快，性情温顺，易于捉取；单个饲养的则胆小易惊，不易捕捉。

2．解剖生理学特点

（1）无胆囊，肝分泌的胆汁通过总胆管进入十二指肠，受十二指肠端括约肌的控制。

（2）不能呕吐，在药理实验时应予注意。

（3）肝再生能力强，切除60% ~ 70%的肝叶仍有再生能力。

（4）肠道较短，盲肠较大，但不发达，不耐饥饿，肠内能合成维生素C。

（5）汗腺极不发达，仅在爪垫上有汗腺，尾巴是重要的散热器官，在高温下，大鼠借流出大量唾液来调节体温。

（6）神经系统比较发达，与人类相似，亦包括中枢神经系统和外周神经系统。

（7）双子宫，胸部和鼠蹊部各有三对乳头，胰腺十分分散。眼角膜无血管。染色体为21对。

（8）视觉、嗅觉较灵敏，做条件反射等实验反应良好，但对许多药物易产生耐药性。大鼠血压和血管阻力对药物反应敏感，但对强心苷的作用较猫敏感性低671倍。

（9）垂体：肾上腺系统功能发达，应激反应灵敏，垂体较弱地附着在漏斗下部，易作去垂体模型。大鼠也很适于作肾上腺和卵巢等内分泌腺切除手术。

（10）成年大鼠体重：雄性为300 ~ 400 g，雌性为250 ~ 300 g。新生仔鼠无被毛，呈赤红色，耳贴连头部皮肤，闭目；2日后周身呈粉红色，3 ~ 4日耳与皮肤分开，并开始长出短短的被毛；8 ~ 10日长出门齿，开始爬行；14 ~ 17日双目睁开，16日后被毛长齐，19日长出臼齿，21日长出第二臼齿，独立生活，35日长出第三臼齿。

3．饲养管理

环境：对湿度要求高，空气相对湿度低于30%时，易患坏尾症；强烈噪音容易引起吃仔现象。

笼具和垫料：同小鼠，笼具相对大。

饲料和饮水：妊娠母鼠容易缺乏维生素A，要定期予以补充；饲料及时补充。

生产繁殖：一般采用一雄多雌循环交配法；每只雌鼠可带8 ~ 10只仔鼠，保持室内卫生。

4．常见品种及品系

（1）远交群

1）Wistar：被毛白色，1907年由美国Wistar研究所育成，我国从日本、苏联引进。其特点为头部较宽、耳朵较长、尾长小于身长；性周期稳定、繁殖力强、产仔多，平均每胎产仔10只左右；生长发育快，性情温顺，对传染病的抵抗力较强，自发肿瘤发生率较低。10周龄雄鼠体重可达280 ~ 300 g，雌鼠体重可达170 ~ 260 g。

2）sprague Dawley（SD）：被毛白色，1925年美国Sprague Dawley农场用Wistar培育而成。其

特点为头部狭长，尾长接近身长，产仔多，生长发育较 Wistar 快，自发肿瘤率低，对性激素感受性高；对环境变化敏感，易产生应激反应。常用作营养学、内分泌学和毒理学研究。10 周龄雄鼠体重可达 300 ~ 400 g，雌鼠可达 180 ~ 270 g。

（2）近交系

1）Lou/C：被毛白色，1972 年由 Bazin 和 Beckers 培育成的浆细胞瘤高发系。

2）F344/N 大鼠：被毛白色，1920 年由哥伦比亚大学肿瘤所培育，我国从 NIH 引进。平均寿命雄鼠 31 个月，雌鼠 29 个月。旋转运动性低，血清胰岛素含量低。

3）ACI 大鼠：被毛黑色，腹和脚白色。1926 年由哥伦比亚大学肿瘤研究所 Curtis 和 Dunning 培育。该鼠易发生先天性畸形，雄鼠 28% 和雌鼠 20% 患有遗传缺陷病。

（3）突变系

1）SHR/Ola（spontaneously hypertensive rat）：1963 年东京 Okamoto 用自发性高血压的 Wistar 培育而成。主要特征：高血压发生率高，且无明显原发性肾或肾上腺损伤，血压高于 200 mmHg，鸟嘌呤糖尿病能进一步使血压增高，动物对抗高血压药物有反应，该品系为筛选抗高血压药物的最适动物模型。

2）裸大鼠（rnu）：1953 年在英国 Rowett 研究所发现并培育而成。主要特点：体毛稀少，成年鼠尾根部常多毛，2 ~ 6 周龄皮肤上有棕色鳞片状物，随后变得光滑，发育相对缓慢，体重为正常大鼠的 60% ~ 70%，在屏障或隔离环境下可存活 1 ~ 1.5 年。裸大鼠为先天无胸腺，T 细胞功能缺陷，同种或异种皮肤移植生长期达 3 ~ 4 个月以上；易患呼吸道疾病，对结核菌素无迟发性变态反应，血中未测出 IgM 和 IgG，淋巴细胞转化实验为阴性；B 细胞功能一般正常，NK 细胞活力增强。主要用于肿瘤方面的研究。

3）癫痫大鼠（音源性癫痫 audiogenic seizure）：用铃声刺激会旋转起舞数秒钟，然后一侧倒地发作癫痫，与人的癫痫病很相似，可以作为研究人的癫痫病的动物模型。

4）肥胖症大鼠：该大鼠子宫小且发育不全，雌性不育，雄性生殖器官外观正常，有繁殖力。三周龄时表现肥胖，五周龄肥胖明显，食量大，体重比正常大鼠重一倍，雄鼠最大 800 g，雌鼠可达 500 g。血浆中脂肪总量增加约十倍，胆固醇和磷脂的含量也增高。

5．大鼠的主要用途

（1）药物研究

1）药物安全性评价试验：大鼠常用于药物亚急性、慢性毒性实验、致畸实验和药物毒性作用机制的研究及某些药物副作用的研究。

2）药效学研究：①大鼠血压和血管阻力对药物的反应很敏感，常用作研究心血管药物的药理和调压作用，还用于心血管系统新药的筛选；②大鼠常用于抗炎药物的筛选和评价，如对多发性、化脓性及变态反应性关节炎、中耳炎、内耳炎、淋巴腺炎等治疗药物的评价；③神经系统药物的筛选和药效研究。

（2）行为学研究：大鼠行为表现多样，情绪反应敏感，具有一定的变化特征，常用于研究各种行为和高级神经活动的表现。①利用迷宫实验测试大鼠的学习和记忆能力；②利用奖励和惩罚实验，如采用跳台实验等方法，测试大鼠记忆判断和回避惩罚的能力；③大鼠适合于成瘾性药物的行为学研究，如在一定时间内给大鼠喂饲一定剂量的乙醇、咖啡因后，大鼠对上述药物产生依赖以及行为改变；④利用大鼠研究那些假定与神经反射异常有关的行为情景，进行性神经功能症、抑郁性精神病、脑发育不全或迟缓等疾病的行为学研究。

（3）肿瘤学研究：大鼠对化学致癌物敏感，可复制出各种肿瘤模型。

（4）内分泌研究：大鼠的内分泌腺容易摘除，常用于研究各种腺体及激素对全身生理生化功能的调节，激素腺体和靶器官的相互作用、激素对生殖功能的影响等实验研究。

（5）肝外科学研究：大鼠肝的枯否细胞 90% 有吞噬能力，即使切除肝 60% ～ 70% 后仍能再生，因此常用于肝外科的研究。

（6）适宜营养代谢研究：对营养物质缺乏敏感，如对维生素、氨基酸、蛋白质、钙、磷等缺乏敏感，特别对维生素 A、D、E、K，核黄素和硫胺素的缺乏更敏感，可发生典型的缺乏症状，但体内可以合成维生素 C，是进行营养代谢实验研究的首选动物。

由于其是杂食性，解剖和生理性质与人相似，生长及代谢快，在营养代谢研究中得到广泛应用，资料极多，维生素就是用大鼠研究而发现的。

适宜于营养学实验、维生素和蛋白质缺乏、淀粉样变性和代谢病的研究。

三、家兔

兔（oryctolagus cunieulus）起源于欧洲野生穴兔，所以也被称为欧洲兔。属哺乳纲、兔型目、兔科、真兔属。经过人类长期驯化培育，已经成为一种用途广泛的实验动物。

（一）生物学特性

行为和习性

（1）夜行性和嗜眠性：在夜间，家兔十分活跃，据测定，家兔晚上所采食的饲料占全天的 75% 左右，饮水占 60% 左右。在白天，家兔表现安静，除采食时间外，常常闭目睡眠。若使其仰卧，顺毛向抚摸其胸腹部并按摩太阳穴时，可使其进入睡眠状态。利用这一特点，在不麻醉情况下可进行短时间的实验操作。

（2）听觉、嗅觉灵敏，胆小怕惊：家兔虽然经过人类长期的驯化和培育，但仍然继承了其祖先野生穴兔的大部分生活习性。家兔的听觉和嗅觉特别灵敏，但异常胆小，常因惊吓而四处狂奔，甚至冲出笼门。家兔性情温顺，较易管理，但抓取不当常被抓伤。

（3）喜洁性：喜爱清洁干燥的生活环境，耐寒不耐热，耐干燥不耐潮湿，喜欢在固定位置排粪便。潮湿污秽的环境，易造成家兔传染病和寄生虫病蔓延。

（4）啃咬性和穴居性：家兔第一对门齿是恒齿，出生就有，永不脱换，而且不断生长。家兔具有打洞并在洞内产仔穴居的本能行为。

（5）家兔有食粪的特性：正常的兔粪有两种类型，一种是通常看到的圆形颗粒硬粪，为正常粪便，是消化正常的表现；一种是暗色成串的小球状粪便，表面附着少量黏液，内含流质物，即软粪，软粪在晚上排出。据分析，软粪中粗蛋白质含量要比硬粪高三倍左右，并含有丰富的维生素，家兔食粪即直接从肛门吞食软粪，一般认为有促进营养物质再利用的作用。

（二）生理学特性

家兔耳大，竖立时可以散热，紧贴在脊背上时则可以保温。耳朵血管清晰，便于注射和采血。

家兔属恒温动物，对致热物质反应敏感，适用于做热源实验。

汗腺不发达，在高温环境下主要通过浅而快的喘式呼吸和耳部血管扩张来散热。

家兔在正常生活中有两种换毛现象，一种是年龄性换毛，另一种是季节性换毛，每年春和秋季有一次换毛现象，换毛期间抵抗力差，易患疾病。

家兔平均寿命为 8 年，生育年龄平均为 5 ～ 6 年，妊娠期平均为 29 ～ 33d，产仔数为 7(1 ～ 10) 只，哺乳期为 36 d。

（三）饲养管理

环境温度：15 ~ 21℃，湿度：40% ~ 70%，噪音 60 dB 以下。

单笼饲养，兔笼一般为不锈钢丝做成。

家兔生长发育旺盛，繁殖力强，必须喂给全价营养饲料。饲料中粗纤维含量 10% ~ 15%，生产潜力才能充分发挥。

定时定量，勤添少喂。每天喂的时间、次数要相对稳定。根据年龄、体重、生理阶段不同制订出每天喂量标准。

饲料、饮水要清洁卫生。改变饲料或饲养方式要逐步过渡，让家兔有一个适应和习惯过程。

（四）日常管理

1．搞好笼、舍卫生　家兔生活环境要保持清洁干燥，是保证家兔健康的基本措施。脏乱的环境往往导致病原微生物、寄生虫的滋生，成为传染源。因此，每天要打扫笼、舍，清除粪便，洗刷饲具，勤换垫草，定期消毒。

2．保持安静，防止骚扰　家兔受惊，可导致食欲减退、消化紊乱等，尤其是在分娩、哺乳和配种时影响更大。因此，在管理时要轻手轻脚，保持安静。

3．夏季防暑防潮，冬季防寒防冻　家兔最怕潮湿闷热，当舍温超过 25℃时，食欲减退；达到 30℃时，生长受阻，繁殖力下降，易发生中暑、流产、难产等。

4．分群饲养　按品种、年龄、性别、体况强弱、妊娠等分群饲养。

5．搞好疾病的防疫　每天对家兔健康、食欲、粪便等认真观察，做到无病早防，有病早治。定期接种疫苗，防止兔瘟、巴氏杆菌、球虫等病发生。对病兔隔离饲养，防止扩散。

6．做好生产记录　包括免疫接种、饲料管理，生产繁殖、选育种、种兔谱系、温湿度、消毒记录等相关资料，为指导生产提供科学依据。

（五）常用品种、品系

我国比较常用的实验家兔品种有日本大耳白兔、新西兰白兔、青紫蓝兔等品种。

1．日本大耳白兔（Japanese white rabbit）　原产日本，为中国兔与日本兔杂交培育而成。外貌特征：被毛全白，眼睛红色，耳大、薄，向后方竖立，耳根细，耳端尖，形同柳叶，母兔颌下有肉髯。体形中等偏大，成兔体重 4 ~ 5 kg。繁殖力强，每胎产仔 7 ~ 9 只，初生重 60 g 左右。由于耳长大且血管清晰，便于取血和注射，是一种理想的实验用兔。

2．新西兰白兔（New Zealand white rabbit）　原产美国，是世界著名的肉用兔品种。该兔于 21 世纪初在美国育成，也是美国用于实验研究最多的品种，已培育成近交品系。外貌特征：被毛全白，头宽圆而粗短，耳较宽厚而直立，臀圆，腰肋部肌肉丰满，四肢粗壮有力。体形中等，成兔体重 4 ~ 5 kg，繁殖力强，平均每胎产仔 7 ~ 8 只。该品种性情温和，易于管理，广泛用于皮肤反应实验、热源实验等方面。

3．青紫蓝兔（chinchilla rabbit）　原产于法国，因毛色与南美的青紫蓝绒鼠类似而得名。每根毛分为三段颜色：毛根灰色、中段灰白、毛尖黑色，吹开被毛呈现彩色轮状漩涡。耳尖、尾、面部为黑色，眼圈、尾底及腹部呈白色。青紫蓝兔体质强壮，适应性强，性情温顺，生长较快。

（六）家兔在医学生物学研究中的应用

1．免疫学研究　家兔是制备免疫血清的最理想动物，其特点是制备的血清制品效价高、特异性强。因此被广泛地用于各类抗血清和诊断试剂的研制。

2．药品、生物制品检验　由于家兔的体温变化十分灵敏，易于产生发热反应，热型恒定，因此各种药品的热源检验常选用家兔。

3．兽用生物制品的制备 猪瘟兔化弱毒苗、猪支原体乳兔苗等生物制品均是通过家兔研制的。

4．破骨细胞的制备 以新生乳兔作为制备破骨细胞的理想实验动物，被广泛地用于口腔医学方面的研究。

5．眼科学的研究 家兔眼球大，便于进行手术操作和观察，是眼科研究中常用的实验动物。

6．制备动物疾病模型 利用家兔研究胆固醇代谢和动脉粥样硬化，利用纯胆固醇溶于植物油中喂饲家兔，可以引起家兔典型的高胆固醇血症。以家兔制备的疾病模型有高脂血症、主动脉粥样硬化斑块、冠状动脉粥样硬化病变，与人类的病变基本相似。

7．皮肤反应实验 家兔皮肤对刺激反应敏感，其反应近似于人。常选用家兔皮肤进行毒物对皮肤局部作用研究；兔耳可进行实验性芥子气皮肤损伤和冻伤烫伤的研究；也用于化妆品的研究实验。

8．其他研究 多种寄生虫病的研究、畸形学的研究，人、兽传染病诊断中病原的毒力实验以及生物制品的安全实验、效力测定，化工生产中的急性和慢性毒性等实验也常用家兔进行。

四、豚鼠

豚鼠（cavia porcellus），属哺乳纲（mammalia）、啮齿目（rodentia）、豚鼠科（caviidae）、豚鼠属（cavia）。

（一）生物学特性

1．行为和习性

（1）豚鼠是严格的草食动物，喜食纤维素较多的禾本科嫩草或干饲草。

（2）一雄多雌的群体构成明显的群居稳定性。

（3）豚鼠性情温顺，不会攀登，较少斗殴，很少咬伤工作人员，但脚趾锋利，因操作不当，可有抓伤。

（4）豚鼠胆小，喜欢安静、干燥、清洁的环境。

（5）豚鼠听觉非常发达，能识别多种不同的声音，它听到的音域远大于人。当有尖锐的声音刺激时，常表现为耳郭微动以应答，即听觉耳动反射。

（6）饮食不洁。

2．生理解剖学特点

（1）外观：身形短粗，头圆大，耳朵和四肢短小，尾巴只留有残迹，眼睛明亮，耳壳薄而血管鲜红明显，上唇分裂。前足有四趾，后足有三趾，体长 225 ~ 355 mm。被毛紧贴体表，毛色有白色、黑色、棕色、灰色、淡黄色和杏黄色等，其毛色组成有单毛色、两毛色和三毛色等。

（2）豚鼠的红细胞指数较其他啮齿类低，外周血和骨髓细胞的形态与人相似。

（3）豚鼠自动调节体温的能力较差，对环境温度变化敏感。

（4）寿命一般 4 ~ 5 年，最长可达 8 年。生长发育快,5 月龄时达体成熟期。雄性成年体 750 克，雌性 700 克。豚鼠的寿命、生长发育等常因品种、品系、饲养条件的差异而不同。

3．生殖生理

（1）性成熟：豚鼠有性早熟特征（雌鼠一般为 30 ~ 45 日龄，雄鼠为 70 日龄）。

（2）发情：雌鼠为全年多发情期动物，检查雌鼠是否发情可取阴道涂片，通过观察其角化上皮细胞是否积聚来确定。

雌豚鼠性周期为 15 ~ 16 天，发情时间可持续 1 ~ 18 小时，平均 6 ~ 8 小时，多在下午 5 点到第二天早晨，在发情结束后排卵。

（3）交配：豚鼠一般在 5 月龄左右才达到体成熟，此时方可进行配种繁殖。豚鼠交配完成后射出的精液含有精子和副性腺分泌物，分泌物在雌性阴道内凝固，形成交配栓。此栓被阴道上皮覆盖，并停留数小时后脱落。查找交配栓可确定交配日期。另外，还可检查雌鼠阴道内容物，看有无精子，以确定是否交配。

（4）妊娠：豚鼠妊娠期为 65 ～ 72 天，平均 68 天。在分娩 2 ～ 3 小时后，母鼠可出现一次产后发情。

（5）分娩：分娩前一周耻骨联合出现分离，最大限度可达 3 cm 左右，可做产期判断。产仔数 1 ～ 8 只，多数为 3 ～ 4 只。雌鼠产后把仔鼠身上添食干净并吃掉胎盘。

（6）哺乳：豚鼠虽然只有一对乳房，但泌乳能力强，可很好地哺乳 4 只仔鼠。母鼠间有互相哺乳的习惯。仔鼠一般在 15 ～ 21 天断奶。

（7）繁殖时限：豚鼠繁殖使用期限一般为 1 ～ 1.5 年。

（二）饲养管理

1．饲养环境

（1）环境：豚鼠听觉灵敏，对外来的刺激如突然的震动、声响较敏感，甚至可引起流产，因此环境应保持安静。

豚鼠身体紧凑，利于保存热量而不利于散热，因此更怕热，其自动调节体温的能力较差，对环境温度的变化较为敏感，当室内温度反复变化无常或比较大时，易造成豚鼠自发性疾病流行；当室温升至 35 ～ 36℃时，易引起豚鼠急性肠炎（由链球菌和大肠埃希菌等细菌所致）。饲养豚鼠最适温度在 18 ～ 22℃。

（2）笼具：豚鼠不能登高，跳跃能力差，笼具一般不需加盖（四周围栏高 40 cm）。豚鼠活动性强，空间要求比其他啮齿类大。抽屉式箱子、托盘式笼架、大塑料盒是繁殖豚鼠较好的笼具。带不锈钢笼的冲水笼架，分层饲养可节省空间，且便于清洗。豚鼠兴奋时，常沿着笼边乱跑或转圈跑，易造成外伤。使用长方形的笼、盒比正方形的笼具更能阻止这种乱跑。

（3）垫料：实底笼饲养时，要铺消毒垫料。垫料应是不具机械损伤的软刨花，避免使用具有挥发性物质的针叶木刨花。细小的硬刨花、片屑、锯末可粘在生殖器黏膜上影响交配，甚至损伤生殖器。粉末状垫料也会引起呼吸道疾病，不宜采用。

2．饲料营养

（1）饲料：豚鼠对饲料中粗纤维的含量要求较高，因此要注意饲料中粗纤维的含量应不低于 11%，否则可引起严重的脱毛现象。

豚鼠对变质饲料特别敏感，常因此减食和废食。

饲料营养要全面，应配制全价营养饲料。

繁殖豚鼠的饲料配方不应轻易改变。改变后，会引起拒食，在适应一段时间后才能恢复。

（2）维生素 C：豚鼠自身体内不能合成维生素 C，其半衰期为 4 天，而人体内维生素 C 的半衰期为 16 天，因此，饲料中一定要注意维生素 C 的补充。

（3）豚鼠的检查：正常豚鼠外观有光泽平滑的被毛和明亮机警的眼睛。

3．生产繁殖　豚鼠配种繁殖一般采用 1 只公鼠配 3 ～ 6 只母鼠，可以采用雌雄长期同居的繁殖法。

雌豚鼠有相互哺乳的良好习性，产仔少的雌鼠可代产仔多的雌鼠哺乳。

一般豚鼠仔鼠离乳有两个标准可供参考。一是仔鼠体重达到 180 g 以上，二是哺乳 21 d。选作种鼠的仔鼠可适当延长哺乳期，离乳的豚鼠应雌雄分开饲养。

（三）常用品种和品系

1．英国种 国内豚鼠多属于此种，其特点是被毛短而光滑，毛色有白、黑、棕、灰、淡黄、巧克力等单色，也有白与黑等双色或白、棕、黑等三色。其生长迅速、生殖力强，性情活泼温顺，母鼠善于哺乳。多用于药物检定、传染病学等研究。

2．Dunkan-Hartley 系 Hartley 系是与英国种相似的封闭群。毛色为白色。1973 年我国从英国实验动物中心引进的 DHP 封闭群豚鼠即属于 Dunkan-Hartley 系。

3．近交系 2 是由美国国立卫生研究院（NIH）培育出的近交系，1950 年后分赠世界各地。其毛色为三色（黑、棕、白）。

4．近交系 13 培育历史与 2 系相同，毛色为三色（黑、棕、白）。

（四）豚鼠在医学生物学中的应用

1．药物学研究 豚鼠可用于制作多种疾病的动物模型，常用于药物、化妆品等的药效评价实验和安全性评价实验等。

（1）常用豚鼠作镇咳药物的药效学评价，如吸入氨气、二氧化硫、柠檬酸能引起豚鼠咳嗽。

（2）豚鼠对多种药物敏感，如局部麻醉药物、抗生素等，可以用于这些药物的病理学或毒理学研究。

（3）豚鼠对组织胺类药物很敏感，是用于测试平喘和抗组织胺药物的良好动物模型。

（4）豚鼠对结核杆菌高度敏感，是研究各种治疗结核病药物的首选实验动物。

（5）豚鼠皮肤对毒物刺激反应灵敏，与人类相似，可用于毒物对皮肤的刺激试验，常用于化妆品等的安全性评价。

2．传染病学研究 豚鼠对很多致病菌和病毒敏感，可复制各种感染性疾病模型，常用于结核、鼠疫、钩端螺旋体、沙门菌、大肠埃希菌、布氏杆菌、斑疹伤寒、炭疽杆菌、淋巴脉络丛性脑膜炎、脑脊髓炎、疱疹病毒等细菌性和病毒性疾病的研究。

豚鼠的腹腔是一个天然滤器，有很强的抗微生物感染能力，可用豚鼠分离很多微生物如立克次体、鹦鹉热衣原体等。

豚鼠对人型结核杆菌具有高度的易感性，而家兔则对人型结核杆菌不敏感，利用这一点可以鉴别细菌的型别。

豚鼠受结核杆菌感染后的病变酷似人类的病变，是结核病诊断及病理研究的首选实验动物。

3．免疫学研究 豚鼠是速发型过敏性呼吸道疾病研究的良好动物模型，是过敏性休克和变态反应研究的首选实验动物。豚鼠的迟发型超敏反应性与人类相似，最适合进行这方面的研究。

豚鼠易于过敏，给豚鼠注射马血清很容易复制成功过敏性休克动物模型。

常用实验动物对致敏性物质反应程度的高低顺序为：豚鼠＞家兔＞犬＞小鼠＞猫＞蛙。

常用实验动物中，豚鼠血溶血补体活性最高，是免疫学实验（血清学诊断）中补体的主要来源。

4．营养学研究 由于豚鼠自身不能合成维生素 C，故可利用豚鼠进行维生素 C 缺乏引起的坏血病的研究。

5．耳科学研究 豚鼠耳壳大，耳道宽，耳蜗和血管延伸至中耳腔，便于进行手术操作和内耳微循环的观察。耳蜗管对声波敏感（普赖尔反射），适用于进行噪声对听力的影响的研究。

第二节　大鼠尘肺模型

建立动物疾病或损伤模型的意义在于最大程度地模仿致病因素引发疾病或损伤的病理过程。因此判断动物模型优劣的决定因素在于与人体实际患病的近似程度。矽肺系因通过呼吸道吸入游离二氧化硅粉尘而致病，必然会出现一定的临床表现和病理形态学改变，并可能出现功能异常和代谢异常，其中病理改变最为客观、直接、可靠，是迄今为止临床诊断的“金标准”。理想的矽肺模型可在动物身上观察到如下四个方面的内容：①在肺内观察到或检测出二氧化硅粉尘；②出现一定的病理形态学改变，即早期以巨噬细胞浸润为特征的肺泡性炎，随染尘时间延长，出现纤维组织增生，有结节性和弥漫性两种形态，可能同时或分别出现；③出现一定的代谢异常或损伤指标；④一定的临床表现或功能异常。

一、动式染尘

（一）动物、主要仪器和试剂

1．实验动物　雄性健康 2 ～ 3 月龄 SD 大鼠或 Wistar 大鼠。

2．主要试剂　石英粉尘：粒径＜ 5 μm 占 99.5%，游离 SiO_2 为 97%。考马斯亮兰，Hyp 测试盒。

3．主要仪器　HOPE-MED 8050 动式染毒控制系统（天津开发区合普工贸有限公司产品）

721 可见分光光度计

酶标仪

千分之一电子天平

光学显微镜

（二）动式染毒系统

即固体粉尘染毒系统，发尘机制为：粉尘置于一底部有孔的圆柱形容器内，该容器内有可自动控制转速的旋转搅拌装置，该容器下紧接一个转速可自动控制的转盘，转盘上有一个环状的槽，槽上方接吸尘管的一端，吸尘管道另一端接入染毒室，同时与一个进气口紧邻（染毒室上部有 3 个进气口，下部有 3 个进气口），机器运转时（染毒室内为负压），搅拌装置与转盘同时转动（但转速不一样），搅拌装置内的粉尘通过小孔达到转盘的槽内，因染毒室内为负压而被吸入染毒室，同时由进气口进来的空气将粉尘吹入染毒室，由于共有 6 个进气口同时进气，从而使得染毒室内粉尘分布均匀。染毒室的侧壁还有一个采样孔，外接一自动检测器，该检测器通过感应染毒室内气流速度，根据搅拌器的转速和转盘的转速从而计算出染毒室内粉尘浓度。染毒室底端是排气口（由抽风机将室内空气抽走），运转时使染毒室内略为负压（–50 Pa），排气管先接一多层过滤装置后再经管道到达水池，净化后排入外界空气中。

控制参数：染毒室容积 0.3 m^3，柜内温度 20 ～ 25℃，湿度 70% ～ 75%，压力 –50 Pa ～ +50 Pa，氧气浓度 20%，进气流速 7.0 ～ 7.5 m^3/h，粉尘进入速度为 2.0 ～ 2.5 ml/min，柜内粉尘质量浓度为 170 ～ 190 mg/m^3。

（三）染尘过程

将大鼠适应性喂养一周后，进行动式染尘。

将动物成笼放入染毒室内染尘，可以分组进行，每只动物每天染尘 2 ～ 3 h。染尘结束后，放回鼠笼常规饲养。染尘时间一般持续 8 ～ 12 周。

（四）检测指标

处死前称量体重并观察动物的一般状况；处死后称取肺重量，计算肺脏体系数［肺脏体比（%）＝（肺重 / 体重）×100］；取右肺（取下后即进行全肺组织匀浆）检测肺组中的 Hyp；取左肺下叶作常规病理切片，进行苏木精 - 伊红（HE）染色观察。

（五）染尘结果[1-2]

1．大鼠临床表现及肺脏器系数 与正常大鼠相比，染尘大鼠毛色，精神、食欲欠佳，饮水较多。染尘大鼠随着动式染尘时间的延长，肺重逐渐增加（直线回归方程为 $\hat{Y} = 0.083\,6X + 1.192\,5$，$r = 0.988\,9$，$P = 0.000\,0$）；肺脏器系数亦随染尘时间的增加呈现出逐渐增加的趋势（直线回归方程为 $\hat{Y} = 0.014\,4X + 0.564\,5$, $r = 0.979\,8$, $P = 0.000\,0$）。其中 7 d 组与 3 d 组比较、4 周组与 8 周组比较、8 周组与 12 周组比较，差异有统计学意义（$P < 0.05$）。肺脏器系数的增加有两方面的因素，即一方面吸入的粉尘本身具有一定的重量，偏光显微镜下可见二氧化硅粉尘所占整个视野面积甚微，因而不是肺重增加的主要因素；另一方面吸入的粉尘可以是引起炎症反应、渗出增多及纤维组织增生、是肺的重量增加的主要因素。

2．Hyp 水平变化及病理变化 与正常大鼠相比较，染尘大鼠肺组织 Hyp 随染尘时间延长而逐渐升高（直线回归方程为：$\hat{Y} = 0.528\,2X + 22.911\,9$，$r = 0.989\,2$，$P = 0.000$）。

病理学表现随染毒时间增长而明显。组织学观察显示，染尘后 2 周内，大鼠肺泡间隔增宽，肺泡和肺间质间充满炎症细胞。说明吸入二氧化硅粉尘后产生炎症反应，主要是肺间隔因炎症细胞浸润增宽，而肺泡上皮细胞正常，肺泡内少量渗出，此时的炎症主要为间质性肺炎。2 周后肺泡腔内出现红染物，巨噬细胞逐渐增多，肺泡上皮细胞脱落，Ⅱ型肺泡上皮细胞代偿性增生，肺间隔增宽伴有纤维母细胞增生；4 周组可见局部大片肺组织有巨噬细胞浸润，部分尘细胞聚集形成结节；8 周时Ⅱ型肺泡上皮细胞呈腺管样增生，12 周时出现纤维性结节。以上病理形态学改变表明矽肺病变呈进行性加重，符合人体矽肺的特点。4 周以内病变以渗出性炎症的表现为主，而 4 周以后主要以纤维组织增生及纤维结节形成为主要病理改变。偏光显微镜下早期发现肺内有亮白色颗粒物及少许针状物，随染尘时间延长而有增加的趋势，且肺泡内的针状物长度较细支气管内者短。

3．Masson 染色结果 对照组肺泡壁薄，结构清晰，间质无明显炎细胞浸润。染尘 4 周时可见部分样本有孤立性的矽结节形成，伴炎细胞浸润；染尘 8 周时，肺泡壁增宽，肺内炎症进一步加重，肺内可出现多个细胞性结节，可见胶原沉积。至染尘 16 周时，可出现多个融合的矽结节和肺间质纤维化形成，伴有较多的胶原沉积；至 24 周纤维化程度更为广泛，并形成细胞纤维性结节，胶原沉积更为明显。

Ⅰ型胶原、α-SMA 和波形纤维蛋白在动式染尘模型中的表达免疫组化染色结果显示，在对照组中 α-SMA 可阳性表达于支气管、血管平滑肌细胞中，而在肺泡壁上多无阳性表达；波形纤维蛋白可阳性表达于肺泡壁上的间质成纤维细胞中。而在染尘 16 周组中，可见波形纤维蛋白多阳性表达于矽结节内的巨噬细胞，而 α-SMA 阳性标记的肌成纤维细胞多位于间质纤维化区域，或矽结节内包绕巨噬细胞。Western blot 结果显示，与对照组比较，染尘 2、4、8、16、24 周组Ⅰ型胶原、α-SMA 表达均明显升高（$P < 0.05$），染尘 8、16、24 周 vimentin 表达明显升高（$P < 0.05$）。

（六）优缺点

建立动物尘肺模型是研究尘肺发病机制的必要先提条件。尘肺纤维化动物模型的制作目前主要有非暴露气管灌注法、气管切开灌注法和滴鼻法，这些方法一是不能模拟真实的职业暴露环境，二是操作需要很强的专业技术，同时对动物有很强的有创性，严重时会引起动物死亡。HOPE-

MED8050 动式染毒装置是近年来发展的一种新型尘肺动物模型构建装置。不同于以往的尘肺模型构建方法，该装置的优点是可以允许动物主动吸入，是一种非侵入性方法，可较好的模拟职业暴露环境，也使动物免受机械介入带来的痛苦，减少由于实验人员操作不当导致的动物死亡。此外，装置内喷洒的粉尘浓度稳定，减小了因粉尘喷洒不均匀带来的实验误差。有实验采用 HOPE-MED8050 动式染毒装置创建尘肺大鼠模型[2]。HE、Masson 结果显示，随着染尘时间的延长，大鼠肺组织内炎性细胞大量聚集，胶原沉积情况随着染尘时间的增加逐渐加重，在染尘 56 d 时开始出现细胞结节向矽结节的转化；且苦味酸 - 天狼猩红染色定性分析发现存在于肺部的折光颗粒为 SiO_2。结果均表明利用该装置成功建立尘肺大鼠模型。

二、一次性染尘

（一）实验动物、仪器和试剂

雄性健康 2 ～ 3 月龄 SD 大鼠或 Wistar 大鼠，体重 185 ～ 210 g。

石英粉尘：粒径 <5 μm 占 99.5%，游离 SiO_2 为 97%。

生理盐水

乙醚

青霉素

研钵

高压消毒锅

灌胃针

光学显微镜

（二）准备工作

1．新购进的大鼠经适应性常规普通饲养 1 周。

2．SiO_2 粉尘经充分研磨，200℃烤箱烤 4 ～ 6 h，用生理盐水配成浓度为 50 mg/ml 的粉尘悬液，混匀后高压蒸气灭菌，于 4℃冰箱保存。染尘前再次混匀并于每毫升中加入青霉素 8000 单位。

（三）过程

1．麻醉 推荐使用乙醚对大鼠进行麻醉。先将大鼠置于固定器中，再将大鼠头部插入预置乙醚棉球的广口瓶中，观察大鼠，直至大鼠意识丧失。根据乙醚浓度的不同，麻醉时间有所区别，一般需要 10 ～ 40 s。

2．气管插管 在大鼠轻度麻醉时，用无齿镊将其舌头拉向一边，将开口器放入大鼠口腔中，暴露气管开口。将灌胃针放在声门上方，待大鼠声门下一次打开时，快速插入灌胃针至主支气管上方约 1 cm 处，回抽注射器无阻力且可见气泡，确认已插入气管内。

3．灌注 把 1 ml SiO_2 悬液注进大鼠双肺中。注入 SiO_2 悬溶液时，不可过快，以防大鼠窒息，也不可过慢，以防 SiO_2 分布不均。

4．心肺复苏 迅速将注射完 SiO_2 的大鼠取下，用手托住大鼠头部和尾部，两手掌一合一张帮助其做呼吸运动，给予心肺复苏，帮助其清醒。当大鼠恢复正常时，重新放回饲养笼中。

（四）染尘结果

1．肺大体形态变化[3-4] 正常大鼠双肺呈粉红色，表面光滑，质地柔软，有弹性。造模后 2 周，双肺体积增大，局部充血、肿胀，3 周时候体积更为增大，肺表面均匀分布直径约 1 mm 的灰白色小结节；4 ～ 6 周时候结节体积增大，数量增大，形状不规则，肺组织硬度增加；8 周时候肺体积变小，灰白色结节突出于肺表面，有融合，见图 6-1。

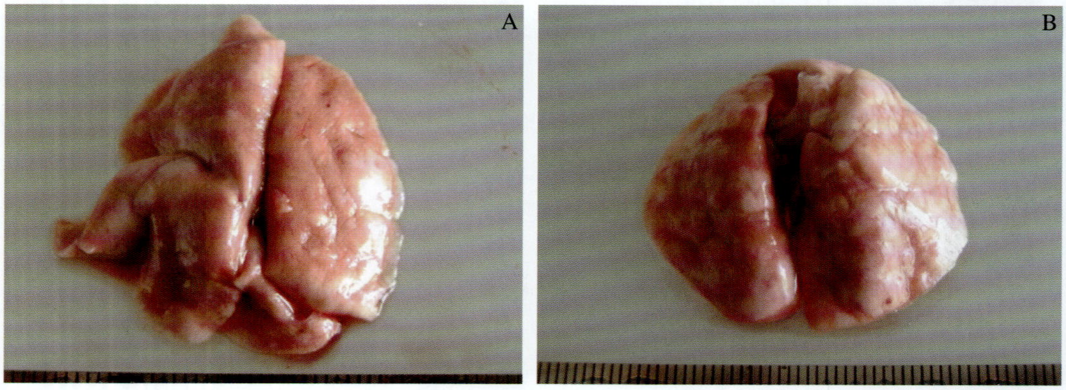

图 6-1　肉眼观察 8 周时肺大体形态
A．对照组，肺表面光滑；B．模型组，肺表面可见灰白色结节

2．肺组织形态学观察　正常大鼠肺组织结构无异常，肺泡结构清晰，仅个别区域中有少数中性粒细胞或淋巴细胞浸润。造模 1 周时，肺泡间隔增厚，肺泡腔内有水肿液和较多散在分布的巨噬细胞；2 周时肺间隔内出现体积较小的细胞性矽结节，主要由巨噬细胞组成；3 周时细胞性矽结节数量增多且体积增大，肺组织结构有破坏；4 ～ 6 周时胶原纤维在细胞性矽结节内逐渐增多，局部肺气肿形成；8 周时，矽结节清晰可见，结节内纤维组织明显，细胞 - 纤维性结节形成，见图 6-2。

3．Masson 染色和 VG 染色观察　Masson 染色后，胞浆被染成红色，而胶原则呈蓝色。正常大鼠肺泡壁均呈红色。在模型大鼠，SiO_2 粉尘灌注 1 周时，肺组织被染成红色，肺泡腔内有红染的浆液；2 周时肺泡壁结构增厚且有少许淡然蓝色区域；3 周时可见染成红色的细胞性矽结节中可见细丝状蓝染区域；4 ～ 6 周时矽结节体积增大，呈红色，但其中蓝色面积比例逐渐增大；8 周时结节已略呈紫色，可见明显深蓝色的纤细弯曲或呈网状的胶原纤维。

VG 染色后，胶原纤维被染成红色，细胞核呈蓝黑色或棕黑色。正常大鼠肺组织中红染区域极少。在模型大鼠，SiO_2 粉尘灌注 1 周未见明显增多的红色区域；2 周时肺泡壁增厚，中间夹杂着红色细丝状结构；3 周时部分细胞性矽结节周围可见细线样红染；4 ～ 6 周时矽结节增大，红染面积的比例也增大，颜色加深；8 周时结节相互融合，结节边缘和内部具有明显红色纤维状结构，见图 6-3。

（五）优缺点

经气管一次性注入 SiO_2 粉尘悬液方法能成功复制尘肺纤维化模型，如果操作过程正确得当，一般在模型制作过程中大鼠无死亡。光镜下观察大鼠肺组织 HE 染色切片，可见正常大鼠肺组织支气管及肺泡结构正常。造模大鼠肺组织在注入 SiO_2 粉尘悬液后 1 d 即可见肺泡水肿，有较多炎性细胞渗出，7 d 出现大片实变区域，呈弥漫性肺泡炎，14 d 可见肺泡隔增厚，炎性细胞减少，纤维细胞有明显的增生，28 d 则见肺泡萎缩，肺泡壁增厚，肺间质成纤维细胞、胶原纤维明显增多，肺泡间隔增宽，形成以支气管为中心的纤维化病灶。这符合肺间质纤维化的过程 [5]。

此种方法比较简单，费时较少，但有其不足。一是不能模拟真实的职业暴露环境，二是操作需要很强的专业技术，同时对动物有很强的有创性，严重时会引起动物死亡。

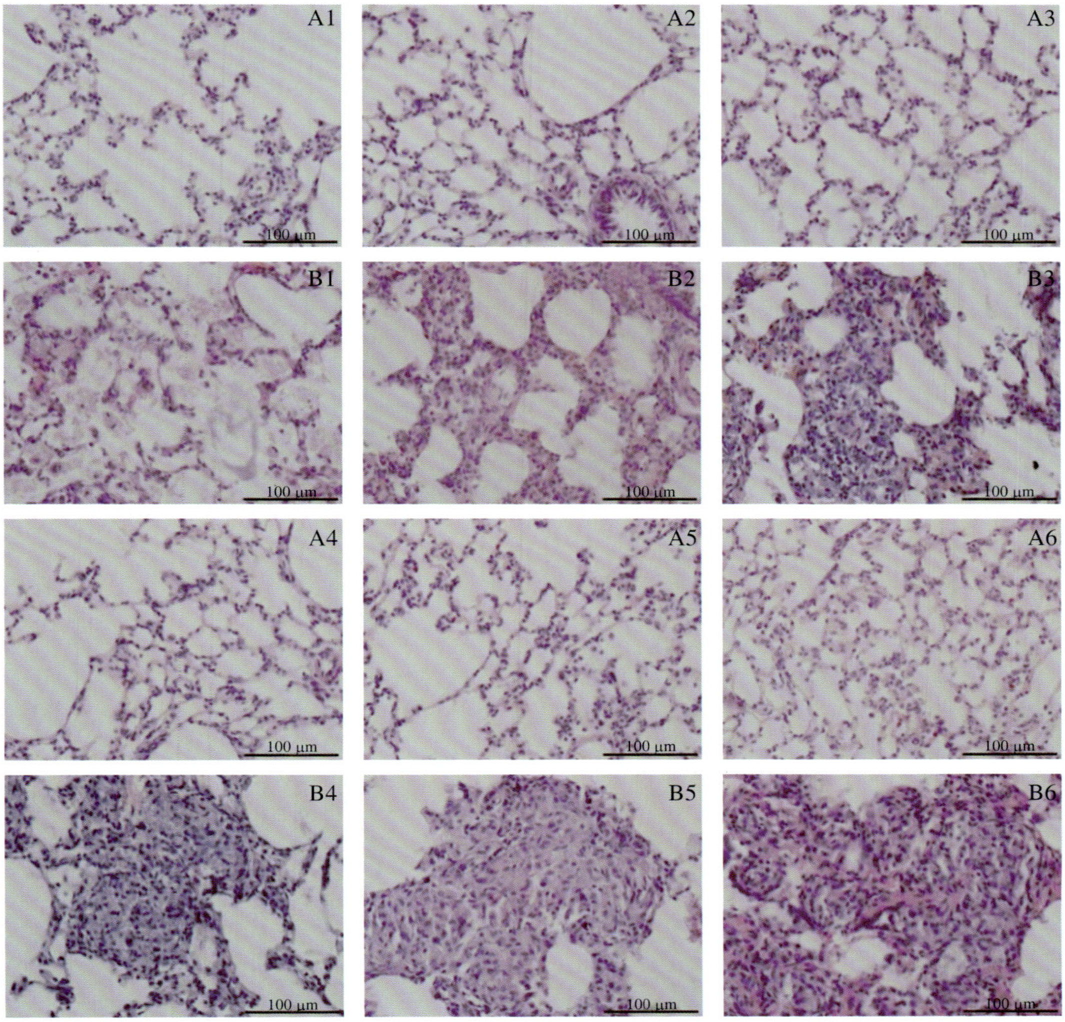

图 6-2　大鼠染尘后肺组织形态学（H.E×400）

A1 ~ A6．对照组大鼠肺组织结构清晰，无明显异常改变；B1．染尘 1 周时肺泡结构清晰，肺泡腔内有明显渗出；B2．2 周时肺泡间隔增厚；B3．3 周时肺内有小的细胞性矽结节；B4 ~ B5．4 周结节逐渐增大；B6．8 周时呈细胞纤维性结节

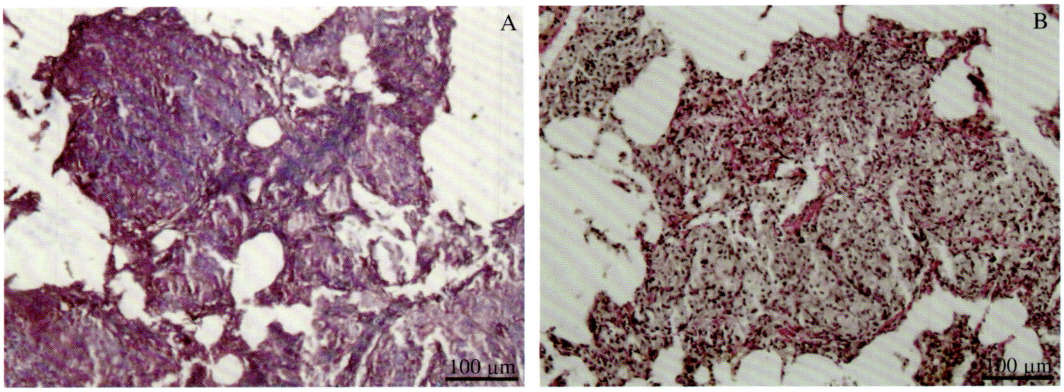

图 6-3　大鼠染尘后肺组织的组织化学染色

A．Masson×200，结节内有蓝染的纤维；B．VG×200，结节边缘和结节内有红染的纤维

第三节 细胞尘肺模型

一、肺泡巨噬细胞上清获取

（一）材料与试剂

SiO_2 粉尘，游离 SiO_2 占 97 % 以上，95% 以上的颗粒< 5 μm，于 180 ℃干烤 6 h，用无血清培养液 DM EM 制成浓度为 50 μg/ml 的粉尘悬液，4 ℃储存备用。

胎牛血清（FBS）

DMEM 培养基

细胞培养板

PBS 缓冲液

台盼蓝染料

离心机

计数板

细胞培养箱

（二）肺泡巨噬细胞获取 [6-8]

1．尘肺患者选取 一般选取男性尘肺患者，要求接触岩尘史一般为 8 年，经诊断为Ⅱ或Ⅲ期尘肺，无其他合并症。

2．操作过程

（1）肺灌洗手术：患者在静脉复合全身麻醉下，用双腔支气管导管置于患者气管与支气管内，一侧肺纯氧通气，另一侧肺用灌洗液反复灌洗。一般每次 1000 ~ 2000 ml，共灌洗 10 ~ 14 次，每侧肺需 15 ~ 20 L 不等，历时约 1 小时，直到灌洗回收液由黑色混浊变为无色澄清为止。

（2）肺灌洗液处理：灌洗液于冰浴条件下移至实验室内。经两层无菌纱布过滤后，4℃ 2000 rpm 离心 20 min。细胞团用 PBS 洗涤两次后，加入 10 % FCS 的培养液，混匀后，常规细胞计数和台盼蓝排斥实验，证实 95 % 以上细胞存活可用于研究。吸取适量的培养液将细胞稀释成 1×10^6/ml 细胞悬液，分装培养瓶内。37℃培养 1.5 h 使巨噬细胞贴壁。

（3）巨噬细胞条件培养上清的获得：在超净台内倒掉培养液，加入 10 ml 无血清的培养液，将细胞分为两组：一组加入 SiO_2 粉尘悬液，终浓度为 30 μg/ml；另一组仅加无血清培养液，37℃ 5 % CO_2 条件下进行培养，于不同时间吸出培养液，0.22 μm 滤膜过滤除菌，冻于 –70℃备用。

二、肺泡巨噬细胞上清介导的肺成纤维细胞

（一）材料与试剂

抗波形蛋白抗体

细胞培养瓶

细胞培养箱

PBS 缓冲液

DMEM 培养基

胎牛血清

胰蛋白酶

（二）人胚肺成纤维细胞的培养及鉴定[6-8]

1．原代培养

（1）取自新鲜引产胎肺（需经医院医学伦理委员会审核同意），无菌操作，取出肺（约指甲盖大小），置于含青 - 链双抗的 PBS 缓冲液中，4℃浸泡 10 min，除去肺表面薄层胸膜，在青霉素小瓶中将肺剪成糜状（1 mm^3 大小），PBS 洗涤 2 次。

（2）加入 4 ml 0.25% 胰酶 37℃消化 5 min，离心，弃上清。

（3）向沉淀的组织块中加入 5 ml DMEM，混匀，静置 5 min。

（4）将剪切成糜状的肺组织块均匀涂于培养瓶底。将培养瓶轻轻翻转，在另一面加入少量含有 HEPES 的 DMEM-20（以刚好漫过瓶底为宜），置于 37℃，5%CO_2 的二氧化碳培养箱中培养。

（5）3 h 后将培养瓶轻轻翻转过来，使培养液漫过组织块，继续培养。24 h 后更换培养液。

（6）每周换液 2 ～ 3 次，待 80% ～ 90% 的细胞汇合后进行传代。

（7）用免疫细胞化学方法检测波形蛋白（vimenein）表达，以证实培养的细胞为成纤维细胞。

（8）取Ⅳ～Ⅷ代细胞用于实验。

2．细胞同步化　将培养瓶中的成纤维细胞，用胰酶消化，制成细胞悬液，随机接种于 96 孔培养板内，5 000 个 / 孔。以 10% FBS-DMEM 培养 24 h 后，换成含体积分数为 0.5% 的 FBS-DMEM 继续培养 48 h，使其同步化。

3．肺泡巨噬细胞培养上清的获得与分组　肺泡巨噬细胞的获取同上。

处理组：加入含 SiO_2 粉尘悬液，终浓度为 50 μg/ml；

对照组：仅加入无血清培养基，在 37℃、5%CO_2 培养箱内培养。

二组分别于培养不同时间点后收集培养上清，0.22 μm 滤膜过滤除菌，–70℃保存备用。

4．肺成纤维细胞实验分组及处理　人胚肺成纤维细胞以每孔 10 000 个细胞随机接种于 96 孔板，培养 24 h 后，使细胞同步化弃去培养液，分为三组。

①实验组：每孔加入 SiO_2 粉尘刺激的 AM 培养上清 75 μl，和含 5% 的 FBS-DMEM 75 μl，使 FBS 的终体积分数为 2.5%。

②巨噬细胞对照组：每孔加入未经 SiO_2 粉尘刺激的 AM 培养上清 75 μl，和含 5% 的 FBS-DMEM 75 μl，使 FBS 的终体积分数为 2.5%。

③空白对照组：每孔仅加入 150 μl 含体积分数为 2.5% 的 FBS-DMEM。

（田艳霞　高俊玲）

参考文献

[1] 高学敏，耿玉聪，李世峰，等．动式染尘构建矽肺大鼠模型及 ACE2-Ang（1-7)-Mas 轴动态变化规律［J］．医学研究生学报，2016，29（12）：1276-1280.

[2] 崔洁．VEGFR-3 调控矽肺大鼠早期肺淋巴管增生的作用研究［D］．华北理工大学，2019.

[3] 侯文娜．应用抑制消减杂交技术筛选矽肺大鼠差异表达基因［D］．河北联合大学，2012.

[4] 桑银洲．双向电泳筛选矽肺差异蛋白及 Prx-1 在肺泡巨噬细胞刺激的肺成纤维细胞中的表达［D］．河北联合大学，2013.

[5] 王海涛．N- 乙酰 -L- 半胱氨酸对矽肺纤维化大鼠肺间质成纤维细胞 MMP-2、-9 表达的影响［D］．华北煤炭医学院，2005.
[6] 孙影，张雪鹏，杨方，等．矽肺患者肺泡巨噬细胞介导的人胚肺成纤维细胞增殖的体外研究［J］．中国煤炭工业医学杂志，2003，6（6）：576-578.
[7] 郝小惠，张丽，王献华．二氧化硅刺激矽肺患者肺泡巨噬细胞介导的人胚肺成纤维细胞增殖及对胶原合成分泌的影响［J］．中国煤炭工业医学杂志，2007，10（3）：295-297.
[8] 马小兵，孙树勋，杨方．矽肺肺泡巨噬细胞对肺成纤维细胞基质金属蛋白酶及其组织抑制因子表达的影响［J］．中华劳动卫生职业病杂志，2004，22（5）：358-360.

中英文专业词汇对照索引

G

H

J

K

L

M

N

Z